血液系统疾病护理案例解析

主　编　颜　霞　朱霞明

副主编　徐晓东　金爱云　方　云

北京大学医学出版社

XUEYE XITONG JIBING HULI ANLI JIEXI

图书在版编目（CIP）数据

血液系统疾病护理案例解析 / 颜霞，朱霞明主编． — 北京：北京大学医学出版社，2025. 1
  ISBN 978-7-5659-3159-8

Ⅰ．①血… Ⅱ．①颜… ②朱… Ⅲ．①血液病 - 护理 - 案例 Ⅳ．① R473.5

中国国家版本馆 CIP 数据核字（2024）第 106528 号

血液系统疾病护理案例解析

主　　编：颜　霞　朱霞明
出版发行：北京大学医学出版社
地　　址：（100191）北京市海淀区学院路 38 号　北京大学医学部院内
电　　话：发行部 010-82802230；图书邮购 010-82802495
网　　址：http：//www.pumpress.com.cn
E-mail：booksale@bjmu.edu.cn
印　　刷：中煤（北京）印务有限公司
经　　销：新华书店
责任编辑：陶佳琦　　责任校对：靳新强　　责任印制：李　啸
开　　本：787 mm×1092 mm　1/16　印张：25　插页：8　字数：678 千字
版　　次：2025 年 1 月第 1 版　2025 年 1 月第 1 次印刷
书　　号：ISBN 978-7-5659-3159-8
定　　价：128.00 元

编者名单

主　编　颜　霞　朱霞明

副主编　徐晓东　金爱云　方　云

编　者（按姓名汉语拼音排序）

毕婷婷　中国医学科学院血液病医院
曹建琼　南方医科大学南方医院
柴燕燕　南方医科大学南方医院
陈　敏　南方医科大学南方医院
陈　楠　北京大学人民医院
程洁慧　安徽省立医院
董　霜　北京大学人民医院
方　云　华中科技大学同济医学院附属协和医院
房　芳　青岛大学附属医院
葛永芹　苏州大学附属第一医院
郭建利　山西医科大学第二医院
何　华　空军军医大学唐都医院
胡　伟　北京大学人民医院
华　青　安徽省立医院
黄　璐　安徽省立医院
姜利利　北京卫戍区海淀第三退休干部休养所
解文君　中国医学科学院血液病医院
金爱云　浙江大学医学院附属第一医院
金卫群　浙江省人民医院
李　帆　空军军医大学唐都医院
李红梅　南方医科大学南方医院
刘　丹　空军军医大学唐都医院
刘晓琳　北京大学人民医院
鲁桂华　海军军医大学第一附属医院／上海长海医院
罗　文　海军军医大学第一附属医院／上海长海医院
罗艳蓉　海军军医大学第一附属医院／上海长海医院
穆　萍　南方医科大学南方医院
钱慧军　北京大学人民医院

钱　颖　浙江大学医学院附属邵逸夫医院
秦　莹　河南省肿瘤医院
孙爱华　陆军军医大学第二附属医院血液病医学中心
孙文瑞　温州医科大学附属第一医院
唐　杰　陆军军医大学第二附属医院血液病医学中心
陶　俊　陆军军医大学第二附属医院血液病医学中心
王建虹　山东第一医科大学附属省立医院
王　静　解放军总医院第四医学中心
王黎红　空军军医大学唐都医院
吴芳芳　陆军军医大学第二附属医院血液病医学中心
吴心怡　首都医科大学附属北京儿童医院
吴　杨　南方医科大学南方医院
吴　云　安徽省立医院
武瑞红　山西医科大学第二医院
向　丽　南方医科大学南方医院
徐　娟　兰州大学第二医院
徐晓东　北京大学人民医院
颜　霞　北京大学人民医院
姚斌莲　浙江省中医院
姚嘉丽　南方医科大学南方医院
姚晶晶　南方医科大学南方医院
叶丽娟　南方医科大学南方医院
张爱华　空军军医大学唐都医院
张蓓蓓　北京大学人民医院
张冰花　上海交通大学医学院附属上海儿童医学中心
张会娟　中国医学科学院血液病医院
张　鹍　北京大学人民医院
张　琳　山西医科大学第二医院
张　莹　北京京都儿童医院
张原娟　山西医科大学第二医院
章建丽　浙江大学医学院附属第一医院
赵　洁　南方医科大学南方医院
赵若辛　中国人民解放军总医院第四医学中心
赵婷媛　中国人民解放军总医院海南医院
钟慧群　南方医科大学南方医院
朱霞明　苏州大学附属第一医院

前　言

护理学是将自然科学与社会科学紧密联系起来的为人类健康服务的综合性应用学科。随着医学的迅速发展和医学模式的转变，医学理论和护理技术不断更新，护理学科的发展日新月异，血液病护理的学科发展需要理论支持和实践佐证，本书旨在为血液科临床护理人员提供实践指导。

近年来，国内外在血液病的诊断和治疗上均取得了重大进展，细胞治疗、靶向治疗等多种治疗方案的产生，促使血液科护理技术快速更新。血液科患者的病情变化快，病情观察难度大，造血干细胞移植患者护理细节复杂，对护理人员的责任心和技术的要求很高。在每一例血液病患者的治疗过程中，护士通过评估、治疗、照护、教育，全程参与疾病管理，是24小时全天候守护患者的专业人员。护士良好的专业能力能促进患者康复、缩短病程。血液科护理人员在面对临床遇到的各种问题时，能够通过经验积累和文献学习，摸索个性化护理方法，从而更高质量地完成临床护理工作。

本书是在对临床护理技术发展需求广泛调研、论证的基础上，组织并邀请一线临床护理专家共同参与编写，以传递学科前沿知识。内容涵盖血液科常见病、多发病及造血干细胞移植的疑难个案分析，重点介绍疾病的护理策略，包括护理评估、症状（体征）的护理、用药护理、休息与活动、营养支持、心理护理和健康指导等，以供血液科临床护理人员在遇到疑难病例时参考。

本书的编写团队来自全国22所综合性大学的附属医院或医学院，编者都是有多年血液科临床护理经验的护理专家。为保证本书的"新、精、准、全"，使本书具有较强的实用性、科学性，主编和其他编者尽最大努力，进行了反复斟酌和修改，由于临床研究不断进展，书中难免存在不足之处，在此恳请广大读者予以批评和指正，并及时向我们反馈意见和建议。

本书在编写过程中，得到了各位编者所在医院、院校的各级领导的关心和大力支持，谨在此一并表示诚挚的谢意！

颜霞

2024年9月

缩略词表

A

ALG 抗淋巴细胞球蛋白

ANC 中性粒细胞绝对计数

APTT 活化部分凝血活酶时间

ATG 抗胸腺细胞球蛋白

Ara-C 阿糖胞苷

aGVHD 急性移植物抗宿主病

B

BKV BK病毒

BP 血压

BU 白消安

C

CMV 巨细胞病毒

CRP C反应蛋白

CsA 环孢素

CTX 环磷酰胺

CVC 中心静脉导管

CVP 中心静脉压

CY 环磷酰胺

cGVHD 慢性移植物抗宿主病

D

DBIL 直接胆红素

DMSO 二甲基亚砜

E

EBV EB病毒

ECT 发射计算机断层显像

F

FIB 纤维蛋白原

FLU 氟达拉滨

G

G-CSF 粒细胞集落刺激因子

GVHD 移植物抗宿主病

H

Hb 血红蛋白

HC 出血性膀胱炎

HHV 人类疱疹病毒

HR 心率

I

IBIL 间接胆红素

INR 国际标准化比值

L

LDH 乳酸脱氢酶

M

MDS 骨髓增生异常综合征

MMF 吗替麦考酚酯（骁悉）

MRI 磁共振成像

MTX 甲氨蝶呤

N

NEUT 中性粒细胞计数

NRS2002 住院患者营养风险筛查2002

NRS 数字分级评分法（本书多处疼痛评分
采用此评分方法）

P

PE 血浆置换

PICC 经外周静脉穿刺中心静脉置管

PLT 血小板计数

PN 肠外营养

PR 脉率

PT 凝血酶原时间

Pro-CT 降钙素原

R

R 呼吸

RBC 红细胞计数

S

SpO$_2$ 脉搏氧饱和度

T

T 体温

TBI 全身照射

TBIL 总胆红素

TNC 总有核细胞

TT 凝血酶时间

TTP 血栓性血小板减少性紫癜

TIPSS 经颈静脉肝内门体静脉分流术

V

VAS 视觉模拟评分法

VP16 依托泊苷

W

WBC 白细胞计数

目 录

―――――――――― 第一篇 血液病 ――――――――――

第二篇　造血干细胞移植

———————— 第四篇　药物相关并发症 ————————

第一篇

血液病

第一章

贫　血

第一节　缺铁性贫血

案例 1　老年缺铁性贫血

（一）病例介绍

患者，女性，68 岁，因"头晕、乏力伴气促半月余"于 2017 年 2 月 1 日入院。体格检查：患者神志清，面色苍白，睑结膜苍白，毛发干枯，皮肤干燥，双手指甲扁平，指腹及手掌粗糙。既往有消化道溃疡史，痔疮出血史。患者主诉倦怠乏力、头晕、耳鸣，近期食欲下降。体温（T）36.7 ℃，心率（HR）94 次 / 分。血常规检查结果显示：白细胞计数（WBC）5×10^9/L，红细胞计数（RBC）2.6×10^9/L，血红蛋白（Hb）浓度 65 g/L，血小板计数（PLT）145×10^9/L，网织红细胞 2.0%。患者喜食素食，营养状况较差。入院检查结果显示：大便隐血阴性，心电图、胸部 X 线、腹部 B 超等未见明显异常。诊断为缺铁性贫血，予铁剂治疗。经过 4 周治疗，患者活动后无气促、头晕，耳鸣现象改善。血常规检查结果显示：Hb 121 g/L。患者精神佳，予以出院。

住院期间诊疗情况及病情变化：

第 2 天，患者 Hb 60 g/L，予琥珀酸亚铁片 100 g 口服，每天 3 次（tid）。

第 6 天，患者 Hb 46 g/L，继续予琥珀酸亚铁片 100 g 口服，tid。

第 12 天，患者 Hb 62 g/L，停用琥珀酸亚铁片，改为右旋糖酐铁 100 IU/kg 肌内注射，每周 3 次（W3D）。

第 13 天，患者 Hb 66 g/L，继续予右旋糖酐铁肌内注射。

第 15 天，患者 Hb 115 g/L，继续予右旋糖酐铁肌内注射。

第 21 天，患者 Hb 127 g/L，患者精神可，面色红润，睑结膜浅红，无头晕、耳鸣，完成铁剂总量后停用铁剂。

（二）护理策略

1. 护理评估　评估患者的贫血症状、饮食情况、皮肤情况以及排便情况等。

2．症状（体征）护理

（1）头晕、乏力：监测患者生命体征，必要时给予氧气吸入。

（2）皮肤护理：观察患者皮肤与指甲的颜色和温度变化，并保持皮肤滋润。

3．用药护理

（1）口服琥珀酸亚铁片的护理

琥珀酸亚铁是补铁治疗的常用药物，当 pH ＜ 4 时，呈沉淀物状；当 pH 较高时，可重新转化为可溶性物质。进入胃肠道后药物溶解释放出亚铁离子，经人体吸收后增加血液中的铁含量；同时，在胃酸环境中分离出的琥珀酸能有效参与 Hb 的合成，增强机体对铁离子的吸收能力，进一步提高 Hb 水平。琥珀酸亚铁口服的生物利用度高，可大量补充铁元素，但亚铁制剂刺激胃肠道，会增加药物的不良反应。

护理方法：①向患者说明口服铁剂的目的，强调按剂量、按疗程服用，定期复查相关实验室检查，以保证有效治疗、补足储存铁，遵医嘱用药；②口服铁剂常见的不良反应有恶心、呕吐、胃部不适，指导患者饭后或餐中服用铁剂以减少胃肠道反应，如不耐受可从小剂量开始至全量；③口服铁剂时需要使用吸管，防止牙齿变黑，避免与茶、咖啡、牛奶等同服，还应避免同时服用抗酸药以及 H_2 受体拮抗剂，可服用维生素 C、乳酸等酸性食物，有助于铁吸收；④告知患者服药期间，粪便会变成黑色，此为铁与肠内硫化氢作用而生成黑色的硫化铁所致，停药后即可好转，以消除患者的顾虑。

（2）注射铁剂治疗的护理

右旋糖酐铁是治疗贫血的可溶性铁，能够提高患者的应急能力和抗病能力，与其他营养物质相容性好。可通过被动和主动转运被机体吸收，与转铁蛋白结合形成复合物进入血液循环，参与 Hb 的合成或储存，有效提高 Hb 含量，并能影响多种酶的活性，生物利用度高。在口服铁剂显效慢、不良反应高、患者无法耐受或消化系统吸收功能障碍时选用注射铁剂，但使用前必须计算应补铁剂的总量，避免使用过量导致铁中毒。右旋糖酐铁有导致过敏性休克的可能，首次应用必须做过敏试验。

护理方法：向患者说明注射铁剂的目的与副作用。观察注射部位有无局部肿胀、疼痛、硬结形成、皮肤发黑，以及头痛、头晕、发热、荨麻疹、关节和肌肉痛、过敏反应等副作用出现。

注射时注意：不在暴露部位注射，以防药液溢出引起皮肤染色。抽取药液后更换注射针头。采用"Z"形注射法或留置空气注射法深部肌内注射，缓慢推注，并经常更换注射部位。首次用药先用 0.5 ml 的试验剂量，同时备好肾上腺素，做好急救的准备。若 1 h 后无过敏反应，即可按医嘱给予常规剂量治疗。

4．休息与活动

（1）指导患者合理安排休息与活动，减少机体耗氧量。应根据贫血程度、发生速度及基础疾病等与患者一起制订休息与活动计划，逐步提高患者的活动耐力水平。

（2）患者 Hb 上升至 90 g/L 时，无须做太多限制，但要注意休息，避免过度疲劳。

（3）患者 Hb 在 60～90 g/L 时，增加卧床休息时间，活动量应以不加重症状为度，在活动中学会自我监控。若脉率（PR）≥ 100 次 / 分或出现明显心悸、气促应停止活动，必要时应协助患者，谨防摔倒、晕厥等意外发生。

（4）患者 Hb < 60 g/L 时，应予舒适卧位以卧床休息为主，可进行床上四肢活动及肌肉收缩运动，以达到减少回心血量、增加肺泡通气量的目的，给予氧气吸入，从而缓解呼吸困难或缺氧症状。

5．营养支持　指导患者改变其不良的饮食习惯，选择含铁丰富的食物，如动物血制品、瘦肉、鱼类、木耳、紫菜等。每日定时、定量、细嚼慢咽，减少刺激性过强食物的摄入。指导患者及其家属适当改变食物的烹饪方法，如使用铁器皿，采用炒、炖、煮的方式。

6．心理护理

（1）一般贫血患者的病程都比较长，对日常生活各方面都会产生一定的影响，易出现焦虑、抑郁的情绪，这些不良情绪非常不利于疾病的治疗与身体康复。

（2）该患者在接受治疗过程中，出现了轻度抑郁症状，不思进食，对治疗的效果有怀疑。耐心倾听其主诉，了解其不适原因和用药困惑，及时给予解释和用药指导。同时鼓励其与同病室患者多沟通交流，以获得同伴支持。

7．健康指导

（1）告知患者缺铁性贫血的病因、临床表现、疾病治疗及护理等相关知识，提高其自我保健意识，主动参与疾病的治疗与康复。

（2）告知患者缺铁性贫血对机体的危害性，它会使患者的体力、生理功能、抵抗力、生活质量等下降，如并发其他疾病，死亡率较高。

（三）护理效果评价及转归

判定指标：检测患者的血红蛋白浓度情况，临床中，常以血红蛋白浓度降低作为贫血诊断及其严重程度的判断依据。一般分为轻度、中度、重度、极重度。轻度：血红蛋白 > 90 g/L；中度：血红蛋白 60～90 g/L；重度：血红蛋白 30～59 g/L；极重度：血红蛋白 < 30 g/L；正常女性血红蛋白 ≥ 110 g/L。患者缺铁性贫血症状变化及转归见表 1-1。

表1-1 患者病情变化情况

住院时间	一般表现	呼吸系统	消化系统	血红蛋白	贫血严重分级
第 2 天	神志淡漠、面色苍白、头晕乏力、指甲扁平、毛发脱落	活动后呼吸急促	恶心、呕吐	60 g/L	中度
第 5 天	神志淡漠、面色苍白、倦怠乏力、指甲扁平、毛发脱落	活动后呼吸明显急促	呕吐	58 g/L	重度
第 12 天	神志淡漠、面色苍白、头晕乏力、皮肤干燥、毛发干枯	活动后呼吸明显急促	呕吐	62 g/L	中度
第 14 天	精神欠佳、面色发黄、指甲平整	呼吸平稳	恶心	108 g/L	轻度
第 20 天	精神佳，面色转至正常	呼吸平稳	无恶心、呕吐	115 g/L	-

（四）讨论

老年缺铁性贫血为老年患者常见病，当机体对铁的需求和供给失衡，造成体内贮存铁耗尽，继而红细胞内铁缺乏时，造成 Hb 合成减少，铁蛋白水平下降，机体携氧量下降，影响组织和器官供血、供氧量，影响患者健康。并发其他疾病的患者，死亡率升高。本例老年患者有消化道溃疡史、痔疮出血史，近期食欲下降，铁丢失过多伴摄入不足引发缺铁性贫血的发生。目前，根治病因、补充铁元素是临床主要的治疗原则。在给患者按规律疗程药物治疗时，给予科学、合理的饮食与药物知识宣教，使得患者的心理状态、临床症状等得到明显改善。

患者在起初口服铁剂时常伴有恶心、呕吐，消化道反应重，药效也不理想，后改为铁剂肌内注射，胃肠道副作用减小，适用度和吸收度均加强。缺铁性贫血在临床上较为常见，我们在工作中，应从患者角度出发，给予个性化的疾病、饮食等相关指导，同时，密切观察患者药物应用后的效果，及时调整，这对于纠正贫血具有重要意义。

（陆 茵 朱霞明）

第二节 巨幼细胞贫血

案例 2 **巨幼细胞贫血**

（一）病例介绍

患者，女性，20 岁，因"头晕、乏力 2 个月，加重 10 天"门诊拟以贫血收治入院。发病前未服用特殊药物。自述 2 年来因减肥，每日膳食极为单调，极少进食新鲜蔬菜及肉类食物，易怒、失眠，否认呕血、黑便及尿色深黄。13 岁初潮，月经近期周期不规律，量少。

入院第 1 天，体格检查：患者口腔黏膜完整，舌背黏膜呈绛红色，舌乳头轻度萎缩，出现丝状乳头，舌面不光滑，有痛感，疼痛评分为 2 分（采用 NRS 进行评分）。血常规检查结果提示：WBC 3.0×10^9/L，Hb 70 g/L，PLT 60×10^9/L，平均红细胞体积（MCV）124 fl，网织红细胞 0.9%，血清叶酸 5 nmol/L，血清维生素 B_{12} 38 pmol/L。骨髓检查结果显示：有核细胞增生明显活跃，粒系∶红系为1.7∶1，可见到巨型晚幼粒细胞和巨型杆状核粒细胞，红系占 30%，可见到各阶段巨幼红细胞。全片见巨核细胞 20 个，可见到巨核细胞核过度分叶；骨髓细胞外铁（++）。诊断：巨幼细胞贫血。予叶酸片 10 mg 每日 3 次口服；维生素 B_{12} 100 μg每日 1 次肌内注射；甲钴胺片（商品名：弥可保片）0.5 mg 每日 1 次口服。指导患者每天加强漱口，保持口腔清洁。

入院第 4 天，患者舌背黏膜呈绛红色，舌面不光滑，有痛感，疼痛评分为 2 分，Hb 为 80 g/L，网织红细胞 3.5%。

入院第 7 天，患者舌背黏膜呈绛红色，舌面不光滑，有微痛感，疼痛评分为 1 分，Hb 88 g/L，网织红细胞 14%。

入院第 14 天，患者舌背黏膜呈红色，舌面光滑，无痛感，Hb 116 g/L，网织红细胞 2%。患者情绪平稳，睡眠佳。

（二）护理策略

1. 护理评估 注意监测患者全血细胞分析、网织红细胞、血清叶酸、血清维生素 B_{12} 检查结果；注意评估患者口腔黏膜、舌头的颜色，舌乳头、舌面，疼痛评分，饮食结构，精神状态，情绪，以及护理效果。

2. 症状（体征）护理

（1）舌炎的护理

1）每天检查患者口腔，查看舌乳头、舌面，评估患者疼痛评分。

2）根据唾液的不同 pH，采用杀菌、抑菌、止痛以及促进组织黏膜修复的漱口液含漱。

3）指导患者饮食和饮水，温度适宜，避免过热、过冷、油腻、辛辣、油炸、含骨刺等的刺激性食物。

（2）预防跌倒

1）患者卧床休息，协助做好各项生活护理。

2）落实跌倒预防护理措施，按时巡视。

3．用药护理

（1）叶酸

叶酸属于水溶性 B 族维生素，人体不能合成，人体所需的叶酸必须由外界供给，需要量约为 200 μg/d，食物中以新鲜蔬菜、水果及肉类食品中叶酸的含量较高，但长时间的烹煮或腌制可使其损失率达 50% ~ 90%，必须注意烹饪方式。使用叶酸片的适应证为各种原因引起的叶酸缺乏及叶酸缺乏所致的巨幼细胞贫血。患者 2 年来因减肥每日膳食极为单调，极少食用新鲜蔬菜及肉类食物，调整患者的饮食结构以补充叶酸，口服叶酸片。

护理方法：改变不良的饮食习惯，调整饮食结构。向其讲解叶酸片的作用及可能出现的副作用。叶酸片副作用出现较少，长期用药可以出现畏食、恶心、腹胀等胃肠症状，大量服用叶酸时，可使尿液呈黄色。嘱患者按医嘱用药。

（2）维生素 B_{12}

维生素 B_{12} 又名氰钴胺，属水溶性维生素，是机体细胞生物合成及能量代谢中不可缺少的重要物质。正常人每天需要量为 2 ~ 5 μg，完全需从外界获得，食物中主要来源于动物的肝、肾、肉，鱼、蛋及乳制品。使用维生素 B_{12} 的适应证为巨幼细胞贫血。

护理方法：向患者讲解长期素食、偏食、挑食等这些不良饮食习惯与疾病的关系，劝导其纠正。向患者讲解维生素 B_{12} 针剂的作用及可能出现的副作用，如过敏反应，指导其遵医嘱用药。一般给予维生素 B_{12} 500 μg 肌内注射，每周 2 次，直至血常规恢复或者遵医嘱停用。

（3）甲钴胺

本品是一种内源性的辅酶 B_{12}，参与一碳单位循环，在由同型半胱氨酸合成蛋氨酸的转甲基反应过程中起重要作用，适应证为周围神经病变。使用该药主要因为它可促进叶酸的利用和核酸代谢，减轻神经末梢炎症反应。

护理方法：向患者讲解甲钴胺的药物作用及可能出现的副作用，告知正确的服药方法，遵医嘱服用。

（4）利多卡因

利多卡因水溶液性能稳定，可耐高压灭菌和长时间保存，麻醉强度大，起效快，穿透力强。

护理方法：将利多卡因 100 mg 加入生理盐水 100 ml 中配成漱口液，饭前使用，含漱 3 ~ 5 min，切记勿吞下，半小时后进餐。

（5）复方氯己定含漱液

复方氯己定含漱液为抗菌消炎药物，成分中葡萄糖酸氯己定可吸附于细菌胞浆膜的渗透屏障，使细胞内容物漏出而发挥抗菌作用。

护理方法：早晚含漱复方氯己定含漱液，每次 15 ml，漱口时需鼓动双腮，舌头上、下、左、右、前、后反复搅拌，每次含漱时间 > 3 min，保持口腔清洁，预防口腔感染。

4．休息和运动 同第一章第一节缺铁性贫血。

5．营养支持 指导患者改变不良饮食习惯，进食富含叶酸和维生素 B_{12} 的食物，如绿叶蔬菜、水果、谷类和动物肉类、肝、肾，禽蛋以及海产品。调整烹饪方式，烹调时不宜温度过高或时间过长，且烹煮后不宜久置，避免食物中营养素的破坏。加强进餐前后的口腔清洁，减少口腔感染的机会，改善食欲。

（三）护理效果评价及转归

患者经治疗 1 周后舌炎、易怒、失眠症状逐渐好转，舌面疼痛减轻，入院第 14 天，舌面疼痛完全消失，Hb 上升至 116 g/L，能遵医嘱规律服药，一日三餐饮食中富含鱼、肉、蛋类及新鲜水果、蔬菜。

（四）讨论

巨幼细胞贫血是由于叶酸及维生素 B_{12} 缺乏所致。叶酸的体内活性形式——四氢叶酸和维生素 B_{12} 是细胞合成 DNA 过程中的重要辅酶，当叶酸和维生素 B_{12} 缺乏到一定程度时，细胞核中的 DNA 合成速度减慢，细胞的分裂和增殖时间延长，而细胞质内的 RNA 仍继续成熟，细胞内 RNA/DNA 比值增大，造成细胞体积变大，细胞核发育滞后于细胞质，形成巨幼变。甲钴胺可促进叶酸的利用和核酸代谢，减轻神经末梢炎症反应。本病预后良好，一般经补充叶酸和维生素 B_{12} 以及调整饮食结构后均可恢复。患者经治疗后已基本痊愈，但还需定期检查，指导患者出院后继续科学饮食，学会自我监测病情。

（汤　芳　朱霞明）

第三节　溶血性贫血

案例 3　　**温抗体型自身免疫性溶血性贫血**

（一）案例介绍

患者，女性，14 岁，因"头晕、乏力 2 周"入院。体格检查：贫血貌，皮肤、巩膜黄染，无瘙痒，脾脏未触及，主诉有头晕、乏力。入院后血常规检查结果显示：Hb 60 g/L，网织红细胞 11.19%，WBC $6.92×10^9$/L，PLT $228×10^9$/L。血生化检查结果显示：总胆红素 49.68 μmol/L，直接胆红素 9.47 μmol/L，间接胆红素 40.21 μmol/L，乳酸脱氢酶 629.4 U/L。溶血组套检查结果显示：血清结合珠蛋白 0.00 mg/dl。直接抗人球蛋白试验（Coombs 试验）：抗 IgG 为 1：512，抗 C3 为 1：512。后多次查血常规均显示 Hb 低，网织红细胞增高。乳酸脱氢酶及胆红素增高，尿色深，直接 Coombs 试验阳性，诊断为温抗体型自身免疫性溶血性贫血（warm active antibody autoimmune hemolytic anemia，wAIHA）。明确诊断后予注射用甲泼尼龙琥珀酸钠 40 mg 静脉输注，每天 1 次，同步予氧疗，输注洗涤红细胞，Hb 无明显上升，3 天后甲泼尼龙琥珀酸钠加量至 80 mg 静脉输注，每日 1 次，Hb 稍有上升，考虑激素治疗效果不佳且长期使用大剂量激素的副作用大，改用利妥昔单抗注射液 600 mg 静脉输注，每周 1 次，连续使用 3 周。入院第 35 天，患者 Hb 110 g/L，较前上升，尿色转清，皮肤、巩膜黄染消退，肝功能指标恢复正常，出院。

（二）护理策略

1. 护理评估　评估患者的贫血症状，皮肤、巩膜黄染程度及瘙痒感，口唇、甲床、睑结膜的颜色变化，脾脏的大小。评估实验室检查结果，如全血细胞分析、网织红细胞、尿液检验、骨髓象以及溶血性贫血相关的检查结果。评估患者的饮食结构，精神状态，情绪，治疗及护理的效果与转归。

2. 症状（体征）护理

（1）贫血的护理

血红蛋白在人体的作用主要是运输氧和营养物质，女性的正常范围是 110 ～ 150 g/L，该患者入院时 Hb 为 60 g/L，属中度贫血，伴随乏力、头晕。

1）改善乏力、头晕等症状

①根据患者贫血的程度制订活动计划，指导其增加卧床休息的时间，但若病

情允许，可生活自理，活动量应不以加重症状为度。一般 PR ≥ 100 次 / 分或出现明显的心悸、气促时应停止活动，给予协助，避免摔倒等意外发生。

②必要时给予氧气吸入，氧流量 3 ~ 4 L/min。

③嘱患者进食高蛋白质、高维生素、易消化食物。

④鼓励患者多饮水，勤排尿，促进溶血后所产生的毒性物质排泄。

2）输血：输血时严格执行输血查对制度。密切观察患者尿的颜色及尿量，有无腰、背疼痛及过敏现象。输血后对患者贫血症状、实验室各项检查结果以及患者主观感受进行评价。通过观察输注红细胞后 24 h 内血红蛋白浓度升高水平来评价输血效果。

（2）黄疸的护理

溶血性黄疸主要与血中游离胆红素浓度增高有关，皮肤多呈柠檬色，不伴皮肤瘙痒，长期高胆红素血症可并发胆石症及肝功能损害。

1）每班次观察患者的皮肤、巩膜、舌系带部位，评估黄疸程度。

2）嘱患者多饮水，勤排尿。

3）粪便在肠道停留时间过久，会导致胆红素的再吸收量增加，黄疸加重，因此指导患者适当进食粗纤维食物，养成良好排便习惯，保持大便通畅，必要时使用缓泻剂。

4）肝血流量在坐位时比卧位时减少，指导患者多卧床休息，促进肝细胞修复。

3．用药护理

（1）注射用甲泼尼龙琥珀酸钠

糖皮质激素是治疗 wAIHA 的首选一线药物，wAIHA 对糖皮质激素的总体有效率约为 80%。糖皮质激素抑制巨噬细胞对抗原的吞噬和提呈，抑制介质（如花生四烯酸）的产生，抑制 T 细胞、B 细胞增殖及转化，使抗体产生减少。

护理方法：

①保持患者病房环境干净、清洁，床单位每日消毒，控制外来人员探视陪护。注意个人卫生，做好口腔护理，预防口腔真菌感染。

②糖皮质激素使肾重吸收水钠增加，尿量减少，导致机体水钠潴留。监测体重，指导患者饮食清淡，适当限制水钠摄入，使用利尿剂排尿补钾，保持水电解质平衡。

③糖皮质激素抑制成骨细胞活性，促进其凋亡，抑制新骨的形成，促进破骨细胞分化。同时减少肠道钙吸收，促进肾钙排泄，长期使用易导致骨质疏松。遵医嘱口服阿法骨化醇或 1,25- 二羟维生素 D_3 可有效预防骨质疏松的发生，静脉滴注二膦酸盐制剂抑制破骨细胞，延长成骨细胞的寿命，减少骨钙的丢失，增加骨密度。嘱患者每日饮用牛奶，多晒太阳，增加钙的吸收。

④糖皮质激素通过促进糖原异生，抑制葡萄糖的氧化磷酸化而降低组织对葡

萄糖的利用，进而诱发胰岛素抵抗而使血糖升高。监测患者使用激素后的血糖情况，必要时使用胰岛素控制血糖。

⑤糖皮质激素可增加胃酸及胃蛋白酶的分泌，增强食欲，促进消化。使用激素后患者会食欲大开，指导患者控制食量，少食多餐，更有利于平稳血糖。

⑥糖皮质激素抑制胃黏液分泌，上皮细胞代谢率减低，胃黏膜自我保护与修复能力减弱，长期使用糖皮质激素有诱发或加重溃疡形成的危险。患者使用激素前予奥美拉唑静脉滴注抑酸护胃，观察患者使用激素期间有无胃部不适反应及出血表现，嘱患者忌辛辣、刺激食物。

（2）利妥昔单抗注射液

利妥昔单抗注射液是一种针对 B 淋巴细胞抗原的抗 CD20 单克隆抗体。wAIHA是因 B 细胞产生破坏自身红细胞的抗体，同时作为有效的抗原提呈细胞，促使自身反应性 T 细胞活化，抗 CD20 单抗能够快速清除循环中的 B 细胞。有研究显示，利妥昔单抗对成人自身免疫性溶血性贫血（autoimmune hemolytic anemia，AIHA）温抗体型和不能分类的类型有 70% ~ 80% 的有效率。利妥昔单抗注射液可能会对神经系统产生一定的影响，导致头痛。

护理方法：利妥昔单抗注射液在严格无菌条件下稀释（浓度为 1 mg/ml），现配现用，输注前给予对乙酰氨基酚缓释片 650 mg 口服，地塞米松注射剂 5 mg 稀释液同步输注，使用输液泵或者输液泵条来控制滴速，起始滴注速度为 50 mg/h，60 min后若无不良反应，可每 30 min 增加 50 mg/h 直至最大滴注速度达 400 mg/h。输注全程给予多功能心电监护，密切观察有无寒战、头痛、荨麻疹、呼吸困难等情况发生，如有异常及时汇报处理。

4．营养支持

（1）一般给予高蛋白质、高维生素、富含铁的食物，如瘦肉、鱼、鸡蛋、黑木耳、大枣等。

（2）黄疸期间应减少脂肪摄入，蛋白质以含必需氨基酸丰富的优质蛋白质为主，如动物蛋白（奶、鱼、瘦肉等），减少植物蛋白（如大豆）摄入，减轻肝、肾负担。

（3）激素治疗期间患者饮食忌辛辣、刺激，宜温软、易消化，如米粥、面条等，少食多餐，细嚼慢咽，以免加重胃的负担。

（4）鼓励患者多饮水、勤排尿，促进溶血后所产生的毒性物质排泄，同时也减轻药物引起的不良反应。

5．心理护理

（1）评估患者的人格特征、经历、社会支持系统，与患者建立良好的护患关系。

（2）患者治疗初期因疗效不显著，治疗时间长，一度对治疗缺乏信心，担忧长期使用激素对容貌形体的改变，出现焦虑。告知患者及家属负性情绪的危害，指导患者学会自我调整，学会倾诉；告知家属要善于理解和支持患者，学会倾听。

（3）帮助患者建立有效的应对心理问题的方式，减轻恐惧感，增强战胜疾病的信心。必要时应寻求有关专业人士的帮助，避免意外发生。

6. 健康指导

（1）疾病知识教育：结合患者的具体情况介绍疾病的有关知识，如病因、主要表现、治疗和预防的方法等，使患者及家属充分了解疾病，增加对治疗用药的理解和接受程度，增强战胜疾病的信心。

（2）预防溶血的发作或避免溶血加重：避免精神紧张、感染、过劳、外科手术等诱发因素。伴有白细胞减少者应注意个人卫生，预防各种感染。脾大、脾功能亢进、需要大量激素或免疫抑制剂长期治疗维持者可考虑脾切除。

（3）生活指导：适宜的体育锻炼有助于增强体质和提高抗病能力，但活动量以不感到疲劳为宜，保证充足的休息和睡眠。溶血发作期间应减少活动或卧床休息；注意保暖，避免受凉；多饮水、勤排尿；进食高蛋白质、高维生素食物。

（4）自我监测病情：主要监测贫血、溶血相关的症状、体征，包括头晕、头痛、心悸、气促等症状，皮肤、黏膜有无苍白与黄染，有无尿量减少和浓茶样或酱油样尿等。出现异常及时就医。

（5）用药与随访指导：主要涉及免疫抑制剂、激素类药物。为保证药物疗效的正常发挥，避免或减少药物不良反应，需向患者及家属详细介绍所用药物的名称、用量、用法、疗程及不良反应，嘱其必须在医生指导下按时、按量、按疗程用药，不可自行更改或停用相关药物，定期复查，以便了解病情变化及药物疗效。

（三）护理效果评价及转归

患者入院后 2 周左右，头晕、乏力症状改善，每日尿量大于 1500 ml。入院第 35 天贫血症状消失，皮肤、巩膜无黄染，尿色呈黄色，尿液澄清，大便正常。Hb 110 g/L，较前上升，肝功能指标恢复正常，情绪平稳。

患者在使用激素治疗期间血糖平稳，体重得到及时监测。在使用利妥昔单抗注射液治疗期间，未出现输注反应、过敏反应。

（四）讨论

AIHA 是自体产生病理性抗体的疾病，80%～90% 的抗体是温抗体型，自身抗体在 37 ℃时活性最高，主要为 IgG，其次为 C3，附着在红细胞表面，致敏的红细胞在单核 - 巨噬细胞系统（主要位于脾）内破坏，发生血管外溶血，患者表现出贫血、黄疸和脾大。可发生于任何年龄，常急性起病，糖皮质激素是治疗 AIHA 的首选一线药物。AIHA 对糖皮质激素的总体有效率约为 80%。但该病疗程长，易复发，激素常不能按时减量及停用，且长期应用激素也会带来严重不良反应。减少感染及采用更有效的免疫抑制剂是提高疗效、减少复发的关键。利妥昔单抗治疗 AIHA 的作用机制复杂，不仅能清除 B 淋巴细胞，还可以使受调节的 B 淋巴细胞诱导单核细胞及巨噬细胞等效应细胞脱离自身抗体复合物，促使自身反应性 T 淋巴细胞免疫反应正常化等。由于自身抗体会干扰血型鉴定和抗体筛选，输血时会出现配血不合或输血后贫血反而加重的情况，危及患者生命。所以，AIHA 输血支持疗法不同于其他贫血或出血的输血疗法，存在很大的安全隐患。研究表明，以下 3 种输注方法取得很好疗效的同时也切实保证了输血的安全性：①洗涤红细胞输注：洗涤红细胞指的是在完成全血的采集之后，将血浆成分除去，基于无菌环境以生理盐水对浓缩红细胞进行冲洗，通常为 3 ~ 4 遍，最终得到成分血，通过上述操作可将 80% 以上的白细胞、约 98% 的血浆蛋白以及补体成分除去，有效提高了输血安全性；②辐照悬浮红细胞输注：辐照悬浮红细胞是通过一定剂量的放射线照射处理的全血 / 成分血；③洗涤红细胞输注联合血浆置换：血浆置换术可通过特殊设备迅速去除患者机体内多余的血液成分。输注洗涤红细胞支持治疗或输注去白红细胞支持治疗 AIHA 的效果显著，可降低输血反应发生率，安全性高。该患者为青年女性，对疾病认知不足，对使用激素治疗出现容貌改变等副作用存在担忧，对使用利妥昔单抗注射液治疗有恐惧心理，因此心理护理贯穿患者治疗的全程尤为重要，有利于患者平安度过治疗期。

（汤　芳　朱霞明）

第四节　再生障碍性贫血

案例 4　重型再生障碍性贫血并发鼻出血

（一）病例介绍

患者，女性，23 岁，因"乏力伴皮肤瘀点、瘀斑 1 周"就诊，血常规检查结果显示：全血细胞减少，WBC 1.1×10^9/L，中性粒细胞计数（NEUT）0.3×10^9/L，Hb 55 g/L，网织红细胞 0.1%，PLT 4×10^9/L。骨髓穿刺活检提示：骨髓增生极度低下，确诊为重型再生障碍性贫血。患者既往体健，无毒物及特殊药物接触史。体格检查：贫血貌，全身散在皮肤瘀点、瘀斑，以双下肢为主，心、肺、腹未及明显异常。按照治疗原则予以抗胸腺细胞球蛋白联合环孢素强化免疫抑制治疗，辅以输注血制品等对症支持治疗。患者免疫治疗第 2 天，出现左侧鼻腔少量持续出血，为鲜红色，局部压迫止血无效，请五官科会诊后行前鼻腔填塞后出血止。免疫治疗第3天，患者又出现左侧鼻腔持续性渗血不止，主诉有液体流入口中，吐出鲜红色液体。体格检查：口腔黏膜完整，牙龈未见明显出血。再次请五官科会诊，用肾上腺素明胶海绵行前鼻腔填塞加后鼻腔填塞术，术后患者出血止。免疫治疗第6天，局部填塞物部分吸收脱落，患者鼻腔未再出血。免疫治疗后第23天，血常规恢复正常出院。

（二）护理策略

1. 护理评估 评估出血的部位、程度、性质及其伴随症状。评估血常规、网织红细胞、骨髓象变化。评估患者的生命体征、心理状况。

2. 症状（体征）护理

（1）预防出血的护理

1）严密观察，每班次进行体格检查，观察评估患者全身皮肤、黏膜及各脏器系统有无出血表现。

2）皮肤护理：保持皮肤、黏膜清洁完整，勿搔抓、抠挖皮肤，衣着宽松柔软，床单平整，被褥轻软。注意保护患者的血管，尽量减少穿刺的机会，禁止针头在皮下反复穿插，拔针后需适当延长按压时间，必要时局部加压包扎，减轻患者痛苦，减少出血机会。

3）做好五官护理：正确使用漱口液漱口，保持口腔清洁卫生，勿用牙刷刷牙，忌用牙签剔牙，避免擤鼻、抠鼻、挖耳、揉搓眼睛，保持鼻腔滋润，可给予无菌液状石蜡滴鼻。

4）注意活动轻缓，预防跌倒碰撞，血小板重度低下时嘱患者绝对卧床休息，在床上排便，协助患者完成生活所需，保持情绪稳定。

5）保持大便通畅，排便时勿过度用力，以防颅内压升高引起颅内出血。

（2）鼻出血的护理

1）局部压迫止血

研究表明，通过对鼻部施加恒定的压力，大多数出血情况可以在 20 min 内得到控制。

护理方法：抬高头部，用拇指、示指两指紧捏两侧鼻翼 10 ~ 15 min，张口呼吸，冷水袋或冷毛巾敷于额部或后颈，使血管收缩，达到止血的目的。

2）前鼻腔填塞

前鼻腔填塞是指利用各种填塞物填塞鼻腔，压迫血管，达到止血的目的。

护理方法：鼻腔填塞后，患者取半坐卧位，鼻额区鼻部冷敷，嘱患者勿将血咽下。进食温凉、清淡、易消化的流食及半流食，禁食干硬食物，避免因过度咬合影响伤口愈合和止血效果。鼓励患者多饮水，勤漱口，保持口腔清洁，改善口腔干燥，增进食欲。指导患者勿擤鼻、打喷嚏，避免剧烈咳嗽。打喷嚏时，用舌尖顶住上腭，来克制深呼吸等动作，防止鼻腔填塞物脱出。

3）后鼻腔填塞

后鼻腔填塞术适用于经前鼻腔填塞后仍有血液流入咽部或由对侧鼻腔涌出的鼻腔后部反复出血的患者，它是目前国内最常用、最简单、最经济、最有效的治疗鼻出血的方法。

护理方法：后鼻腔填塞后应绝对卧床休息，取半坐卧位，该体位有利于鼻腔分泌物、渗出物引流，减轻头部充血，减轻鼻、面部胀痛等不适，同时使膈肌下降，有利于改善呼吸状态，缓冲气流对鼻腔的刺激，减少出血。予鼻导管经口吸氧，改善鼻腔填塞后因通气模式改变而引起的缺氧状况，有效提高患者对不适症状的耐受性，提高其舒适度和睡眠质量。鼻腔填塞 2 h 后方可给予流质饮食，但要防止引起患者呛咳或误吸。冷敷额头或者鼻部，减轻毛细血管的通透性，抑制组织肿胀，降低神经末梢敏感性，有效减轻疼痛。指导患者多次少量饮水或在唇部涂抹唇膏、润滑油等，指导患者进食后漱口，保持口腔卫生，防止口干、口臭的发生。

3．用药护理 免疫抑制剂抗胸腺细胞球蛋白（ATG）和抗淋巴细胞球蛋白（ALG）具有抑制 T 淋巴细胞或非特异性自身免疫反应的作用，可用于重型再生障碍性贫血的治疗。一般 ALG 10 ～ 15 mg/（kg·d），ATG 3 ～ 5 mg/（kg·d），连用 5 天。环孢素（CsA）可选择性地作用于异常 T 淋巴细胞，解除骨髓抑制，是再生障碍性贫血治疗的一线药物，适用于各种类型的再生障碍性贫血，与 ATG 或 ALG 合用可提高疗效，被认为是重型再生障碍性贫血非移植治疗的一线方案。糖皮质激素因其疗效有限且副作用大，目前不主张单独应用，但可与 ATG 或 ALG 联合应用，以减轻 ALG 或 ATG 的某些不良反应。ATG 和 ALG 治疗过程中可出现超敏反应、出血加重、血清病（如猩红热样皮疹、发热、关节痛）以及继发感染等，应加强病情观察，做好保护性隔离，预防出血和感染。定期复查外周血常规，了解血红蛋白、白细胞计数及网织红细胞计数的变化。通常药物治疗 1 个月左右，网织红细胞开始上升，随之血红蛋白升高，经 3 个月后红细胞开始上升，而血小板上升需要较长时间。

4．休息与运动 根据患者血常规指标和患者耐受情况指导其休息和运动。若血小板 < 50×10⁹/L，减少活动，注意活动轻缓，预防跌倒、碰撞。有严重出血或血小板 < 20×10⁹/L，应绝对卧床休息，协助各种生活护理。患者贫血症状改善时可适当指导其运动。注意指导患者运动时动作幅度不宜过大、过快，需做好自我监测和自我体检，活动过程中若出现心率加快、气促时，应及时停止。注意保持心情愉悦，睡眠充足。

5．营养支持

（1）鼓励患者多进食高蛋白质、高热量、富含维生素的清淡食物，必要时遵医嘱静脉补充营养素，以满足机体需要，提高患者的抗病能力。

（2）对已有感染或发热的患者，若病情允许，应鼓励其多饮水，补充机体丢失的水分，有助于细菌、毒素的排出。

（3）并发出血症状时，应根据出血的具体情况制订饮食计划，本例患者并发鼻出血，应指导患者进食温凉、细软、无骨刺的食物，细嚼慢咽。

6．心理护理

（1）患者鼻出血时，普遍存在精神紧张、恐惧心理，期望尽快止血。迅速地选择合适的止血方式，能减轻患者的心理恐惧及生理不适，促进恢复。

（2）术前要做好前瞻性心理护理，及早告知患者鼻腔填塞的意义、时间及可能出现的不适症状，帮助患者做好心理准备。术后告知患者填塞物无需再次手术取出，填塞物为可吸收材料，会自行吸收。

（3）再生障碍性贫血患者治疗时间相对较长，需增加与患者及家属的良好沟通，建立相互信任的护患关系，注意观察患者的情绪反应及行为表现，鼓励患者讲出自己所关注的问题并及时给予有效的心理疏导。

（4）通过鼓励患者与亲人、病友多交谈，争取社会支持，必要时应寻求有关专业人士的帮助，防止意外发生。

（三）护理效果评价及转归

患者强化免疫治疗第 2 天，出现左侧鼻腔少量出血，局部压迫无效，行鼻腔填塞后出血止，第 3 天，又发生出血，使用肾上腺素明胶海绵行前鼻腔填塞加后鼻腔填塞术，填塞后出血止，直至出院患者未再发生鼻出血。

（四）讨论

重型再生障碍性贫血的特点为起病急、病情重、发展迅速、病死率高，鼻出血是再生障碍性贫血患者常见的出血症状之一。

鼻填塞包括经鼻孔的前鼻腔填塞与经口腔的后鼻腔填塞。鼻腔前端的出血大多可窥及，宜行前鼻腔填塞，如出现反复发作的鼻后部出血时，出血点大多较为隐蔽，此时加行后鼻腔填塞效果比较好。然而，后鼻腔填塞法相较于单纯鼻腔填塞术给患者造成的痛苦更大。在临床应用中，医生大多选用可吸收材料，这不仅能有效降低患者术后鼻腔的出血量并避免填塞期间出现鼻胀痛和头痛症状，还能降低患者术后其他并发症的发生率。对于难治性鼻出血的患者也可以选择鼻内镜下双极电凝止血治疗。

（陆　茵　朱霞明）

第二章

骨髓增生异常综合征

（一）病例介绍

患者，女性，48 岁，确诊骨髓增生异常综合征（myelodysplastic syndrome，MDS）1 年余，因"头晕、乏力、心悸、呼吸困难加重 3 天"入院，入院时患者 BP 132/80 mmHg，PR 98 次 / 分，R 21 次 / 分，SpO_2 93%，既往有长期输血史，血常规检查结果显示：WBC 3.1×10^9/L，Hb 51 g/L，PLT 90×10^9/L，脑钠肽（BNP）1530 pg/ml，血清铁蛋白（SF）3245 μg/L，血清铁 45 μmol/L，丙氨酸转氨酶（ALT）115 U/L，谷氨酰转肽酶（γ-GT）161 U/L，肌酐（Cr）100 μmol/L。患者面色、口唇、睑结膜晦暗，肝磁共振成像（MRI）提示肝形态、各叶大小比例大致正常，其内图像信号强度降低，胰腺、双侧肾实质 T2 信号减低，诊断铁过载，遵医嘱予纠正贫血，保护脏器，监测生命体征，并予甲磺酸去铁胺静脉输注去铁治疗。经治疗，患者呼吸困难症状缓解，乏力逐渐改善，头晕、心悸消失，但出现铁锈色尿液，予对症处理后好转。

（二）护理策略

1．护理评估　评估患者的生命体征、跌倒评分（Morse 跌倒评分表）、营养评分 [住院患者营养风险筛查（NRS 2002）]、生活自理能力评分（日常生活能力评定量表）、全血细胞分析结果、SF（> 1000 μg/L）、心、肝、肾功能和糖耐量试验结果，24 h 尿铁排出量，眼科检查结果和听力检查结果。

2．症状（体征）护理

（1）呼吸困难：协助患者卧床休息，取舒适体位，吸氧。严密观察患者活动耐力、胸闷、胸痛、下肢水肿等心功能异常情况。

（2）贫血（头晕、乏力）：评估患者活动耐受能力，做好各项基础护理，协助患者进食、饮水、如厕、擦身、更衣等。做好跌倒预防。将热水瓶、刀具等危险物品远离患者，定位放置，防止意外损伤的发生。遵医嘱给予输血支持治疗。

（3）肝损害：定期监测患者的肝功能、血常规及凝血情况，每天测量体重、腹围，注意观察患者的皮肤、巩膜是否有黄染，是否有食欲减退、恶心、呕吐、厌油腻等消化道症状，皮肤是否瘙痒及二便的颜色等。做好皮肤清洁，对于出现皮疹或皮肤瘙痒现象者，嘱其不要搔抓，保持皮肤的完整性，避免发生剥脱性皮炎或皮肤感染。遵医嘱使用保肝药物。

（4）心脏损害：协助患者卧床休息，予吸氧；限制钠的摄入量，每日食盐的摄入量可限制在 2 ~ 3 g；严密观察患者的出入量，水、电解质变化及酸碱平衡情况；保持大便通畅；及时与患者、家属沟通，减轻其心理负担。控制补液速度，定期监测心功能，注意早期心力衰竭表现，一旦出现劳力性呼吸困难或夜间阵发性呼吸困难，应及时汇报医生并协助处理。

（5）尿色异常：定期监测肾功能；严密观察患者尿量、尿色变化，警惕急性肾衰竭等征象。告知患者在去铁治疗过程中，可能会出现棕红色或铁锈色尿液，鼓励患者增加饮水量，每日大于 3000 ml，增加尿量利于铁排出体外。

3. 用药护理

（1）静脉输注护理

甲磺酸去铁胺是三价铁离子螯合剂，能与三价铁离子结合成铁胺复合物。其药物代谢半衰期为 20 ~ 30 min，代谢后主要通过尿液排出，以减少铁在器官中的病理性沉积。根据铁负荷情况决定使用剂量，推荐采用静脉或输液泵持续输注，采用静脉注射治疗时，应缓慢注射，快速注射会引起低血压和休克（如出现潮红、心动过速、虚脱、循环衰竭等症状或体征）。本品不能与肝素注射液混合或从同一静脉通路输注，生理盐水不能作为干燥粉剂的溶剂，但是在用注射用水溶解本品后，可以用生理盐水进一步稀释。甲磺酸去铁胺不能加入血液制品中一同静脉滴注，以免不能正确识别发热、皮疹等不良反应。如果选择皮下注射部位，首选腹部，每天应更换腹部注射部位，以助药物吸收。

护理方法：建立安全的静脉通路，严格按照无菌操作要求配制药液，将甲磺酸去铁胺配成 10% 的浓度（5 ml 注射用水溶解 500 mg 甲磺酸去铁胺），将药瓶充分摇匀直至溶液为澄清无色至淡黄色时才可以使用，配制后的药液可以用常规溶液（如生理盐水、5% 葡萄糖等）进行进一步稀释，输注时注意配伍禁忌。选择单独输液通路输注，严格控制滴速，应用输液泵缓慢维持 8 ~ 12 h，每周连续应用 5 ~ 7 d，也可以 24 h 缓慢维持输注，告知患者及其家属，不得擅自调节滴速，做好健康宣教。

（2）听力及视力的观察及护理：观察患者听力及视力的变化，使用甲磺酸去铁胺治疗前以及治疗期间每 3 个月做一次视力和听力的检查，SF 水平降低时可缩短检查周期；出现听力或视力障碍后应立即停药，即使在准备恢复使用药物前，也应密切监测视力或听力的变化并权衡利弊，然后再考虑减少剂量恢复使用。

（3）预防感染

铁除了可以产生有毒的活性氧，其对于细菌、真菌的生长、增殖也是一种重要的营养物质。铁过载会损伤机体正常免疫防御功能，因此会增加感染的机会。

护理方法：加强感染预防，注意观察有无发热、咽痛、咳嗽、腹痛、腹泻等感染症状，做好细菌学检测，积极配合医生进行抗感染治疗。

4．营养支持 MDS 患者并发铁过载期间，应鼓励患者饮食清淡、低铁、营养均衡，避免油腻和含铁量高的食物，告知患者应少吃或不吃动物肉类食物，为补充动物蛋白可以适当吃禽、蛋类食物，可食用绿豆、核桃等减少铁的吸收，多饮水，可适当饮茶，帮助体内铁排出，保护肝、肾功能；在接受去铁治疗前及接受甲磺酸去铁胺治疗前 1 个月，减少食用含维生素 C 高的蔬菜、水果。

5．心理护理 输血依赖与铁过载一起加速了 MDS 患者的中位总生存期（OS）下降，如果治疗不及时，会加速病情进展，导致脏器功能衰竭而死亡。因此在用药前应与患者进行沟通，向患者讲解铁过载的危害、去铁治疗的必要性及治疗过程中的注意事项，通过建立良好的护患关系，赢得患者的理解和配合。在去铁治疗中，强调以患者为中心，通过全方位、优质的针对性护理来改善治疗效果和预后。

6．健康指导

（1）嘱患者按时复诊、按时吃药，如出现发热、出血、头痛等不适及时就诊。

（2）嘱患者保证充足休息和睡眠，注意保暖，避免受凉，注意个人卫生和饮食卫生，保持良好的情绪状态。

（3）告知咨询电话，协助患者预约门诊复查。

（三）护理效果评价及转归

患者经半年去铁治疗后，各类症状好转，复查血常规示：WBC 3.5×10^9/L，Hb 68 g/L，PLT 87×10^9/L，BNP 90 pg/ml，SF 920 ng/ml，血清铁 28 μmol/L，丙氨酸转氨酶 42 U/L，谷氨酰转肽酶 51 U/L，肌酐 35 μmol/L。

（四）讨论

MDS 患者有 60% ~ 80% 表现出不同程度的贫血，进行性加重，需要长期输血等支持治疗以改善生活质量，最终患者会出现输血依赖。然而，输入红细胞的寿命较正常人体内的红细胞寿命要短，在单核 - 巨噬细胞系统的作用下，红细胞破裂，释放出大量的铁导致铁过载。铁在体内过度沉积，并导致重要脏器（尤其是心脏、肝、垂体、胰腺和关节）的结构损害和功能障碍。铁过载分为原发性铁过载（遗传性血色病）和继发性铁过载（长期红细胞输注所致的铁过载）。过多的铁沉积在心、肝、胰腺及下丘脑等组织、器官，可导致组织细胞损伤和器官功能受损，临床上表现为心力衰竭、肝纤维化、糖尿病、不孕症、生长发育障碍等，甚至导致死亡。此外，MDS 患者的感染发生率、白血病转化率和移植相关死亡率升高。

对于红细胞输注依赖的 MDS 患者，输注总量超过 80 U，SF ≥ 1000 μg/L，输血时间超过 2 个月，可实施去铁治疗，并以 SF 为主要监测及控制指标（目标是将 SF 控制在 500 ~ 1000 μg/L）。SF 降至 500 μg/L 以下且患者不再需要输血时可终止去铁治疗，若去铁治疗不再是患者的最大收益点时也可终止去铁治疗。

（葛永芹　朱霞明）

第三章

白 血 病

第一节 急性白血病

（一）病例介绍

患者，男性，45岁，患者因"发热1周，白细胞升高"到我院就诊，骨髓穿刺细胞学检查提示为"急性早幼粒细胞白血病"，患者既往有心脏病、高血压病史。

入院第1天上午11时，BP 84/50 mmHg，PR 138次/分，R 29次/分，体温（T）38.9 ℃，脉搏氧饱和度（SpO_2）95%。血常规检查结果示：白细胞计数（WBC）86×10^9/L，血红蛋白（Hb）75 g/L，血小板计数（PLT）13×10^9/L，中性粒细胞计数（NEUT）0.21×10^9/L。凝血功能检查结果显示：凝血酶原时间（PT）17.1 s，活化部分凝血活酶时间（APTT）67.1 s，纤维蛋白原（Fib）1.4 g/L，纤维蛋白降解产物（FDP）42 mg/L。肝功能：总胆红素（TBIL）47.8 μmol/L，直接胆红素（DBIL）35.2 μmol/L，丙氨酸转氨酶（ALT）172 U/L，天冬氨酸转氨酶（AST）419 U/L。全身大面积瘀斑，牙龈出血不止，球结膜充血，双肺湿啰音。诊断为急性早幼粒细胞白血病合并弥散性血管内凝血（disseminated intravascular coagulation，DIC）。

入院第1天下午3时，因治疗需求对患者行经外周静脉穿刺的中心静脉导管（peripherally inserted central venous catheter，PICC）置管术，术后患者PICC穿刺点出血不止，2 h后，穿刺点的血液浸透整个藻酸盐敷料，并将固定装置浸湿，渗血情况属于重度渗血。遵医嘱输注血小板2 U、血浆400 ml、冷沉淀凝血因子6 U、人纤维蛋白原2 g，低分子量肝素注射液2500 IU皮下注射。

下午5时，为患者行化疗，给予患者亚砷酸治疗。患者出现心慌、胸闷、气促、SpO_2下降至90%。急查血气，结果提示：酸碱度（pH）7.38，二氧化碳分压（$PaCO_2$）40 mmHg，HCO_3^-（AB）28.2 mmol/L，氧分压（PaO_2）69 mmHg，给予患者经鼻高流量吸氧。

下午 7 时，患者口腔牙龈出血停止，球结膜充血未加重，PICC 穿刺处仍有渗血。

入院第 2 天，患者 PICC 穿刺点的渗血明显减少，穿刺点渗血浸透藻酸盐敷料的 1/5。

入院第 3 天，患者 PICC 穿刺点的渗血停止，无渗血浸透，穿刺处皮肤可见大面积瘀斑（图 3-1，彩图 3-1）。

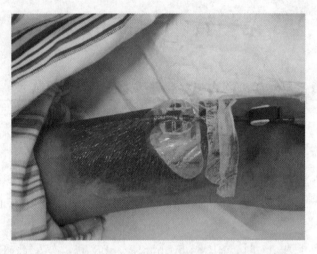

图 3-1　PICC 穿刺处（入院第 3 天，无渗血浸透）

入院第 6 天，患者复查血气，结果提示：pH 7.40，$PaCO_2$ 43 mmHg，HCO_3^-（AB）26.2 mmol/L，$PaCO_2$ 88 mmHg，患者呼吸情况明显好转。

入院第 11 天，患者 PICC 穿刺点无渗血，穿刺处皮肤瘀斑颜色明显变浅（图 3-2，彩图 3-2）。

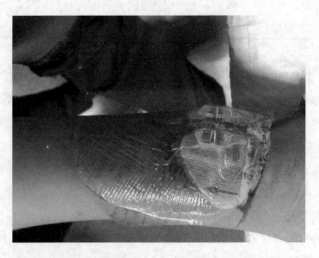

图 3-2　PICC 穿刺处无渗血，穿刺处皮肤瘀斑颜色变浅

（二）护理策略

1．护理评估 做到"六看"：①一看发展：原发病的病情发展；②二看出血：全身出血倾向，如皮肤、口腔、消化道、气道、尿道等出血；③三看循环：有无微循环障碍的症状表现，如皮温、皮色、心慌、胸闷、呼吸困难等；④四看凝血：有无高凝和血管栓塞的症状表现，如胸闷、晕厥、皮温低、肢体肿胀等；⑤五看皮肤：有无黄疸和溶血表现，如贫血、肝脾大等；⑥六看指标：实验室检查结果，包括白细胞计数、血小板计数、血红蛋白浓度、凝血酶原时间、血浆纤维蛋白原、鱼精蛋白副凝试验（3P试验）、D-二聚体等。

2．症状（体征）护理

（1）牙龈出血的护理

1）给予患者冰盐水 10 ～ 15 ml 含漱 1 min，反复 3 次，找到牙龈出血处，然后用肾上腺素棉球覆盖在牙龈出血点。

2）压迫止血 30 min 后，牙龈无新鲜出血，继续给予患者冰盐水漱口 24 h。

3）清洁口腔，预防口腔感染和出血，给予患者流质饮食，后期坚持饭前、饭后冷开水漱口。

（2）PICC 穿刺点渗血的护理

1）为患者更换藻酸盐敷料［藻酸盐敷料浸以生理盐水溶解的 1 KU 注射用血凝酶（巴曲亭）药液］。

2）手指加压止血 30 min，然后用瓶塞在膜外加压穿刺点，用弹力绷带包扎，严密观察肢体循环，逐渐松开弹力绷带。

3）压迫 2 h 后，穿刺点出血量明显较前减少，但仍有少量出血，继续给予患者加压止血。

4）遵医嘱给予患者输注酚磺乙胺、血浆、冷沉淀凝血因子、纤维蛋白原。

5）加压止血 8 h 后，患者穿刺点无新鲜出血，严密观察患者穿刺点的出血情况。

（3）胸闷、气促的护理

1）遵医嘱合理用药，给予患者经鼻高流量吸氧。

2）做好气道护理，指导患者有效咳嗽、排痰，避免症状加重。

3）做好鼻面部皮肤护理，保证头带、鼻塞松紧度合适，在鼻面部贴透明贴保护患者皮肤。

4）营造舒适、安全、整洁的治疗环境，向患者讲解疾病的相关知识和治疗方法，讲解经鼻高流量吸氧的目的、必要性和注意事项。

3．用药护理

（1）三氧化二砷

1）药物刺激性强，建议选择中心静脉通路。

2）药物使用过程中注意监测患者的生命体征，严密观察患者有无食欲下降、恶心、呕吐、手足麻木、颜面部及四肢水肿、心脏损害及神经毒性等副作用。

3）患者有轻微胃肠道反应，饮食以清淡、易消化食物为主，尽量满足患者的喜好。

4）用药的同时，遵医嘱给予患者口服别嘌醇和碳酸氢钠片，补液，指导患者多饮水，预防尿酸性肾病。

（2）人纤维蛋白原

1）配药时为避免药物发生蛋白变性，要先将药品和稀释用的灭菌注射用水复温到 30 ～ 37 ℃后再溶解，一旦溶解尽快使用。

2）用带有滤网装置的输血器输注，输血前后要用生理盐水冲管。

3）输注过程中严密监测患者的凝血指标和纤维蛋白原的水平。

（3）低分子量肝素注射液

1）为避免发生局部血肿，低分子量肝素不能用于肌内注射。

2）使用过程中监测患者的生命体征，严密观察患者是否有皮肤黏膜和牙龈出血加重，是否有皮疹、皮肤瘙痒等轻度过敏反应。

4．休息与活动　患者 PLT < $50×10^9$/L，应该绝对卧床休息；PLT 上升、病情稳定后指导患者规律生活，避免劳累，保证充足的休息和睡眠，适当锻炼身体，如散步、打太极拳等，加强营养，保持乐观情绪。

5．营养支持　进食清淡、易消化、高蛋白质、高热量、富含维生素的饮食。忌辛辣、粗硬、有刺激性的食物，尽量采用蒸、煮、炖的烹饪方法，避免煎、炸。

6．心理护理　评估患者在不同治疗阶段的心理状态，帮助患者认识不良的心理状态对身体康复的影响，指导患者和家属正确对待疾病。了解患者的需要，鼓励、激发患者的求生欲望，帮助患者解决问题，减轻患者的紧张、恐惧心理，树立战胜疾病的信心，积极配合治疗。

7．健康指导

（1）向患者介绍预防感染的意义和措施，提醒患者少去公共场所，注意保暖，避免创伤，学会自测体温，注意个人卫生。

（2）空气干燥时用薄荷油滴鼻腔。

（3）避免服用对造血系统有损害的药物，介绍有关白血病的基本知识如发病原因等，特别是目前有效的治疗方法，说明按医嘱用药、坚持治疗的重要性。

（4）指导患者应对药物所致的恶心、呕吐的缓解方式，具体如下：

1）药物干预：常规使用止吐剂，经常采用复合给药的方式。为保证最大药效，要严格控制给药时间间隔。

2）饮食指导：指导患者吃饭前放松，并且鼓励饭后休息，在身体状况允许的情况可以适当室外散步；避免食物气味刺激，开窗通风；少量多餐；少吃油腻和产气食物。

（5）告知患者定期复查血常规和骨髓象。

（三）护理效果评价及转归

当患者牙龈出血停止时，可以正常进食。当 PICC 穿刺点的出血停止时，穿刺点处的瘀斑颜色明显变浅，PICC 可以正常使用。患者身体瘀斑面积没有扩大，颜色变浅。患者胸闷、气促症状消失，已由经鼻高流量吸氧改为 2 L/min 的低流量吸氧，血气分析结果提示：pH 7.39，$PaCO_2$ 41 mmHg，HCO_3^-（AB）24.2 mmol/L，PaO_2 92.3 mmHg。

（四）讨论

急性早幼粒细胞白血病是预后效果较好的一类白血病，但此类疾病起病急，发病凶险，病情重，常伴有 DIC 的发生，而出血是 DIC 最显著的特点，也是其高危因素之一，容易导致患者的死亡。因此，积极控制治疗过程中出现的并发症尤为重要。

盐酸肾上腺素作为血管收缩剂，可以通过收缩血管达到对口腔和鼻腔毛细血管的止血作用；盐水有很好的清洁口腔、预防感染的作用，而低温也具有收缩血管的作用。注射用的凝血酶具有类凝血酶样作用，能促进血管破损部位的血小板聚集，并释放一系列的凝血因子，从而使出血部位止血。经鼻高流量吸氧作为一项人工辅助通气的有效手段，已普遍应用到各种原因所致的呼吸功能不良的治疗中，而使用过程中有效的护理管理可以减少并发症，促进呼吸功能的恢复。

（方　云）

案例 7　急性髓系白血病合并高白细胞血症 →

（一）病例介绍

患者，男性，39 岁，7 天前无明显诱因出现发热，体温最高达 38.9 ℃，伴有咳嗽，无痰，无胸痛，偶有活动后气促，心悸，面色苍白。门诊实验室检查显示：WBC 147×10^9/L，Hb 75 g/L，PLT 45×10^9/L，NEUT 1.4×10^9/L，门诊以"高白细胞血症"收入院。

入院第 1 天体格检查：T 39.2 ℃、PR 113 次 / 分、R 21 次 / 分、BP 121/79 mmHg、

SpO_2 91%。患者神志清，活动后气促，心悸，颈部浅表淋巴结肿大，心、肺无特殊，腹软，肝肋下未触及，胸骨无压痛；行骨髓穿刺和外周血涂片检查，血涂片可见85%的原幼细胞，排除急性早幼粒细胞白血病（急性髓系白血病M3型）；急查血常规示：WBC 167×10^9/L，Hb 65 g/L，PLT 45×10^9/L，NEUT 1.6×10^9/L。立即给予患者吸氧，口服羟基脲，行白细胞去除术，并行水化、碱化、抗感染治疗。

入院第2天，血常规示：WBC 125×10^9/L，Hb 50 g/L，PLT 41×10^9/L，NEUT 1.58×10^9/L。继续上述治疗，为患者输注红细胞，仍有活动后心悸、气促，3 L/min鼻导管吸氧下 SpO_2 97%。

入院第3天，血常规示：WBC 102×10^9/L，Hb 58 g/L，PLT 45×10^9/L，NEUT 1.33×10^9/L，继续上述治疗，操作过程中患者出现手足麻木，轻微抽搐，3 L/min鼻导管吸氧下 SpO_2 93%，调节氧流量至5 L/min，加快葡萄糖酸钙的滴速，SpO_2升至97%，30 min后，患者症状好转。下午4时为患者行PICC置管术。

入院第4天，血常规示：WBC 95×10^9/L，Hb 50 g/L，PLT 39×10^9/L，NEUT 1.17×10^9/L。停止白细胞去除术，行VLDP化疗方案（长春新碱＋泼尼松＋门冬酰胺酶＋柔红霉素），继续水化、碱化。

入院第5天，血常规示：WBC 40×10^9/L，Hb 63 g/L，PLT 32×10^9/L，NEUT 1.0×10^9/L。

（二）护理策略

1. 护理评估　评估患者有无高白细胞血症的症状；评估患者的白细胞计数、肾功能、凝血功能等；评估患者的用药反应。

2. 症状（体征）护理

（1）高白细胞血症的护理

1）患者白细胞高，立即给予患者行白细胞去除术，术中严密观察患者的病情变化，是否有低钙血症、过敏反应、心血管反应（胸闷、心慌、头晕、心动过速、血压下降、晕厥等）或出血症状加重。

2）患者卧床休息，取舒适体位，尽量减少活动。

3）保持大便通畅，勿用力咳嗽或屏气用力排便，以免导致出血。

4）监测生命体征，监测白细胞计数。

5）大量的水化、碱化，预防高白细胞血症的发生，一旦发生，立即给予急救处理。

6）大量补液、饮水，口服别嘌醇，预防尿酸性肾病。

（2）发热的护理

1）保证病室的温湿度适宜，病室环境清洁卫生，定期空气消毒，限制探视，患者成熟粒细胞低于 0.5×10^9/L 时进行保护性隔离。

2）严格执行消毒隔离制度和无菌技术操作。

3）做好口腔护理，每天用生理盐水 250 ml+5% 碳酸氢钠 250 ml 漱口，q4h，清除口咽部的微生物，预防感染。

4）监测生命体征，着重观察体温变化，如有寒战，注意观察患者神志变化，给予保暖。

5）采用物理降温，将冰袋放置于大血管流经处，如颈部、腋窝、腘窝、腹股沟等，禁用酒精擦浴；遵医嘱给予解热药物降温。降温后保持皮肤清洁、干燥，及时更换衣服，注意保暖，防止受凉。

6）患者心慌、胸闷、气促时，指导患者深呼吸，给予患者舒适体位及氧疗，保持呼吸道通畅。

7）遵医嘱给予抗感染治疗，观察疗效和不良反应。

8）对患者及家属做好预防感染的卫生宣教工作。

（3）白细胞去除术的护理

1）准备

①了解患者病史，核对血常规和凝血功能的检查结果。

②向患者和家属解释操作的目的、意义、过程及配合要求等，消除紧张心理。

③用物准备：血细胞分离机、一次性血细胞分离机耗材、治疗盘、生理盐水 1000 ml 以上，ACD-A 抗凝剂 500 ~ 1000 ml，22G 穿刺针两根。必要时备好各种抢救药物和抢救物品。

2）操作中护理

①体位准备：穿刺前应协助患者排空大小便并取能够长时间保持的舒适体位，一般取平卧位或半坐卧位。

②建立静脉通路：血管通路选择原则为保证流量（保证血流速度 60 ~ 80 ml/min），特别是采血通路应优于回输通路，穿刺时一般选择肘正中静脉或者同级静脉（上、下肢均可）。两条通路最好位于身体的不同侧，静脉条件差者需行股静脉置管。

3）病情观察

① 密切观察生命体征：当患者出现口唇和指端发麻、乏力、胸闷、心悸等低钙血症时，及时向医生汇报，遵医嘱给予口服或静脉注射钙剂。

② 观察穿刺部位的皮肤情况：有无肿痛、出血。指导患者保持良好的肢体位置，避免穿刺部位肢体弯曲，以免针头刺伤血管。

③ 观察操作过程中管路是否通畅：出血管路压力不够时，适当摇高床头，调整针头方向，指导患者进行穿刺侧肢体有节奏地握拳和松拳或捏皮球，压力过高时，检查有无针头堵塞和管路受压，并及时给予处理。紧密连接好各管路接头，防止空气栓塞。

④ 生活护理：协助患者进食、水，操作过程中若患者需要，给予患者尿壶或便盆排大小便。

4）操作后护理

① 操作结束后，指导患者卧床休息，监测生命体征，评估患者有无口唇、指端发麻，乏力、心悸、胸闷等不适症状。

② 操作结束后采集血标本送检，急查血常规。

③ 观察穿刺处有无出血倾向，拔针后穿刺点加压止血。局部保持清洁干燥，24 h 内不可碰水。

④ 操作后指导患者注意休息，减少家属到医院探视的次数，防止发生交叉感染。

⑤ 进食高蛋白质、高维生素、高热量和钙丰富的食物。

3．用药护理

（1）羟基脲片

1）指导患者药物的用法，用药剂量严格遵医嘱执行，不得随意增减剂量。

2）使用过程中严密观察患者的病情变化，定期检测血常规及肝、肾功能等。

3）患者出现轻微胃肠道反应时，饮食宜清淡。

4）用药的同时，遵医嘱给予患者口服别嘌醇和碳酸氢钠片，补液，指导患者多饮水，增加液体的摄入，促进尿量和尿酸的排泄，预防尿酸性肾病。

（2）10% 葡萄糖酸钙注射液

1）行白细胞去除术时，枸橼酸钠与血液中的钙结合，导致血钙浓度降低，会引发患者抽搐，血压下降，心跳缓慢，所以在采集过程中要补充钙剂。

2）药物的用法、剂量严格遵医嘱执行。

3）葡萄糖酸钙注射液属于高危药品，刺激性大，不宜皮下或肌内注射，应缓慢静脉输注，同时要选择粗直血管，避免药物外渗。使用过程中严密观察是否发生药物外渗，一旦发生外渗，立即停止输注，并用 0.9% 的氯化钠注射液冲洗，局部涂抹透明质酸，并抬高局部渗漏肢体。

（3）长春新碱、门冬酰胺酶、柔红霉素

1）这些药物刺激性强，选择 PICC 作为治疗的输液通路，保证药物安全顺利输入患者体内，保护患者的外周血管，预防药物外渗。

2）药物的用法、剂量严格遵医嘱执行，使用过程中注意监测患者的生命体征，严密观察患者有无食欲下降、恶心、呕吐、手足麻木、颜面部及四肢水肿、心脏损害及神经毒性等副作用，其中长春新碱易导致周围神经炎，门冬酰胺酶易诱发胰腺炎，柔红霉素易导致心肌损害。

3）患者胃肠道反应重，应避免不良刺激，当患者恶心、呕吐时可暂停进食，不要强迫患者进食，必要时，遵医嘱在治疗前给予止吐药物。

4．休息与活动　指导患者规律生活，避免劳累，保证充足的休息和睡眠，进行适当的室内外活动，防止碰、撞、跌倒。

5．营养支持　给予高蛋白质、高维生素、易消化食物。富含蛋白质的食物如瘦肉、鸡蛋等；富含维生素的食物如蔬菜、水果等。尽量采用蒸、煮、炖的烹饪方法，避免煎、炸。

6．心理护理

（1）针对患者的性格、社会背景及心理需要，有针对性地进行心理疏导。

（2）患者需要经常抽血，应耐心解释，说明目的、必要性及操作过程。在化疗前向患者介绍药物可能发生的不良反应，以取得患者的配合，从而增强战胜疾病的信心。

（3）告知患者及家属白血病是骨髓造血系统肿瘤性疾病，虽然难治，但目前治疗方法研究进展快，效果好，让患者树立战胜疾病的信心。

7．健康指导

（1）指导患者注意个人卫生，保持口腔清洁，进食前后用温开水或漱口液漱口，使用软毛牙刷刷牙，勿用牙签剔牙，勿用手挖鼻孔，避免创伤等。

（2）保持大便通畅，保持肛周皮肤清洁。

（3）指导患者在缓解期保持良好的生活方式，保证充足的休息和营养，保持乐观情绪。

（三）护理效果评价及转归

经过治疗和护理，患者血常规恢复情况良好，感染得到控制，伴随症状消失，转归过程见表 3-1。

表3-1　患者病情变化情况

入院时间	小便（ml/24 h）	有无出血	WBC（×10⁹/L）	Hb（g/L）	PLT（×10⁹/L）	NEUT（×10⁹/L）	钙（mmol/L）	最高体温（℃）	伴随症状
第1天	3600，色黄，清亮	无	167	65	45	1.6	2.2	39.2	活动后心悸、气促
第2天	2800，色黄，清亮	无	125	50	41	1.58	1.67	38.5	活动后心悸、气促
第3天	2500，色黄，清亮	无	102	58	45	1.33	1.35	37.9	活动后心悸、气促
第4天	3600，色黄，清亮	无	95	50	39	1.17	1.70	37.1	无
第5天	3800，色黄，清亮	无	40	63	32	1.0	2.1	36.9	无

（四）讨论

高白细胞血症是指外周血白细胞计数超过 $100 \times 10^9/L$ 的急性白血病，主要由白细胞大量浸润外周血引起，导致患者血液黏滞度上升，血流速度减缓，促进血栓形成，引发机体微循环障碍，加重组织缺氧，引起脑部、肺部器官受损，易诱发脑血栓、脑出血等心脑血管并发症，影响患者的生存质量。较多研究显示，在早期给予化疗干预，患者机体白细胞负荷较大，细胞倍增时间缩短，易引发肿瘤溶解综合征，加速患者死亡。所以单纯化疗疗效不佳，且患者预后差，病死率较高。

白细胞去除术可在较短时间内去除患者外周血内大量白细胞，减轻白细胞负荷，降低血液黏滞度，改善患者预后，降低病死率。同时在白细胞去除术后配合诱导化疗，可与化疗药物发挥协同作用，强化对增殖期细胞的杀伤作用，优化化疗效果，该患者在化疗后 50 天复查骨髓穿刺，提示原始细胞为 4%，完全缓解。

（方　云）

第二节　慢性髓系白血病

案例 8　慢性髓系白血病合并巨脾

（一）病例介绍

患者，男性，31 岁。患者 6 个月前无明显诱因出现四肢乏力，食欲减退。近 3 个月自觉上腹饱胀，夜间盗汗，3 个月体重减轻 7.5 kg。外院查血常规，结果显示：WBC $132 \times 10^9/L$，Hb 95 g/L，PLT $321 \times 10^9/L$。门诊以"慢性髓系白血病"收入院。

入院第 1 天，患者 T 36.2 ℃，PR 73 次 / 分，R 18 次 / 分，BP 111/79 mmHg。神志清，浅表淋巴结未触及，心、肺无特殊，腹软，肝肋下未触及，胸骨无压痛；脾大过脐，质韧，无压痛，无结节；腹部 B 超提示：巨脾。中晚幼粒细胞 7%，成熟粒细胞 67%，淋巴细胞 12%，嗜碱性粒细胞 7%，嗜酸性粒细胞 6%。骨髓形态：有核细胞增生活跃，以粒系为主，诊断为"慢性髓系白血病慢性期"。给予患者口服羟基脲，水化、碱化治疗。

入院第 6 天，血常规提示：WBC $18 \times 10^9/L$，Hb 88 g/L，PLT $307 \times 10^9/L$；染色体及 BCR-ABL 融合基因结果提示：慢性髓系白血病。体格检查：脾较前回缩，肋下 4 横指触及；开始口服伊马替尼。

入院第 9 天，患者出现四肢轻度水肿、皮疹，使用利尿剂和葡萄糖酸钙加维生素 C 治疗后，情况好转。

入院第 11 天，血常规提示：WBC 5.1×10^9/L，Hb 98 g/L，PLT 124×10^9/L；行肝、胆、脾 B 超，结果显示：脾长约 13.3 cm。

入院第 15 天，患者出院，继续口服伊马替尼。

（二）护理策略

1．护理评估　评估患者乏力、盗汗、食欲减退、体重减轻、巨脾的程度，评估患者的水肿程度，评估患者的用药反应。

2．症状（体征）护理

（1）巨脾的护理

1）患者卧床休息，取舒适体位，动作缓慢，避免碰撞，避免脾破裂。

2）保持大便通畅，勿用力咳嗽或屏气用力排便，以免导致腹压升高，引起脾破裂。

3）监测生命体征，测量腹围，记录 24 h 尿量。

4）倾听患者主诉，若有脾区疼痛、发热、多汗、血压下降，立即通知医生。

（2）水肿的护理

1）严密观察患者的小便情况，准确记录出入量，观察小便的性状和颜色。

2）遵医嘱使用利尿剂，碱化尿液，口服非布司他降尿酸，预防尿酸性肾病。

3）观察患者的水肿程度等。

4）监测肾功能指标。

（3）皮疹的护理

1）严密观察皮疹的部位和范围以及用药反应。

2）保持舒适的病室温度和湿度。

3）保持患者皮肤的清洁和干燥。

4）遵医嘱合理使用抗过敏药物。

3．用药护理

1）告知患者服用伊马替尼的作用和副作用。常见的不良反应包括水肿、肌痉挛、腹泻、恶心、肌肉骨骼痛、皮疹、腹痛、疲劳、关节痛和头痛等，但一般症状较轻微。血常规下降较常见，可出现粒细胞缺乏、血小板减少和贫血。

2）教会患者自我观察药物的不良反应，嘱患者如有不适立即告知医护人员。

3）药物的剂量严格遵医嘱，不得随意增减剂量。

4）皮疹瘙痒时，嘱患者勿抓挠皮肤，用炉甘石水剂擦洗全身。

5）监测患者体重变化情况，变化明显时立即告知医生。

6）使用利尿剂时，监测电解质的变化，发现异常及时汇报处理。

4．休息与活动 脾大时，患者卧床休息，取舒适体位，动作缓慢，避免碰撞，避免脾破裂。症状好转后保证充足的休息和睡眠，可适当锻炼身体，如散步、打太极拳等，不可劳累。

5．营养支持 进食清淡、易消化、高蛋白质、高热量、富含维生素的食物。

6．心理护理 评估患者在不同治疗阶段的心理状态，帮助患者认识不良的心理状态对身体康复的不利影响，指导患者和家属正确对待疾病。

7．健康指导

1）向患者及家属解释疾病知识，如病情演变过程，为了争取延长缓解期，必须主动配合治疗，保持情绪稳定。

2）缓解后生活要规律，保持充足营养、休息和睡眠，可适当工作、学习。

3）定期复查，出现发热、脾大、贫血及出血加重时应及时就诊。

（三）护理效果评价及转归

经过治疗和护理，患者血常规恢复情况良好，巨脾逐渐回缩，伴随症状消失，患者安全出院，转归过程见表 3-2。

表3-2　患者病情变化情况

入院时间	脾大的程度	水肿程度	小便（ml/24 h）	体重（kg）	WBC（×10⁹/L）	Hb（g/L）	PLT（×10⁹/L）	皮疹	伴随症状
第1天	脾大过脐	无	3600，色黄，清亮	44	132	95	321	无	乏力、盗汗、食欲减退
第6天	肋下4横指触及	无	2800，色黄，清亮	47	18	88	307	无	乏力、盗汗
第9天	肋下2横指触及	轻度	2500，色黄，清亮	49	10	87	213	上肢皮疹	乏力、盗汗
第11天	肋下2横指触及	无	3600，色黄，清亮	50	5.1	98	124	无	盗汗

（四）讨论

慢性髓系白血病是一种起源于多能干细胞的髓系增殖性肿瘤，其临床特点为髓系细胞显著增生，脾明显肿大，常伴有易疲倦、乏力、食欲缺乏、低热、多汗、体重减轻、上腹部不适等，病情发展较缓慢，大多数患者因急性变而死亡。但巨脾患者有可能会发生脾破裂，危及生命，因此，除做好基础预防外，还应做好脾大和药物不良反应的护理，严密观察病情变化，倾听患者主诉，加强安全防护。

（方　云）

第四章

淋 巴 瘤

第一节　霍奇金淋巴瘤

案例 9　淋巴瘤合并淋巴结肿大

（一）病例介绍

患者，男性，42 岁，因"发热、胸闷、咳嗽伴消瘦半月余，头面部水肿 2 天"入院就诊，体检时发现多处浅表淋巴结肿大，门诊给予颈部淋巴结活检，结果提示：弥漫大 B 细胞淋巴瘤。门诊以"弥漫大 B 细胞淋巴瘤"收入院。

入院第 1 天，患者主诉咳嗽、咳痰伴发热，活动后明显胸闷、气促、体重进行性下降，体格检查：体温（T）39.2 ℃，脉率（PR）116 次 / 分，呼吸（R）22 次 / 分，血压（BP）124/79 mmHg，全身多处（颈部、腋下、腹股沟）淋巴结肿大，无压痛，颈部可见一 3 cm 手术切口，线未拆，口腔黏膜完整，双肺呼吸音粗，腹软，无压痛及反跳痛，给予患者抗感染治疗。

胸部 CT 检查结果显示：淋巴瘤浸润肺门及纵隔，双下肺感染，胸腔积液。腹部 CT 检查结果显示：肝、脾、腹腔淋巴结肿大。

入院第 2 天上午 11 时，在 B 超引导下以塞丁格技术为患者行 PICC 置管术，但由于肿大的淋巴结压迫上腔静脉，操作过程中送管困难，最终置管失败，后改为股静脉置管，术中顺利，置管成功。下午 4 时选用利妥昔单抗 +CHOP 方案（环磷酰胺、长春新碱、表柔比星、地塞米松）为患者化疗，化疗过程中，患者出现重度胃肠道反应。

入院第 9 天，患者全身淋巴结较入院时明显缩小，胸部 CT 提示肺部感染好转，无肺门和纵隔压迫，无胸腔积液。

入院第 12 天，在 B 超引导下以塞丁格技术为患者再次行 PICC 置管术，术中顺利，置管成功，拔出股静脉导管。

入院第 14 天，患者好转出院。

（二）护理策略

1．护理评估 评估患者发热、咳嗽、咳痰、胸闷、体重变化等症状、体征，评估患者全身多处肿大的淋巴结的大小，评估化疗过程中的并发症。

2．症状（体征）护理

（1）淋巴结肿大的护理

1）观察患者淋巴结肿大的部位、程度及相应器官的压迫症状，如心悸、气促、腹痛等，给予对症护理。

2）协助患者取半坐卧位，床头抬高 45°～50°，这利于头颈部血液回流，使膈肌下降，胸廓扩大，增加肺通气量，减轻水肿和呼吸困难。同时给予低流量吸氧 3 L/min；剧烈咳嗽、呼吸紧迫、口唇发绀者立即给予高流量吸氧 6～7 L/min，以提高血氧饱和度，减轻脑缺氧，改善呼吸困难。

3）采用股静脉输液，减轻上腔静脉压力，以避免上肢静脉输液导致面、颈、胸部水肿及呼吸困难加重，也可避免药液缓慢流经不通畅的静脉，刺激静脉内膜促使静脉血栓形成。淋巴结肿大情况好转后拔出股静脉管，改为 PICC 输液，避免下肢静脉血栓的形成。

4）准确记录 24 小时出入量，注意患者面部肿胀程度及双上肢皮肤淤血、水肿和胸部浅静脉曲张情况，了解上腔静脉压力变化。水肿严重者给予利尿剂和激素，这些药物可迅速缓解液体潴留所致的症状，同时注意水、电解质平衡紊乱情况。碱化尿液、增加尿量均有助于防止由于大剂量化疗所产生的坏死组织和因此造成的高尿酸血症。

（2）肺部感染的护理

1）保证病室的温湿度适宜，温度 18～22 ℃，湿度 50%～60%，病室环境清洁卫生，定期空气消毒，限制探视。

2）严格执行消毒隔离制度和无菌技术操作。

3）做好口腔护理，清除口咽部的微生物，预防感染。

4）监测体温，做好发热护理，鼓励患者多饮水。

5）患者有胸腔积液时，让患者取舒适体位，抬高床头 15°～30°，给予患者氧疗。

6）遵医嘱按时给予抗感染治疗。

7）保持呼吸道通畅，q2h 翻身拍背，指导患者深呼吸，行雾化治疗，促进肺底痰液排出。

3．用药护理（环磷酰胺）

1）药物刺激性强，选择合适的输液通路，保证药物安全顺利地输入患者体内。

2）药物使用过程中注意监测患者的生命体征，严密观察患者有无食欲下降、恶心、呕吐、膀胱刺激症状、少尿、血尿、口腔炎等副作用。

3）患者胃肠道反应重，遵医嘱在治疗前 1～2 h 给予止吐药物，当患者恶心、呕吐时可暂停进食，不要强迫患者进食，避免不良刺激。

4）用药的同时，遵医嘱给予患者口服别嘌醇和碳酸氢钠片，补液，指导患者多饮水以预防尿酸性肾病。

5）环磷酰胺易引起出血性膀胱炎，输注时需要用美司钠解毒，同时指导患者多饮水，每天饮水 1500～2000 ml。

4．休息与活动 指导患者充分休息，保持愉悦的心情，以提高免疫力。

5．营养支持 进食清淡易消化、新鲜卫生的富含高维生素、高热量、高蛋白质的食物，充分熟制。忌烟、酒及辛辣食物，忌香蕉、核桃、茄子等易导致恶心、呕吐的食物，少量多餐，调整进食时间，避免使用化疗药物时进食。

6．心理护理 患者在患病后出现明显消瘦，食欲不佳，心理负担较重。医务人员应及时了解患者的心理活动，抓住时机给患者进行疏导，尽量排除患者的悲观情绪，并向其介绍成功病例。激发患者的乐观自信心态，正确对待疾病，增加患者战胜疾病的信心。

7．健康指导 向患者及家属讲解疾病相关知识及治疗原则、化疗和放疗的副作用、成功案例，鼓励患者定期来院化疗或放疗，并与医护人员积极配合，克服治疗中的副作用。遵医嘱坚持用药，不能擅自停药、换药或者擅自增减药物剂量，定期复查。如果身体有不适或者发现肿块，及早来院检查。

（三）护理效果评价及转归

经过治疗和护理，患者全身淋巴结肿大除纵隔外其余全部恢复；患者体温恢复正常，肺部感染消失，颜面部、四肢水肿消失，转归过程见表4-1。

表4-1 患者病情变化情况

入院时间	淋巴结肿大部位	淋巴结肿大程度	全身肿胀部位	肿胀程度	肺部感染情况	最高体温（℃）	淋巴细胞（$\times 10^9$/L）
第 1 天	颈部、腋下、纵隔、腹膜后	重度	颜面部	轻度	双下肺感染，咳嗽、咳痰、胸闷	39.2	43
第 2 天	颈部、腋下、纵隔、腹膜后	重度	颜面部、上肢	中度	双下肺感染，咳嗽、咳痰、胸闷	38.3	54
第 3 天	颈部、腋下、纵隔、腹膜后	中度	上肢	轻度	双下肺感染，咳嗽、咳痰	38.0	32
第 8 天	腋下、纵隔、腹膜后	中度	无	无	咳嗽、咳痰	37.1	23
第 10 天	纵隔	轻度	无	无	无	36.8	12

（四）讨论

淋巴瘤是起源于淋巴造血系统的恶性肿瘤，主要表现为无痛性淋巴结肿大、肝脾大，全身各组织器官均可受累，伴发热、盗汗、消瘦、瘙痒等全身症状。

随着医疗模式的不断发展及对健康的重新认识，单纯的临床淋巴瘤化疗已成为历史，而护理干预的实施提高了临床治疗效果。淋巴结的肿大压迫上腔静脉可致回流受阻，引起颜面部及上肢顽固性水肿，颈静脉怒张；痰液引流不畅易合并肺部感染；持续缺氧导致颅内压增高；化疗的副作用导致患者癌因性疲乏从而严重影响患者心理状态，对患者生活造成严重干扰，导致患者心情沮丧，甚至产生结束生命等过激行为，对患者生命安全及生活质量造成严重影响。而对淋巴瘤患者进行规范化治疗和精心的护理（基础护理和症状护理），能够有效地控制患者的肺部感染，缓解患者胸闷、呼吸困难等症状，延长患者的生存期，提高患者的生存质量。

（方　云）

第二节　非霍奇金淋巴瘤

案例 10　非霍奇金淋巴瘤复发伴自杀倾向

（一）病例介绍

患者，男性，62 岁，高中文化，自由职业，育有一子，确诊非霍奇金淋巴瘤20 月余，共行化疗 5 次及放疗数十次，其间疾病复发，为行进一步治疗入院。

该患者离异多年，父子关系冷淡。住院期间无人陪伴，虽请护理员照料，却因彼此关系不佳，难以维系照护关系。入院后，患者出现皮肤黄染、食欲缺乏、尿色发黄等症状，检查发现其肝功能异常，肝酶、胆酶均升高，结合腹部增强 CT结果考虑与淋巴瘤浸润有关，需进行化疗。虽然主管医生多次告知患者目前的病情状况、化疗的必要性，但患者否认医生的判断，不相信疾病复发的现实，将皮肤黄染、肝功能异常等归结为药物性肝损害。在此过程中，患者抱怨医护人员工作不尽心尽责、治疗方案的选择过于草率。患者已写好遗书，趁人不注意时，试图拧松病房窗户的螺丝，企图跳楼自杀，被护理员阻拦并告知护士。患者将护理员赶走，并不愿意找人陪伴。

（二）护理策略

1. 护理评估

（1）评估患者自杀的危险因素、线索、呼救信号和具体的实施计划：通过观察、交流识别患者的自杀风险。患者的夜间睡眠质量量表（sleep quality scale，SQS）评分为 7 分，常常睡眠浅，早醒，却告知什么都好；心情突然好转，但不符合临床治疗特点，说一些类似交代的话语；赠送一些贵重物品留念；情绪波动大等。用访谈法询问患者的自杀倾向：是否感到不开心，到什么程度；是否感到绝望；是否觉得每一天都是煎熬；是否感到活着没有价值；是否有自杀想法，及具体的实施方式。

患者存在恐惧、焦虑、抑郁、抵抗的情绪，家庭支持系统差，对未来悲观、无助。患者曾经有过多次自杀的想法和计划，想过跳楼、跳河等自杀的方式。

（2）评估患者能获得的支持系统，帮助寻找资源，改善其支持系统。

2. 心理护理

（1）多学科合作：开展多学科疑难病例讨论，明确诊疗方案。医务科人员、科主任、主管医生、精神科医生、精神科专科护士、护士长等一同讨论并制订治疗、护理方案。医务科人员负责与患者沟通、协调，对患者情况进行备案；科主任和主管医生负责诊疗方案的制订；精神科医生和专科护士负责患者的心理评估和干预；护理单元的护士负责患者的安全监察，防止患者自伤和自杀，同时联系家人。

（2）对患者自杀的想法正常化，不否定、不责备、不说教、不判断，不过多安慰：告知患者自杀是一种用来摆脱心理痛苦和解决问题的无奈手段，帮助患者接纳当前的困境并鼓励患者表达内心的痛苦。

（3）建立信任关系：护士长每天早、晚查房，与患者交流，正视患者的投诉和威胁性言语，不防御、不回避、不急于解释。护士和主管医生倾听、鼓励患者表达焦虑和悲伤情绪，帮助患者面对疾病复发的现实，与患者讨论解决问题的方法。

（4）精神科专科护士每周给予 2 次心理干预，每次 1 h：通过共情、陪伴、正常化、聚焦解决模式等技术，帮助疏导患者负性情绪、客观理解疾病；帮助患者跳出当前困境，与患者一起寻找应对资源，着重关注患者的未来。

（5）改善患者的支持系统：护士帮助联系患者的儿子，努力说服家属在这段时间多关心患者。帮助患者安排护理员 24 h 陪护。

3. 安全管理

移去绳子、小刀、陶瓷、充电器连接线等一切危险物品，关紧窗户，避免房门反锁，要求护理员 24 h 陪护。患者外出治疗、检查、活动时要求专人接送。护士每小时巡视病房，严密观察患者的情绪、言语和非言语变化，服药到口，做好记录，将该患者列为重要交班对象。患者住院期间，持续动态评估其自杀风险。

4. 健康指导

（1）教会患者自我情绪的调节方法，如深呼吸练习、正念练习等。

（2）鼓励患者与病友进行交流，分享感受，相互支持。

（三）护理效果评价及转归

经过多学科团队干预，患者前妻来病房看望，患者能够表达自己的想法和感受，与医护人员保持沟通。SQS 评分为 4 分。护理员 24 h 陪护。住院期间未发生自伤、自杀行为。患者接受主管医生的治疗方案，采用 R-CHOP 方案化疗后，肝功能指标恢复，黄疸减退，淋巴结缩小，出院。出院时，患者表达了对医护团队的感谢。

（四）讨论

恶性肿瘤患者往往难以忍受身体及精神上的痛苦，易产生恐惧、抑郁和厌世情绪，有些患者甚至会通过自杀寻求解脱。自杀是生理、心理、社会综合因素影响的结果，自杀的意念和行为不是偶然或无原因的，而是由多种因素综合引发的。目前国内外普遍施行自杀的三级预防模式：一级预防，为防止引起致命后果的行为而采取的措施，目标在于降低自杀的死亡率；二级预防，对处于自杀边缘的人进行早期干预；三级预防，对曾经自杀未遂的人防止其再次自杀。

1. 建立住院患者心理评估体系　及早识别抑郁、心理障碍，探索建立临床住院患者心理评估体系，包括观察法、访谈法、心理测量法等。①观察法：护士仔细观察并记录患者的言语、情绪、行动及前后变化等。②访谈法：与患者进行面对面的交谈，了解患者面临的困难与烦恼、内心的矛盾与痛苦，给予及时的心理疏导，解决患者的心理问题。深入洞察患者的内心世界，满足患者的隐性心理需求。③心理测量法：采用各种心理测量量表，如 90 项症状自评量表（SCL-90）、抑郁自评量表（SDS）、焦虑自评量表（SAS）、艾森克人格问卷（EPQ）、负性生活事件调查表（LES）和自杀风险评估量表等评估患者的心理状态。

2. 自杀的早期识别　很多自杀个体都表现出某些预警信号或企图实施自杀行为的迹象。早期识别，避免悲剧发生。

（1）自杀意图的表达：关于自杀、想死、死亡（威胁伤害或杀死自己）和企图实施这些想法的书面或口头的表示。

（2）寻找致命的手段或最近使用过的致命的手段：如武器、药物、毒药或其他可致命的手段。

（3）为自杀做准备：自杀未遂的征兆或表露，或是按部就班地实施自杀的计划。为自己需要照顾的人或物（孩子、宠物、老人）做出安排，或者做其他准备，如更新遗嘱、偿还未偿还的债务、与亲人道别等。

3．自杀的干预 从多角度、多层面剖析住院患者自杀的心理、社会危险因素，针对高危人群进行预防。

（1）限制自杀手段的获取，加强医院安全防护措施，如限制窗户推开的宽度；病房卫生间的门朝外开，用任意钥匙能够开启。做好危险物品管理，让患者远离危险物品，病房禁止有刀、绳子及陶瓷等物品。

（2）加强医护沟通，做好交接班工作，每小时巡查，对早醒患者（1～4时）重点关注。

（3）任何时候家属至少要有一人陪伴。积极调动社会支持系统（如亲友、同事），帮助建立良好的医患关系，帮助患者寻找归属感等。

（4）专业人员介入。请精神科、心理科医生会诊，积极治疗可能存在的精神、心理疾病。提高患者解决问题的能力和有效的应对技能，鼓励其寻求帮助的行为，激发求生欲望，降低自杀风险。

4．对护士的心理支持 处于应激状态下的患者容易将自己封闭和隔离起来，或将愤怒情绪转移至他人身上，护士在照护患者的同时，也承受了巨大的心理压力。可以通过同事间支持或巴林特小组等活动分享感受，从多个角度看待问题，更好地理解患者的认知及行为模式。从患者的角度出发，确定和理解患者所认识和关注的问题，从而达到共情，真正关心患者的需求。学习应激状态下的有效沟通技巧和积极的应对方法，促进对患者的心理支持。

（钱　颖）

案例 11 非霍奇金淋巴瘤患者采用 EPOCH 方案预防药物毒副作用

（一）病例介绍

患者，男性，52 岁，因"非霍奇金淋巴瘤"使用 EPOCH 方案化疗。具体用药情况：依托泊苷（75 mg/m^2）、表柔比星（12 mg/m^2）、长春地辛（1 mg）共同稀释于 500 ml 生理盐水中持续静脉输注 24 h，连续 4 天，第 5 天开始使用环磷酰胺（0.75 g/m^2）静脉滴注，第 1～5 天均使用地塞米松静脉滴注。化疗期间常规使用托烷司琼预防呕吐反应，并行水化、碱化以预防肾毒性和高尿酸血症。

由于化疗药物对静脉具有强烈刺激性，外渗后极易导致组织大面积坏死，常规采用植入式输液港输注化疗药物。

（二）护理策略

1．护理评估 评估全血细胞计数，肝、肾功能，生命体征，输液港，输注化疗药后毒副作用。每天评估患者的睡眠情况，询问患者失眠的原因及心理感受，采取针对性的护理措施。

2．症状（体征）护理

1）肝、肾损害的预防

化疗药物均是通过肝进行解毒、肾进行排泄的，对于肝及肾的损害很大，为了最大限度地减少药物产生的危害，应加强宣教，指导患者多饮水，在 24 h 连续用药期间，每日饮水量应在 3000 ml 以上，保证每小时都有尿液排出，以促进毒性代谢物的排出。同时，监测患者的肝、肾功能。肝功能异常所致化疗延迟的标准为"推迟化疗超过 1 周"。肿瘤分期参照美国癌症联合委员会（The American Joint Committee on Cancer，AJCC）第 7 版标准；肝功能不良反应分级参照美国国立癌症研究所常见毒性反应标准（NCI-CTC）4.0 版诊断标准，见表4-2。

表4-2 NCI-CTC 4.0诊断标准

肝功能指标	1 级	2 级	3 级	4 级
丙氨酸转氨酶	> 1 ~ 3 μlN	3 ~ 5 μlN	5 ~ 20 μlN	> 20 μlN
天冬氨酸转氨酶	> 1 ~ 3 μlN	3 ~ 5 μlN	5 ~ 20 μlN	> 20 μlN
碱性磷酸酶	> 1 ~ 2.5 μlN	2.5 ~ 5 μlN	5 ~ 20 μlN	> 20 μlN
总胆红素	> 1 ~ 1.5 μlN	1.5 ~ 3 μlN	5 ~ 10 μlN	> 10 μlN
γ- 谷氨酰转移酶	> 1 ~ 2.5 μlN	2.5 ~ 5 μlN	5 ~ 20 μlN	> 20 μlN

2）胃肠道反应的预防

化疗药物引起的胃肠道反应主要为恶心、呕吐，在用药前常规使用托烷司琼预防呕吐反应，嘱患者进食清淡、易消化的食物，多吃蔬菜、水果，避免进食油腻食物加重恶心、呕吐症状。根据世界卫生组织（World Health Organization，WHO）抗癌药物副作用分度标准对患者恶心、呕吐情况进行评定对比，0 度：无恶心、呕吐；Ⅰ度：恶心或食欲减退，无呕吐；Ⅱ度：有恶心、呕吐，但不影响进食及日常生活；Ⅲ度：恶心、呕吐较重，影响进食及日常生活；Ⅳ度：恶心、呕吐严重，需要卧床休息。该患者胃肠道反应评定情况为Ⅰ度。

3．用药护理 观察药液的性状。定时检查输液泵工作是否正常，核对输液速度是否正确（500 ml 输注 24 h），观察输液器有无打折，保证药液的连续输注。

4．休息与运动 由于 EPOCH 方案化疗需要 96 h 连续用药，药物必须严格控制输液速度，所以需要使用输液泵进行输注，导致患者活动不便。在用药过程中，输液导管末端添加延长管，以扩大患者的活动范围。

5．营养支持　患者用药期间易出现胃肠道反应，在用药前常规使用托烷司琼预防呕吐反应，随时评估患者的营养状况，必要时给予营养干预。

（1）嘱患者进食清淡、易消化的食物，少食多餐，多吃蔬菜、水果，避免油腻加重恶心、呕吐症状。指导家属多做一些清淡少油的汤类，既可增加患者的食欲，又能保证患者蛋白质的摄入。

（2）定期监测患者体重、白蛋白及血红蛋白变化，保证每日营养摄入。

6．心理护理　该患者因 CHOP 方案化疗后未达到完全缓解，病情进展，存在恐惧的心理，担心用药效果；患者需要 96 h 连续输注化疗药物，因此存在一定的焦虑，担心长时间用药对肝、肾及心脏的损害，不良反应重。此时，应做好患者的心理疏导工作，让患者充分认识到方案中药物的名称、用法、疗效及可能发生的不良反应，指导患者配合治疗。可将报道的成功案例及本科室的成功案例介绍给患者及家属，减轻患者的焦虑心理。在用药期间还应多巡视，多与患者交谈，减轻患者的烦闷情绪。96 h 连续用药对于患者的睡眠具有较大的影响，一方面由于药物会引起胃肠道反应等，另一方面因为在用药过程中患者的大脑一直处于紧张状态而影响睡眠。应做好患者的心理疏导，告知患者护士会经常来巡视，让其不必担心。可让患者听轻音乐，缓解紧张情绪，让身心得到放松。顽固性失眠的患者可使用精神类药物帮助睡眠。根据赵雄丽的拟定睡眠质量效果判定标准进行评价，将患者的睡眠质量分为安睡、尚能安睡、睡眠差及无法睡眠 4 级。安睡为夜间无惊醒；尚能安睡为偶有觉醒；睡眠差为夜间觉醒 2～3 次；无法睡眠为夜间无法正常睡眠。该患者睡眠质量为安睡，平均睡眠时间为 6～7 h。

7．健康指导

（1）嘱患者保持个人卫生，病室定时消毒通风，保持空气清新。保持口腔清洁。注意肛周卫生，便后及时清洗，坐浴，预防感染。

（2）指导患者及家属在活动时正确移动输液泵，保证持续用药。

（3）为患者营造安静的睡眠环境，避免吵闹，减少闲杂人员走动，减轻患者的焦虑情绪。

（三）护理效果评价及转归

EPOCH 方案同其他化疗方案一样，也会产生一系列毒副作用，最常见的毒副作用包括口腔黏膜炎，肝、肾损害，胃肠道反应，肛周感染。通过以上护理措施，该患者能够以积极的心态配合治疗，精神、饮食状况良好，化疗造成的毒副作用小（表 4-3），顺利完成本次治疗。

表4-3 化疗前后对比

化疗时间	睡眠	胃肠道反应	肝、肾损害	感染灶
化疗前	7～8 h	0 度	1 级	无
化疗中	6～7 h	1 度	1 级	无
化疗后	7～8 h	0 度	1 级	无

（四）讨论

近年来，EPOCH 方案在临床中越来越广泛地用于中、高度复发性非霍奇金淋巴瘤的治疗，并取得了良好的疗效，是目前公认的治疗效果较好的挽救方案。EPOCH 方案将多种化疗药物混合使用，其配伍的稳定性已得到确切的肯定，持续静脉泵入在一定程度上解决了非霍奇金淋巴瘤传统一次性给药的耐药问题，在近年来已得到越来越广泛的应用。针对这一方案制订相应的护理措施也是今后血液病临床护理工作中的重要方面。

（鲁桂华）

第五章

浆细胞瘤

第一节　多发性骨髓瘤

案例 12　多发性骨髓瘤合并肺部感染及重度骨痛

（一）病例介绍

患者，女性，65岁，因"全身乏力2月余，伴夜尿增多，腰背部酸痛，食欲下降半月余，1周前出现发热"来院就诊，血常规提示：血红蛋白（Hb）80 g/L，红细胞计数（RBC）2.5×10^{12}/L，白细胞计数（WBC）5.6×10^{9}/L，血小板计数（PLT）302×10^{9}/L。血清蛋白电泳提示：白蛋白（ALB）34.7%，α1-球蛋白4.2%，α2-球蛋白8.8%，β球蛋白4.9%，白蛋白/球蛋白（ALB/GLB）0.43。肿瘤指标正常。骨髓穿刺提示：全片浆细胞41%，原始浆细胞+幼稚浆细胞23%。发射计算机断层显像（ECT）提示：右侧胸锁关节反应性骨形成活跃，有骨损伤。门诊以"多发性骨髓瘤"收入院。

入院当天，体格检查：体温（T）37.7 ℃，脉率（PR）73次/分，呼吸频率（R）18次/分，血压（BP）124/79 mmHg；右侧胸锁关节反应性骨形成活跃，有骨损伤，患者有腰背部骨痛；中度贫血；尿酸400 μg/L，夜尿多，四肢有水肿（轻度），晨起眼睑肿胀。

入院第2天，肺部CT检查显示：双肺炎症，间断高热，咳嗽，有白色泡沫样痰排出，给予抗感染+激素治疗。

入院第3天，给予患者沙利度胺和硼替佐米治疗，并辅以地塞米松静脉滴注治疗，水化、碱化，患者小便量正常，四肢仍有水肿，晨起眼睑无肿胀；骨痛明显，给予唑来膦酸静脉滴注，骨痛难忍时给予吗啡止痛。

入院第5天，患者骨痛减轻，尿酸350 μg/L，体温恢复正常，无痰液排出。

入院第9天，患者骨痛消失，四肢、眼睑无水肿。行肺部CT检查，结果提示：炎症较前明显好转。

（二）护理策略

1. 护理评估　评估全血细胞计数、血生化、影像学检查、骨髓象、生命体征；

患者骨痛的程度；水肿情况；小便情况。

2．症状（体征）护理

（1）肺部感染的护理

1）病室环境保持清洁卫生，定期进行空气消毒，每天开窗通风2次，每次30 min；谢绝探视，限制病房人员的流动；患者和家属须佩戴口罩、帽子，严格执行手卫生；中性粒细胞绝对值低于 0.5×10^9/L 时入住层流床，进行保护性隔离。

2）严格执行消毒隔离制度和无菌技术操作。

3）做好口腔护理，早晚用软毛牙刷刷牙，三餐前后用生理盐水漱口，清除口咽部的微生物，预防口腔感染。

4）严密观察患者有无感染伴随症状及生命体征的变化，记录体温的变化，鼓励患者多饮水，警惕感染性休克。

5）患者骨痛，需要卧床休息，指导患者有效咳嗽，每日2次，24 h 饮水量为2000～3000 ml，预防坠积性肺炎。

6）遵医嘱给予抗感染治疗。

7）保持呼吸道通畅，教会患者有效咳嗽的方法（协助患者取坐位，缓慢深呼吸5～6次，后深吸气至膈肌完全下降，屏气3～5秒，继而缩唇，缓慢地通过口腔将肺内余气尽量呼出，再深吸一口气后屏气3～5秒，身体前倾，进行2～3声短促有力的咳嗽，如此循环做2～3次），以利于痰液排出。

8）对患者及家属做好预防感染的卫生宣教工作。

（2）骨痛的护理

患者疼痛剧烈，不能忍受，不能控制，睡眠受到干扰，使用 VAS 和数字分级评分法（numerical rating scale，NRS）相结合对骨痛进行分级，综合评分为8分，属于重度疼痛。

1）加强营养，进食富含蛋白质、维生素、钙的营养物质。

2）安排患者睡硬垫床，卧床休息，取舒适体位。

3）适当按摩，指导患者采用放松、冥想疗法、音乐疗法等方法，分散对疼痛的注意力；疼痛剧烈时，给予吗啡止痛。

4）每天用温水擦洗全身，保持皮肤清洁干燥，预防压力性损伤。

5）协助患者翻身，翻身时要注意沿身体纵轴轴线翻身，避免过重地拖、拉、推患者，防止发生病理性骨折，每2小时一次，维持患者的肢体功能。

（3）水肿的护理

1）严密观察患者的小便情况，准确记录出入量，观察小便的性状和颜色。

2）遵医嘱用药，碱化尿液，口服非布司他降尿酸，预防尿酸性肾病。

3）观察患者有无四肢水肿、晨起眼睑肿胀等。

4）监测肾功能指标。

5）监测腹围，观察有无腹水发生。

3. 用药护理

（1）沙利度胺片：向患者解释药物作用及毒性，口服沙利度胺时应严密观察是否存在手、足麻木或灼烧样痛感等周围神经病变；剂量严格遵医嘱执行，不得随意增减量。

（2）硼替佐米：药物的用法、剂量严格遵医嘱执行；严密观察药物不良反应，如周围神经病变、低血压、肝功能损害、肿瘤溶解综合征、骨髓抑制、胃肠道反应、带状疱疹等；用药期间会引起疲劳、头晕或视物模糊等症状，不建议驾驶及操作机械；指导患者多饮水，增加机体代谢；硼替佐米为靶向药物，所致皮疹具有光敏性的特点，为此应避免日晒；在同一周期内，避免在同一部位注射，需轮换注射部位，可选择以脐为中心的腹部四个象限、左右大腿近端和远端部分，注射药物时还应避开带状疱疹所致的皮损部位。

（3）吗啡注射液：吗啡注射液作为强效镇痛药，用法、剂量需遵医嘱严格执行，使用过程中要严密观察是否发生恶心、呕吐、呼吸抑制、荨麻疹、皮肤瘙痒等症状。

4. 休息与活动 睡硬垫床，保持床铺干燥平整。长期卧床者，协助患者定时变换体位，适当活动有助于减轻骨质脱钙并恢复肌肉功能。活动时要注意循序渐进，有人陪伴，防止滑倒，夜间睡觉时应有床栏保护。

5. 营养支持 指导患者正确、合理饮食，进食清淡、易消化、高蛋白质、高热量、富含维生素的饮食，如动物肝、瘦肉、鸡、鱼、虾、青菜、菠菜等。同时根据贫血的程度遵医嘱补充叶酸、维生素 B_{12}、维生素 C 和铁剂。

6. 心理护理 根据患者住院期间的语言和行为评估患者的心理特点，确定患者的心理状态，采取相应的护理措施。真诚地关心和帮助患者，与患者多交流，及时了解其心理动态变化，多讲解康复患者的例子，鼓励患者以乐观的心态积极面对疾病。在患者疼痛及情绪消极时要尊重患者并及时予以治疗及护理。同时应注意患者家属的情绪变化，适时倾听其感受，给予理解及帮助，避免家属的不良情绪影响患者。

7. 健康指导

（1）向患者及家属介绍本病的病因、临床表现、治疗方法及不良反应，并说明患者的抵抗力非常低下，容易发生严重感染，指导患者及家属与医护人员合作，克服治疗中的不良反应。

（2）指导患者按时服药，定期监测血常规、肝肾功能、血糖、电解质变化，有异常表现时及时就诊。

（3）加强营养，保证充足休息，保持心情愉快，提高抵抗力，保持个人卫生，少去公共场所，防止交叉感染。

（三）护理效果评价及转归

经过治疗和护理，患者病情好转，四肢和眼睑肿胀消失，小便量和小便频率恢复正常，小便颜色黄、清亮；腰背部的骨痛消失；体温正常，肺部 CT 正常，转归过程见表 5-1。

表5-1　患者病情变化情况

入院时间	肿胀部位	水肿程度	小便（24 h）	最高体温（℃）	骨痛等级（采用 NRS 进行评分）	肺部 CT	尿酸（μg/L）	Hb（g/L）
第 1 天 第 1 天	四肢、眼睑	轻度	600 ml，尿频，颜色深黄、清亮	38.7	Ⅱ	—	400	80
第 2 天	四肢、眼睑	轻度	1000 ml，尿频，颜色黄、清亮	37.9	Ⅱ	感染	420	76
第 3 天	四肢	轻度	1350 ml，颜色黄、清亮	37.6	Ⅲ	—	370	69
第 5 天	无	无	1760 ml，颜色黄、清亮	37.0	Ⅰ	—	343	74
第 9 天	无	无	1950 ml，颜色黄、清亮	36.9	无	正常	327	86

（四）讨论

多发性骨髓瘤是一种恶性浆细胞病，常常会出现骨骼损害、高钙血症、贫血、高黏滞综合征、周围神经病、淀粉样变性、肾损害等，故护理时应通过早期的观察，提前给予预警，如果已经发生相应症状，应给予对症护理，这样可以有效减轻患者的疼痛和泌尿系统症状，延长生存期，提高患者的生存质量。

（方　云）

案例 13　硼替佐米治疗多发性骨髓瘤合并带状疱疹

（一）病例介绍

患者，男性，60 岁，因"确诊多发性骨髓瘤 2 月余"，为巩固治疗入院，入院后给予 PAD 化疗方案。

化疗结束第 3 天，患者右侧躯干出现皮肤灼热、发红、疼痛。

化疗结束第 6 天，患者右侧前胸、腋下、上肢出现粟粒大小的丘疹，簇状分布，部分融合，丘疹变为水疱，疱壁紧张发亮，外周绕以红晕，各簇水疱间皮肤正常，伴剧烈疼痛（图 5-1，见彩图 5-1），体温 37.6 ℃。

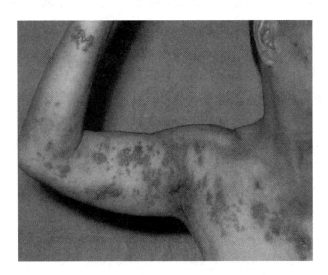

图 5-1 前胸、腋下、上肢的粟粒大小的丘疹

化疗结束第 7 天，经皮肤科会诊，诊断为"带状疱疹"。

化疗结束第 10 天，水疱破溃，可见黄色液体渗出。

化疗结束第 14 天，疱疹逐渐萎缩，皮肤发红处转为暗红色，疼痛剧烈。

化疗结束第 20 天，水疱干瘪、结痂，可见色素沉着，无瘢痕，伴疼痛。考虑带状疱疹后遗神经痛。

化疗结束第 23 天，水疱结痂，略感前胸、腋下疼痛，患者出院。

（二）护理策略

1．护理评估

（1）健康史

评估发病季节、年龄、既往是否发生过水痘、机体免疫力情况（如感染结核、恶性肿瘤、使用免疫抑制剂或过度劳累等）。

（2）身体状况

1）前驱症状：疱疹出现前有无局部皮肤神经痛、皮肤感觉过敏、发热、食欲降低或睡眠障碍等。

2）皮损情况：出现红斑、丘疹与水疱的时间，皮损形态、部位、大小，有无结痂、融合、溃疡及坏死等；神经痛与疱疹出现的时间关系；局部有无淋巴结肿大。

3）继发症状：神经痛引起食欲降低、睡眠障碍等；病毒侵犯中枢神经系统引起病毒性脑炎；侵犯三叉神经眼支引起病毒性角膜炎；侵犯面神经、听神经引起耳、乳突部疼痛；膝状神经节受累影响面神经的运动及感觉纤维；脊髓后根神经元受累，进而交感、副交感神经的内脏神经纤维受累，引起肠道和泌尿道刺激症状；胸、腹膜受累引起胸腔积液和腹水。对以上继发症状进行评估。

（3）心理-社会状况

评估剧烈的神经痛是否使患者产生焦虑、烦躁，甚至抵触情绪。

2. 症状（体征）护理

（1）皮疹的护理

1）保持皮肤清洁，勿接触碱性和刺激性强的洗浴用品，勤更换衣物及床单。

2）避免摩擦皮肤：选择宽松、纯棉衣服，避免抓挠、挤压、冷热刺激等，健侧卧位，避免患处皮肤受压，防止疱疹破溃继发感染等。

3）每日观察患者患处皮肤情况，有无渗液、结痂、皮肤色泽情况等。

（2）疼痛护理

1）评估疼痛的原因、性质和程度等，了解患者既往疼痛的处理办法及效果。

2）操作时动作轻柔、迅速，以减轻患者的恐惧感和疼痛。

3）遵医嘱给予物理治疗，如局部冰敷、氦氖激光或紫外线照射及频谱电疗等。

4）对有后遗神经痛者应予以重视，必要时遵医嘱给予镇静、止痛及营养神经的药物。

（3）带状疱疹的护理

1）散焦激光：使用散焦激光，功率 1.4 W，距离 ≤ 5 cm，照射时间为每日每次 10 min，直接照射于患者的患处以及疼痛处。

2）疱疹破溃的护理：①修剪指甲并保持清洁，避免用手抓挠皮肤，以免继发感染，加重病情；②对于破溃且渗出液较多的皮肤，要及时消毒创面，尽量暴露皮肤，直到皮损干燥结痂，防止创面感染。

3. 用药护理

（1）阿昔洛韦

1）用法用量：口服，每次 500 mg，每日 3 次；严重者可静脉滴注，每千克体重 10 mg，每日 3 次，疗程 10 ~ 14 天。

2）注意事项：疱疹未破溃时，可局部涂抹阿昔洛韦软膏，应先用生理盐水冲洗、待干后使用无菌棉签涂抹。

（2）普瑞巴林：口服，每次 75 ~ 150 mg，每日 2 次，或者每次 50 ~ 100 mg，每日 3 次。

（3）加巴喷丁：第 1 次睡前服 300 mg。以后每天增加 300 mg，用量最高可达每天 3600 mg（需分 3 次服用）。

（4）甲钴胺：口服，通常成人一次 1 片（0.5 mg），每日 3 次，可根据年龄、症状酌情增减。

（5）依沙吖啶：外用，湿敷于创面，每日 3 次。

（6）康复新液：外用，将创面用生理盐水冲洗干净，用无菌纱布浸透药液后敷于患处。

（7）如意金黄散：用醋调成糊状，涂抹于局部。

4．休息与运动 患者应卧床休息，取健侧卧位，适当活动，保证夜间充足睡眠，对疼痛剧烈者，睡前 30 min 遵医嘱给予镇静、止痛药物，保持环境安静。

5．营养支持 给予高蛋白质、高维生素饮食，多食蔬菜、水果，多饮水，保持大便通畅，忌辛辣、刺激食物，禁止饮酒。

6．心理护理 患者应保持心情舒畅，向患者讲解疾病相关知识，消除紧张心理，缓解焦虑情绪。

7．健康指导 增强体质、预防感染、防止外伤、尽量避免接触毒性物质。

（三）护理效果评价及转归

硼替佐米治疗结束后第 6 天，患者皮肤出现粟粒大小的丘疹，簇状分布，部分融合，丘疹变为水疱，疱壁紧张发亮，外周绕以红晕，各簇水疱间皮肤正常，疼痛评分（采用 McGill 疼痛评定表）为 5 分，第 14 天，疱疹逐渐萎缩，皮肤发红处转为暗红色，疼痛评分为 6 分，第 20 天，水疱干涸、结痂，可见色素沉着，无瘢痕，疼痛评分为 3 分（表5-2）。

表5-2 带状疱疹临床转归

化疗后时间	疱疹	疼痛评分（分）	体温（℃）	治疗用药
第 6 天	出现粟粒大小的丘疹，簇状分布，部分融合，丘疹变为水疱，疱壁紧张发亮，外周绕以红晕，各簇水疱间皮肤正常	5	37.7	阿昔洛韦片口服，阿昔洛韦软膏涂抹、炉甘石洗剂、普瑞巴林、甲钴胺
第 10 天	水疱破溃，可见黄色液体流出	5	37	莫匹罗星软膏与阿昔洛韦软膏交替涂抹
第 14 天	疱疹逐渐萎缩，皮肤发红处转为暗红色	6	36.7	阿昔洛韦软膏、康复新液湿敷、普瑞巴林
第 20 天	水疱干涸、结痂，可见色素沉着，无瘢痕	3	36.2	普瑞巴林

（四）讨论

硼替佐米是全球第一个以蛋白酶体为靶向的癌症药物，在包括多发性骨髓瘤等多种肿瘤中发挥着重要作用。它是一种强效的、选择性的、可逆的蛋白酶体抑制剂，对于治疗多发性骨髓瘤具有重要意义。

有研究表明，硼替佐米治疗后伴发带状疱疹可能与机体免疫功能受到抑制、带状疱疹再激活有关。在一项评估蛋白酶体抑制剂延长缓解率的研究中，硼替佐米单药组发生带状疱疹的比例远远大于大剂量地塞米松治疗组（13% vs. 5%）。Kim 等进行的一项回顾性分析显示，经硼替佐米治疗的多发性骨髓瘤患者发生带状疱疹的发生率为 11% ～ 22.3%。

硼替佐米治疗伴发的带状疱疹经及时有效的治疗后可得到明显好转，用药期间注意密切观察患者的体温变化，局部皮肤有无皮疹发生、疼痛症状等，如出现异常，应给予及时处理并做好积极的预防工作。

（张原娟　邢晓花）

第二节　POEMS 综合征

案例 14 POEMS 综合征并发急性肾损伤

（一）病例介绍

患者，男性，46 岁，因"体检发现蛋白尿 1 年余，肾功能异常 1 月余"以"POEMS 综合征"收入院。

入院时患者贫血貌，双下肢中度凹陷性水肿，主诉腹胀，腹部略膨隆，四肢感觉稍减退，近 1 个月生殖器勃起障碍。实验室检查结果显示：肌酐（Cr）206 μmol/L，尿素氮（BUN）20 mmol/L，WBC 3.8×10^9/L，Hb 75 g/L，PLT 301×10^9/L，肾小球滤过率（GFR）32.15 ml/min，尿 K 轻链 29.3 mg/L。血免疫固定电泳结果显示：IgA（+）。肌电图结果显示：双下肢周围神经损害，感觉、运动纤维均受损，脱髓鞘、轴索损害均可见。完善各项检查，遵医嘱给予利尿剂静脉治疗。

入院第 6 天，患者全身水肿，双下肺呼吸音弱，腹部膨隆，24 h 尿量 300 ～ 500 ml。主诉腹胀，胸闷，活动后气急。实验室检查结果显示：Cr 260 μmol/L，BUN 24.1 mmol/L，GFR 18.89 ml/min，血清 K^+ 5.36 mmol/L。超声检查结果示：双侧胸腔中等量积液、腹腔大量积液、盆腔中等量积液、心包少许积液。骨髓常规检查结果示：涂片可见一类异常浆细胞，分类 2.5%。骨髓活检结果示：造血组织增生活跃伴病态造血及浆细胞增多。予加强利尿治疗，行胸腔引流及腹腔引流，行血液滤过 4 次。入院第 4 天开始行 PD 方案（硼替佐米第 1、8、15、22 天，地塞米松第 1～2、8～9、15～16、22～23 天）化疗。

入院第 13 天（化疗第 9 天），患者腹壁及四肢水肿较前减退，双下肺呼吸音略粗，颜面、四肢关节处色素沉着明显，24 h 尿量 1700～2700 ml。主诉胸闷、活动后气急症状减轻，腹胀感减轻，双下肢麻木、呈手套、袜套样改变。实验室检查结果示：Cr 140.1 μmol/L，BUN 24.23 mmol/L，GFR 43.51 ml/min。

入院第 22 天，患者腹壁及四肢轻度水肿，双下肺呼吸音正常，24 h 尿量 2100～4000 ml。主诉稍有腹胀，无胸闷气急，双下肢仍麻木、呈手套袜套样改变。实验室检查结果示：Cr 82 μmol/L，BUN 15.7 mmol/L，GFR 46.99 ml/min，WBC 6.8×10^9/L，Hb 78 g/L，PLT 257×10^9/L。遵医嘱改为利尿剂口服，加碳酸氢钠口服碱化尿液。

入院第 28 天，患者腹壁、上肢水肿消退，双下肢轻度水肿，主诉无胸闷、气急，无腹胀，双下肢麻木感好转。实验室检查结果示：Cr 76 μmol/L，BUN 15.96 mmol/L，GFR 104.74 ml/min，WBC 7.3×10^9L，Hb 83 g/L，PLT $166 \times /10^9$L。PD 方案疗程结束，予出院。

（二）护理策略

1. 护理评估

（1）容量评估

入院第 6 天时全身水肿，予每小时观察心率、血压、全身水肿程度、有无胸闷、气急表现；及时观察胸腔引流液及腹腔引流液颜色、性状、量；准确记录 24 小时出入量，每日监测体重及腹围。

（2）周围神经病变的评估

观察周围神经病变严重程度，如双下肢皮温、痛觉、触觉、肌力、活动度的变化。

2. 症状（体征）护理

（1）水肿的护理

控制水分和钠的摄入，每天入量为前日尿量 +500 ml，其中包括饮食中的水分、补液量等，口渴明显时给予冰块口含后吐出，以缓解口渴症状；限制钠盐摄入，摄入量＜ 2 g/d；每班统计出入量，出量少于入量 1000 ml 以上时，及时通知医生对症处理，同时评估利尿效果，预防心力衰竭的发生。血液滤过时，关注患者主诉，合理计算液体平衡，与医生沟通动态调整干体重，保证血液滤过的准确性。保持床单位平整以保护水肿部位皮肤；患者穿宽松衣裤，注意观察有无衣裤勒痕，避免皮肤破损；为固定腹腔引流管、血液透析导管等使用黏胶前涂擦皮肤保护剂,并每班观察局部皮肤情况,及时更换敷贴,预防皮肤张力性损伤。卧床时双下肢抬高 30°～45°,利于血液回流,减轻水肿。

（2）双下肢麻木

穿合脚的布鞋、宽松的棉袜、选择合体且短于脚踝的裤子,鼓励患者进行力所能及的活动,如洗漱、穿衣、行走。卧床期间制订肢体主动锻炼计划,协助患者进行肢体肌力训练,行肌肉的主动收缩练习及抗阻训练,做全范围关节活动,每次 30 min,2 次 / 天。叮嘱患者及家属双下肢慎用热敷,日常洗漱用水由家属调试温度,控制在 35～39 ℃后再给患者使用,预防烫伤。因患者对冷的刺激特别敏感,要做好四肢保暖,可以戴手套、穿袜子。减少对皮肤的各种机械性刺激,预防因感觉减退而引起的各种损伤。病情许可下,可使用足底电刺激治疗、中药足浴联合足底按摩等方法,以改善足底感觉与跖屈不良,增强运动耐力。

3.用药护理（硼替佐米）

硼替佐米是一种人工合成的二肽硼酸盐类似物,可以选择性地抑制蛋白酶体活性,从而有效抑制 NF-κB 的活性,使细胞增殖相关基因表达受抑,诱导肿瘤细胞凋亡。一项荟萃分析显示,硼替佐米皮下注射三级神经病变的发生率大大降低。

护理方法:将 1.4 ml 生理盐水与 3.5 mg 硼替佐米混合,予所需剂量皮下注射,每次注射最少间隔时间为 72 h,部位顺序按左右上臂三角肌下缘、腹部四个象限依次轮换,腹部注射部位要求旁开肚脐 5 cm,在同一周期内,避免在同一部位注射。告知患者皮肤瘙痒时不要挠抓,避免因皮疹破溃造成感染。每日进行周围神经病变等级评估（表 5-3）,遵医嘱使用神经保护剂,对患者及家属讲解药物作用、副作用、周围神经病变的临床表现及自我护理注意事项。

表5-3　美国国立癌症研究所对化疗药物的神经毒性分级标准

项目	Ⅰ级	Ⅱ级	Ⅲ级	Ⅳ级
症状体征	腱反射消失、感觉麻木（包括针刺感）	感觉消失或感觉麻木（包括针刺感）	感觉消失或感觉麻木（包括针刺感）	长期感觉缺失
是否影响功能	不影响	影响	影响	显著影响
是否影响日常活动	不影响	不影响	影响	显著影响

4.休息与活动　患者血液滤过期间予卧床休息,通过播放标准化训练视频指导踝泵动作,每次锻炼 10～15 min,每天 3～4 次,每个运动单元要求以患者的最大耐力维持背伸、踝关节环转、屈跖各 5～10 s。入院第 13 天后在陪护下于床边活动,鼓励患者自己更衣、洗漱、吃饭、吃药、喝水等,进行日常生活能力训练,充分调动患者的主观能动性。

5.营养支持　控制水分的摄入,保持出入量平衡;给予补充维生素、优质低蛋白质食物（如各种瘦肉、牛奶、鸡蛋等），进食过多蛋白质可能会加重肾损伤。

6．心理护理　POEMS 综合征并发急性肾损伤患者存在情绪焦虑，担心疾病预后，护理人员与患者及家属应建立良好的护患关系，传授疾病相关知识，鼓励患者保持乐观情绪，帮助患者身体康复。

7．健康指导　本病病程多为慢性，早期诊断和有效治疗后症状可改善，需定期化疗和监测。患者为初次确诊 POEMS 综合征，出院时为患者建立慢病管理档案。

（1）定期电话回访，纠正患者不良生活习惯和饮食习惯。

（2）药物管理，对患者用药情况进行监督和记录，有针对性地开展用药指导。

（3）指导家属帮助患者坚持每天做肢体功能锻炼，做自己力所能及的事情，防止周围神经病变进展和肌肉失用性萎缩。

（4）定期提醒患者门诊复查，按时住院化疗，观察患者的治疗依从性及自我护理能力，进行个性化健康教育。

（5）指导患者补充富含 B 族维生素、钾、镁的饮食，如菠菜、土豆、胡萝卜、核桃仁、肉蛋类等，进食新鲜蔬菜和水果，禁食生冷、冰冻食物。

（三）护理效果评价及转归

经以上容量管理及遵医嘱予 PD 方案化疗、血液净化后，入院第 13 天起患者全身水肿逐渐消退，肾功能指标逐渐恢复，胸腔引流管、腹腔引流管、血透管顺利拔除，未发生心力衰竭和皮肤破损。整个住院期间神经毒性分级标准 I 级，病重卧床期间协助其进行肢体肌力训练，行肌肉的主动收缩练习及抗阻训练，做全范围关节活动，入院第 22 天起在家属陪同下于床边活动，出院时患者双下肢麻木感较入院时减轻，不影响功能及日常活动，住院期间未发生跌倒、烫伤并发症。转归过程见表 5-4。

表5-4　患者水肿、肾功能变化及治疗

入院时间	水肿情况	Cr（μmol/L）	BUN（mmol/L）	Hb（g/L）	治疗用药
第 1 天	双下肢中度水肿，腹部略膨隆	206	20	7.5	利尿剂
第 6 天	全身水肿，腹部膨隆	260	24.1	7.6	胸腔、腹腔引流，血液净化、PD 方案化疗
第 13 天	双下肢中度水肿，腹部略膨隆	140.1	24.23	7.8	停止胸腔、腹腔引流
第 22 天	双下肢轻度水肿，腹部略膨隆	82	15.7	7.8	改利尿剂口服
第 28 天	双下肢轻度水肿，腹部无膨隆	76	15.96	8.3	化疗结束

（四）讨论

POEMS 综合征是一组罕见的累及周围神经、多脏器、内分泌系统及皮肤等的临床综合征，其命名由 5 个主要临床特征的第 1 个英文字母组成，即多发性神经病（polyneuropathy）、脏器肿大（organomegaly）、内分泌障碍（endocrinopathy）、单克隆免疫球蛋白（monoclonal protein）和皮肤损害（skin changes），有文献报道，肾受累发生率为 22.4%。本例患者就诊的主要表现为 POEMS 综合征并发急性肾损伤，早期血液净化联合硼替佐米、激素治疗缓解了患者的急性肾脏损伤。住院期间护理重点在于容量管理，维持胸腔引流管、腹腔引流管密闭通畅引流，控制水分和钠的摄入，告知患者行血液净化的必要性和注意事项，避免非计划性拔管的发生；告知患者和家属使用利尿剂注意事项，预防跌倒 / 坠床发生；心电监护，密切观察心率、心律、血压、血氧饱和度等，关注电解质，及早预防心功能不全和高钾血症的发生。

周围神经病变通常是 POEMS 综合征患者最早出现和最主要的主诉，可进行性发展导致残疾。该患者就诊前未重视该症状，且治疗后有所好转，未影响患者日常生活。患者容易忽视自我保健，因此对该类患者今后应及早进行这方面的知识宣教和康复训练指导，建议必要时到神经科、康复科就诊，以防止残疾、提高患者生活质量。多个报道显示，周围神经病变一般需要治疗 2 ~ 3 年后才有显著改善，硼替佐米治疗有效，应指导患者坚持正规治疗，定期复查，延长患者的生存期并提高患者的生存质量。

（金爱云）

第六章

骨髓增生性疾病

第一节　真性红细胞增多症

案例 15　真性红细胞增多症患者行红细胞单采术

（一）病例介绍

患者，女性，62 岁，主诉"颜面潮红 3 年，头痛呕吐 1 天"，确诊真性红细胞增多症、高血压收入院。

入院第 1 天，患者颜面潮红，以颧部为主，双手发红，双眼充血，双小腿、足部色素沉着，主诉耳鸣，头晕、头痛，疼痛评分 2 ～ 4 分（采用 NRS 进行评分），呕吐一次，为胃内容物。实验室检查示：白细胞计数（WBC）14.4×10^9/L，红细胞计数（RBC）8.25×10^{12}/L，血红蛋白（Hb）223 g/L，血小板计数（PLT）211×10^9/L，红细胞压积（HCT）70.8%。骨髓穿刺结果示：红系明显增生，成熟红细胞密集分布，碱性磷酸酶积分增高。遵医嘱予羟基脲、阿司匹林口服，左旋氨氯地平口服降血压治疗。14：30 予红细胞单采术，术前血压 150/96 mmHg，过程顺利，15：30 结束，术后血压 158/93 mmHg。患者头晕减轻，卧床半小时后患者起床活动，病室内走动约 5 分钟后坐位休息，再站起时突感头晕加重，面色苍白，一过性晕厥在座椅上，护士立即扶助，测血压 95/59 mmHg，患者神志转清，感头晕，平卧 15 分钟后症状缓解，血压回升至 130/79 mmHg。

入院第 4 天，患者颜面潮红，双眼充血减轻，主诉头晕、头痛缓解，仍有耳鸣，WBC 12.2×10^9/L，RBC 6.69×10^{12}/L，Hb 181 g/L，PLT 229×10^9/L，HCT 59.3%。

入院第 6 天，患者颜面潮红，主诉耳鸣，无头晕、头痛，入睡困难，遵医嘱予地西泮（安定）2.5 mg 临时口服后入睡。WBC 9.7×10^9/L，RBC 6.9×10^{12}/L，Hb 188 g/L，PLT 273×10^9/L，HCT 56.7%。

入院第 8 天，患者双手发红，双小腿、足部色素沉着，颜面潮红较入院时减轻，无双眼充血，主诉仍有耳鸣，但症状较前减轻，无头晕、头痛，夜间睡眠好。WBC 5.1×10^9/L，RBC 6.63×10^{12}/L，Hb 177 g/L，PLT 255×10^9/L，HCT 55.9%。遵医嘱出院。

（二）护理策略

1. 护理评估

（1）评估患者的面色、血细胞计数、有无头晕、耳鸣等症状。

（2）血栓形成的护理评估：评估患者的年龄、是否有血栓病史及其他高危因素（表6-1）。

表6-1　内科住院患者静脉血栓栓塞风险因素Padua评分标准

风险因素	评分
活动性恶性肿瘤，患者先前有局部或远端转移和（或）6个月内接受过化疗和放疗	3
患者因身体原因或遵医嘱需要卧床休息至少3天	3
有血栓形成倾向，抗凝血酶缺陷症、蛋白C或蛋白S缺乏、Leiden V因子、凝血酶原 G20210A突变、抗磷脂抗体综合征	3
静脉血栓栓塞病史	3
近期（≤1个月）创伤或手术	2
年龄 ≥ 70岁	1
心脏和（或）呼吸衰竭	1
急性心肌梗死和（或）缺血性脑卒中	1
急性感染和（或）风湿性疾病	1
肥胖（BMI ≥ 30 kg/m^2）	1
正在进行激素治疗	1

注：Padua评分量表主要用于评估内科住院患者的静脉血栓栓塞风险度，包含11个危险因素，每个危险因素的评分1～3分，将患者分为高危级和低危级，高危≥4分，低危<4分，高危级建议预防性抗凝治疗。

2. 症状（体征）护理

（1）头晕

保持病室安静，避免噪音和强光刺激；人员操作相对集中，动作轻巧，防止过多干扰患者；让患者适当卧床休息，减少头部旋转动作，指导患者体位改变时动作宜缓慢，保持地面干燥、无障碍物，预防跌倒；上厕所和外出有人陪伴，必要时应协助患者在床上大小便。

（2）红细胞单采术护理

1）采集前准备工作：备齐术前、术中用物、药品及抢救物品，保持采集室环境清洁、通风；采血前向患者介绍红细胞单采术的目的、适应证、操作过程中极有可能发生的不良反应，消除患者紧张情绪；详细了解患者病情，准确掌握患者的生命体征和当天的血常规结果等，有心脏病史的患者在术前必须做心电图检查，如有异常则延期治疗；评估患者的血管情况，若外周静脉条件差，可以选用深静脉留置双腔导管；采集前嘱咐患者进食营养丰富、低脂食物，不可空腹，以免发生低血糖症状。

2）采集中监测：患者取舒适卧位（取平卧位或半坐卧位）；外周静脉血管条件较好的患者，采用 16～18 G 静脉留置针穿刺 2 条静脉，一般首选粗大且较深的肘部静脉血管作为采血端，回输端选择身体任意部位外周血管均可，2 条静脉通路尽量不在同一侧肢体；做好心理护理，患者初次采集前期都有不同程度的心理紧张，易导致血管收缩，管路血流不畅，机器出现低血流量报警，可以通过保暖、安慰和鼓励患者，嘱患者握拳、放松，减慢全血流速至出血顺畅；严密监测患者生命体征的变化，如发现异常及时采取治疗措施并妥善护理，必要时暂停采集；由于真性红细胞增多症在老年人群中多发，常伴有心血管疾病，因此采集时全血流速最好不要超过 40 ml/min，年轻患者可以适当提高速度，但一般不超过 50 ml/min。

最常见的并发症是枸橼酸钠中毒和容量不足。抗凝剂的主要成分为枸橼酸钠，与血液的钙离子结合会造成低血钙，导致中毒症状的发生。判定枸橼酸钠中毒反应的标准有：①轻度反应，仅有口周或面部存在麻木感；②中度反应，除轻度症状外还有胸闷、恶心、呕吐、皮肤湿冷、心悸；③重度反应，除上述症状外还伴有神志模糊、意识障碍、惊厥、晕厥、血压下降及心律不齐、脉搏细速等，采集过程中同步静脉补钙以预防枸橼酸钠中毒。容量不足表现为面色苍白、心率加快、血压下降，及时予生理盐水补充血容量，并观察血细胞分离机运转情况，如有报警，立即查找原因并予排除。

3）采集后护理：红细胞单采术结束拔针时应立即用无菌纱布加压按压穿刺处，用弹力绷带加压包扎穿刺部位 30 min，观察针眼处有无出血、血肿，并嘱 24 h 内保持穿刺处清洁干燥，预防感染；采集术后，嘱患者平卧 30 min，避免剧烈运动，改变体位时动作缓慢，在工作人员或家属陪伴下起床，尤其是从卧位或蹲位起立时动作缓慢并有人扶助，以免身体不适，发生体位性低血压或脑部缺血致黑蒙和晕厥，造成身体损伤；记录采集过程中的各项参数，如全血处理量、抗凝剂量、采集时间等，准确及时书写护理记录；术后妥善处理终产物，抽血送检，了解采集去除后的效果。本例患者采集术后已卧床半小时，但起床活动时仍发生了一过性晕厥，与患者红细胞单采术后血红蛋白含量短时间内降低导致身体不适应、改变体位动作过快有关，体位性低血压和一过性脑部缺血导致患者晕厥。应注意在家属陪护下活动，缓慢改变体位，预防晕厥和跌倒等意外发生。

3. 用药护理

（1）羟基脲

羟基脲作为核苷二磷酸还原酶抑制剂，属于周期性特异性药物，具有抗代谢作用，能抑制核苷酸向脱氧核苷酸还原，且能对嘌呤、嘧啶碱基生物的合成进行合成，进而选择性地阻止 DNA 合成，对机体内 RNA、蛋白质的合成无阻断作用，从而抑制骨髓增殖。

护理方法：按医嘱服药，定期监测血常规，观察疗效。羟基脲不良反应主要为皮肤/黏膜损害、发热、肺炎等，其中以皮肤损害最为常见，常表现为皮肤顽固性溃疡。指导患者每日观察皮肤的完整性，避免引起皮肤破损的诱发因素，如皮肤瘙痒时不要挠抓，避免破溃感染。

（2）阿司匹林

肠溶阿司匹林是一种酸性非甾体药物，能抑制血小板血栓素 A2 生成，进而抑制血小板聚集，预防血栓形成。

护理方法：所有真性红细胞增多症患者在排除禁忌证后均建议使用低剂量阿司匹林（100 mg qd）治疗，对于伴有心血管危险因素或对阿司匹林耐药的患者，可予 100 mg bid。阿司匹林常伴有胃肠道不良反应，大剂量使用时警惕消化道出血。指导患者按医嘱服药，观察有无恶心、呕吐、上腹部不适，有无头痛、眩晕、耳鸣、听力减退等水杨酸反应，及时就诊，监测肝肾功能。

4．休息与活动　患者头晕、耳鸣时卧床休息，症状缓解后进行适当运动，如散步、骑自行车等，避免剧烈运动。

5．营养支持　保证给患者补充足够的液体，纠正脱水，维持水、电解质平衡，病情允许下鼓励多饮水，防止血液浓缩。进食低盐、低脂、富含维生素及纤维素的食物，减少饱和脂肪酸，增加多烯脂肪酸，限制食物中的胆固醇含量，避免暴饮暴食。指导患者戒烟、控制体重，积极治疗高血压、高血脂及糖尿病。

6．心理护理　保持乐观情绪，避免情绪剧烈波动。指导患者稳定情绪的方法，如嘱患者平卧，微闭双眼，上肢放于身体两侧，让患者握拳、松拳，深吸气、慢呼气，并听舒缓的音乐，培养良好的睡眠习惯。

7．健康指导　本病呈慢性经过，多为门诊治疗，应指导患者学会自我管理。

（1）协助患者制订离院后继续治疗的计划，要求其按时返院复查。

（2）指导患者按疗程服用药物，知晓药物的作用和副作用，教会患者及家属正确识别出血、血栓、皮肤损害的症状，做好自我监测。一旦出现口腔黏膜出血、鼻出血、黑便、血尿、胸闷、下肢肿胀、口角歪斜、意识及肢体活动障碍等异常情况，及时就诊。

（3）避免皮肤破损的诱发因素，如穿宽松鞋袜，防止脚部外伤，外出采取适宜的防晒措施。每日观察皮肤的完整性，仔细观察内外踝、足后跟等处皮肤有无颜色改变、有无破损。

（4）积极监测血压、血脂、血糖，控制体重，戒烟、酒，预防便秘。

（三）护理效果评价及转归

患者入院当天，Hb 223 g/L，行红细胞单采术，术后起床活动时发生一过性晕厥，跌倒，护士陪伴在旁，未造成损伤。经羟基脲、阿司匹林口服，左旋氨氯地平口服降血压治疗，患者红细胞计数、血红蛋白、红细胞压积均下降，血压平稳。出院时患者颜面潮红较入院时减轻，无双眼充血，仍双手发红，双小腿、足部色素沉着，主诉仍有耳鸣，但症状较前减轻，无头晕、头痛，夜间睡眠好。住院期间向患者进行疾病知识、预防血栓形成知识及相关药物知识的宣教，效果良好。患者能复述预防血栓形成的知识，知晓所用药物的作用和副作用，服药及随访依从性良好。转归过程见表6-2。

表6-2　患者病情变化及治疗情况

入院时间	RBC（×10^{12}/L）	Hb（g/L）	HCT（%）	BP（mmHg）	治疗用药
第1天	8.25	223	70.8	150/96	外周血红细胞单采术、羟基脲、阿司匹林、左旋氨氯地平口服
第4天	6.69	181	59.3	163/97	羟基脲、阿司匹林、左旋氨氯地平口服
第6天	6.9	188	56.7	130/79	羟基脲、阿司匹林、左旋氨氯地平口服
第8天	6.63	177	55.9	125/80	羟基脲、阿司匹林、左旋氨氯地平口服

（四）讨论

真性红细胞增多症是起源于造血干细胞的克隆性骨髓增殖性肿瘤。目前针对真性红细胞增多症的主要治疗措施均无法改变其自然病程，其主要治疗目的是在不增加出血风险的前提下预防血栓并发症，控制疾病相关症状，防止转化为骨髓纤维化和急性髓系白血病。通常建议根据真性红细胞增多症患者疾病危险程度分层治疗，影响患者预后的因素包括年龄、血栓性事件病史、心血管疾病高危因素（吸烟、高血压、高胆固醇血症、糖尿病）、*JAK2*基因突变负荷等。阿司匹林、羟基脲、静脉放血和α-干扰素是主要的治疗方式。最近几年，国际多中心临床试验提示，芦可替尼用于羟基脲治疗疗效不佳的患者有较好效果。

患者住院期间的护理重点在于红细胞单采术护理，术前减轻患者紧张情绪，术中保持静脉通路通畅，防止枸橼酸钠中毒及血容量不足，术后防止血红蛋白含量短时间内降低、体位性低血压等引起晕厥、跌倒。同时，需对患者进行预防血栓和出血的健康知识教育，进行慢病管理，监督患者按时服药、定期监测和随诊，以减少严重并发症的发生，延长生存期和提高生活质量。

（章建丽　金爱云）

第二节 原发性血小板增多症

> **案例 16** 原发性血小板增多症合并栓塞

（一）病例介绍

患者，男性，62 岁，主诉"发现血小板增多 5 年余"确诊原发性血小板增多症收入院。患者 5 年前无明显诱因出现头晕、心悸，PLT 1000×10⁹/L 左右，长期口服羟基脲，PLT 500×10⁹/L 左右，近 1 周 PLT 超过 1000×10⁹/L，为进一步治疗入院。患者有左下肢静脉曲张病史 4 年，8 个月前因车祸行脾切除术，有肺栓塞和下肢静脉栓塞病史 6 个月，有阵发性心房颤动病史。

入院第 1 天，患者主诉头晕，全身发胀，无头痛及胸闷气促。实验室检查显示：WBC 4.2×10⁹/L，PLT 1128×10⁹/L，血小板压积（PCT）1.15%。骨髓穿刺结果显示：成堆血小板易见，巨核细胞数量增多，可见单圆巨核细胞和多圆巨核细胞（病态占 5%），查突变基因示：*CALR* 阳性，*JAK2* 阴性。遵医嘱予羟基脲、阿司匹林口服，14：10 予血小板单采术，过程顺利，术中及术后均无不适反应。

入院第 3 天，患者主诉直立时感头晕，平卧后缓解，无全身发胀感，无胸闷、气促。WBC 2.2×10⁹/L，PLT 392×10⁹/L，PCT 0.348%。心电图示：心房颤动心律，心率 65～120 次 / 分。遵医嘱予重组人干扰素 α-2b 500 万单位皮下注射 qd，利伐他班 10 mg qd 口服抗凝治疗，美托洛尔 25 mg bid 口服。

入院第 5 天，患者主诉稍头晕，无头痛及其他不适。WBC 3.1×10⁹/L，PLT 411×10⁹/L，PCT 0.46%，血管 B 超示：双侧颈动脉内中膜不均增厚，右锁骨下动脉起始处斑块。MRI 示：右侧额叶缺血灶，遵医嘱予胞磷胆碱 0.2 g tid 口服。

入院第 8 天，患者主诉无头晕、头痛及其他不适，WBC 2.8×10⁹/L，PLT 461×10⁹/L，PCT 0.52%，遵医嘱予出院。

（二）护理策略

1. 护理评估

（1）脑卒中预防的护理评估

患者有血栓史，为原发性血小板增多症高危患者（表 6-3），而且合并心血管危险因素：阵发性心房颤动，双侧颈动脉内中膜不均增厚，右锁骨下动脉起始处斑块，右侧额叶缺血灶。有随时发生脑卒中的风险。患者应用抗凝、抗血小板聚集药物进行预防，评估疗效及有无出血倾向。住院期间严密观察脑卒中的先兆征象，如是否出现与之前不同的头晕、晕厥、头痛、吐字不清、说话不灵、肢体麻木、舌麻、唇麻、口眼歪斜、呼吸困难、烦躁不安、呕吐、呛咳、嗜睡等。

表6-3　中国原发性血小板增多症患者修订版国际血栓预测模型（IPSET）

危险分层	危险因素
极低危组	无血栓史、年龄 ≤ 60 岁且 *JAK2 V617F* 阴性
低危组	无血栓史、年龄 ≤ 60 岁、*JAK2 V617F* 阳性且无 *CVF*
中危组	无血栓史、年龄 ≤ 60 岁、*JAK2 V617F* 阳性且有 *CVF*
	或无血栓史、年龄 > 60 岁且 *JAK2 V617F* 阴性
高危组	有血栓史或年龄 > 60 岁且 *JAK2 V617F* 阳性

注：CVF，心血管危险因素，包括高血压、糖尿病、吸烟。

（2）肺栓塞预防的护理评估

患者有肺栓塞和下肢静脉栓塞史，需密切观察血栓发生情况，警惕再次发生危及生命的肺栓塞。观察下肢有无肿胀、疼痛、浅静脉曲张、皮肤色素沉着、增粗、压痛、皮肤温度升高等下肢静脉血栓症状，及早行血管 B 超识别下肢静脉血栓并予以治疗。严密观察肺栓塞的征兆，如突然发生虚脱、面色苍白、出冷汗、呼吸困难、胸痛、咳嗽、咯血等症状，大面积肺栓塞以休克和低血压为主要表现，排除其他原因所致的血压下降时，要高度警惕发生肺栓塞的可能并予急救处理。

2．症状（体征）护理

（1）头晕

保持病室安静，避免噪音和强光刺激。护理操作要相对集中，动作轻巧，防止过多干扰患者；适当卧床休息，减少头部旋转动作，指导患者体位改变时动作宜缓慢，保持地面干燥、无障碍物，预防跌倒；上厕所和外出时有人陪伴，必要时协助患者在床上大、小便。

（2）下肢静脉血栓

卧床休息，抬高患肢，促进静脉血液回流，尤其是对于肢体肿胀者；健肢可在床上自由活动，患肢踝部和足趾运动不受限制，但对于有大的漂浮血栓者需要严格制动；在病情允许下多饮水或静脉补充足够的液体，以降低血液的黏稠度。

3．药物护理

（1）重组人干扰素 α-2b

该药物对于 Rb 蛋白的磷酸化可产生一定的抑制作用，从而实现细胞增生及分裂的延缓效果，还可对造血生长因子及造血细胞因子的合成与分泌形成抑制作用，由此防止红细胞、粒细胞、巨核细胞出现增生或分化。

护理方法：按医嘱用药，定期监测血常规，观察疗效；重组人干扰素 α-2b 常见的不良反应有发热、乏力、肌肉酸痛等感冒样症状，予对症处理后患者症状能够好转；重组人干扰素 α-2b 治疗疗程常需半年以上，予肌内注射或皮下注射给药，注意严格无菌操作，每次轮换注射部位，观察局部有无红斑、压痛，保护局部组织。

（2）利伐沙班

是一种新型口服抗凝药，是一种高效的、选择性的 FXa 抑制剂，其直接抑制活化的 FXa 因子和凝血酶，因而具有高特异性，可固定剂量口服给药，无须频繁监测或调整剂量，起效快，对血栓的长期预防安全、有效。

护理方法：在使用抗凝药物前评估患者脑卒中和出血的风险；评估患者的认知能力，住院期间进行定时服药的指导及训练，让患者养成习惯，严格掌握药物的剂量，观察用药效果；定时检查血常规、国际标准化比值或凝血酶原时间；指导患者家属如何观察出血倾向，如有无皮肤瘀斑、瘀点、牙龈出血、鼻出血、尿血、便血等；告知患者出院期间定期复查，自我监测是否有出血情况，及时就诊。

4．休息与活动 患者头晕、心悸、有出血症状时需卧床休息，症状缓解后进行适当运动，如散步、打太极拳等，避免剧烈运动。

5．营养支持 进食低盐、低脂、高蛋白质、富含维生素及纤维素的食物，减少饱和脂肪酸，增加多烯脂肪酸，限制食物中的胆固醇含量，避免暴饮暴食。

6．心理护理 帮助患者保持乐观情绪，避免情绪激烈波动。指导患者合理安排作息，保证夜间睡眠。

7．健康指导 指导患者定期复查全血细胞计数，按疗程服用药物，知晓药物的作用和副作用，指导患者及家属识别脑卒中和肺栓塞、深静脉血栓等并发症的早期表现，及时就诊。

（三）护理效果评价及转归

患者入院时，PLT 1128×10^9/L，经血小板单采术、重组人干扰素 α-2b 500 万单位皮下注射降血小板治疗后，PLT 波动在（300～500）×10^9/L。患者有阵发性心房颤动，双侧颈动脉内中膜不均增厚，右锁骨下动脉起始处有斑块，右侧额叶有缺血灶，且有肺栓塞、下肢静脉栓塞病史，遵医嘱予利伐沙班口服抗凝治疗，予美托洛尔、胞磷胆碱片口服。住院期间密切观察有无栓塞症状，按时给药，向患者进行疾病知识、预防血栓栓塞知识、降血小板及抗凝等药物知识的宣教，帮助患者培养良好的生活习惯，预防出血和感染。护理效果良好，患者未发生血栓栓塞、出血、跌倒，能复述预防血栓栓塞的知识，知晓所用药物的作用和副作用，服药及随访依从性良好。转归过程见表6-4。

表6-4 患者病情变化及治疗情况

时间	PLT $\times 10^9$/L	PCT %	WBC $\times 10^9$/L	治疗用药
第1天	1128	1.15	4.2	单采血小板去除术、羟基脲、阿司匹林
第3天	392	0.348	2.2	重组人干扰素 α-2b、利伐沙班、阿司匹林、美托洛尔
第5天	411	0.46	3.1	重组人干扰素 α-2b、利伐沙班、阿司匹林、美托洛尔、胞磷胆碱
第8天	461	0.52	2.8	重组人干扰素 α-2b、利伐沙班、阿司匹林、美托洛尔、胞磷胆碱

（四）讨论

原发性血小板增多症属于 *BCR-ABL1* 阴性骨髓增殖性肿瘤（myeloproliferative neoplasm，MPN）的一种，这类 MPN 几乎均以 *JAK2*、*CALR* 和 *MPL* 等驱动基因引起的造血干细胞克隆性增殖为共同特点。原发性血小板增多症最终可以演变为骨髓纤维化（myelofibrosis，MF），这种 MF 与原发性骨髓纤维化和真红后骨髓纤维化合称为骨髓增殖性肿瘤相关骨髓纤维化（MPN-MF）。严格界定的原发性血小板增多症患者生存预后接近于正常人，其 15 年生存期超过 80%，10 年内转化为白血病或者 MF 的可能性低于 1%。严重血栓事件是影响原发性血小板增多症患者生活质量或寿命的主要原因，严重血栓事件包括脑血栓形成、短暂脑缺血发作、急性心肌梗死、四肢动脉血栓、深静脉血栓和重要脏器血管血栓，按照血栓风险进行分层治疗是主要策略。针对低危患者只需要小剂量阿司匹林治疗，而中高危患者需要积极降低血小板数量的治疗，有静脉血栓史的高危患者需要介入抗凝治疗。

本例患者住院期间的护理重点在于对患者进行预防血栓和出血的健康知识宣教，做好血小板单采术护理。出院后定期回访，提高患者的自我管理能力，做到按医嘱服药，定期复查，教会患者及家属识别脑卒中和肺栓塞、深静脉血栓等并发症的早期表现，以便及时就诊，延长生存期并提高生活质量。

（章建丽 金爱云）

第三节　原发性骨髓纤维化

案例 17　原发性骨髓纤维化合并感染出血

（一）病例介绍

患者，男性，78 岁，因"发现白细胞升高及血红蛋白下降 3 个月、发热 2 天"以原发性骨髓纤维化入院。3 个月前患者查全血细胞计数示：WBC 42.4×10^9/L，Hb 80 g/L，PLT 144×10^9/L。骨髓活检结果示：造血组织增生低下伴纤维化。特殊染色示：网状纤维重度增生伴胶原化。基因突变筛查示：Ph 染色体阴性、*JAK2* 基因突变阳性。染色体核型：47，XY，+8。诊断为原发性骨髓纤维化（primary myelofibrosis，PMF），遵医嘱予芦可替尼联合泼尼松口服治疗。

入院时，患者最高体温 39.5 ℃，贫血貌，主诉乏力，头晕，恶心、呕吐，排黄色糊便 4 次。体格检查示：肝、脾肋下未触及。实验室检查：WBC 7.4×10^9/L，Hb 51 g/L，PLT 90×10^9/L，C 反应蛋白（CRP）：224 mg/L。大便隐血试验（OB）：（±）。肺部 CT 示：右肺及左肺下叶感染性病变，右侧胸腔少量积液。遵医嘱予地塞米松磷酸钠联合哌拉西林钠他唑巴坦钠抗感染，输血、止泻、护胃治疗。

入院第 5 天，患者最高体温 37.0 ℃，贫血貌，主诉无乏力及头晕，无恶心、呕吐，无腹泻，排黄色成形便 1 次。实验室检查：WBC 4.9×10^9/L，Hb 73 g/L，PLT 71×10^9/L，CRP 62 mg/L。肺部 CT 示：右肺及左肺下叶感染性病变，两侧胸腔中等量积液。

入院第 10 天，患者最高体温 38.5 ℃，贫血貌，主诉乏力、头晕、恶心、呕吐，排黑色稀便 3 次，无腹胀腹痛。实验室检查：WBC 11.6×10^9/L，Hb 83 g/L，PLT 141×10^9/L，CRP 11 mg/L。OB：（++++）。遵医嘱予禁食、禁水，生长抑素及营养液支持治疗，遵医嘱予地塞米松磷酸钠、盐酸莫西沙星氯化钠注射液、泊沙康唑混悬液口服抗感染治疗。中断芦可替尼联合泼尼松治疗。

入院第 13 天，患者最高体温 36.8 ℃，贫血貌，主诉乏力，无头晕，无恶心、呕吐，解黄色成形便 1 次。实验室检查：WBC 7.1×10^9/L，Hb 76 g/L，PLT 96×10^9/L，CRP 12 mg/L。OB：（-）。遵医嘱继续予芦可替尼联合泼尼松长期治疗。

入院第 21 天，患者最高体温 38.7 ℃，最低血压 80/49 mmHg，24 h 尿量 1000 ml，贫血貌，主诉乏力，头晕，阵发性咳嗽、咳黄白色黏痰，无恶心、呕吐，排黄色成形便 1 次。实验室检查：WBC 11×10^9/L，Hb 58 g/L，PLT 116×10^9/L，CRP 76 mg/L。OB：（-）。遵医嘱予地塞米松磷酸钠、头孢哌酮钠舒巴坦钠、醋酸卡泊芬净抗感染，重酒石酸间羟胺注射液升压治疗，输注新鲜冰冻血浆及红细胞。

入院第 25 天，患者体温 37.0 ℃，血压 102/75 mmHg，贫血貌，主诉无乏力及头晕，无咳嗽、咳痰，无恶心、呕吐，排黄色成形便 1 次。实验室检查：WBC 9.8×10^9/L，Hb 72 g/L，PLT 116×10^9/L，CRP 0。OB：（−），肺部 CT 示：两肺散在纤维增殖灶。予出院。

（二）护理策略

1. 护理评估

（1）感染评估

评估全血细胞分析结果，监测生命体征，尤其是体温、血压的变化；观察有无胸闷气促、咳嗽、咳痰，有无脱水征兆，如出汗减少、尿量减少、皮肤弹性降低或黏膜干燥等。

（2）消化道出血评估

大便的颜色、量、性状、次数，与进食的关系，有无头晕、乏力、腹痛、腹胀、恶心、呕血，甚至四肢湿冷、脉搏细速、血压下降等出血性休克症状。

2. 症状（体征）护理

（1）高热的护理

根据病情，遵医嘱选择冰袋物理降温及地塞米松磷酸钠进行药物降温，按时予抗生素治疗。冰袋使用时包裹毛巾，不直接接触患者皮肤，敷在患者前额或腋窝、腹股沟等大血管部位，避免敷在四肢末端，注意观察局部皮肤有无苍白、青紫或麻木感，防止局部皮肤冻伤，冰袋物理降温后半小时及时测量体温，评价降温效果。

（2）休克的护理

给予患者心电监护，严密监测患者心率、血压、血氧饱和度的变化。关注患者主诉，全程动态掌握患者的病情变化；准确记录 24 小时出入量；评估降温及升压药治疗效果。

（3）消化道出血的护理

活动性出血时禁食、禁水，出血停止后给予清淡流质饮食，如米汤、藕粉、果汁等；逐渐过渡至清淡半流质无渣饮食，如稀饭、鸡蛋羹、麦片等；待患者排便正常后可进软食，但要注意饮食卫生，少量多餐，勿食粗糙、坚硬及辛辣、刺激性食物，预防便秘与腹泻，防止引发再次出血。

3. 用药护理

芦可替尼作为一种强有效的 JAK1/JAK2 抑制剂，通过阻断 JAK-STAT 通路下调 JAK 依赖的促炎因子，抑制肿瘤增殖，达到缩脾、控制体质性症状 [1 年内体重下降 10% 和（或）不能解释的发热或重度盗汗持续超过 1 个月]、稳定或逆转骨髓纤维化水平、延长生存的目的。

护理方法：芦可替尼的开始使用剂量是根据患者的 PLT 来确定的。开始治疗后每 2 ~ 4 周应进行全血细胞计数检测，直至剂量稳定，随后根据临床指征检测。当 PLT 低于 50×10^9/L 或中性粒细胞绝对计数（ANC）低于 0.5×10^9/L 时或出现活动性出血症状时，中断治疗。停药后观察患者有无发热、呼吸窘迫、低血压、DIC 等不良反应。当 PLT 恢复至 50×10^9/L 以上且 ANC 恢复至 0.75×10^9/L 以上，或出血症状缓解时，可重新给药。口服给药，如丢失一个剂量，无须弥补，但是需要正常服用下一剂量。观察有无血液学不良反应（贫血及血小板减少）、非血液学不良反应（头痛及头晕）和感染风险（支气管炎、尿路感染及带状疱疹）的发生，尽早使用有效剂量以达到最佳治疗效果。

4．休息与活动 患者高热、休克、消化道出血期间予卧床休息，通过播放标准化训练视频指导踝泵动作，每次锻炼 10 ~ 15 min，每天 3 ~ 4 次，每个运动单元要求以患者的最大耐力维持背伸、屈跖各 5 ~ 10 s，预防下肢肌肉萎缩。入院第 23 天后陪护患者下床边活动，鼓励患者自己更衣、洗漱、吃饭、吃药、喝水等，进行日常生活能力训练。

5．营养支持 患者有活动性出血时要禁食、禁水，予静脉营养支持治疗，出血停止后予清淡流质饮食，逐渐过渡到高维生素、高蛋白质半流质饮食，以补充营养。

6．心理护理 患者存在 PMF 合并感染性休克和消化道出血，情绪低落，向患者介绍疾病知识，列举成功案例，增强战胜疾病的信心，延缓疾病进展。创建微信群，为患者之间的交流提供平台，让治疗效果理想、疾病控制较好的患者发挥同伴教育，患者之间相互支持鼓励，分享经验，增强治疗的信心。

7．健康指导 本病起病缓慢，多见于中老年人，中位发病年龄约为 70 岁，确诊后的中位生存期约为 3.5 ~ 5.5 年，预后差 [国际骨髓增殖性肿瘤研究治疗工作组（IWG-MRT）制定的动态国际预后积分系统见表 6-5、表 6-6]，主要死亡原因包括白血病转化、恶病质、血管事件和感染。住院期间护理人员向患者及家属介绍疾病相关知识，强调预防感染和出血的重要性，增强患者后续治疗的依从性，出院时为患者建立慢病管理档案。

（1）建立微信服务平台：通过微信公众号，为患者提供最新的治疗信息和专业的指导，解答患者疑问。

（2）定期电话随访：了解患者居家修养期间的服药情况、药物反应、相关症状、生活状态，为患者进行健康宣教和心理指导。

（3）定期门诊复查，并告知患者下次复诊的时间。骨髓纤维化患者一般常有脾大，此患者肝脾肋下未及，居家修养期需观察有无脾大的早期表现，比如食欲减退，食后饱腹、腹痛，腹肌上抬时出现心悸、呼吸困难等，如有不适，及时复诊。

表6-5 国际预后积分系统（IPSS）和动态国际预后积分系统（DIPSS）

预后因素	IPSS 积分	DIPSS 积分	DIPSS-Plus 积分
年龄 > 65 岁	1	1	–
体质性症状	1	1	–
Hb < 100 g/L	1	2	–
WBC > 25×10^9/L	1	1	–
外周血原始细胞 ≥ 1%	1	1	–
PLT < 100×10^9/L	–	–	1
需要红细胞输注	–	–	1
预后不良染色体核型[a]	–	–	1
DIPSS 中危 -1	–	–	1
DIPSS 中危 -2	–	–	2
DIPSS 高危	–	–	3

注：[a] 不良预后染色体核型包括复杂核型或涉及 +8、–7/7q–、i（17q）、–5/5q–、12p–、inv（3）或 11q23 重排的单个或 2 个异常。IPSS 分组：低危（0 分）、中危 –1（1 分）、中危 –2（2 分）、高危（≥ 3 分）。DIPSS 分组：低危（0 分）、中危 –1（1 或 2 分）、中危 –2（3 或 4 分）、高危（5 或 6 分）。DIPSS-Plus 分组：低危（0 分）、中危 –1（1 分）、中危 –2（2 或 3 分）、高危（4 ~ 6 分）。

表6-6 DIPSS-plus预后积分

预后因素	积分
DIPSS 低危	0
DIPSS 中危 -1	1
DIPSS 中危 -2	2
DIPSS 高危	3
PLT < 100×10^9/L	1
需要输血	1
不良核型	1

注：0 分为低危，1 分为中危 –1，2 ~ 3 分为中危 –2，4 ~ 6 分为高危，不良核型包括复杂核型或涉及 +8、-7/7q-、i（17q）、-5/5q-、inv（3）或 11q23 重排的 1 个或 2 个异常。

（三）护理效果评价及转归

患者因发热 2 天入院，体温 39.5 ℃，CRP 224 mg/L，肺部 CT 示右肺及左肺下叶感染性病变，右侧胸腔少量积液，入院后间歇发热，肺部 CT 提示肺部感染有进展。入院第 10 天患者解黑色稀便 3 次，护士早期发现消化道出血，予禁食、禁水，遵医嘱予生长抑素治疗后症状缓解。入院第 21 天时患者反复高热后血压下降，护士及时观察到病情变化，积极抗休克治疗后好转。经护士反复宣教，患者及家属知晓骨髓纤维化患者易感染和出血，出院后仍需密切观察有无体温升高、咳嗽、咳痰等感染指标，观察有无出血症状（如皮肤牙龈出血和黑便等）。住院期间无压力性损伤、跌倒/坠床等不良护理事件发生，转归过程见表6-7。

表 6-7 患者病情变化及治疗情况

入院时间	最高体温（℃）	血压（mmHg）	CRP（mg/L）	大便隐血	Hb（g/L）	PLT（×10⁹/L）	治疗用药
第 1 天	39.5	100/65	224	±	51	90	地塞米松、哌拉西林钠他唑巴坦钠、红细胞、芦可替尼联合泼尼松
第 5 天	37.0	115/70	62	—	73	71	芦可替尼联合泼尼松
第 10 天	38.5	95/65	11	++++	83	141	生长抑素、禁食、禁水、营养液支持、地塞米松、盐酸莫西沙星氯化钠注射液、泊沙康唑口服混悬液
第 13 天	36.8	118/72	12	—	76	96	芦可替尼联合泼尼松
第 21 天	38.7	80/49	76	—	58	116	地塞米松、头孢哌酮钠、舒巴坦钠、卡泊芬净、间羟胺、血浆、红细胞、芦可替尼联合泼尼松
第 25 天	37.0	102/75	0	—	72	116	出院，芦可替尼联合泼尼松

（四）讨论

PMF 是骨髓增殖性肿瘤（myeloproliferative neoplasm，MPN）的一种，是一组慢性克隆性髓系肿瘤。不同于真性红细胞增多症、原发性血小板增多症，其突出的临床特点为体质性症状、贫血、脾大及髓外造血，向急性白血病转化而预后不佳，多见于中老年人，中位发病年龄约为 70 岁，是生活质量最低、预后最差的一种 Ph 染色体阴性 MPN。传统治疗包括羟基脲、干扰素、沙利度胺、脾放射治疗等，但是获益很小，而且对体质性症状改善不明显，对延长生存期收效甚微。2017 年 3 月 10 日芦可替尼获中国国家食品药品监督管理总局（CFDA）批准用于中高危 PMF、真性红细胞增多症继发的骨髓纤维化或原发性血小板增多症继发的骨髓纤维化的成年患者。它的到来彻底改变了目前的治疗模式。而异基因造血干细胞移植仍是目前唯一可能治愈 PMF 的方法，但是由于供体的来源、患者年龄的限制以及移植后并发症（例如移植物抗宿主病和感染等），使得只有很少数的PMF 患者（年龄小于 50 岁的 PMF 不到 20%）有机会接受移植。

　　本例患者为高龄老年患者，反应较迟钝，住院期间的护理重点是密切观察生命体征，积极询问主诉，预防因消化道大出血和感染性休克导致的死亡事件，对患者及家属进行预防感染和出血的健康知识宣教，并给予相应措施。患者出院后需要家属协助照顾，要做到按时、按量服药，观察有无药物不良反应，定期复查，教会患者及家属识别感染和出血再发生时的早期表现，以便及时就诊，延长生存期。

（章建丽　金爱云）

第七章

出血性疾病

第一节　血小板减少症

案例 18　免疫性血小板减少症

（一）病例介绍

患者，男性，63 岁，因"间断口腔出现血疱、皮肤瘀点、瘀斑 15 天，于当地医院应用激素、血小板、人免疫球蛋白治疗后病情反复"入院。入院时周身皮肤有散在出血点，口腔内右侧颊黏膜可见一 0.8 cm×0.8 cm 血疱，脾肋下未触及。患者入院查血细胞示：WBC $9.43×10^9/L$，Hb 138 g/L，PLT $1×10^9/L$。经完善相关检查后诊断为免疫性血小板减少症。

入院第 1 天，予患者甲泼尼龙 40 mg qd 静脉输注，辅以重组人血小板生成素15 000 IU qd 皮下注射，并加用保护胃黏膜、止血、补钙药物支持治疗。

入院第 3 天，血细胞分析示：WBC $5.95×10^9/L$，Hb 125 g/L，PLT $7×10^9/L$。考虑激素联合重组人血小板生成素治疗需一定时间起效，但患者全身仍有散在出血点，口腔内血疱未吸收，有较显著出血倾向。故在此用药基础上加用人免疫球蛋白 32.5 g qd 冲击治疗，以快速提升血小板，降低出血风险。

入院第 5 天，患者全身出血点及口腔血疱均已吸收。血细胞分析示：WBC $5.66×10^9/L$，Hb 125 g/L，PLT $34×10^9/L$。应用人免疫球蛋白 32.5 g qd。

入院第 8 天，患者未见新发血疱及出血点。血细胞分析示：WBC $7.08×10^9/L$，Hb 117 g/L，PLT $82×10^9/L$。停用人免疫球蛋白，继续应用激素及重组人血小板生成素。加用达那唑 100 mg tid 及保肝药物治疗。

入院第 10 天，血细胞分析示：WBC $7.31×10^9/L$，Hb 126 g/L，PLT $114×10^9/L$。停用重组人血小板生成素。

入院第 12 天，患者无新发出血点及血疱，原口腔血疱已愈合。血细胞分析示：WBC $7.58×10^9/L$，Hb 123 g/L，PLT $146×10^9/L$。遵医嘱将甲泼尼龙由静脉输注改为口服 40 mg qd，并准备逐渐减量观察血小板波动情况。

入院第 13 天，患者正常办理出院。院外继续口服甲泼尼龙。

（二）护理策略

1．护理评估 评估血细胞分析结果、口腔血疱及皮肤出血点的大小及持续时间，有无新发出血。

2．症状（体征）护理

（1）皮肤出血点的护理

每日观察皮肤、黏膜出血情况。保持床单清洁、干燥、平整。定期洗澡更衣，保持皮肤清洁。沐浴时避免水温过高，避免用力擦洗皮肤。勤剪指甲，避免抓伤皮肤。尽量穿棉质、宽松衣物，防止皮肤受刺激引起出血。进行静脉穿刺时尽量缩短止血带结扎时间，避免用力拍打皮肤。

（2）口腔血疱的护理

每日观察患者血疱的情况，观察血疱大小、是否破溃吸收。患者口腔血疱还未吸收时，予有止血作用的漱口水含漱。指导患者进温凉饮食。注意急性出血期避免刷牙，禁用牙签剔牙。注意预防口腔感染。

3．用药护理

（1）肾上腺皮质激素

1）肾上腺皮质激素为治疗免疫性血小板减少症的首选药物。但大剂量或长期应用激素会出现很多副作用，应注意观察。

2）护理方法：监测生命体征，预防感染。注意观察患者的血压及血糖，如有异常及时通知医生予以处理。遵医嘱使用胃黏膜保护剂，观察消化性溃疡的先兆症状，如兴奋、入睡困难及其他精神症状。监测电解质，补充钙剂，预防骨质疏松的发生。若患者出现满月脸、向心性肥胖等自我形象改变时，及时做好心理疏导。

（2）重组人血小板生成素

1）重组人血小板生成素为治疗血小板减少的二线治疗药物，皮下注射给药。不良反应较轻微，偶有发热、肌肉酸痛、头晕等。多可自行恢复。

2）护理方法：注意观察注射部位有无红肿、硬结，有无疼痛。血小板低的患者，延长拔针后的按压时间。该药物连续用药14天为一疗程，应注意更换部位，轮流注射。

4．休息与运动 患者急性出血期有口腔及皮肤出血，且血小板极低，为避免加重及诱发新的出血，嘱患者绝对卧床休息。当患者不再有新发出血，且血小板高于 $20 \times 10^9/L$、低于 $50 \times 10^9/L$ 时，指导患者床旁轻微活动，不可剧烈活动。

5．营养支持

（1）血小板减少患者日常宜进食高热量、高蛋白质、高维生素半流质或软食，注意温度不宜过高。宜多食蔬菜、水果，保持大便通畅。应避免刺激性食物、过敏性食物以及粗、硬、带刺食物。便秘者可酌情使用开塞露或者缓泻药，以免排便时过于用力、腹压骤增而诱发内脏出血，尤其是颅内出血。

（2）有消化道出血时应禁食，出血停止后给予冷、温流食，逐渐给予半流质饮食、软食、普食。

6．心理护理

（1）患者急性出血期有口腔血疱及皮肤出血点，且病情反复，存在紧张、焦虑情绪。护理人员首先稳定患者情绪，安慰患者，避免患者因精神因素引起血压升高，加重或诱发新的出血。

（2）向患者及家属讲解疾病及治疗的相关知识，解答患者及家属的疑惑。向患者讲解治疗成功的案例，增加患者的信心，使患者能够积极配合治疗。

7．健康指导

（1）指导患者学会自我防护，减少出血的发生。

（2）指导患者合理饮食，加强营养。

（3）指导患者观察药物的作用及副作用。发现异常及时就诊。

（4）指导患者遵医嘱坚持治疗，定期监测血常规。发生出血情况及时就诊。

（三）护理效果评价及转归

患者入院时全身皮肤有散在出血点。口腔内右侧颊黏膜可见一 0.8 cm×0.8 cm 血疱。PLT 1×10^9/L。入院后先后给予甲泼尼龙、重组人血小板生成素、人免疫球蛋白提升血小板。入院第 5 天患者皮肤出血点及口腔血疱逐渐吸收。血小板逐渐上升。具体患者病情变化见表 7-1。

表7-1　患者病情变化情况

观察项目	入院时间					
	第 1 天	第 3 天	第 5 天	第 8 天	第 10 天	第 12 天
出血症状	皮肤出血点、口腔血疱	皮肤出血点、口腔血疱	无	无	无	无
用药	甲泼尼龙、TPO	甲泼尼龙、TPO 人免疫球蛋白	甲泼尼龙 TPO	甲泼尼龙 TPO	甲泼尼龙	甲泼尼龙
PLT（$\times 10^9$/L）	1	7	34	82	114	146

注：TPO：重组人血小板生成素。

（四）讨论

免疫性血小板减少症是一种免疫介导的以血小板减少为主要特征的自身免疫性疾病。它的发病机制之一是患者体内存在血小板相关的特异性自身抗体。肾上腺皮质激素可减少异常血小板抗体产生，抑制单核 - 巨噬细胞过度破坏血小板，可较快缓解出血症状。重组人血小板生成素（rhTPO）属于特异性高的血小板刺激因子，能直接作用于患者骨髓造血干细胞，在血小板生成的每一个阶段均起到调节作用，具有升高血小板水平的特异性。

（毕婷婷 解文君）

第二节 凝血功能障碍

案例 19 获得性维生素 K 依赖凝血因子缺乏症

（一）病例介绍

患者，男性，65 岁，因 6 天前不洁饮食，进食小区垃圾桶内翻找出的瓜子，出现鼻出血，止血困难，于当地医院行鼻腔填塞术及输入新鲜冰冻血浆 4 天，鼻腔未见新鲜渗血，为进一步诊治收入我院。

患者入院时左侧鼻腔有油纱条填塞，未见新鲜渗血。入院当日全血细胞分析及凝血功能分析示：WBC 5.86×10^9/L，Hb 99 g/L，PLT 416×10^9/L，PT 85.9 s，APTT 49.9 s，FIB 5.28 g/L。F Ⅱ C13.8%，F Ⅶ C4.5%，F Ⅸ C3.8%，F Ⅹ C6.3%。患者凝血功能异常，结合患者不洁饮食史，考虑不能排除鼠药中毒。遵医嘱予以维生素 K_1 注射液 40 mg qd，静脉输液。

入院第 2 天，患者未再有新发出血。鼻腔内油纱条处予液状石蜡滴鼻，使其缓慢自行脱出。指导患者不可自行拔出填塞物。凝血功能分析显示：PT 22.9 s，APTT 34.2 s，FIB 5.12 g/L。行毒物检测后，显示抗凝血杀鼠剂中毒，明确诊断为获得性维生素 K 依赖凝血因子缺乏症。继续予以维生素 K_1 输注。

入院第 3 天，患者鼻腔内油纱条已有部分脱出，未见新发出血。持续液状石蜡滴鼻。PT 23.3s，APTT 31.2 s，FIB 4.97 g/L。继续当前治疗。

入院第 4 天，患者鼻腔内油纱条已全部脱出。指导患者以液状石蜡湿润鼻腔，避免因干燥诱发出血。PT 21 s，APTT 31.3 s，FIB 4.7 g/L。继续当前治疗。

入院第 6 天，患者未见新发出血。PT 16.2 s，APTT 30.7 s，FIB 4.1 g/L。继续予以维生素 K_1 输注。

入院第 8 天，PT 14.2 s，APTT 31.1 s，FIB 3.8 g/L。患者要求出院。嘱其到当地医院继续输注维生素 K_1，凝血功能正常后 2 周方能停止治疗，且仍不能放松监测凝血功能。嘱患者注意饮食卫生，不可食用不明来源的食物。患者于当日出院。

（二）护理策略

1．护理评估 评估凝血功能、鼻腔出血及有无新发出血。

2．症状（体征）护理

（1）少量鼻出血时，先用冰袋外敷。注意需包裹毛巾等物，不能直接用冰袋敷于皮肤之上，以免冻伤。每次敷 20～30 min，时间不宜过长。也可让患者取坐位，头部略前倾，用手指按压出血侧鼻翼或捏紧双侧鼻翼 10～15 min。同时令患者吐出口内血液，避免误咽。

（2）急性出血期应绝对卧床休息。保持床单平整，被褥衣物轻软。避免肢体碰撞或外伤。治疗和护理操作时动作宜轻柔，尽可能减少穿刺次数。

（3）患者因鼻腔出血，止血困难，于当地医院予以油纱条后鼻腔填塞。指导患者不可自行拔出填塞物，以免干涸的血液与鼻黏膜粘连，拔出时诱发或加重出血。可用液状石蜡等滴入鼻腔，润滑填塞物，待其自行脱出。注意保持鼻腔清洁、湿润，以免干燥引起出血。可予少量的生理盐水或温开水漱口，以缓解因张口呼吸造成的口腔内干燥感。

3．用药护理

维生素 K_1 为脂溶性维生素，为羟化酶活化剂，参与肝内凝血因子 Ⅱ、Ⅶ、Ⅸ、Ⅹ 等的合成，故有止血作用。

护理方法：维生素 K_1 对光敏感，保存及输注过程中应注意避光。部分患者在输液速度过快时会出现面色潮红、出汗、心动过速等症状。故应注意输液速度不应超过 1 mg/min。

4．休息与运动 患者在急性出血期时，由于凝血功能异常，为避免加重出血，要求患者绝对卧床休息。随着患者出血停止，且凝血功能逐渐趋于正常，指导患者由床上活动向床旁轻度活动逐渐过渡。活动时注意动作轻柔，避免磕碰外伤。

5．营养支持 指导患者宜食用高热量、高蛋白质、高维生素软食。可适量多食维生素 K 丰富的食物，如动物肝、绿叶菜等。

6．心理护理

（1）患者急性出血期有紧张、焦虑情绪。要注意稳定患者情绪，安慰患者，避免患者因精神因素导致血压升高，加重出血。患者行鼻腔填塞后，会承受一定的不适。告知患者鼻腔填塞效果很好，这种不适是暂时的，说明鼻腔填塞的重要性，消除患者的精神顾虑，最大限度地配合治疗。

（2）由于患者文化程度相对较低，护理人员用通俗易懂的语言向患者及家属讲解疾病相关知识，并介绍治疗成功病例，增加其战胜疾病的信心，使患者能够配合治疗。

7．健康指导

（1）指导患者注意饮食卫生，不可食用来源不明的食物。

（2）指导患者合理饮食，加强营养。

（3）指导患者遵医嘱坚持治疗，定期监测凝血功能。发生出血情况及时就诊。

（4）指导患者勿用力抠鼻，以防止鼻腔内压力增大而导致毛细血管破裂出血或者渗血，避免用手抠鼻痂和外力撞击鼻部。

（三）护理效果评价及转归

患者入院当日鼻腔有油纱条填塞，未见新鲜出血。给予患者液状石蜡滴鼻润滑，鼻腔填塞物逐渐脱出。于第 4 天完全脱出。患者住院期间持续输入维生素 K$_1$ 液体，未发生不良反应。患者凝血功能逐渐趋于正常，患者病情变化及转归情况见表 7-2。

表7-2 患者病情变化情况

观察项目	第 1 天	第 2 天	第 3 天	第 4 天	第 6 天	第 8 天
用药	维生素 K$_1$	维生素 K$_1$	维生素 K$_1$	维生素 K$_1$	维生素 K$_1$	维生素 K$_1$
鼻腔处理	无	液状石蜡滴鼻	液状石蜡滴鼻	液状石蜡滴鼻	无	无
PT（s）	85.9	22.9	23.3	21	16.2	14.2
APTT（s）	49.9	34.2	31.2	31.3	30.7	31.1
FIB（g/L）	5.28	5.12	4.97	4.7	4.1	3.8

（四）讨论

抗凝血杀鼠剂中毒后主要引起患者出血，包括皮肤瘀斑、血肿、牙龈出血、口腔血疱、鼻腔出血、血尿、阴道出血、消化道出血等，严重的出现肺出血、脑出血及重要器官出血。目前抗凝血杀鼠剂的治疗主要包括维生素 K$_1$、新鲜冰冻血浆、凝血酶原复合物及重组人凝血因子Ⅶa 等，其中以维生素 K$_1$ 静脉滴注较为常用。抗凝血杀鼠剂主要通过阻止体内维生素 K 的合成代谢达到抗凝的目的。维生素 K 是参与肝细胞微粒体羧化酶的辅酶，传递羧基使依赖维生素 K 凝血因子（凝血因子Ⅱ、Ⅶ、Ⅸ、Ⅹ）和蛋白（蛋白 C、蛋白 S）前体分子氨基端的谷氨酸残基羧基化，形成 γ- 羧基谷氨酸，中毒患者体内维生素 K 合成代谢受阻，这些依赖维生素 K 的凝血蛋白的谷氨酸残基便无法进行羧基化，肝合成的凝血酶原减少，从而出现凝血障碍和出血症状。同时，抗凝血杀鼠剂的部分分解产物还可进一步损害毛细血管壁，使血管壁脆性及通透性增加。因此，静脉输注维生素 K$_1$ 为目前临床较常用的也是最为经济的治疗方法。

（毕婷婷 解文君）

第八章

紫癜性疾病

第一节　过敏性紫癜

◀ **案例 20**　**过敏性紫癜（混合型）** ▶

（一）病例介绍

患儿，男性，8 岁，主诉"腹痛 5 天，皮疹 3 天"入院。入院前 5 天，患儿感冒后出现腹痛，以脐周阵发性疼痛为主，伴有恶心，无发热、皮疹、关节肿痛。当地诊所就诊考虑"急性胃炎"，予脐贴外用及"健胃消食片、乳酸菌颗粒、庆大霉素颗粒"口服 2 天，患儿腹痛有所减轻。入院前 3 天，患儿双下肢出现散在红色皮疹，仍有间断腹痛，无关节肿痛，再次到医院就诊，予静脉输液治疗 1 天，患儿症状略有减轻。入院当天，患儿皮疹明显增多，至当地儿童医院门诊就诊，全血细胞分析示：白细胞（WBC）8.71×10^9/L，红细胞（RBC）4.96×10^{12}/L，血红蛋白（Hb）146 g/L，血小板（PLT）216×10^9/L，中性粒细胞 60.8%，淋巴细胞 32%。C- 反应蛋白（CRP）10 mg/L。尿常规：酮体 +++，尿蛋白微量。流式尿沉渣全自动分析示：红细胞 22.7/μl，白细胞 3/μl，管型 0.26/μl，细菌 78.2/μl，上皮细胞 1.4/μl，小圆上皮细胞 0.7/μl，酵母样细胞 0，结晶 0，黏液丝 1.05/μl，电导率 17.6 mS/cm。彩色多普勒超声检查（腹部）示：十二指肠肿胀，厚约 0.7 cm，右下腹可见阑尾显示，管径 0.4 cm，未见增粗肿胀，未见包块及脓肿，未见积液扩张肠襻，未见同心圆征象，未见腹水。胰腺不肿。诊断意见：过敏性紫癜腹型，累及十二指肠。未见肠套叠。为进一步治疗，以"过敏性紫癜"收住入院。

入院当天，患儿四肢可见散在红色皮疹，大小不等，对称分布，稍高出皮肤表面，压之不褪色，双足部分皮疹密集成片，小腿及踝部有明显搔抓指痕（图8-1，见彩图 8-1）。臀部皮疹融合成片，中间颜色发黑，面积 6 cm×9.5 cm（图8-2，见彩图 8-2），腹痛明显，疼痛评分 4 分 [使用数字分级评分法（numerical rating scale，NRS）进行评分]。遵医嘱予禁食、禁水；注射用甲泼尼龙琥珀酸钠 1 ~ 2 mg/（kg·d），即 30 mg 静脉输液 q12h，以减轻炎性反应；注射用奥美拉唑钠 25 mg 静脉滴注每日 1 次，抑酸止痛。

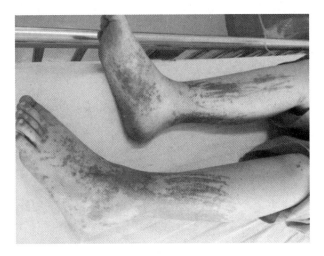

图 8-1 入院当天下肢皮疹及抓痕

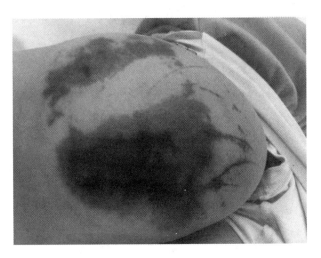

图 8-2 入院当天臀部皮疹

入院第 2 天，该患儿双足皮疹较前增加。臀部皮疹颜色发黑部位出现水疱。仍有腹痛出现，疼痛评分最高 3 分。遵医嘱禁食，不禁水，每次给予患儿温水 20～30 ml 口服。

入院第 3 天，患儿皮疹如前，未诉腹部不适。遵医嘱进食无糖米汤；加用口服药，碳酸钙 D_3 咀嚼片、胃肠安丸、L- 谷氨酰胺呱仑酸钠颗粒口服。

入院第 5 天，患儿双足皮疹较前减少（图 8-3，见彩图 8-3）。臀部水疱干燥结痂（图 8-4，见彩图 8-4）。患儿未诉腹部不适。饮食遵医嘱改为白米粥，每餐控制在 150 ml 以内。

入院第 9 天，患儿双足皮疹明显减少（图 8-5，见彩图 8-5），未诉腹部不适。臀部皮疹面积减少为 2 cm×3.2 cm，水疱干燥结痂（图 8-6，见彩图 8-6）。饮食

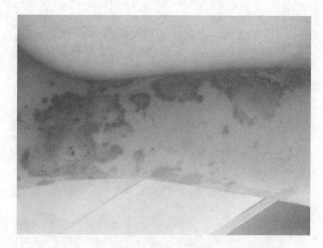

图 8-3　入院第 5 天下肢皮疹较少、抓痕消失

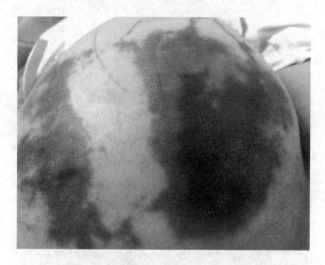

图 8-4　入院第 5 天臀部水疱干燥结痂

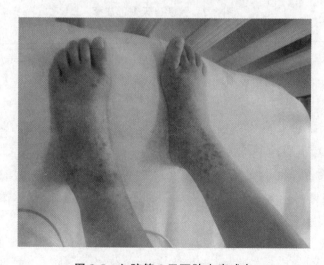

图 8-5　入院第 9 天下肢皮疹减少

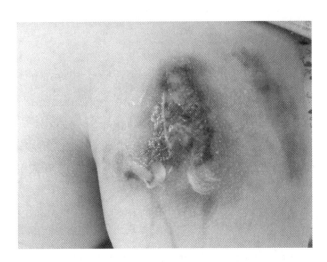

图 8-6　入院第 9 天臀部皮疹破溃基本恢复

遵医嘱改为免动物蛋白无渣半流食。

（二）护理策略

1.护理评估

（1）评估过敏性紫癜患儿的既往史、过敏史、用药史，了解患儿本次治疗的经过及对治疗的反应。

（2）评估皮疹发生的时间、部位、形态、面积、颜色、皮肤完整性及进展，是否伴随血管神经性水肿、瘙痒感。

（3）评估腹痛发生的时间、部位、性质、程度、持续时间，了解有无诱发因素。因患儿年龄为 8 岁，采用 NRS（表 8-1）评估疼痛的程度。

NRS 是使用数字 0 ~ 10 代替文字来表示疼痛程度的量表，适合 7 岁以上儿童。将一条直线等分为 10 段，按 0 ~ 10 分次序评估疼痛程度。0 分无痛，1 ~ 3 分轻度疼痛（疼痛不影响睡眠），4 ~ 6 分为中度疼痛，7 ~ 9 分为重度疼痛（不能入睡或者睡眠中痛醒），10 分为剧痛。

表8-1　数字分级评分法

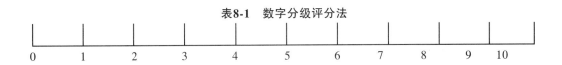

（4）评估患儿主要检查及化验的结果，如全血细胞计数、尿常规、尿沉渣、腹部 B 超、红细胞沉降率、抗链球菌溶血素、凝血功能等。

（5）评估患儿生活状况及自理程度，如饮食、睡眠休息、排泄、活动等。

（6）评估过敏性紫癜患儿及家长对疾病的认知程度、需求及心理状态。

2．症状（体征）护理

（1）皮疹的护理

1）每日密切观察患儿皮疹的发生、发展和转归，并详细记录，每班次进行详细交接。

2）保持患儿皮肤清洁，防止擦伤、抓伤引起感染。剪短指甲，教导并监管患儿不搔抓皮肤。皮肤清洁时采用温水，避免使用碱性肥皂。保持床单位清洁、平整、无碎屑，给予患儿穿着宽松、棉质服装，避免臀部皮疹破溃部位受压，采取侧卧位或俯卧位。

3）除贴膜固定留置针外，尽可能减少使用胶布，以免引起刺激，皮疹增多。要加强评估，避免导管脱出。

4）遵医嘱给予半导体激光治疗仪照射双下肢及臀部，每日 2 次：

半导体激光可以显著扩张血管，促进局部血液循环，导致局部血流加快，使局部组织细胞内酶的活性增强，抑制血管壁通透性，加速渗出物的吸收，减轻损伤部位神经末梢的化学性和机械性刺激，调节神经末梢兴奋性，具有减轻炎症、水肿和镇痛的作用。

护理方法：协助患儿取俯卧位，嘱咐患儿勿直视激光的红色光线。调整治疗仪灯头距照射部位 20～30 cm 后，因光纤贵重，不要过度折、拽、拉牵、弯曲直径≥10 cm。打开开关，按待机准备开关，绿灯键亮，按激光启动键，光纤端有红色激光输出。设定照射时间为 20～30 min，照射过程中护士勤巡视，询问和观察患儿的反应，发现不适应立即停止照射并通知医生予以相应处理。

5）臀部破溃处半导体激光照射后遵医嘱涂抹莫匹罗星软膏，每日 2 次。

（2）腹痛的护理

1）入院时患儿伴有腹痛，嘱其卧床休息，采取舒适体位，给予疼痛评估，密切观察腹痛发作的频率及持续时间、性质、程度，注意疼痛时有无呕吐、呕血、血便。遵医嘱给予药物治疗、禁食、禁水。

2）为患儿提供图书、玩具，鼓励患儿看电视、玩游戏、听故事等，分散其注意力。

3．用药护理

（1）注射用甲泼尼龙琥珀酸钠

使用时应严格遵守按时、按途径、按剂量给药原则。应用过程中注意监测患儿的血压、心率及血糖等，严格控制输液速度，密切观察有无药物不良反应的发生，密切观察患儿有无烦躁不安、面色潮红、多汗、气急等不适的表现。

（2）奥美拉唑

不同的给药方法、剂型及用药次数均可影响体内药物的血药浓度及生物利用度。奥美拉唑镁肠溶片口服经小肠迅速吸收，1 小时内起效，食物可延迟其吸收，口服奥美拉唑镁肠溶片时采取清晨顿服。静脉输注奥美拉唑钠易发生浑浊、变色或沉淀现象，因此配制、使用过程中应即配即用，不宜加入其他药物一同输注，如果前后输注的药品与之有配伍禁忌，应更换输液器或使用生理盐水冲管。

（3）中药泡洗

遵医嘱给予中药紫草、丹皮、地肤子、茯苓皮、白鲜皮、赤芍、鸡血藤、荆芥、防风、青黛、冬瓜皮、地瓜皮、牛膝泡洗双下肢（图8-7，见彩图8-7），每日2次。

中药泡洗技术是借泡洗时中药本身的功效及药液的热力温热浸洗全身或局部皮肤，起到活血、消肿、止痛、祛瘀、生新、消毒等作用。过敏性紫癜中医称"紫癜""紫斑"，属于中医学血证范畴。小儿多为稚阴稚阳之体，脏腑较柔弱，卫外功能尚未发育完全，易外邪入侵。过敏性紫癜患儿采用中药泡洗的目的是促使药物通过皮肤、穴位吸收到体内并渗透到经络之中，作用在病变部位，同时可以促进汗孔排泄，加快体内毒素的排出，达到疏风通络、清热解毒，凉血、止血的功效。

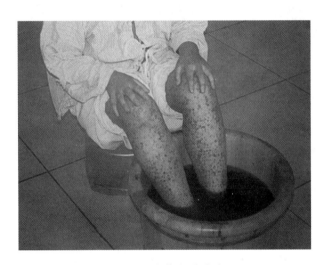

图8-7　中药泡洗治疗

护理方法：中药泡洗前关闭门窗，注意保暖，将室温调节至 25 ～ 28 ℃。嘱咐患儿在药浴前排空二便。携用物至患儿床边，核对患儿基本信息及用药方式等内容。泡洗桶内加入清水至刻度线，放置药浴专用袋，倒入煎制好的中药药液于专用袋中。接通电源，按下开关，此时"定温"灯亮，调节温度，加温预热，恒温后根据医嘱设定治疗时间为 20 min。当水温达到设定温度时，协助患儿取坐位，暴露下肢皮肤，泡入药液中，可协助患儿轻轻搓洗局部。药浴的过程中，应询问患儿有无头晕、恶心、无力等不适症状。随时观察药液温度是否适宜，避免烫伤。治疗结束时，协助患儿清洗局部皮肤，用小毛巾擦干，整理好衣物。

4．休息和运动　早期患儿腹痛、皮疹明显时叮嘱患儿卧床休息，注意预防意外，拉好床挡，协助患儿完成生活护理。腹痛缓解后可让患儿在病室内适度活动，避免剧烈运动。

5．营养支持　给予患儿营养支持，入院前5天遵医嘱给予小儿复方氨基酸注射液（18AA-I）、复方电解质葡萄糖MG3注射液补液，禁食期间严格记录出入量，发现患儿有电解质紊乱或入量不足时及时报告医生。患儿未发生脱水及电解质紊乱。遵医嘱依据患儿的身体状况和耐受程度逐步添加饮食，从禁食到无糖米汤，到米粥，再到治疗半流质饮食。

6．心理护理　情绪活动对人体内脏器官的功能有很大影响，积极的情绪对人体活动有促进作用，而焦虑和抑郁等消极情绪可能导致机体神经活动功能失调，进而加重病情。此病例中患儿为8岁男孩，初次离开父母单独住院。护士应多与患儿及其家长交谈沟通，给予帮助和针对性的情绪疏导。向患儿及其家长详细讲解疾病的发展和治疗知识，利用同病室内经治疗后康复出院的病例，鼓励患儿及家长树立战胜疾病的信心，不断提高治疗的依从性，有效提高治疗效果。

7．健康指导　患儿罹患过敏性紫癜是以反复出现皮肤紫癜为本病的特征，护士告知患儿及其家长皮肤紫癜常见部位（如四肢及臀部），并指导他们掌握观察皮疹的形态、颜色、数量，有无新皮疹出现及有无皮肤破损的方法。教育患儿避免抓伤、挠破紫癜处皮肤。如皮肤发生破溃应及时告知医生，给予对症处理，以防继发感染。患儿所用床单、被罩等应以纯棉、柔软、舒适为主，保持床单位整洁、干燥，无渣屑、皱褶。衣物应穿着宽松、透气性好、易清洁的纯棉材质，禁止穿化纤类、透气性差的紧身衣物。衣物要勤洗勤晒，保持清洁、干燥。衣物、毛巾等用品尽量做到单独使用、单独清洗，防止交叉感染。告知患儿及其家长出现腹痛是由血管炎引起的肠壁水肿、出血、坏死或穿孔造成的，一般以阵发性腹痛为主，常位于脐周或下腹部，可伴呕吐。如果患儿出现剧烈腹痛，且较长时间不能缓解，需立即告知医生给予对症处置，遵医嘱行腹部彩超以除外肠套叠、梗阻或穿孔等并发症。腹部禁止热敷，以防加重出血。指导患儿家长如何观察患儿大便颜色、形状及量，如出现柏油样便、鲜便血等异常改变时应及时就医诊治。如果患儿出现膝、踝、肘、腕等大关节肿痛、活动受限时应以卧床休息为主，避免剧烈运动，保持患肢处于功能位，待肿痛缓解后逐步适当开展活动。

（三）护理效果评价及转归

入院3天后，患儿未再诉腹部不适，疼痛评分为0分；入院第5天开始双足皮疹较前减少，臀部水疱干燥结痂，皮疹面积仍为6 cm×9.5 cm；入院第9天，双足皮疹明显减少，臀部破溃干燥，面积减少为2 cm×3.2 cm；入院第13天，皮疹基本消失，臀部破溃愈合，未发生皮肤感染，上述护理方法有效，患者顺利出院。

（四）讨论

过敏性紫癜是儿童时期最常见的血管炎之一。以非血小板减少性紫癜、关节炎或关节痛、腹痛、胃肠道出血及肾炎为主要表现。目前无特效疗法，主要是采取支持和对症治疗。

半导体激光治疗仪通过照射皮损区可以改善局部的血液循环，促进炎症、水肿的吸收、消散，减轻损伤部位神经末梢的化学性和机械性刺激，调节神经末梢兴奋性，具有消炎、镇痛、止痒作用。减轻过敏性紫癜患儿的腹痛症状，促进皮疹及水肿的消退。

中药泡洗是借助药力和热力效用，通行表、里、上、下，张开毛孔，使药物通过皮肤、黏膜吸收、渗透，进入经络作用于机体，促使腠理疏通、脉络调和、气血流畅，从而达到治疗的目的。但是如若过敏性紫癜患儿皮疹出现大泡、破溃伴渗出，则不宜实施中药泡洗。儿童皮肤比较薄弱，为防止发生烫伤意外，水温应不超过 39 ℃。

（吴心怡）

案例 21　过敏性紫癜合并消化道出血

（一）病例介绍

患儿，男性，11 岁 9 个月，主诉"反复皮疹半月余，腹痛 7 天，便血 1 天"。入院前半个月，患儿双下肢出现红色皮疹，压之不褪色，双下肢肌肉疼痛，就诊于当地医院，诊断为过敏性紫癜，予静脉输注抗生素 3 天。入院前 9 天，患儿因皮疹反复，于当地儿童医院住院治疗，大便常规显示：每高倍镜红细胞 0 ~ 3 个，潜血阳性。彩色多普勒超声检查（腹部）示：腹腔及腹膜后淋巴结增大。全腹卧位 X 线检查示：小肠积气、气液平。入院前 7 天，患儿出现腹痛，以脐上为主，无呕吐，无血便。给予静脉输注甲泼尼龙琥珀酸钠、哌拉西林、他唑巴坦、奥美拉唑钠及肝素治疗，患儿腹痛缓解出院。入院前 1 天，患儿再次出现腹痛，便血 6 次，恶心，无呕吐。入院当天，患儿仍有腹痛，再次便血，就诊于儿童医院急诊，查血生化：钠 131.8 mmol/L，氯 92.9 mmol/L，阴离子间隙 20.6 mmol/L，球蛋白 30.6 g/L，尿素 8.72 mmol/L；CRP 24 mg/L。全血细胞分析示：WBC 28.64×10^9/L，RBC 5.39×10^{12}/L，Hb 161 g/L，PLT 415×10^9/L，中性粒细胞 95.4%。尿常规：酮体 +，比重 > 1.030，酸碱度 6.5，蛋白微量，离心镜检白细胞每高倍镜视野 2 ～ 4 个。彩色多普勒超声检查（腹部）：右侧腹及盆腔小肠肠壁肿胀，较厚处约 0.6 cm，周围系膜回声增强，腹腔可见积液，深约 2.9 cm，透声可。急诊予静脉输注止血药、拉氧头孢等治疗，为进一步诊治，急诊以"过敏性紫癜、消化道出血"收住入院。

入院当天，患儿四肢、双耳可见红色皮疹，以双下肢为主，大小不等，对称分布，稍高出皮肤，压之不褪色，部分融合成片。主诉间断性腹痛，以脐周为主，伴恶心，未见呕吐及血便。

入院第 2 天，患儿精神弱，反应可，血压平稳，主诉阵发性腹痛，以脐周为主，恶心、呕吐 6 次，呕吐物为棕色胃内容物伴有血块，量约 575 ml，为非喷射性。排黑色稀血便 4 次，量约 400 ml。遵医嘱给予患儿置入胃管，行持续胃肠减压，引流液为咖啡色，量约 315 ml。全身皮疹同前。

入院第 3 天，患儿仍诉有阵发性腹痛，恶心，呕吐 1 次，呕吐物内可见陈旧及新鲜血块。胃肠减压引流液量约 45 ml，咖啡色。全日排 4 次黑便，量约 210 ml。彩色多普勒超声检查（腹部）示：十二指肠降部、水平部、左上腹空肠、盆腔小肠壁肿胀，十二指肠较厚约 0.9 cm，左上腹空肠 0.8 cm，系膜肿胀，未见积液扩张肠襻，肠间隙未见粘连索条。腹水深约 2.5 cm，透声可。

入院第 4 天，患儿在胃肠减压下仍有阵发性腹痛，恶心，未见呕吐及血便，胃肠减压引流液量约 130 ml，引流液为黄绿色液体。偶诉腰部疼痛，四肢可见红色皮疹。

入院第 5 天，患儿服口服药后诉腹痛，疼痛评分 6 分（采用 NRS 进行评分），以上腹部为主，伴恶心，无呕吐，无便血。遵医嘱立即停用口服药物，给予生理电子治疗仪对症治疗 30 min，疼痛缓解，评分 2 分。持续胃肠减压中，引流液为黄绿色，引流量约 90 ml。

入院第 6 天，患儿体温正常，仍有腹部不适，自诉腹痛较前略有减轻，无恶心、呕吐，无便血。持续胃肠减压中，引流液为浅黄色液体，引流量约 15 ml。大便常规仍可见红、白细胞。

入院第 7 天，患儿偶诉腹痛，呈阵发性，程度较前明显减轻，无恶心、呕吐，排 1 次正常大便，胃肠减压引流液明显减少，遵医嘱拔除胃管停止胃肠减压。无新发皮疹。

入院第 9 天，患儿无腹痛、恶心、呕吐、便血。复查大便常规：潜血阴性。复查彩色多普勒超声检查（急腹症）：肠壁肿胀好转，皮疹基本消退。遵医嘱给予纽康特（注：氨基酸奶粉品牌名称）100 ml 口服，每日 2 次。

入院第 11 天，患儿无腹痛、呕吐。服用纽康特 2 日可耐受，改为无糖米汤，每日 3 次。

入院第 15 天，患儿一般情况好，饮食遵医嘱改为白米粥，给予健康指导后出院。

（二）护理策略

1．护理评估

（1）评估患儿既往史、过敏史、用药史，了解患儿本次治疗的经过及对治疗的反应。

（2）评估患儿腹痛、呕吐、便血、皮疹情况。了解腹痛发生的时间、部位、性质、程度、持续时间，了解有无诱发因素。评估呕吐、便血的次数、量、性状、颜色，是否有伴随症状。了解皮疹发生的时间、部位、形态、面积、颜色、皮肤完整性及进展，是否伴随血管神经性水肿、瘙痒感。

（3）评估主要检查及化验结果，如血生化、全血细胞分析、尿常规、尿沉渣、便常规、腹部 B 超、红细胞沉降率、抗链球菌溶血素、凝血功能。

（4）评估患儿生活状况及自理程度，如饮食、睡眠休息、排泄、活动等。

（5）评估患儿及家长对疾病的认知程度、需求及心理状态。

2．症状（体征）护理

（1）消化道出血的护理

1）严格按照操作规程放置胃管，动作轻柔，正确连接胃肠减压。胃肠减压可引流出胃内出血及胃液，去除黏膜表面的游离氢离子，避免或减轻黏膜的持续刺激，减轻损伤。持续胃肠减压同时还可以判断消化道出血的转归。胃肠减压期间密切观察管路是否通畅，固定是否妥善，详细记录引流量、性质和颜色。

2）维持患儿电解质及体液平衡：建立双条静脉通路，满足治疗需要，及时补充血容量，保证重要脏器生理功能。严格记录 24 小时出入量，发现出入量不平衡时及时通知医生处理。输注血制品时严格执行查对制度及操作流程，密切观察有无输血不良反应的发生。

（2）疼痛的护理

实施疼痛管理，密切观察患儿腹痛发作及持续时间、性质、程度、是否有规律，缓解及加重的因素。腹痛期间遵医嘱应用注射用甲泼尼龙琥珀酸钠、注射用奥美拉唑钠、注射用生长抑素等药物，干预后及时评估患儿的疼痛评分和临床表现，了解用药反应及治疗效果。

3．用药护理

注射用生长抑素：静脉持续泵注时，采用微量注射泵严格控制输注速度，首次应用饱和量后，24 小时均速、持续泵注。密切观察输液泵及液体的泵注状态，在液体泵注完毕前通知医生，及时配制药液，避免药液泵注间断。药液停止泵注时间超过 3～5 min，重新注射达到饱和量后再持续静脉泵注。当注射用生长抑素泵注速度高于 50 μg/min 时可发生恶心、呕吐，特别注意与过敏性紫癜患儿疾病本身症状相鉴别。用药初期会引起短暂的血糖水平下降，需要监测血糖浓度，观察患儿是否有低血糖表现，特别是在夜间或凌晨时密切注意患儿有无心悸、无力、出汗、头晕、躁动、震颤等表现。此病例中患儿在用药期间未出现低血糖表现。

4．休息与运动 急性期绝对卧床休息，床头抬高30°，呕吐时让患儿头偏向一侧，保持呼吸道通畅。排便在床上或床边，拉好床挡，注意防护。做好患儿及家长的安全教育，告知其发生跌倒、坠床的危害，提高防范意识。避免内外环境的不良刺激，如寒冷、潮湿等。教会患儿用放松、分散注意力的方法控制疼痛，以缓解焦虑，以达到减轻疼痛的目的。病情平稳后，可鼓励患儿由被动活动逐渐转变为主动运动，以肌肉力量训练为主，运动量以不感到疲劳为度。

5．营养支持 患儿消化道出血期间给予禁食、禁水，减轻胃肠道刺激，以免加重肠壁的水肿。禁食、禁水期间予肠外营养支持，避免发生电解质紊乱或入量不足，维持机体需要。建立中心静脉通路，严格遵医嘱采用输液泵24小时均匀、持续进行静脉输液治疗。热量以（50～60）kcal/（kg·d）为标准，使用小儿复方氨基酸注射液（18AA-Ⅰ）、中/长链脂肪乳1.5 g/（kg·d），其余热量用10%葡萄糖提供，并补充维生素和电解质。患儿症状好转后，初期给予葡萄糖水试服，无明显不适后给予短肽型肠内营养制剂口服。从低浓度（5%）小剂量每次30 ml，6次/天开始，逐步增加至（20%）每次150 ml，6次/天。1周后添加部分普通型儿童营养粉剂，如病情稳定，逐步添加饮食，适度过渡为流质、免动物蛋白无渣半流质饮食、免动物蛋白少渣软食，直至普通饮食。每天营养素标准为：热量1000～1100 kcal，其中蛋白质为35～40 g，脂肪为30～40 g。护理人员严格记录24小时出入量，发现患儿有出入量不平衡或电解质紊乱表现时及时报告医生。

6．心理护理 此病例中患儿为年长儿，护士应使用通俗的语言讲解疾病的相关知识，鼓励患儿参与必要的功能训练，及时表扬患儿的点滴进步，使其建立战胜疾病、早日康复的信心及勇气，保持乐观情绪。

7．健康指导 指导患儿及家长进行自我评估，学会识别疾病复发或加重的征象，尤其在病情稳定后和饮食添加期间，利于及时发现、及时就诊。

（1）患儿急性期，出现腹痛、呕吐、便血等严重消化道症状时应禁食，遵医嘱给予对症补液及营养支持治疗。病情稳定后添加饮食的总的原则是以清淡、易消化饮食为主，禁食干硬、刺激、辛辣等食物，禁食鱼、虾、蛋、奶、海鲜等有可能会引发过敏反应的动物蛋白饮食。由流食过渡到半流食，再根据病情好转程度，慢慢添加动物蛋白类饮食。在饮食逐渐添加过程中，患儿如有呕吐、腹痛、便血等相关症状时应立即告知医生，及时给予对症处理。避免暴饮暴食，根据医嘱逐渐增加饮食量和种类。

（2）恢复期患儿应增强体质，提高机体免疫力。痊愈半年内不能进行任何疫苗接种。尽量避免与可能的致敏原接触。

（3）告知患儿及家长过敏性紫癜的发生、发展、预后等与饮食、运动、药物、心态等多方面都息息相关，指导家长与患儿多沟通和交流，引导患儿保持良好的心理状态，提高患儿治疗疾病的信心及依从性。

（4）肾受累是过敏性紫癜最严重的并发症，为及时发现隐匿的肾损害，需定期监测尿常规，最初2个月内为每2周检测1次尿常规，之后改为每月检测1次，一般监测半年。

（三）护理效果评价及转归

经上述治疗和护理，患者入院第7天消化道出血停止，无失血性休克、窒息、跌倒、皮肤损伤等不良事件发生。转归过程见表8-2。

表8-2 患儿病情变化及转归情况

时间	血便量	大便性状	呕吐次数（次）	胃肠减压量（ml）	腹痛评分（高）	皮疹部位	入量（ml）	出量（ml）	饮食
第2天	400 ml/4次	黑色稀便	6	315	6	四肢、双耳	4483	2900	禁食、水不禁药
第3天	210 ml/4次	黑色稀便	1	45	6	四肢、双耳	3160	2000	禁食、水不禁药
第4天	0	–	0	130	4	四肢	3884	3800	禁食、水不禁药
第5天	0	–	0	90	6	四肢	3810	4050	禁食、水
第6天	0	–	0	15	2	四肢	3018	2940	禁食、水
第7天	1	正常	0	拔除	1	下肢	2800	2906	口服药、少量水
第9天	0	–	0		1	无	3200	2800	纽康特
第11天	1	正常	0		0	无	3300	2400	100 ml bid
第15天	0	–	0		0	无			无糖米汤白粥

（四）讨论

过敏性紫癜是常见的毛细血管变态反应性疾病，是由多种原因引起的毛细血管壁通透性增加、广泛性的毛细血管炎症。大约2/3的过敏性紫癜患儿出现消化系统症状，最常见的症状为腹痛，常常伴有呕吐，部分过敏性紫癜患儿还可出现血便，甚至呕血。发生消化道出血时护士应协助医生保持患儿呼吸道通畅，避免窒息，及时补充血容量，详细观察及记录患儿生命体征及出入量，稳定患儿生命体征。消化道出血的过敏性紫癜患儿出血停止后可给予温凉的流食，病情稳定后逐渐适度添加。过敏性紫癜患儿的饮食添加原则应遵循"一免二少三逐渐"的原则，即免动物蛋白，酌情少量添加辅食，少食多餐，每餐不可摄入过多，逐渐添加动物蛋白饮食，添加顺序为蔬菜（烹调时做到细碎、软烂、少纤维）- 水果（香蕉、苹果、橙子可先加，寒凉性或易引起过敏的水果放于最后添加）- 猪肉 - 鸡蛋 - 牛奶 - 牛肉 - 羊肉（病情稳定 6 个月后加）- 海鲜。

（吴心怡　白志媛）

第二节　单纯性紫癜

案例 22　支原体肺炎合并暴发性紫癜

（一）病例介绍

患者，女性，18 岁，主因"咽痛 2 周，发热 6 天，紫癜 4 天"入院，入院时患者颜面部、四肢可见散在紫红色瘀斑，双下肢瘀斑融合成片，对称性分布，压之不退色，有压痛，疼痛评分为 1 分，右下肢皮肤表面可见散在水疱，无结节（图 8-8，见彩图 8-8）。

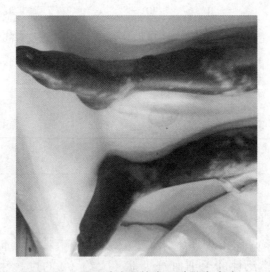

图 8-8　双下肢瘀斑伴右下肢散在水疱

入院第 3 天，双下肢疼痛，疼痛评分（采用 NRS 进行评分）为 3 分，双下肢皮肤表面可见多发水疱，部分破溃，无结节，双下肢肿胀明显，考虑链球菌感染引起的紫癜。患者血常规结果示：WBC 1.65×10^9/L，PLT 76×10^9/L。遵医嘱调整抗生素抗感染治疗。

入院第 4 天，双下肢皮肤表面可见水疱较前明显增多，双下肢肿胀明显，患者出现发热。遵医嘱予激素治疗及红外线治疗。

入院第 8 天，双下肢肿胀明显伴多发水疱（图 8-9，见彩图 8-9），疼痛评分为 3 分。检查结果显示：支原体冷凝集 1∶8，支原体 IgM 阳性。

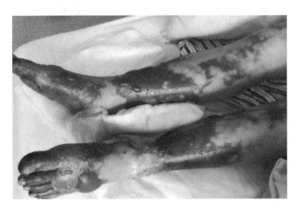

图 8-9　入院第 8 天，患者双下肢肿胀伴多发水疱

入院第 13 天，患者双下肢肿胀较前消退，紫癜颜色褪色变为暗红色，水疱逐渐吸收变小，无新生水疱，疼痛评分 1 分（图 8-10，见彩图 8-10）。

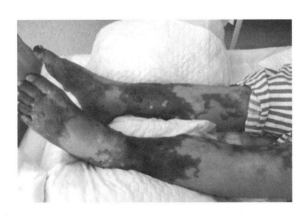

图 8-10　入院第 13 天，患者双下肢肿胀、紫癜颜色、水疱较前好转

入院第 21 天，患者双下肢肿胀较前明显消退，紫癜颜色褪为陈旧性紫癜，水疱基本吸收，无新生水疱，疼痛评分为 0 分（图 8-11，见彩图 8-11）。

入院第 24 天，患者出院。

（二）护理策略

1．护理评估　评估全血细胞分析结果，生命体征，紫癜发生的时间、部位、

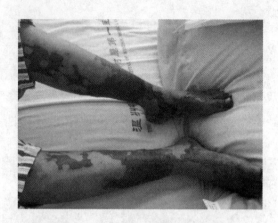

图 8-11　双下肢肿胀较前明显消退

颜色及其对应的特性，疼痛评分，水疱面积。

2．症状（体征）护理

（1）发热的护理

1）嘱患者卧床休息，减少机体的消耗。注意病房温湿度适宜，定时通风，注意保暖。

2）鼓励患者进食高热量、高维生素、营养丰富的食物，指导患者多饮水，每天至少 2000 ml 以上，必要时予静脉补液。

3）密切观察患者的生命体征的变化，关注患者的尿量，遵医嘱及时抽血培养。

（2）皮肤紫癜的护理

1）观察全身紫癜的变化，包括颜色、部位以及双下肢水疱的进展变化，有病情变化及时通知医生。

2）穿宽松、柔软的衣服，若有痒感禁用手抓，做各种穿刺或注射后压迫时间至少为 5 min，防止出血。

3）卧床休息，给予舒适体位，防止紫癜处长期按压。注意行动安全，勿碰撞皮肤，清洁皮肤时动作要轻柔，避免紫癜处脱皮出血。

4）遵医嘱正确用药。

（3）皮肤水疱和破损的护理

1）保持适宜的室内温度和湿度，充分暴露双下肢创面，保持室内温度稳定在 25 ℃，防止患者受凉。

2）每日紫外线消毒机消毒病房空气，及时更换潮湿敷料。

3）各种医疗护理操作尽量轻柔，不挤压皮肤，防止加重瘀斑形成；尽量减少胶布粘贴，扎止血带时垫上无菌纱布，防止皮肤损伤。

4）正确使用红外线照射，照射前评估患者的病情及配合程度，去除感染切口的敷料及膏药，灯距 40 ～ 60 cm，照射时长 30 ～ 40 min，2 ～ 3 次 / 天。治疗中要经常询问患者的感觉及局部反应，调整灯距，防止烫伤。

5）患者使用甲泼尼龙量大，时间较长，可能导致机体免疫力下降，机体抵抗力降低，因此，应注意在治疗过程中及时观察有无感染症状。

6）给予气垫床，提醒并协助患者翻身，防止皮肤受压过久加重瘀斑及压疮的形成。

（4）疼痛的护理

1）观察疼痛的部位、性质、持续时间及相关因素，进行正确的疼痛评分。

2）根据疼痛部位协助患者采取舒适的卧位，抬高下肢，减少局部皮肤的张力，并创建舒适的休养环境，减少不良刺激。

3）做好心理护理，可采取放松、分散注意力、音乐疗法等减轻疼痛。

4）使用止痛药物后要及时评估止痛的效果及药物不良反应，根据止痛药物给药途径的不同，确定再次评估的时间和止痛效果。

3．用药护理

（1）聚维酮碘

0.5% 聚维酮碘涂抹双下肢皮肤 tid。生理盐水清洁皮肤后使用无菌棉球蘸取 0.5% 聚维酮碘溶液，点蘸式手法擦拭皮肤，操作轻柔。为患者保暖并告知患者不要挠抓，避免因瘀斑及皮肤水疱破溃造成感染。

（2）莫匹罗星软膏和卤米松乳膏

莫匹罗星软膏和卤米松乳膏外用 tid。首先应用生理盐水清洁皮肤，使用 0.5% 聚维酮碘擦拭皮肤，30 min 后给予无菌棉签蘸取莫匹罗星软膏，无菌棉签不可反复涂抹于皮肤紫癜处，每涂抹一处需更换一根无菌棉签。

（3）喜辽妥（多磺酸黏多糖）

多磺酸黏多糖的使用方法为将 3 ～ 5 cm 的乳膏涂在患处并轻轻按摩，每日 1 ～ 2 次。在患者非常疼痛时，把乳膏仔细涂在患处及其周围，并用纱布或相似的材料覆盖。

4．休息与活动 指导患者保证充足的休息和睡眠，急性发作期应卧床休息，防止受压部位皮肤压疮；恢复期应按摩患肢肌肉，循序渐进进行肢体康复活动。

5．营养支持 患者饮食要新鲜清淡，少量多餐，给予高蛋白质，富含维生素及微量元素食物，适当增加膳食纤维食物的摄入，保持大便通畅。如配方牛奶、蒸鸡蛋、新鲜果汁等。同时遵医嘱予静脉营养支持或肠内营养，以提高机体抵抗力。患者因皮肤出现大量水疱并不断有渗血渗液，丢失了大量蛋白质并伴有四肢肿胀，故应加强含优质蛋白质食物的摄入，并输注人血白蛋白及血浆，促进创面愈合。

6．心理护理 本病为突发性疾病，病情危重，对于患者及整个家庭而言是一场噩耗，给他们的身心带来了非常大的创伤。应关爱和体贴患者，操作温柔轻巧，时刻为患者着想，给予患者最大的支持与帮助。向患者家属详细讲解病情与治疗护理方案，获取支持配合。同时帮助患者寻求有效的社会支持，为整个治疗过程提供保障。

7. 健康指导 告知患者遵医嘱服药，泼尼松片严格遵医嘱减量，不可骤停；坚持门诊随诊，定期复查血、尿常规，血脂、血糖。鼓励患者坚持适度的体育锻炼，预防感冒，提高自身免疫力。保持良好心态，保持心情舒畅，情绪乐观，树立战胜疾病的信心。

（三）护理效果评价及转归

患者入院第1天，双下肢水肿至小腿腘窝处，紫癜颜色为鲜红色，仅右下肢散在水疱，患者体温正常，遵医嘱予抗炎和激素药膏外用。入院第3天，患者双下肢出现散在水疱，遵医嘱予更改抗生素的使用。入院第4天，患者双下肢水肿延至大腿根部，双下肢水疱数量增多，体温38.4 ℃，遵医嘱予加用激素治疗，并开始红外线照射治疗。入院第8天，患者双下肢水疱多发且紫癜颜色变为暗黑色。在持续红外线照射及激素治疗下联合多种外用药的使用，患者双下肢紫癜及水疱情况出现明显好转，患者病情变化及转归过程见表8-3。

表8-3 患者紫癜变化及转归

时间	紫癜部位	紫癜颜色	双下肢水肿部位	疼痛评分	水疱	PLT（×10⁹/L）	体温（℃）	治疗用药
第1天	颜面部、四肢	紫红	至小腿腘窝	1	右下肢散在	64	37.5	卤米松乳膏+莫匹罗星软膏外用，抗感染治疗
第3天	颜面部、四肢	鲜红	至小腿腘窝	3	双下肢散在	76	37.5	抗感染治疗
第4天	颜面部、四肢	鲜红	至大腿中部	3	双下肢多发散在	81	38.4	激素+红外线+喜辽妥
第8天	颜面部、四肢	暗黑红	至大腿根部	3	双下肢多发	131	37.0	红外线+抽吸水疱+换药
第13天	颜面部、四肢	暗红	至小腿腘窝	1	逐渐吸收	185	36.7	红外线+聚维酮碘外用
第21天		陈旧性紫癜	基本消退	0	消退	140	36.2	红外线
第24天		陈旧性紫癜	基本消退	0	消退	154	36.2	红外线

（四）讨论

暴发性紫癜发展迅速，病死率高，除早期正确诊断及时治疗外，及时、完善、合理的护理对提高治愈率也起着至关重要的作用。该病例护理的关键是预防感染，密切观察患者的病情变化、皮肤情况及药物副作用，加强心理护理，及时正确规范地执行医嘱及进行护理操作。

（林圆圆 孙文瑞）

第三节 血栓性血小板减少性紫癜

案例 23 血栓性血小板减少性紫癜

（一）病例介绍

患者，女性，45 岁，因"食欲缺乏 1 周，皮肤红疹伴面色发黄 4 天"入院。急诊就诊时，患者急性病容，全身黄染，头、面、颈部明显，双下肢散在出血点，局部可见瘀斑。患者食欲缺乏，进食后有腹胀感，偶有恶心，表情淡漠。体温（T）38.1 ℃，脉率（PR）82 次 / 分，呼吸（R）16 次 / 分，血压（BP）122/70 mmHg。全血细胞分析示：WBC 3.4×10^9/L，Hb 57 g/L，PLT 6×10^9/L，网织红细胞 3.69%，镜下可见 2% 的破碎红细胞。血生化示：总胆红素（TBIL）189.6 μmol/L，间接胆红素（IBIL）166.00 μmol/L，乳酸脱氢酶（LDH）1284 μmol/L。凝血功能示：D- 二聚体 1.36 μmol/L，纤维蛋白原（FIB）4.14 g/L。尿常规示：尿隐血 +，尿蛋白 +。ADAMTS13 活性 0%，抗体阳性。Coombs 试验阴性。诊断血栓性血小板减少性紫癜（thrombotic thrombocytopenic purpura，TTP）。

入院第 1 ～ 5 天，患者由急诊转入监护室治疗，予心电监护、临时血透管及 PICC 管置管，每天行血浆置换，输注悬浮红细胞 2 U，制酸、补液、护肝、降温等对症处理。

入院第 6 天，PLT 54×10^9/L，胆红素较前明显下降，生命体征平稳，皮肤巩膜黄染较前好转，继续每天行血浆置换。

入院第 8 天，患者自身抗体检查提示：ANA1 ∶ 100，SSA、Ro-52 阳性。风湿科会诊，查唾液腺 ECT 检查提示：双侧腮腺、颌下腺功能降低。结合病史、相关实验、影像检查，考虑干燥综合征，但目前疾病活动度不高，暂未予特殊处理。

入院第 9 天，继续血浆置换，加用甲泼尼龙 40 mg q12h 静脉滴注抑制免疫反应，辅以护胃等处理。

入院第 10 天，血小板较前下降，使用利妥昔单抗 + 激素 + 血浆置换治疗。利妥昔单抗 500 mg 每周一次，联合血浆置换及甲泼尼龙 40 mg q12h 静脉滴注治疗。

入院第 13 天，血小板进一步下降，肝酶及胆酶较前进一步升高，总胆红素较前升高，予甲泼尼龙 1000 mg/d 冲击治疗 3 天。

入院第 16 天，甲泼尼龙逐渐减量。

入院第 18 天，血小板正常，停血浆置换，拔除血透管。

入院第 20 天，病情好转，生命体征平稳。

入院第 28 天，血小板于正常范围内稳定，患者无不适主诉，予带药出院。

（二）护理策略

1．护理评估

（1）评估神志，严密监测生命体征，全身营养状况，胃纳情况。

（2）患者心理活动，情绪波动。

（3）评估神经精神症状，如头痛、意识改变、表情淡漠、四肢颤抖、牙关紧闭、抽搐、伸舌歪斜，甚至昏迷等。

（4）黄疸消退情况及贫血症状有无改善。

（5）评估大小便的量、颜色、性状。

（6）密切观察出血部位、量及范围，是否有内脏出血情况。

（7）关注血红蛋白、血小板、网织红细胞和血清胆红素等的变化。

（8）90% 以上的患者有血尿、蛋白尿等，甚至可发生急性肾衰竭。关注尿蛋白阳性，尿中出现红细胞、白细胞和管型，血尿素氮、肌酐升高等异常情况。

2．症状（体征）护理

（1）溶血性贫血护理

1）碱化尿液，尿量大于 3000 ml，以达到内冲洗的目的，防止血红蛋白尿致肾损害。

2）留置导尿管，记录 24 小时尿量，观察尿液的颜色，为治疗及病情变化提供依据。

（2）神经精神症状的护理

1）因患者有不同程度的神经精神症状，为防止意外发生，应加强巡视。

2）和家属做好沟通，每班床边交接班，及时发现患者的反常行为，必要时加床栏防止患者坠床。

3）监测生命体征变化，保持呼吸道通畅，防止舌咬伤；注意保护头部，防止头部碰撞加重出血；患者抽搐勿搬动患者，操作应轻柔；尽量创造一个安静、舒适、安全的病室环境。

（3）出血的护理

1）行各种操作时动作轻柔，避免或减少肌内注射及皮下注射。

2）限制患者活动，鼓励患者多饮水，多食新鲜蔬菜及水果，勿剔牙、抠鼻；保持大便通畅，预防便秘，避免因用力大便导致颅内压增高，诱发颅内出血。

3）如患者出现视物模糊、头痛、头晕、呼吸急促、喷射样呕吐，提示有颅内出血，立即报告医生并及时配合抢救。

4）遵医嘱予止血药物。

（4）发热的护理

1）TTP本身存在不明原因的发热，密切监测体温变化，遵医嘱使用抗生素和降温药物。

2）加强基础护理：发热患者应注意休息，高热患者应绝对卧床休息，以减少耗氧量。保持病室适宜的温、湿度，定期通风换气，保持空气清新和流通。

3）预防感染的护理：由于大剂量糖皮质激素的应用可致患者抵抗力降低，诱发感染甚至感染扩散，同时利妥昔单抗破坏了细胞免疫，因此预防感染尤为重要。严格执行无菌操作，防止医源性感染。保持床单位清洁干燥，告知患者勤换内衣裤，保持皮肤、会阴清洁；保持病室环境清洁，保持口腔清洁，进餐前、后、睡前用2%碳酸氢钠、复方醋酸氯己定交替漱口，戴口罩做好自我保护，避免呼吸道感染。正确有效地维护PICC及血浆置换管，规范更换PICC及血浆置换管敷料，预防导管相关血流感染。

（5）血浆置换（plasma exchange，PE）的护理

血浆置换能去除患者体内促血小板聚集的物质，补充正常的抗聚集物，从而抑制血小板栓子的形成，因此血浆置换为TTP首选治疗方法，宜选用新鲜血浆或冷冻血浆。PE并发症如低血压、低钙、出血等的发生率为9.7%，因此在PE过程中应注意：

1）建立血管通路，置换开始前采集标本，作为PE前后两次治疗间的对照值。

2）严格观察患者有无皮肤黏膜、内脏、颅内出血的症状和体征。

3）密切注意置换过程中有无过敏反应；预防枸橼酸钠中毒，每100 ml血浆给予10%葡萄糖酸钙1 ml静脉注射。

4）治疗结束后，充分压迫止血。

3．用药护理（利妥昔单抗）

利妥昔单抗是人鼠嵌合型CD20单抗，能特异性与跨膜抗原CD20结合，启动介导B细胞溶解的免疫反应，可有效治疗复发、难治的TTP，并对于维持TTP的长期缓解、预防复发等方面具有重要作用。

护理方法：由于利妥昔单抗可以被PE清除，为防止降低药效，血浆置换应在该药物使用后至少24小时再进行。

4．休息与运动 出血或有出血倾向时，绝对卧床休息，每2小时协助翻身，预防压力性损伤。

5. 营养支持 出血期，饮食以易消化的半流质、软食为主；高热期，摄入足够的热量和营养，补充水分和维生素；肾功能不佳时，给予低盐或无盐饮食，并控制蛋白质的摄入，提供优质蛋白质饮食；恢复期，饮食清淡，易消化，避免刺激性食物，避免暴饮暴食。鼓励患者多饮水、勤排尿，促进溶血后所产生的毒性物质的排泄。

6. 心理护理 由于TTP起病急、病情重，患者及家属缺乏该疾病相关知识，对治疗及预后不了解，易产生焦虑、恐惧心理，根据患者文化程度、知识需求，制订个体化的健康教育计划。解释糖皮质激素、免疫抑制剂、血浆置换等治疗方法对治疗TTP的重要性，减轻患者及家属的心理负担，让患者建立信心，积极主动配合治疗和护理。

7. 健康指导

（1）预防出血

1）鼻出血的预防：防止鼻黏膜因干燥而出血：保持病室内相对湿度在50%～60%，秋冬季可局部使用液状石蜡或抗生素软膏。勿用力擤鼻；避免用手抠鼻痂。

2）口腔、牙龈出血的预防：用软毛牙刷刷牙，忌用牙签清理牙齿。口腔内有陈旧性血块，易引起口臭，可用湿棉签擦洗漱口去除，保持口腔卫生。

3）皮肤出血的预防：避免人为损伤导致或加重出血。保持床单位平整，被褥衣裤轻软；避免碰撞或引发外伤；剪短指甲，避免搔抓皮肤；沐浴或清洗时避免水温过高和过于用力擦洗皮肤；尽可能减少穿刺次数；静脉或肌内注射药物后延长注射部位的按压时间。

4）关节腔出血或深部组织血肿的预防：减少活动量，避免过度负重和易致创伤的运动。

5）眼底及颅内出血的预防：保证充足的睡眠，避免情绪激动、剧烈咳嗽和过度用力排便等；伴有高血压者需监测血压。

（2）发生以下情况，立即停止活动，卧床休息，通知医生

1）突发视物模糊或视野缩小，避免揉擦眼睛，以免加重出血。

2）突发头痛、视物模糊、呼吸急促、喷射性呕吐，甚至昏迷。

3）出现头晕、心悸、脉搏细速、出冷汗。

（三）护理效果评价及转归

患者入院查血三系偏低，血小板降低明显，网织红细胞增加，乳酸脱氢酶升高，ADAMTS13提示活性为0，抗体阳性，诊断TTP，考虑病情危重，入住重症监护室（ICU），当日起行PE、制酸、补液、降温等对症处理，患者血液检查结果变化如表8-4所示。

表8-4　患者血液检查结果变化情况

检查结果	入院时间							
	第1天	第4天	第6天	第9天	第10天	第13天	第18天	第28天
Hb（g/L）	64	66	65	62	64	62	84	106
PLT（×10⁹/L）	9	14	54	16	9	6	215	174
网织红细胞（%）	4.05	–	12.35	13.85	19.93	–	10.08	2.9
血清胆红素（μmol/L）	118.8	76.3	58.4	50.1	39.8	52.2	15.9	11.1
临床处理	血浆置换		血浆置换+激素联合治疗	血浆置换+利妥昔单抗+激素治疗	血浆置换+利妥昔单抗+激素冲击治疗			

治疗后，患者的血小板稳定在正常范围，一般情况良好，生命体征平稳，予带药出院。

（四）讨论

TTP是一种较少见的弥漫性微血管血栓-出血综合征。临床特征为发热，血小板减少性紫癜，微血管病性溶血，神经精神症状和肾损害典型五联征表现。多数获得性TTP病因不明，少数继发于妊娠、药物、自身免疫性疾病、严重感染、肿瘤、造血干细胞移植等。现已证实TTP患者的血管性血友病因子裂解酶（vWF-cp）缺乏或活性降低，不能正常降解超大分子vWF（μl-vWF），聚集的μl-vWF促进血小板的黏附与聚集，在微血管内形成血小板血栓，致血小板消耗性减少，继发出血，微血管管腔狭窄，红细胞破坏，受累组织器官损伤和功能障碍。

患者年龄多为15～50岁，女性多见。出血和神经精神症状为该病最常见的表现。以皮肤黏膜和视网膜出血为主，严重者可发生内脏及颅内出血。神经精神症状可表现为：头痛、意识紊乱、淡漠、失语、惊厥、视力障碍、瞻望和偏瘫等，变化多端。微血管病性溶血表现为皮肤、巩膜黄染，尿色加深。肾表现有蛋白尿、血尿和不同程度的肾功能损害。半数及以上患者有发热。并非所有患者均具有五联表现。

本例患者应用血浆置换联合激素及利妥昔单抗治疗，快速清除体内ADAMTS13抗体，缩短病程，使患者达到持久的血液学和免疫学缓解，提高了生存率和治愈率，降低了复发率，节约了血源，同时减少了输血相关不良事件。在护理过程中制订针对性的护理计划，采取有效的护理干预措施，不仅能够改善患者的预后及生活质量，也提高了护理水平。当患者长期体液免疫功能低下时需加强基础护理、严密观察病情及预防感染。TTP 病情易反复发作，病情观察是护理工作的难点，用药后不良反应是护理工作的重点。

（邹玉莉　钱　颖）

第九章

弥散性血管内凝血

案例 24 急性早幼粒细胞白血病合并弥散性血管内凝血

（一）病例介绍

患者，男性，28 岁，2 天前因"反复发热 1 个月伴咳嗽、咳痰 5 天"就诊，查血常规示：三系减少。后经骨髓、免疫分型、基因、染色体等检查后，确诊为急性早幼粒细胞白血病。予维 A 酸诱导分化治疗，当天查凝血功能示：APTT 38.1 s，D- 二聚体 5.38 mg/L，凝血酶原时间（PT）13.8 s，纤维蛋白原（FIB）3.61 g/L，凝血酶时间（TT）14.7 s。鱼精蛋白副凝试验（3P 试验）阴性。入院第 1 周的凝血功能基本正常，D- 二聚体高于正常值，具体变化如图 9-1 所示。

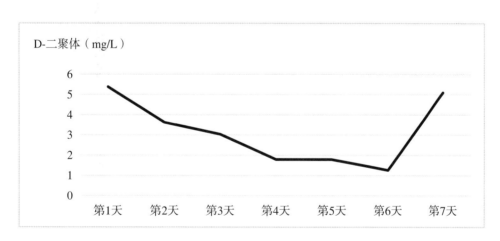

图 9-1 入院第 1 周 D- 二聚体变化

入院第 7 天起，予患者去甲氧柔红霉素化疗，泼尼松预防维 A 酸综合征。化疗第 3 天（入院第 9 天）患者出现皮肤大片瘀点、瘀斑（图 9-2，见彩图 9-2），结膜出血（图 9-3，见彩图 9-2），深呼吸胸痛伴咳血性痰（图 9-4，见彩图 9-2），PICC 穿刺处渗血明显（图 9-5，见彩图 9-2），予凝血酶冻干粉外用，明胶海绵、纱布敷于穿刺口，并用弹力绷带包扎。凝血酶原活动度 19%，D- 二聚体＞ 20 mg/L，APTT 56.9 s，PT 39.4 s，TT 33.1 s，凝血酶原时间 39.4 s，APTT 比值 1.58，国际标准化比值（INR）4.10，FIB 0.61 g/L。WBC 45.40×10^9/L，PLT 40×10^9/L，

Hb 62 g/L。幼稚粒细胞占 22%，中性粒细胞占 20%。血栓弹力图（TEG）检测示：凝血因子活性减弱；血小板功能减弱；纤维蛋白原功能减弱；纤维蛋白溶解状态正常；凝血功能综合指数无法获取精确结果，考虑急性早幼粒细胞白血病致弥散性血管内凝血（disseminated intravascular coagulation，DIC），维 A 酸综合征，肺出血、急性肾功能不全等并发症。予暂停维 A 酸、激素治疗，并予积极输血小板、血浆、红细胞及纤维蛋白原等，同时积极抗感染治疗。1 个月左右患者维 A 酸综合征、DIC 症状逐渐好转，遂继续予维 A 酸治疗白血病，后复查骨髓象示：完全缓解。予粒细胞集落刺激因子（G-CSF）刺激造血治疗，后患者血常规逐渐恢复，出院。

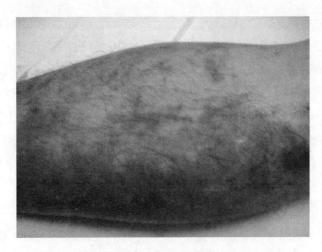

图 9-2　化疗第 3 天，皮肤出现大片瘀点、瘀斑

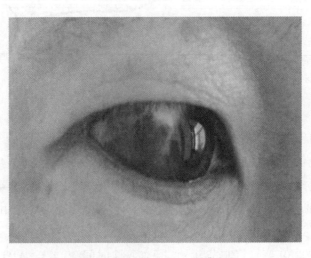

图 9-3　化疗第 3 天，结膜出血

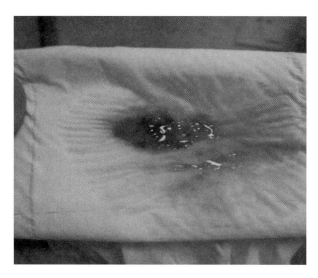

图 9-4 化疗第 3 天，咳血性痰

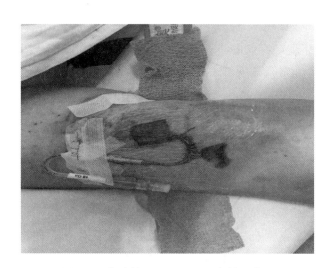

图 9-5 化疗第 3 天，PICC 穿刺处渗血

（二）护理策略

1．护理评估 评估凝血、血常规、血生化、生命体征；出血发生的时间、部位、程度、颜色。

2．症状（体征）护理

（1）皮肤瘀点、瘀斑的护理

1）进行护理操作时动作轻柔，避免损伤患者的皮肤、黏膜，减少穿刺次数，穿刺后指导正确按压。

2）穿棉质宽松衣物，注意行动安全，勿碰撞皮肤。

3）每日做好出血范围、性质等评估。

4）注意皮肤清洁，水温不宜过热，勿用力擦拭皮肤。禁忌热敷，忌用酒精擦拭皮肤。

5）嘱患者勿用手抠鼻，擤鼻涕；使用软毛牙刷刷牙，勿用牙签剔牙；进食细嚼慢咽，勿过硬过烫；勿揉、擦眼睛。

（2）结膜出血的护理

1）嘱患者卧床休息，勿揉、搓眼睛，以防加重出血。

2）保持大便通畅，排便时勿过度用力，以免颅内出血。

3）关注有无恶心、呕吐，遵医嘱给予止吐药，避免因剧烈呕吐加重结膜出血。

（3）胸痛伴咳血性痰的护理

1）严密观察患者的病情变化，密切观察面色、脉搏、血压、咳痰量、颜色，立即建立静脉通路，止血补液，输血等，做好抢救准备。

2）卧床休息，嘱患者保持情绪稳定，及时清除口腔内的血性痰液，予漱口，保持口腔清洁。

（4）PICC 穿刺处渗血的护理

1）每班评估穿刺点渗血的量、颜色，及时更换敷料，必要时予凝血酶冻干粉外用，明胶海绵、纱布敷于穿刺口，并用弹力绷带包扎，注意松紧适宜，穿刺点用手指按压 0.5～1 小时，观察远端肢体的血运情况。

2）指导患者穿刺侧肢体勿提举重物或受压，避免在穿刺侧肢体测量血压。

3）根据医嘱正确输注血制品，及时观察输血反应。

3．用药护理

（1）全反式维 A 酸

遵医嘱口服，密切观察药物不良反应，监测患者生命体征、体重、尿量等，如患者出现头痛、呼吸困难、体重增加等及时告知医生，预防维 A 酸综合征的发生。维 A 酸治疗过程中也会发生口腔溃疡、口唇黏膜及皮肤干燥等情况，每天用温水进行皮肤擦洗，用油性乳膏或植物油外涂干燥的口唇，皲裂者涂抗生素软膏防止感染，口腔溃疡者局部涂擦碘甘油。

（2）去甲氧柔红霉素

遵医嘱中心静脉导管给药，准确调节输注滴速。严密监测心功能，定期行心电图、心脏超声检查，用药前给予心脏保护剂如右丙亚胺。观察有无恶心、呕吐等消化道症状，遵医嘱用药；观察有无脱发，做好皮肤清洁及心理护理。

（3）肝素 / 低分子量肝素钙

使用过程中严密监测 APTT，预防进一步出血的发生。肝素治疗使 APTT 延长为正常值的 1.5～2.0 倍时即为合适剂量。规范皮下注射低分子量肝素，预防皮下血肿的发生。在皮下注射前，指导患者处于屈膝仰卧位，腹部要保证充分的放松，注射部位一般选择在脐与腋前线外 1/3 处，左侧腹壁与右侧腹壁实现交替注射，注射间隔大约为 2 cm，注射低分子量肝素现阶段剂型为预灌装整剂，为保证注射剂量准确，在注射前禁止排气，先提捏起腹部皮肤，进针角度要垂直，无须抽回血，完成推注之后，要有 10 s 停留，再拔针，用棉签按压，并对患者进行详细告知，不得热敷、揉按注射区域，裤带要宽松。

（4）凝血酶冻干粉

行 PICC 管穿刺周围皮肤消毒后，遵医嘱予凝血酶冻干粉 1000 U 喷洒于穿刺点，明胶海绵外用，观察局部止血效果。

4．休息与活动　指导患者保证充足的休息和睡眠，适当活动，每日监测血常规及凝血功能，对于血小板少于 20×10^9/L 或者 DIC 相关各指标异常的患者及时向医生汇报，积极防护，予绝对卧床休息。患者如出现胸闷、心悸等心脏毒性症状，及时给予吸氧，嘱患者尽量减少活动，多休息。

5．营养支持　协助患者生活起居，鼓励患者进食温凉高蛋白质、高维生素、清淡易消化饮食，少量多餐，避免进食产气、辛辣、油腻、坚硬食物，消化道出血患者必要时要禁食，恶心、呕吐者可予止吐治疗，胃纳减退者给予促进食欲、促进消化的药物，合理安排食物种类和进食时间。

6．心理护理

（1）入院时医护人员应关心、体贴患者，通过积极暗示、鼓励、支持性语言取得患者的信任，建立良好的护患关系。

（2）在化疗前详细解释化疗的必要性和可能发生的副作用，并指导家属给予心理支持，帮助患者树立战胜疾病的信心。

（3）病情变化时患者会产生恐惧心理，心理护理的中心任务是使患者的安全感增强。患者的心理活动会随着病情变化而发生心理演变，比一般患者复杂。护士要细心观察患者的情绪是否正常，护理过程中态度和蔼，语言亲切，动作轻柔，使患者身心舒适，减轻患者对病重的紧张和恐惧，让患者能够积极与医护合作，度过危险期。

（4）病情稳定后，做好随访工作，提高患者的治疗依从性，嘱患者按医嘱和疗程来院接受巩固治疗，以达到完全治愈的目的。

7．健康指导

（1）指导患者保证充足的休息和睡眠，适当活动，如散步、打太极拳等，以提高机体抵抗力。

（2）不接触放射物质和化学毒物。

（3）合理饮食，加强营养，避免辛辣、刺激性食物，防止口腔黏膜损伤，多饮水，多食蔬菜、水果。

（4）注意个人卫生，少去人群拥挤的场所；学会自测体温，检查口腔、咽部有无感染。若发现出血、发热及骨关节疼痛要及时去医院检查。

（5）指导患者出院后按医嘱继续服用全反式维 A 酸，于专科门诊随访，每周门诊复查血常规。

（6）做好中心静脉置管维护宣教。

（三）护理效果评价及转归

患者使用维 A 酸诱导分化 1 周后，加用去甲氧柔红霉素针化疗，化疗后第 3 天出现皮肤大片瘀点、瘀斑，结膜出血，深呼吸时胸痛伴咳血性痰，PICC 穿刺处渗血明显，考虑 DIC。遵医嘱停维 A 酸、肝素治疗 DIC，遵医嘱输注纤维蛋白原、血小板、血浆、冷沉淀凝血因子。严密监测患者凝血及血常规变化，观察患者出血的变化情况。经过精心的治疗护理，患者的出血情况缓解，病情变化及转归情况见表 9-1。

表9-1　患者病情变化及转归情况

入院时间	部位	表现	程度	D- 二聚体（mg/L）	FIB（g/L）	PLT（×10⁹/L）	PT/APTT（s）	治疗用药
第 1 天	无	无	无	5.38	3.61	45	13.8/38.1	无
第 9 天	皮肤、结膜、肺、PICC 穿刺处	大片瘀点、瘀斑，血痰，PICC 穿刺处渗血	重	> 20	0.61	40	39.4/56.9	输血小板、血浆、纤维蛋白原，凝血酶冻干粉洒于 PICC 穿刺渗血处，低分子量肝素钙皮下注射
第 10 天	皮肤、结膜、肺、PICC 穿刺处	大片瘀点、瘀斑，血痰，PICC 穿刺处渗血	重	> 20	1.60	10	20.1/39.8	输血小板、血浆、纤维蛋白原，冷沉淀凝血因子，凝血酶冻干粉洒于 PICC 穿刺渗血处，低分子量肝素钙皮下注射
第 13 天	皮肤、结膜	散在瘀点、少数瘀斑	中	> 20	0.63	12	20.6/43.2	输血小板、血浆、纤维蛋白原，低分子量肝素钙皮下注射
第 24 天	皮肤、鼻腔	右前臂硬性结节，伴片状瘀斑；右鼻腔少量出血	轻	> 20	2.10	37	15.6/43.3	输血小板，棉球填塞鼻腔，低分子量肝素钙皮下注射
第 27 天	皮肤	右前臂片状瘀斑及硬性结节较前显著改善，右鼻腔痂	轻	19.77	3.18	37	14.7/37.9	输血小板，低分子量肝素钙皮下注射

（四）讨论

DIC 不单纯是一种消耗性凝血病，而是消耗性凝血、出血病。早幼粒细胞颗粒内含有大量促凝物质，在急性早幼粒细胞白血病的发病早期及诱导缓解治疗时，由于大量白血病细胞破坏，促凝物质释放，激活凝血系统，导致 DIC 发生，进而危及患者生命。因此治疗期间应特别注意与 DIC 有关的各项指标的变化，护理应采取有效的预防措施。一旦发现出血倾向，如皮肤黏膜出血、消化道出血、头痛、意识障碍等，应及早处理。如局部止血，止血药物的应用，输注血小板、补充凝血因子与各项对症治疗措施。

（张苗苗　孙文瑞）

案例 25　分化综合征引起心包填塞

（一）病例介绍

患者，男性，49 岁，因"无明显诱因出现发热 3 个月，伴口腔溃疡，右肩胛下瘀斑"入院。骨髓活检显示：异常幼稚粒细胞群约占 94.8%，表达 CD15、CD64、CD13、CD33、CD38，部分表达 CD117，不表达 CD34、HLA-DR，诊断急性早幼粒细胞白血病（acute promyelocytic leukemia，APL）。融合基因：长型基因（*PML-RARa*）53%。染色体：t（15；17）（q22；q12）。

入院时，全血细胞分析示：WBC 84.9×10^9/L，Hb 9.2g/dl，PLT 30×10^9/L，D- 二聚体 > 10.00 μg/ml。予维 A 酸 10 mg 口服 3 次 / 天，诱导分化治疗 3 天后，WBC 104.7×10^9/L，最高体温（T）40.5 ℃，HR 123 次 / 分，R 42 次 / 分，BP 114/66 mmHg，SpO_2 94%，患者诉胸闷、气促，两侧胸腔有积液。

使用三氧化二砷 5 mg/d 静脉滴注 5 天后，T 39.6 ℃，血压（BP）81/51 mmHg，HR 112 次 / 分，R 24 次 / 分，SpO_2 95%。

次日晨间，患者胸闷、气促进行性加重，皮肤湿冷，HR 152 次 / 分，面罩吸氧 8 L/min，SpO_2 93%。上午 10 时，护士测量血压时发现患者呼之不应，无颈动脉搏动，无自主呼吸，立即行心肺复苏，床边气管插管并行无创呼吸机辅助呼吸。25 min 后患者恢复自主心率，127 次 / 分，BP 65/48 mmHg，呼吸机辅助呼吸下 SpO_2 100%。因大量心包积液导致心包填塞，转入重症监护室继续治疗。

21 天后，患者出重症监护室，继续给予亚砷酸 9 mg/d 化疗后缓解，出院。

（二）护理策略

1．护理评估

（1）监测生命体征，体温、脉搏、呼吸、血压，观察体温变化和降温效果。

（2）准确记录 24 小时出入量，关注患者的出汗情况。

（3）评估患者呼吸频率、次数、形态，有无呼吸困难、胸闷情况，血氧饱和度变化，遵医嘱抽取动脉血进行血气分析，评估是否存在低氧血症。

（4）评估患者水肿情况及血压。

2．症状（体征）护理

（1）分化综合征的护理

1）监测生命体征，记录 24 小时出入量，每天测量体重。

2）发热的护理：T > 37.5 ℃时，主要使用物理降温，如温水擦拭和冰袋；T > 38.5 ℃，遵医嘱使用药物降温，采用降温措施后半小时复测体温，评估降温效果。

3）SpO_2 ≤ 95% 时，予鼻导管吸氧 3 L/min，如还不能改善，需要行面罩高流量给氧（7 ~ 10 L/min）。

4）遵医嘱监测血常规、电解质、凝血功能、D- 二聚体、3P 试验结果等，关注患者白细胞计数的变化，血小板和凝血功能，出现异常及时告知医生，根据实验室结果输注血制品。

5）配合进行分化综合征的治疗，遵医嘱暂时停止使用诱导分化药物，并给予糖皮质激素治疗。

（2）胸腔积液的护理

1）一般嘱患者取半坐卧位或患侧卧位，减少胸腔积液对肺组织的压迫。

2）指导患者做深呼吸及有效咳嗽，积极排痰，保持呼吸道通畅。呼吸困难者予氧气吸入，监测血氧饱和度及呼吸形态、频率。

3）根据医嘱用抗生素。

4）胸腔穿刺引流的护理：胸腔穿刺一般在床边完成，由医生操作，护士协助完成。指导患者在操作过程中保持穿刺体位，避免咳嗽，不要随意活动。

①根据超声定位选择穿刺点。使用深静脉导管作为胸腔引流管，接引流袋引流。穿刺过程中密切观察患者的脉搏、面色变化，以判定患者对穿刺的耐受性。如出现头晕、心悸、冷汗、面色苍白、脉细、四肢发冷、休克等，提示患者出现胸膜反应，应立即停止，使患者平卧，密切观察患者的生命体征及意识变化。配合医生做好抢救。

②每次胸腔引流不宜过快、过多，避免使胸腔内压骤降发生肺水肿或循环障碍、纵隔移位等意外。第一次引流胸腔积液不宜超过 1000 ml，该患者当天引流出 900 ml 淡血性液。

③引流管应固定妥当，避免脱管。保持通畅，避免反折、阻塞、扭曲。根据引流液的性质和量，定时捏挤引流管，以保持通畅，由胸腔端向引流袋端的方向挤压。引流袋不能高于穿刺部位，防止引流液反流。

④每班观察穿刺点有无渗血或渗液，保持敷料干洁。

⑤记录引流液的量、颜色、性状。每周更换引流袋。

⑥鼓励患者深呼吸，促进肺膨胀，但应避免持续剧烈咳嗽。

⑦拔管：引流管无液体引出，夹闭 1 ~ 2 天后无气急、呼吸困难，超声显示无胸腔积液，可拔除引流管。拔管后注意有无胸闷、呼吸困难及引流口渗血、渗液、漏气情况。

（3）心包填塞的护理

1）建立静脉通路，持续心电监护，严密监测患者的生命体征及神志，同时做好抢救准备。

2）协助医生在心脏超声引导下行心包腔穿刺引流术。取坐位从心尖部进针；穿刺时患者避免咳嗽和深呼吸；穿刺后卧床；每 30 分钟观察心率、血压、呼吸，共 4 次，以后每小时 1 次，持续监测 24 小时；观察引流液的颜色、性状、量，该患者首次抽取 700 ml 黄色浑浊液体。

3）引流管应固定妥当，避免脱管。保持通畅，避免脱出、反折、阻塞、扭曲。引流袋不能高于穿刺部位，防止引流液反流。每班观察穿刺点有无渗血或渗液，保持敷料干洁。记录引流液的量、颜色、性状。每周更换引流袋。

3．休息与运动 为了避免增加出血的危险或加重出血，若血小板计数 < 50 × 10^9/L，应减少活动，增加卧床休息时间；严重出血或血小板计数 < 20 × 10^9/L 者，卧床休息，在床上大小便。

4．营养支持 鼓励患者进食高热量、高维生素、营养丰富的半流质饮食或软食（如牛奶、鸡蛋羹等），以补充机体基本需要和因发热所造成的额外消耗。

5．健康指导

（1）口唇干燥，可以使用唇膏或橄榄油涂抹口唇。

（2）注意防晒。

（3）告知患者测量体重和记录出入量的重要性。

（4）保持引流管固定妥当，避免脱管，保持通畅。

（三）护理效果评价及转归

护士发现患者呼之不应，无颈动脉搏动，无呼吸，立即行心肺复苏。床旁行气管插管术，静脉注射肾上腺素共 3 mg。25 min 后，患者恢复自主心率，在去甲肾上腺素维持下测 BP 为 65/48 mmHg，转入重症监护室继续治疗。胸部 CT 及心脏超声示：大量心包积液，考虑心包填塞，急行心包穿刺术，引出 700 ml 黄色浑浊液体。

患者在重症监护室，予补液、扩容、血管活性药物维持血压，呼吸机辅助呼吸，连续肾替代疗法（CRRT）治疗，抗感染、纠正内环境紊乱、保护脏器功能及输注血液制品纠正凝血功能，肝素抗凝等对症治疗21天后，HR 98次/分，R 20次/分，BP 117/78 mmHg，鼻导管吸氧4 L/min，SpO_2 100%，出重症监护室。继续给予亚砷酸9 mg/d化疗后缓解，出院。

（四）讨论

1. 分化综合征

（1）分化综合征是APL患者诱导化疗的潜在的致命性并发症，是一种细胞因子释放综合征，有时称为"细胞因子风暴"，其所有病理生理后果是由恶性早幼粒细胞释放炎症细胞因子所致。主要临床表现为不明原因的发热、呼吸窘迫、体重增加、外周性水肿、胸腔和心包积液、低血压、急性肾衰竭等。大约25%的分化综合征发生于使用诱导治疗的APL患者中，诱导治疗包括全反式维A酸或三氧化二砷。APL高危组（WBC > $10×10^9$/L）应警惕分化综合征。

（2）分化综合征发生时间：分化综合征临床症状的发生有两个高峰时间点，46%的患者在1周内出现临床症状，38%患者在使用维A酸或三氧化二砷第3～4周出现症状。该患者在诱导分化第3天时，出现胸闷、气促，胸腔积液和SpO_2下降。

（3）分化综合征的治疗：对于所有疑似分化综合征的患者，可尽早使用糖皮质激素治疗。遵医嘱使用地塞米松10 mg静脉注射，每日2次。地塞米松至少持续使用3天，直到症状完全消失才开始逐渐减量。遵医嘱使用诱导分化药物或停药。一旦分化综合征症状完全消除，可重新开始使用分化药物。

（4）支持治疗：抗生素治疗、必要时利尿、辅助供氧。对于重度分化综合征患者，需要高流量给氧或机械通气。

2. 心包填塞

（1）早期表现

心包填塞是由心包腔积液、积血和血块凝聚而引致心脏舒张期充盈障碍及心排血量降低的血流动力学状态。表现为急性循环衰竭，如乏力、呼吸困难、面色苍白、发绀、颈静脉怒张、水肿等。常见症状有劳累后呼吸困难、端坐呼吸、腹胀感等。如果未立即治疗，可危及生命。可采用心电图、胸片和超声心动图检查进行评估。

（2）治疗

去除心包积液，从而降低升高的心包内压力并改善血流动力学状态。经皮引流（即心包穿刺术）和手术引流心包积液均可非常有效地去除积液并缓解血流动力学受损的相关症状。

（钱　颖）

第二篇

造血干细胞移植

第十章

异基因造血干细胞移植

第一节 预处理毒性

案例 26 异基因造血干细胞移植预处理所致呕吐

（一）病例介绍

患者，女性，24 岁，因"确诊急性重型再生障碍性贫血 1 月余，拟行兄供弟异基因造血干细胞移植"，入院后给予 FC（氟达拉滨 + 环磷酰胺）+ATG（抗胸腺细胞球蛋白）预处理方案，具体为：氟达拉滨 47 mg，移植前 9 天、8 天、7 天、6 天、5 天；环磷酰胺 2.6 mg，移植前 5 天、4 天、3 天、2 天；ATG 150 mg，移植前 5 天；125 mg，移植前 4 天、3 天、2 天。化疗过程中遵医嘱予水化、碱化、盐酸托烷司琼止吐。预处理期间，患者胃肠道反应明显，恶心频繁，呕吐次数最多达 7 次，量为 200 ml，为胃内容物和黄色胆汁样液体。

（二）护理策略

1. 护理评估 护士应密切观察患者呕吐的方式、呕吐物的性状、量、颜色、气味等；正确评估呕吐的分级（表 10-1）；观察伴随症状的有无及程度；了解患者对呕吐的反应以及患者的治疗方案；了解患者的饮食情况，定期测量体重。

表10-1 呕吐的分级

分级	临床表现
0 度	无呕吐或只有轻微恶心
Ⅰ度	每日 1 ～ 2 次呕吐
Ⅱ度	每日 3 ～ 5 次呕吐
Ⅲ度	每日 > 5 次呕吐

2. 症状（体征）护理

（1）呕吐的护理

该患者在预处理期间呕吐最高分级为Ⅲ度。呕吐时采取半坐卧位或坐位，以防呕吐物引起窒息；协助患者用温开水或生理盐水漱口，清除残留在口腔内的呕吐物，及时更换脏污的衣物、被褥，开窗通风，避免加重呕吐。呕吐停止后，应给予患者少量、清淡、易消化的食物，严重呕吐者，可暂时禁食，根据医嘱给予静脉补液，以防水、电解质紊乱。

（2）中医护理

1）耳穴压豆

全身各脏器皆联系于耳，刺激耳穴可有效作用于全身经络，采用耳穴压豆法，可通过经络俞穴作用，以达到疏通经气、调和气血、调节胃肠作用，对化疗引起的恶心、呕吐具有良好的防治效果。

护理方法：取耳穴"神门、交感、胃"三穴为主穴，"肝、脾"二穴为配穴，耳部用75%酒精棉片消毒后，左手固定耳郭，右手持血管钳将粘有磁珠的胶布（0.8 cm×0.8 cm）贴于上述耳穴中，用食指、拇指于耳前后捻压，手法由轻及重，按压每个穴位2 min，使耳部产生酸、麻、胀、痛、热的感觉，每天按压3～4次。每耳隔日1次，两耳轮换，整个操作持续到化疗结束，每日需评估耳部皮肤情况。

2）穴位贴敷

穴位贴敷药物直接接触表皮，即药物能透过表皮从真皮吸收到人体里，活跃的血液循环运转药物很快，避免了口服给药可能发生的肝首过效应和胃肠灭活，从而提高了药物的利用度。

护理方法：取半夏粉10 g，生姜汁5 ml，蜂蜜1 ml，拌成泥状，使用前先用75%酒精棉片消毒并为皮肤脱脂，酒精过敏者改用温水清洁。于化疗第1天开始，将准备好的姜半夏贴于患者神阙穴（肚脐正中）处，放置时间5～6 h，每日更换1次，持续治疗5天，并用外用输液贴固定保护。

3．用药护理

（1）盐酸托烷司琼

是一种5-HT$_3$受体拮抗剂，可有效阻止嗜铬细胞释放5-HT$_3$，调节5-HT$_3$受体，继而有效阻断呕吐反射。遵医嘱在化疗前半小时，予托烷司琼静脉推注。托烷司琼最常见的不良反应有头痛、头晕、便秘、疲劳等，用药过程中观察患者的排便情况，患者活动时加强安全管理，预防跌倒发生。高血压未控制的患者，用药后可能引起血压进一步升高，用药前后密切监测血压变化。

（2）地塞米松

地塞米松联合托烷司琼是目前化疗相关恶心、呕吐的常见治疗方案。遵医嘱按时、按剂量正确给药，用药后密切观察患者有无水钠潴留情况发生，监测体重变化和尿量。观察患者大便颜色、胃部不适等消化道溃疡症状，监测血压、血糖变化。

4．休息与运动

（1）提供安静舒适的环境，应尽量减少强烈的气味及视觉刺激，保持空气清新、流通，减少刺激，保证休息睡眠。

（2）做适当的体育活动，如散步、太极拳等，但要注意运动的方式、时间及运动量的调整，以不感到疲劳为度。

5．营养支持 饮食方面限制辛辣、油腻、过甜、过咸的食物及有强烈刺激气味及不能耐受的食物，切忌过饱，可进食清淡、易消化、温热的软食或流质饮食，少量多餐，不吃易胀气的食物；晨起胃内压力低，不易引起恶心、呕吐，嘱患者可进食正常饮食量，进食后协助患者取半坐卧位休息，以免食物反流，引起恶心、呕吐；鼓励患者多饮水，以促进化疗药物代谢产物排出，减轻化疗副作用。呕吐持续时应限制所有的食物或饮料直到呕吐停止；呕吐后 30 ～ 60 min 后先喝清水再尝试干的面食（如干面包片等）及蛋白质丰富的食物（如鸡蛋、鸡肉、鱼等），最后增加奶制品。

6．心理护理 在面对药物化疗后出现的呕吐，患者或多或少会产生心理上的变化，紧张、害怕、恐惧等心理随之出现，进而出现不配合治疗的情况。护理人员要积极地同患者进行交流和沟通，掌握患者的内心想法，实施合理的心理疏导。向患者告知化疗药物引起呕吐的原因，化疗后呕吐属于正常的现象，可以通过相应的干预和处理有效解决。护理人员学会运用正性心理暗示，实施合理个体心理暗示措施，如输注氟达拉滨药物，告知患者此药呕吐发生率较低，减少患者的思想负担。

7．健康指导

（1）在病房内播放柔和、旋律慢、频率低和患者喜欢的轻音乐，鼓励患者阅读、看电视或从事感兴趣的活动等，转移患者的注意力，有助于稳定患者的情绪，减轻恶心、呕吐症状。

（2）化疗期间感到恶心时，指导患者缓慢深呼吸、听音乐等放松全身，采用半坐卧位休息，以分散注意力。

（3）合理安排服药，服药前应先吃点稀饭、面条等容易消化的食物，以便减轻药物对胃肠黏膜的刺激，或者药物止吐后再服药。

（三）护理效果评价及转归

预处理第 2 ～ 3 天，呕吐 Ⅰ 度，医嘱予化疗前半小时托烷司琼联合地塞米松静脉推注，姜半夏敷神阙穴；预处理第 5 天患者的恶心、呕吐分级为 Ⅱ 度，呕吐 3 次，为胃内容物；预处理第 4 天，恶心、呕吐分级为 Ⅲ 度，呕吐＞5 次，为胃内容物和黄色胆汁样液体，遵医嘱予加用耳穴压豆。预处理第 2 ～ 4 天，恶心、呕吐分级为 Ⅱ 度，呕吐 3 ～ 4 次，为胃内容物和黄色胆汁样液体；预处理最后一天，化疗结束，呕吐分级为Ⅰ度；移植后第 1 天，呕吐分级为 0 度。

（四）讨论

外周血造血干细胞移植的预处理方案与常规化疗有许多不同之处，如多药物联合或多药物与放疗联合，多达 8～10 天的疗程，都会使预处理期的呕吐症状加重。频繁和剧烈的呕吐可引起水、电解质紊乱，酸碱平衡失调，营养障碍，消化道出血，消化道黏膜炎等情况。国外对于恶心、呕吐的防治主要是采用药物治疗，对于化疗后急性呕吐的患者主要采用选择性的 5-HT₃ 受体拮抗剂及 NK1 受体拮抗剂治疗，对于化疗方案可能导致患者中等程度呕吐的，国外用药指南推荐使用 5-HT₃ 受体拮抗剂上皮质类固醇类药物止吐，或者将 5-HT₃ 受体拮抗剂及 NK1 受体拮抗剂联合皮质类固醇类药物治疗因化疗导致的严重程度的呕吐。

中医认为，化疗药物在杀伤癌细胞的同时也损伤人体正气，导致脏腑功能失调，脾失运化、胃失和降而上逆，出现恶心、呕吐、纳差等胃肠道反应。辩证多属脾胃不合及脾气亏虚，治疗以合胃止吐、消痞除满、活血解毒、健脾祛湿、补脾益肾为主。

此例造血干细胞移植患者在预处理过程中，呕吐从预处理初期Ⅰ度，过渡到了预处理第 5 天的Ⅲ度，初期给予托烷司琼止吐，在饮食、心理上做好干预，取得了一定的止吐效果。随着多药物的联合应用，常规的止吐药物得不到良好的止吐效果；我们采用中医护理与西医止吐药联合的方法，取得了较好的止吐效果。

（姚斌莲）

案例 27 骨髓增生异常综合征行异基因造血干细胞移植合并消化道出血

（一）病例介绍

患者，男性，54 岁，因"骨髓增生异常综合征 1 年余，拟行子供父单倍体造血干细胞移植"，入院后给予白消安（白舒非）+ 环磷酰胺 + 兔抗人胸腺细胞免疫球蛋白（即复宁）预处理方案。

移植后第 5 天，患者恶心、呕吐明显，为Ⅲ度，呕吐物为进食食物伴少量鲜红色血丝。

移植后第 7 天，患者仍有恶心、呕吐，呕吐物为进食食物伴少量鲜红色血丝。辅助检查：白细胞计数（WBC）0.01×10^9/L，血红蛋白（Hb）66 g/L，血小板计数（PLT）4×10^9/L；间接胆红素（DBIL）47.5 μmol/L，总胆红素（TBIL）

52.6 μmol/L，白蛋白（ALB）35.1 g/L，氯离子（Cl⁻）117.4 mmol/L，钠离子（Na⁺）150 mmol/L，肌酐（Cr）293 μmol/L。大便隐血试验（OB）：阳性（+）。遵医嘱予泮托拉唑（潘妥洛克）抑酸、托烷司琼止吐、卡络磺钠止血、血小板输注等对症支持治疗。

移植后第 13 天，患者仍有恶心、呕吐，呕吐物带少量血丝，辅助检查：WBC 0.01 × 10⁹/L，Hb 68 g/L，PLT 21 × 10⁹/L，C 反应蛋白（CRP）113.80 mg/L。予红细胞及血小板输注，托烷司琼止吐等对症处理。

移植后第 16 天，患者仍有恶心、呕吐，呕吐物为咖啡色胃液（图 10-1，见彩图 10-1），伴腹痛，疼痛评分为 6 分（采用 NRS 评分），排黑便。辅助检查：WBC 0.01 × 10⁹/L，Hb 67 g/L，PLT 6 × 10⁹/L；CRP 115.77 mg/L，Cr 253 μmol/L，钙离子（Ca²⁺）1.87 mmol/L，Cl⁻ 114.2 mmol/L。遵医嘱予患者禁食，哌拉西林钠他唑巴坦钠（特治星）+ 替加环素抗感染，泮托拉唑抑酸，醋酸奥曲肽（善宁）抑制腺体分泌等对症处理。

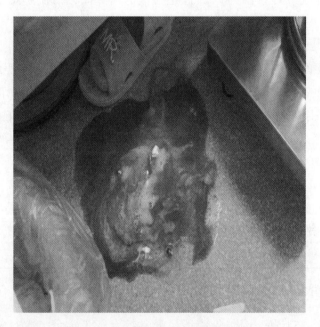

图 10-1 移植后第 16 天的呕吐物

移植后第 18 天，患者仍有恶心、呕吐，呕吐物为咖啡色胃液，伴腹痛，疼痛评分为 6 分，大便失禁，排鲜红色稀水便（图 10-2，见彩图 10-2），量为 800 ~ 1200 ml/d，医嘱继续予哌拉西林钠他唑巴坦钠 + 替加环素抗感染，卡络磺钠止血，血小板输注，泮托拉唑抑酸，醋酸奥曲肽抑制腺体分泌等对症处理，予一件式造口袋粘贴于肛周收集大便，预防失禁性皮炎。

移植后第 33 天，患者恶心、呕吐已缓解，仍有腹痛，疼痛评分为 2 分，大便

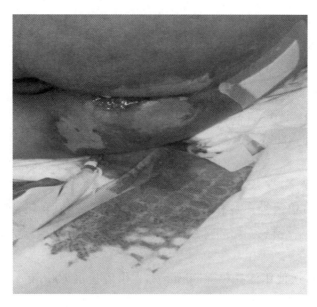

图 10-2　移植后第 18 天，患者排鲜红色血便

失禁排深褐色稀水便，量为 600 ～ 800 ml/d，治疗方法同前。

（二）护理策略

1．护理评估　评估实验室检查结果，生命体征，消化道出血发生的时间，呕吐物及大便的颜色、量与性状，疼痛评分，肛周皮肤状况。

2．症状（体征）护理

（1）恶心、呕吐的护理

1）体位：出现恶心症状时，协助患者取坐位或侧卧位，预防误吸。

2）教会患者预防呕吐的技巧：按压合谷、内关穴位；进食后 2 h 内取半坐卧位。

3）使用超声导入仪治疗患者的恶心、呕吐症状。

（2）肛周皮肤的护理

1）局部清洁：目的是清除尿液或粪便。免冲洗的皮肤清洗剂使用后皮肤待干速度快，从而减少通过擦拭皮肤使皮肤干燥等措施造成的皮肤损伤，也能节约护理人员的时间从而提高效率。失禁护理湿巾由软滑的材料制成，可以减少摩擦造成的损伤，也可减轻护理负担，提高护理人员的满意度。而理想的清洗频率尚未确定，应依据失禁的程度而定，建议至少每日 1 次或每次大便失禁之后清洗皮肤。国外有研究发现，对失禁相关性皮炎（incontinence associated dermatitis，IAD）患者每 6 小时实施 1 次皮肤清洗和保护的效果优于每 12 小时实施 1 次。

2）保护皮肤：目的是避免皮肤暴露于尿液或粪便中或尽量减少摩擦。清洗之后，可用皮肤保护剂涂抹皮肤以达到预防和治疗 IAD 的效果。若出现 IAD，皮肤保护剂的使用可在角质层与潮湿物或刺激物之间形成保护层，还能加快皮肤修复。

实施适当的皮肤护理方案 1 ~ 2 天后，皮肤状况应有明显的改善，一般在 1 ~ 2 周内得以恢复。对于 3 ~ 5 天没有改善或怀疑有皮肤感染时，应及时向相关领域专家进行咨询。关于使用保护剂涂抹皮肤的频率，国内有研究显示每 8 小时 1 次与每 12 小时 1 次的效果无差别。

3）粪便收集：患者大便失禁，为保护皮肤及创面免受粪便污染，在肛周粘贴一件式造口袋进行粪便收集。

3．用药护理

（1）泮托拉唑

泮托拉唑为白色或类白色粉末，可溶于水、盐水或其他适当的液体，它适用于十二指肠溃疡、胃溃疡、急性胃黏膜病变、复合性胃溃疡等引起的急性上消化道出血。

护理方法：首次使用泮托拉唑 80 mg 加入生理盐水 100 ml，维持 1 h，然后使用泮托拉唑 8 mg/h 维持静注，使用至消化道出血停止后 2 ~ 3 天。配制好的药液应当立即使用，输注过程中严格控制输液速度，观察有无药物不良反应。

（2）醋酸奥曲肽

本品适用于缓解与功能性胃、肠、胰内分泌肿瘤有关的症状，用于肝硬化患者胃 - 食管静脉曲张所致出血的紧急治疗，止血和预防再出血。

护理方法：醋酸奥曲肽 0.3 ml 加入生理盐水 50 ml 中，维持 12 h，2 次 / 天，使用前应用肉眼观察是否有颜色改变和颗粒出现，配制好的药液应当立即使用，如果不立即使用，应保存于 2 ~ 8 ℃的条件下，使用前药液需达到室温。输注过程中严格控制输液速度，观察有无药物不良反应。

（3）造口护肤粉

本品为水胶体粉剂，内有三种亲水性胶体，果胶、动物胶、羧甲基纤维素钠，能够有效修复受损皮肤，适用于有少量渗出的难以粘贴片状敷料的伤口。用于皮肤发红、肿胀、湿润、浅表皮肤破溃等情况，保护皮肤。

护理方法：首先用生理盐水清洁肛周皮肤，用无菌纱布或消毒纸巾抹干皮肤，喷洒少量皮肤保护粉到肛周皮肤处，用无菌纱布抹去多余的皮肤保护粉，吸收 5 min 左右，最后在距离皮肤 5 cm 处喷无痛保护膜，待干再粘贴一件式造口袋（图 10-3，见彩图 10-3）。

（4）液体保护膜

本品是一种多聚溶液，形成一种应用于皮肤的薄膜。帮助完整或受损的皮肤免受失禁的尿液或粪便、消化液、伤口排出物、黏液和损伤的刺激。

护理方法：喷洒完造口护肤粉后，涂于肛周皮肤，保护皮肤免受污染或擦伤。

4．休息与运动

（1）绝对卧床休息，取平卧位，呕吐时头偏向一侧，避免误吸，必要时吸除

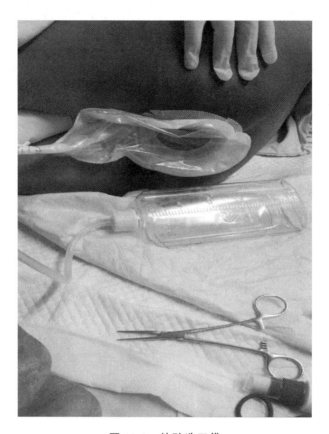

图 10-3　粘贴造口袋

分泌物、血液、呕吐物，保持呼吸道通畅，吸氧。

（2）治疗和护理工作集中进行，以保证充分休息和睡眠，病情稳定后，逐渐增加活动量。

5．营养支持

（1）根据出血部位及出血量的不同，采取不同的营养支持疗法。仅恶心、呕吐少量胃内容物时，给予清淡无渣、无刺激性的流质及半流质饮食，并辅以静脉营养。

（2）患者急性大出血伴呕吐、排血便时需禁食，予静脉高营养支持治疗，常用的静脉营养液组分分别有脂肪乳剂、氨基酸液、水解蛋白、葡萄糖等，必要时可遵医嘱输注新鲜血液、血浆、白蛋白。

（3）出血停止后可改为易消化、无刺激性的半流质饮食或软食，少量多餐，营养丰富，逐渐过渡到正常饮食。

6．心理护理

（1）患者移植过程中出现消化道出血，病情危急，由于患者缺乏对出血的心理准备，出现了恐惧、焦虑、紧张的心理，特别是对死亡的恐惧，护士给予安慰，倾听患者心声，并耐心向患者解释消化道出血出现的原因、治疗过程、护理措施，增强患者治疗的信心。

（2）通过呼吸疗法、冥想、肌肉渐进性放松、听舒缓音乐以分散患者注意力，缓解其焦虑情绪，增加患者的信心，使患者主动接受治疗。

7. 健康宣教

（1）教会患者识别早期的出血征象，如出现头晕、黑蒙、口渴、出冷汗、心悸等，及时报告医护人员。观察呕吐物的颜色及量。

（2）告知患者有呕血时不能强行咽下，以免引起恶心、呕吐或误吸。

（3）指导患者合理饮食，在出血的活动期绝对禁食，出血得到控制后，可以进食一些清凉无刺激的流质饮食，待出血停止后改为流食和软食，食物应选择营养丰富和易消化的食物，禁止食用辛辣、生硬等刺激性食物，避免诱发呕血或便血。

（4）呕血后及时漱口，清除口腔异味，预防感染，不能漱口时行口腔护理。

（5）准确记录腹泻次数、量及颜色，每次排便后予湿纸巾擦拭肛周皮肤，1：5000高锰酸钾溶液坐浴，化痔栓塞肛，局部喷洒3M保护膜保护肛周皮肤。

（6）大便失禁时予一件式造口袋收集大便，教会患者观察造口袋有无破损，及时清理大便，并记录大便量。

（7）在医生指导下准确用药。

（三）护理效果评价及转归

该例患者从移植后第5天开始出现呕血症状；第16天开始便血，伴疼痛，在治疗的同时给予保护肛周黏膜措施，及时贴肛袋收集大便，有效预防失禁性皮炎，更好地控制感染的发生。具体病情变化及转归见表10-2。

表10-2 患者呕吐物及腹泻量变化及处理情况

移植后时间	呕吐物性状	疼痛评分（分）	腹泻性状	腹泻量	用药及处理
第5天	食物伴血丝	0	无	无	泮托拉唑
第7天	食物伴血丝	0	黄色，OB（+）	无	泮托拉唑
第13天	食物伴血丝	0	黑色糊状便	无	泮托拉唑、醋酸奥曲肽
第16天	咖啡色胃液	6	黑便	600～1000 ml/d	泮托拉唑、醋酸奥曲肽；止痛
第18天	咖啡色胃液	6	鲜红色稀水便	800～1200 ml/d	泮托拉唑、醋酸奥曲肽；止痛、贴肛袋
第33天	无	2	深褐色稀水便	600～800 ml/d	醋酸奥曲肽；贴肛袋

（四）讨论

消化道出血是 HSCT 患者预处理期的常见并发症，发生率在 35% 左右，其中一半以上为重度出血，严重威胁患者生命健康及治疗预后。该例患者在胃肠道反应中一旦发生消化道出血就立即给予止血，加强胃肠道黏膜的保护，预防出血加重或再次出血。当伴随剧烈腹痛时，可适当加用解痉药物。注意电解质及酸碱平衡，准确评估患者的营养状况，加强保护性隔离，做好饮食、肛周等基础护理，并应指导患者保持良好的心态，积极乐观的配合治疗。在造血系统重建前，加强抗感染及升白细胞治疗，以减轻患者的痛苦，使患者树立信心，确保移植的顺利进行。

该例患者大便失禁，遵循失禁性皮炎护理三部曲来护理患者皮肤，首先清洗：使用无香味、无刺激性、接近皮肤 pH 的液体，也可采用一次性柔湿巾，移除脏物，不可擦拭皮肤，尽量采用冲洗或轻拍式清洁。其次润肤：使用保湿剂（如甘油、炉甘石）锁住角质层的水分，使得皮肤表面更加光滑并能填补皮肤屏障间的小裂缝。最后隔离：使用液体敷料直接减少尿液及粪便与皮肤接触，减少刺激。可用造口袋收集粪便，避免其刺激皮肤，提升患者舒适度，最大程度维护患者自尊，同时可以准确记录排出量及性质，减少护理费用，使临床干预工作由被动变为主动，减少医护人员工作量，缩短工作时间。

（柴燕燕　吴　杨）

案例 28　预处理药物毒性所致阵发性室上性心动过速

（一）病情介绍

患者，女性，47 岁，因确诊急性髓系白血病 6 月余，拟行自体外周血造血干细胞移植入院，入院后给予伊达比星（去甲柔红霉素）＋白消安（BU）＋环磷酰胺（CY）方案预处理，患者既往有高血压病史，规则每日服用氨氯地平 5 mg，血压控制良好。

移植前 1 天，患者心率 105 ～ 135 次 / 分，心电图示窦性心动过速，中心静脉压（CVP）7 ～ 9 cmH$_2$O；当日最高体温 38.1 ℃，遵医嘱予静脉滴注抗生素后降至正常，N 末端脑钠肽前体（NT-ProBNP）285.40 pg/ml。

移植后第 1 天，患者体温 36.5 ℃，心率波动在 105 ～ 140 次 / 分，心电示窦性心动过速，CVP 波动在 4 ～ 7 cmH$_2$O，CRP 200.53 mg/L，钾离子（K$^+$）3.16 mmol/L。

移植后第 10 天 2：50，患者突感心率加快，心率波动在 170 ～ 180 次 / 分，CVP 为 16.0 cmH$_2$O，急查心电图示：阵发性室上性心动过速，遵医嘱予呋塞米注射液静脉注射。4：00，复测患者 CVP 为 8.5 cmH$_2$O，心电图示：窦性心律，心率波动在 106 ～ 120 次 / 分。

移植后第 11 天 9：00，患者诉心慌、心悸，体格检查：颈静脉怒张，双下肢轻微水肿。CVP 15.0 cmH$_2$O，心率波动在 198 ～ 206 次 / 分，心电图示：阵发性室上性心动过速，ST 段明显压低。遵医嘱予 5% 葡萄糖注射液 + 普罗帕酮注射液静脉注射。9：50，患者心慌、心悸较前减轻，心电图示：窦性心律，心率波动在 102 ～ 120 次 / 分。无机磷 0.59 mmol/L、钠离子（Na$^+$）131 mmol/L、镁离子（Mg^{2+}）1.18 mmol/L、氯离子（Cl$^-$）96.8 mmol/L、钙离子（Ca^{2+}）2.21 mmol/L。

15：05，患者再次诉心慌、心悸，心率波动在 192 ～ 202 次 / 分，遵医嘱调节输液速度 100 ～ 150 ml/h。15：55，静脉注射三磷酸腺苷二钠注射液。15：56，患者出现呼之不应，心电监护呈直线，值班护士立即予心脏捶击 6 次。15：57，患者意识恢复，心率波动在 105 ～ 112 次 / 分，心电监护显示：窦性心动过速。

18：05，患者仍诉心慌、心悸，心率 200 ～ 208 次 / 分，CVP 11 cmH$_2$O。心电图示：阵发性室上性心动过速，遵医嘱予普罗帕酮注射液静脉注射维持 5 min。18：38，患者心电图示：窦性心律，心率 108 ～ 120 次 / 分，遵医嘱予胺碘酮注射液持续静脉注射 5 ml/h。降钙素原（Pro-CT）1.200 ng/ml；NT-ProBNP 913.40 pg/ml；CRP 151.26 mg/L。患者频繁发生阵发性室上性心动过速，但血小板低下，不宜行射频消融术，采用保守治疗方式控制心率、血压。

移植后第 13 天，予持续静脉注射胺碘酮注射液，患者无颈静脉怒张，无心慌、心悸，心电图示窦性心律，心率 76 ～ 90 次 / 分，CVP 3.5 ～ 7.5 cmH$_2$O；血压最高为 159/107 mmHg，予加用厄贝沙坦片口服后，血压为 119/79 mmHg。心脏彩超提示：心内结构未见明显异常；左室收缩功能正常。Pro-CT 1.200 ng/ml，NT-ProBNP 913.40 pg/ml、CRP 151.26 mg/L。

移植后第 14 天 6：14 至 8：05，患者诉心慌、心悸频繁，心电频繁出现阵发性室上性心动过速，心率 175 ～ 198 次 / 分，遵医嘱予加快 5% 葡萄糖注射液 + 胺碘酮注射液速度至 7 ml/h 后，心电图示：窦性心律，心率 65 ～ 83 次 / 分。

移植后第 16 天，患者无心慌、心悸，遵医嘱改为胺碘酮口服，尼群地平片及氯沙坦钾片口服控制血压波动在 109 ～ 130/70 ～ 90 mmHg，心率 101 ～ 106 次 / 分，心电图示：窦性心律。

移植后第 23 天，患者无心慌、心悸，颜面部及四肢无水肿。复查心电图示：窦性心律，心率 80 ～ 96 次 / 分，血压波动在 114 ～ 134/76 ～ 95 mmHg。CRP 4.82 mg/L，Pro-CT 0.143 ng/ml，NT-ProBNP 28.72 pg/ml。为患者办理出院。

（二）护理策略

1．护理评估

（1）评估引起心律失常的原因，如冠心病、心肌病、心肌炎、心力衰竭、药物中毒、电解质紊乱、低氧血症、酸碱平衡失调等。

（2）避免情绪紧张或激动、快速改变体位等，一旦出现头晕、黑蒙等先兆表现时立即平卧，以免跌倒。

（3）心电图检查

1）心率波动在 160～250 次/分，心律规则。

2）连续 3 个及以上快速均齐的 QRS 波群，形态与时限均正常，但发生室内差异性传导或传导束支阻滞时，QRS 形态异常起始突然，常有房性期前收缩触发。

（4）密切观察患者的神志、心率、心律、血氧饱和度、血压的变化，有无颈静脉怒张、皮肤水肿、心前区疼痛、恶心、心悸等不适以及阵发性室上性心动过速发作的频次、持续时间；监测心肌酶谱及 BNP、CVP 及 24 小时出入量的变化情况。

2．症状（体征）护理

（1）预防及早期发现心功能受损

1）体位与休息：突发血压下降时应绝对卧床休息，减少心肌耗氧量；当患者心律失常发作导致胸闷、心悸、头晕等不适时采取头高脚低、半坐卧位或其他舒适体位，尽量避免左侧卧位。保证充足的休息与睡眠；必要时遵医嘱给予镇静剂。

2）呼吸困难时给予低流量吸氧。

3）抢救准备：予留置静脉导管，备好抗心律失常药物及其他抢救药品及仪器等。

4）控制输液速度为 150～250 ml/h，给予呋塞米注射液 20 mg 每日 2 次利尿，减轻循环负荷。

5）记录 24 小时出入量，及时记录、发现出入量不平衡的情况。

6）持续心电监测，发现异常时及时报告处理。

7）静脉滴注伊达比星（去甲柔红霉素），前 30 min 予静脉滴注磷酸肌酸钠。

（2）射频消融术

1）术前准备

①术前检查血常规，凝血时间，肝、肾功能等；心脏彩超，12 导联心电图等。

②术前 1 天做好双侧腹股沟区、会阴部、颈胸部备皮，并练习床上排便、排尿。并予左上肢留置静脉留置针。

③术前宣教饮食、休息等相关知识。

2）术后护理

①患者取平卧位，患肢制动。向患者宣教术后 24 h 内可能会出现胸部隐痛不

适，属正常反应。

②术侧肢体护理：弹力绷带加压包扎，术侧肢体平伸制动 6 h，平卧休息 12～24 h 方可下床活动，严密观察穿刺点有无出血、渗血，皮肤黏膜有无瘀斑、皮下血肿及术侧肢体有无肿胀；末梢循环、足背动脉波动情况；术后 72 h 避免剧烈运动，以防穿刺点再出血。

③术后当天不进食或进食清淡易消化的食物；保持大便通畅。

④术后 1 周后可恢复正常活动，遵医嘱服用抗凝药物治疗。

3．用药护理

（1）三磷酸腺苷二钠注射液

药品储藏于荫凉处密闭保存（指遮光并且温度不超过 20 ℃）；肌内注射或静脉注射，每次 10～20 mg，10～40 mg/d；静脉注射速度宜缓慢，以免引起头晕、头胀、胸闷及低血压等。

（2）普罗帕酮注射液

药品遮光密封保存，保存温度 10～30 ℃；静脉注射，成人用量 1～1.5 mg/kg 或 70 mg+5% 葡萄糖注射液稀释，于 10 min 内缓慢静脉注射，必要时 10～20 min 重复一次，总量不超过 210 mg。静脉注射起效后改为静脉滴注，滴速 0.5～1 mg/min 或口服维持。用药期间注意观察早期头痛、头晕、嗜睡，用药后可能出现胃肠道功能障碍（如恶心、呕吐、便秘）。

（3）胺碘酮注射液

药品储藏于 25 ℃以下，避光保存。药品作用时间短，仅使用等渗葡萄糖溶液配制并持续滴注，用药期间注意观察心脏不良反应，如窦性心动过缓或者偶见窦性停搏，胃肠道不良反应（如恶心），注射部位反应（如通过直接外周静脉途径给药时出现浅表静脉炎、疼痛、红斑、水肿、坏死、渗出、浸润、炎症、蜂窝组织炎），肝功能不良反应（如血清转氨酶水平升高）。与环孢素联合使用时会增加肾毒性的风险。

4．休息与运动

（1）对有血流动力学改变的轻度心律失常患者应告知其适当休息，避免劳累，休息时要避免左侧卧位，以防感到心脏搏动而加重不适。

（2）急性期及严重心律失常患者应绝对卧床休息，避免一切不良刺激，并给予吸氧，待症状消失，心肌酶、心电图检查恢复正常后，再逐渐增加活动量。

5．营养支持

（1）本案例患者因预处理的药物毒性出现阵发性室上性心动过速，非器质性心脏病引发的阵发性室上性心动过速可以正常进食。

（2）低钾患者，食用富含多种钾元素的食物，如柑橘水等。

（3）严格控制患者每日摄入钠盐的量及饮水量，避免水钠潴留。

（4）指导患者进食富含纤维素、营养丰富的易消化食物，防止便秘。

（5）少量多餐，避免刺激性食物，如辣椒、浓茶等。

6．心理护理 保持平和、稳定的情绪，避免过喜、过忧、过怒；不看紧张、刺激的电视、球赛和视频等。

7．健康宣教

（1）绝对卧床休息，病情稳定后先行床上活动再至下床活动。

（2）养成良好的生活习惯，保证充足的睡眠，避免诱发因素；饭后不宜立即就寝，睡眠的姿势应采取右侧卧位，双腿屈曲。保持大便通畅，注意保暖，预防感冒。

（3）遵医嘱服抗心律失常药物，不可自行减量、停药，指导患者观察药物疗效和不良反应。

（4）教会患者自我检测脉搏的方法，以便自我监测。

（5）定期随访，复查心电图及心脏超声。

（三）护理效果评价及转归

该例患者移植后出现心律失常，频发阵发性室上性心动过速，指导患者避免左侧卧位，以防左侧卧位时感觉到心脏搏动而加重不适，密切进行心电监护，及时给予药物治疗。在使用抗心律失常药物治疗时患者出现呼之不应，心电图示直线，值班护士立即予心脏捶击 6 次后，患者意识恢复，心电图显示为窦性心率。恢复期后关注患者主诉，密切观察患者的病情，监测心率、心律变化，及早发现危险征兆。患者移植后第 23 天，无心慌、心悸，颜面部及四肢无水肿，复查心电图显示：窦性心律，心率 80～96 次/分，血压 114～134/76～95 mmHg。CRP 4.82 mg/L、Pro-CT 0.143 ng/ml、NT-ProBNP 28.72 pg/ml，准予出院。

（四）讨论

患者突发生阵发性室上性心动过速时，及时应用抗心律失常药物，密切观察药物的效果及不良反应，防止毒副作用的发生。避免左侧卧位；密切观察病情，持续心电监测，及早发现危险征兆，监测电解质尤其是血钾的变化。病情允许时及早行射频消融术。

严重心律失常可致心搏骤停，是心脏射血功能突然停止，此时脑血流突然中断，10 s 左右患者即可出现意识丧失。大部分患者在发生心脏骤停后 4～6 min 内将发生不可逆的脑损伤，随后经数分钟过渡到生物学死亡。心搏骤停的生存率在 5%～6%。该患者抢救成功的关键是医护人员快速识别心搏骤停并启动急救，及早进行心肺复苏和复律治疗。

（柴燕燕 李红梅）

第二节 移植物抗宿主病

案例 29 异基因造血干细胞移植后并发Ⅲ度皮肤移植物抗宿主病

（一）病例介绍

患者，男性，52岁，因"发现急性髓系白血病（AML-M4，MDS/MPN 转化）5月余"，拟行女供父异基因造血干细胞移植，入院后给予改良 BU/CY+ATG 预处理方案，回输后予吗替麦考酚酯（MMF）+环孢素（CsA）+甲氨蝶呤（MTX）预防移植物抗宿主病（graft versus host disease，GVHD）。

移植后第12天，患者白细胞植活。

移植后第19天，患者血小板植活。

移植后第31天，患者腋下、腹股沟、肛周出现皮肤色素脱失。

移植后第33天，患者颈部、手掌心皮肤潮红，伴痒感。

移植后第36天，患者前胸、后背出现散在皮疹。

移植后第37天，患者前胸、后背皮疹融合成片。

移植后第42天，患者除手掌心外，皮疹已退。

（二）护理策略

1. 护理评估 评估皮疹部位、面积、颜色与瘙痒程度并记录［急性 GVHD 的皮肤临床表现分为4级（采用改良急性 GVHD Glucksberg 分级标准进行评分）：① 1级：皮损 < 25% 体表面积；② 2级：皮损大小为 25% ~ 50% 体表面积；③ 3级：皮损面积 > 50% 体表面积或全身红皮病；④ 4级：表皮坏死，伴随弥漫性大疱]。

2. 症状（体征）护理

（1）皮疹护理

病室温度维持在 24 ℃ ~ 26 ℃，湿度在 40% ~ 60%；每天用温水擦身，更换经高压灭菌消毒后的柔软、宽松棉质衣服，给予复方紫草油涂抹，早晚各一次，嘱患者勿搔抓皮肤；每天更换床单被套，如有污染随时更换。

（2）皮肤瘙痒护理

瘙痒处可用倍他米松乳膏涂抹，夜间瘙痒难耐时予氯雷他定口服。

3. 用药护理

（1）倍他米松乳膏

均匀涂一薄层于瘙痒处足底或手掌频繁活动部位，可使用保鲜膜包裹，每日

2 ~ 4 次。密切观察使用效果。

（2）复方紫草油

配制好的复方紫草油经微波炉加热消毒降温后使用。先用生理盐水清洁皮肤，护士洗手后戴无菌手套，掌心倒入少量紫草油，均匀地涂抹在患者皮疹处，边涂边按摩至皮肤吸收。

（3）甲泼尼龙

遵医嘱正确按时、按途径、按剂量使用，观察药物的不良反应。用药过程中观察患者有无呕吐情况，有无水钠潴留发生，监测患者血压，大便颜色，预防各种感染。

（4）环孢素

用药过程中观察药物不良反应：较常见的有厌食、恶心、呕吐等胃肠道反应，牙龈增生伴出血、疼痛、多毛症、震颤等。用药剂量过大、时间过长有可能发生可逆性肝、肾损伤。需要缓慢滴注，滴注时间＞ 2 h；因本品可溶解于聚氯乙烯，产生更强的毒副作用，因此需要使用玻璃输注瓶。定期复查肝、肾功能。

4．休息与运动 多卧床休息，避免骨隆突处压迫，避免劳累和剧烈运动，减少足底的摩擦，活动时注意安全。

5．营养支持 遵循新鲜、卫生、干净的饮食原则。避免生冷、不洁、粗糙、坚硬、强刺激性食物。

6．心理护理 告知患者情绪波动的害处，鼓励患者说出心中的不快，缓解其心理压力；鼓励患者与家属、亲友联系，借助社会支持；指导自我放松的方法，如深呼吸、听音乐等。

7．健康指导

（1）教会患者自我观察，发现皮肤发红或红疹等，及时告知护士。

（2）做好皮肤清洁，40 ℃温水清洁为宜，穿棉质、宽松的内衣、裤。

（3）皮肤干燥时，可局部涂抹含有羊毛脂或甘油的润肤露，不使用含有酒精或香气的润肤露。

（三）护理效果评价及转归

回输完造血干细胞第 33 天，患者颈部、手掌心皮肤潮红，伴痒感，遵医嘱予倍他米松乳膏外涂，自诉涂抹后痒感减轻；第 36 天，患者前胸、后背出现散在皮疹，遵医嘱加用复方紫草油涂抹；第 37 天，患者前胸、后背皮疹融合成片，继续给予复方紫草油涂抹；第 42 天，患者除手掌心外，皮疹已退。

（四）讨论

急性 GVHD 的皮疹常出现在移植后 2 ~ 6 周内，30 天左右是发病高峰。最初症状为皮肤痛或痒，之后迅速出现弥漫对称性斑丘疹，类似麻疹样表现，多见于背部、颈部，也可表现为掌跖红斑、耳周紫色变以及面颈部受累，毛囊周围丘疹是 GVHD 的标志性表现。皮疹一般从肢端起始，最终可遍及全身。约 6% 的严重病例可出现表皮坏死松解，表现为弥漫性红斑伴大疱，尼科利斯基征（Nikolsky sign）阳性，表皮剥脱，类似于药物引起的中毒性表皮坏死松解症。少数患者皮疹呈猩红热样改变，出现红斑融合、剥脱以及色素沉着等。该患者皮损面积 > 50% 体表面积，属于Ⅲ度皮肤排斥反应，通过皮肤护理、用药观察等综合干预，症状等到有效缓解。

（姚斌莲）

案例 30 异基因造血干细胞移植后并发Ⅳ度皮肤移植物抗宿主病

（一）病例介绍

患者，男性，40 岁，于 2017 年 4 月 3 日无明显诱因出现恶心，呕吐。全血细胞计数示：WBC 41.76×10^9/L，Hb 159 g/L，PLT 745×10^9/L。骨髓穿刺结果提示：急性淋巴细胞白血病。2017 年 10 月 21 日拟行全相合异基因造血干细胞移植（弟供兄，6/6，A^+ 供 B^+），予改良 BU/CY 预处理，于 2017 年 11 月 1 日和 2017 年 11 月 2 日回输骨髓血和外周血干细胞，共回输单核细胞合计：11.86×10^8/kg。

移植后第 13 天，血小板植活。

移植后第 20 天，白细胞植活，患者平稳出院。

院外遵医嘱继续用药，移植后第 28 天患者出现皮疹，以颜面为主，躯干少量，起初为红色丘疹伴瘙痒，移植后第 30 天，皮疹部位逐渐扩大至全身皮肤，且融合成片，并逐渐出现水疱，局部破溃，患者再次入院。移植后第 33 天，患者皮疹迅速进展，遍布全身，融合成片伴有多处水疱，皮肤破溃，渗液，尤以颜面部、四肢、腋窝、阴囊、背部较为严重，皮肤呈剥脱样改变。

（二）护理策略

1. 护理评估

（1）每日监测全血细胞分析、血生化、CRP、ALB 的变化，及时发现感染征象并给予抗感染的处理。

（2）每日监测患者生命体征及血氧饱和度的变化。

（3）每日评估患者皮疹的部位、面积、颜色、皮肤破溃处的疼痛评分及护理效果。

2. 症状（体征）护理

（1）皮疹护理

1）水疱护理：患者皮疹融合成片，有水疱出现，主要分布在头面部及前胸、后背部。消毒后用 1 ml 注射器从水疱底部抽出渗液并进行培养，培养结果（-）。聚维酮碘作用于皮肤可杀灭细菌、芽孢等病原体，性质温和，刺激性小，可减少对皮肤的刺激，减轻疼痛。

2）皮肤剥脱护理：患者皮肤大面积剥脱严重，能见新鲜红色肉芽组织，枕部、后背较为严重，疼痛难忍，不能平卧，使用生理盐水清洁皮肤并充分暴露，使皮肤干燥。皮肤褶皱处用吹风机吹干。

3）新生皮肤的护理：患者皮肤已干燥，颜面部结痂已全褪去，新鲜皮肤部分长出。用聚维酮碘消毒，再用生理盐水脱碘待干，用重组人表皮生长因子与含外用重组人碱性成纤维细胞生长因子（扶济复粉）的溶液交替擦拭破溃处。

4）PICC 处皮肤的护理：去除敷料时用 0° 或者 180° 水平方向轻柔剥离敷料，用聚维酮碘消毒皮肤后先涂液体敷料保护再覆盖软聚硅胶酮敷料，将管路固定在敷料上再用弹性绷带固定。注意观察穿刺处皮肤有无红肿、刺痛，有无渗液、渗血，置管长度，如有异常，及时换药。

（2）疼痛护理

患者皮疹覆盖全身 75% 的皮肤，颜面部较为严重，破溃、渗血、渗液；四肢、颈部、躯干部、手足大面积水疱。全身皮肤疼痛，疼痛评分（采用 NRS 进行评分）为 8 分。破溃处用 0.9% 氯化钠 100 ml+ 盐酸利多卡因 10 ml 清洗以缓解疼痛。

3. 用药护理

（1）患者用药复杂，要评估药物之间的配伍禁忌，避免发生用药反应。

（2）按要求控制输液速度，给药前后向患者及家属说明药物的作用、不良反应及注意事项，不能擅自调节输液速度。合理安排药物的输注顺序。

（3）使用他克莫司（普乐可复）免疫抑制剂时密切监测患者血压、心功能、血糖、血钾及其他电解质浓度，关注肝、肾功能化验指标，中枢神经系统的变化。

4. 休息和运动 患者皮肤剥脱，类似大面积烧伤的表现，预防皮肤感染是本病例的护理重点。嘱患者绝对卧床休息，减少体力消耗，为创面的修复提供必要的基础。到移植后第 55 天，皮肤创面基本愈合，鼓励患者开始逐渐下床活动，按照"三步起床法"进行活动。从床边每日活动 5 ~ 10 min，后逐渐活动半小时，每日递增。在活动的同时要防止患者跌倒，必须有家属的陪伴。

5. 营养支持 患者合并口腔、食道黏膜剥脱时，遵医嘱予流质软食，少量多餐，饮食应以清淡、少渣、易消化和少刺激性的食物为主。必要时给予肠外营养支持。

6. 心理护理 造血干细胞移植后合并移植物抗宿主病Ⅳ度皮肤损伤的患者，不仅身体承受着巨大的痛苦，心理也被病痛折磨，同时承受着金钱负担所带来的巨大压力,既焦虑又恐惧,心理护理应贯穿全过程。

(1)耐心向患者解释病情的发展过程,并与家属配合,逐渐消除患者的恐惧、焦虑心理,多介绍康复的患者,增强患者战胜疾病的信心。

(2)多与患者交谈,耐心倾听并鼓励患者表达自己内心的感受,尊重患者,操作前后保护隐私。

7. 健康指导

(1)患者出现Ⅰ~Ⅱ度GVHD的皮疹表现时,皮肤瘙痒的症状较为突出,嘱患者不要用手去抓挠皮肤,防止皮肤破溃。

(2)患者出现Ⅲ~Ⅳ度GVHD的皮疹表现,并出现水疱和皮肤剥脱时,告知患者翻身时动作宜缓慢,防止增大皮肤剥脱的面积。发现水疱时,及时告知护士进行抽液,防止感染。在使用吹风机时,注意出风口与皮肤的距离,防止温度过高引起烫伤。

(3)患者皮肤出现水疱,多处破溃,丧失皮肤保护功能。为防止感染,将患者安排住单人病房,减少家属探视,接触患者时注意手卫生;开窗通风2次/天,每次大于30 min;病室内用含氯消毒液擦拭物体表面2次/天,再用清水擦拭。

(三)护理效果评价及转归

患者入院后皮疹蔓延覆盖全身50%,有水疱出现,主要分布于头面部及前胸、后背部皮肤。此时为皮肤Ⅲ度GVHD,在使用巴利昔单抗和普乐可复等免疫抑制剂后,皮疹范围继续扩大加重。使用聚维酮碘消毒后,抽出水疱渗液,同时使用复方多粘菌素B软膏外用,银离子纱布外敷,与重组人表皮生长因子交替使用,以促进皮肤表皮生长。患者入院后住单人病房,限制探视,将室温调至30 ℃,每天更换干净的被子和衣服,预防伤口感染。经过1个多月的精心护理,患者皮肤创面愈合。患者皮疹变化情况见表10-3。

表10-3 患者皮疹变化情况

移植后时间	皮疹部位	占体表面积的百分比(%)	水疱及渗液	疼痛评分	WBC(×10⁹/L)	体温(℃)	护理措施
第1天	头面部、前胸、后背	50	有	无		36.2	聚维酮碘水疱抽液
第7天	头面部、四肢、颈部、躯干	75	有	8	7.07	36.5	0.9%氯化钠100 ml+盐酸利多卡因10 ml,复方多粘菌素B软膏外用,银离子纱布外敷,重组人表皮生长因子

续表

移植后时间	皮疹部位	占体表面积的百分比（%）	水疱及渗液	疼痛评分	WBC（×10⁹/L）	体温（℃）	护理措施
第 10 天	头面部、四肢、颈部、躯干	75	有	8	4.14	36.7	同上
第 12 天	头面部、四肢、颈部、躯干、腋窝、会阴	80	有	8	1.95	36.6	同上，腋窝及会阴处使用吹风机，保持干燥
第 15 天	四肢、颈部、躯干、腋窝、会阴	60	少量	4	1.28	36.3	聚维酮碘，重组人表皮生长因子，扶济复粉剂
第 40 天	背部	10	无	无	4.06	36.2	聚维酮碘，重组人表皮生长因子，扶济复粉剂
第 47 天	无		无	无	3.5	36.3	无

（四）讨论

患者全相合造血干细胞移植后1月余，合并Ⅳ度皮肤排异，皮肤破溃占体表面积的80%，创面有渗液，同时大剂量使用免疫抑制剂会增加感染的危险。预防创面感染是护理的关键。此病例中使用的银离子敷料适用于创伤、烫伤及各类感染性伤口；重组表皮生长因子通过自分泌的方式促进皮肤修复细胞增殖，还可以通过介导其他细胞因子发挥促进创面愈合、上皮细胞迁移和增殖。使用外用表皮生长因子的前提是彻底清创、保持局部清洁。二者交替使用，预防感染，促进了皮肤愈合。在更换银离子敷料时，一旦发生敷料与皮肤粘连，不能强行揭除，需用无菌剪刀剪掉翘起的敷料边，并继续覆盖银离子敷料，防止再次损伤皮肤。同时银离子敷料与聚维酮碘易发生毒性反应，使用前必须将聚维酮碘用生理盐水清洗干净。而银离子敷料与表皮生长因子不能同时使用，需要间隔 4 h 以上，防止降低表皮生长因子的效果。

（钱慧军　颜　霞）

案例 31   **急性移植物抗宿主病的皮肤护理**

（一）病例介绍

患者，男性，26 岁，11 个月前无明显诱因出现面色苍白伴左面部皮肤出血点、瘀斑，诊断为急性重型再生障碍性贫血，拟行父供子 HLA 6/10 相合造血干细胞移植，第 1 天，回输骨髓血 629 ml，第 2 天，回输外周血干细胞，过程顺利。

回输完造血干细胞第 7 天，患者体温达 39 ℃以上，化验检查结果示：WBC 0.04×10⁹/L，Hb 71.5 g/L，PLT 11.5×10⁹/L。

第 8 天，双侧足背及手背出现少量的红色皮疹。

第 11 天，患者四肢、背部皮肤皮疹范围扩大，占体表面积的 50%，并伴有轻度的脱屑。

第 14 天，白细胞植活。

第 32 天，皮肤 GVHD 表现进展到Ⅳ度，全身脱屑、瘙痒、触痛，且四肢、阴囊出现破溃，无渗液。

第 35 天，皮肤无脱屑，触痛、皮损明显减轻。

第 36 天，患者体温 40 ℃，四肢、阴囊破溃处出现渗液，化验检查结果：总胆红素（TBIL）98.6 μmol/L。给予激素、巴利昔单抗（舒莱）抗 GVHD 治疗，并加用伏立康唑（威凡）抗真菌。

第 44 天，患者全身皮肤、黏膜黄染，TBIL 600 μmol/L，肝出现Ⅳ度 GVHD，四肢、阴囊皮肤破溃处已无渗液。继续给予抗 GVHD 及全身支持治疗，此期间白细胞为（1.45 ~ 2.35）×10⁹/L。

第 65 天，患者皮肤愈合，TBIL 210 μmol/L。

（二）护理策略

1. 护理评估　评估全血细胞分析结果、肝功能指标、生命体征，皮疹发生的时间、部位、颜色、面积、瘙痒程度，疼痛评分及护理效果。

2. 症状（体征）护理

（1）高热的护理

1）患者体温大于 38.5 ℃时，卧床休息，减少机体的消耗，必要时吸氧。维持室温在 20 ~ 24 ℃，湿度 55% ~ 60%，并经常通风换气。

2）指导患者摄取足够的水分，每天至少 2000 ml 以上，遵医嘱静脉补液，维持水和电解质平衡。

3）遵医嘱给予物理降温。密切监测患者体温与脉搏的变化及出汗情况，及时更换衣物，保持皮肤清洁、干燥。

4）体温大于 38.5 ℃时，每 4 小时监测体温并记录。

（2）皮肤Ⅳ度 GVHD 表现的护理

1）皮疹的护理：严格无菌操作下使用聚维酮碘无菌棉球消毒皮肤 3 遍；用聚维酮碘油纱布湿敷，每日 3 次。每 2 小时为患者翻身一次，动作轻柔，戴无菌手套。为防损伤患者皮肤，暂不穿衣裤。同时使用床架将盖被支起，减少与皮肤的摩擦；搬动患者时动作轻柔，保持床单位清洁、干燥，有污染及时更换。

2）皮肤破溃的护理

①患者四肢、阴囊破溃处有渗液，破溃处先用灭菌注射用水清洗后再覆盖纳米银无菌敷料。更换时将已脱离皮肤的无菌敷料用无菌剪刀清理，再覆盖纳米银，皮肤结痂处使用灭菌凡士林软膏及红霉素眼药膏交替涂抹，每日 3 次。

②患者皮肤破溃处无渗液，关节及阴囊处干裂，此时在严格无菌操作下使用聚维酮碘无菌棉球消毒干裂处皮肤 3 遍；给予溃疡粉涂抹并覆盖脂质水胶敷料（优拓），每日 3 次。

（3）肝功能监测

常规每周测量腹围与体重，并监测肝功能指标。第 39 天开始出现肝功能改变时，改为每日测量一次患者的腹围、体重，固定时间、固定体重称；同时严格控制输液及摄入水量 200 ml/d。详细记录出入量，绘制肝功能主要指标的曲线图，协助医生进行动态观察。

3.用药护理

（1）严格按照医嘱执行甲泼尼龙给药，使用 1 ml 注射器抽取药液以保证剂量的准确性。

（2）应用巴利昔单抗时使用药物自带溶媒，给药前后使用生理盐水冲洗管路，以防药物间的配伍禁忌，输注时间小于 30 min。

（3）给予伏立康唑抗真菌时，使用药物自带专用溶媒稀释溶解，输注时间 1～2 h，由于其易导致低钾、低钠、低钙等情况，故应定期检测电解质情况，给药时单独管路输注，给药前后使用生理盐水冲洗管路。

4.休息和运动 以卧床休息为主，当患者出现皮肤Ⅳ度 GVHD 表现时，予患者每 2 小时翻身一次，以预防压疮的发生。为患者提供安静、舒适的环境，保持床单位清洁、干燥，有污染及时更换，搬动患者时动作要轻柔。

5.营养支持

（1）告知患者及家属进食高蛋白质、高维生素、新鲜、干净的食物，例如牛奶、豆浆、羊肉、鱼、虾、各种豆类、胡萝卜、苹果、番茄、油菜等。

（2）当患者肝功能出现损害时，饮食以清淡饮食为主，忌食油腻食物，并严格控制水的摄入，每日饮水小于 200 ml，减轻肝的负荷。

6．心理护理 给予患者无微不至的呵护和关爱。患者进入完全陌生的环境会感到恐惧、焦虑不安等，提前了解患者的性格、爱好、饮食及睡眠习惯等，多与患者进行交流，鼓励和安慰患者，让患者产生信任感。

7．健康指导

（1）每日用 39 ～ 41 ℃温水擦浴，勤洗手，每日泡脚，预防皮肤感染。

（2）每日更换干净、棉质、柔软的内衣裤。

（3）保持床单位清洁，随时清理皮肤碎屑。

（4）皮肤瘙痒时，切勿使用手抓挠，以免造成皮肤破溃。

（5）皮肤干燥时，可以涂抹橄榄油或维生素 E 乳，以缓解皮肤的不适。

（三）护理效果评价及转归

通过及时采用相应的护理措施及心理支持，患者在移植后第 65 天，皮肤破溃处已愈合，皮肤较干燥并伴有少量色素沉着，未发生皮肤感染、形成瘢痕等。于移植后第 93 天，患者总胆红素数值恢复至正常，未发生肝脏并发症。于移植后第 106 天，患者出院。

（四）讨论

聚维酮碘的作用原理：因元素碘是强杀菌剂，在浓度适当并与皮肤接触时间够长时，能杀灭已知的大多数细菌、真菌、病毒、原虫及酵母菌。聚维酮碘是碘与有机化合物的复合物，能从一个有作用碘的储备物中以低浓度缓慢释放出游离碘，只有游离碘才具有明显的抗菌作用。根据碘的上述特点，我们采用 0.5% 聚维酮碘油纱布治疗造血干细胞移植后重度皮肤 GVHD，取得满意效果。

纳米银无菌敷料的作用原理：纳米银是利用纳米技术将银纳米化，将纳米银附着于医用脱脂纱布或医用非织造布上形成纳米银新型抗菌敷料，与伤口接触后迅速并持久地释放纳米银粒子，快速有效地杀灭细菌、真菌及其他病原体，使感染得到控制。纳米银的杀菌作用可以预防皮肤感染，并且还有吸收渗液的作用，该患儿治疗取得了满意的效果。

（董 霜 颜 霞）

案例 32 异基因造血干细胞移植后皮肤慢性移植物抗宿主病

（一）病例介绍

患者，男性，14 岁，因确诊急性髓系白血病，拟行妹供兄全相合异基因造血干细胞移植，入院后行 BU+CY 预处理方案后回输供体造血干细胞，回输干细胞后予以 CsA、MMF、MTX 预防 GVHD，骨髓移植期出现发热，予以美罗培南（美平）＋替考拉宁＋伊曲康唑抗感染治疗，移植后第 16 天造血重建。

移植后第 20 天，患者双手掌、双脚掌出现皮肤硬皮、溃烂，考虑慢性移植物抗宿主病（chronic graft versus host disease，cGVHD），加用泼尼松治疗，定期门诊随访治疗效果不佳，调整药物，使用西罗莫司、激素、他克莫司抗排异治疗。

移植后第 669 天，患者出现口腔溃疡疼痛，口唇开裂，根据 WHO 口腔黏膜炎分级评定为Ⅲ级；双手掌和双脚掌皮肤硬皮、溃烂，颜色暗红，皮温不高，且伴有疼痛，疼痛评分为 6 分（应用 NRS 进行评分），病变皮肤占体表面积的 12%。

移植后第 672 天，患者口唇开裂处较前好转，口腔黏膜炎评定为Ⅱ级；双手掌硬皮、溃烂面积较前缩小，双足溃烂处面积无变化，颜色暗红，仍伴有疼痛，疼痛评分为 4 分，病变皮肤占体表面积的 10%。

移植后第 676 天，患者口唇开裂现象明显好转，口腔黏膜炎评定为Ⅰ级；双足脚趾间皮肤破溃处结痂，脚掌处破溃皮肤结痂（图 10-4，见彩图 10-4），患者龟头处皮肤出现破溃（图 10-5，见彩图 10-5），疼痛评分为 3 分，病变皮肤占体表面积的 9%。

移植后第 683 天，患者口唇皮肤恢复正常，口腔黏膜炎评定为 0 级，双手掌皮肤明显好转，双脚掌溃烂皮肤已结痂，龟头处皮肤结痂，疼痛评分为 1 分。

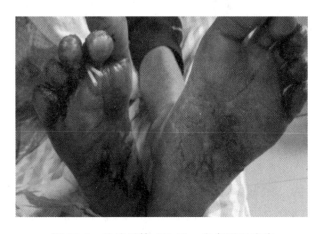

图 10-4 移植后第 672 天，患者双足溃疡

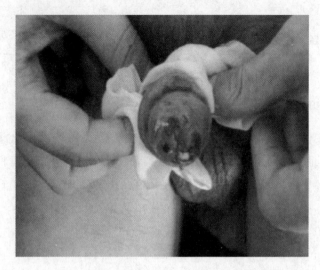

图 10-5　移植后第 676 天，患者龟头皮肤破溃

移植后第 755 天，患者口唇皮肤恢复正常，双手掌及脚掌皮肤痂壳脱落。疼痛评分为 0 分。

（二）护理策略

1．护理评估　评估全血细胞分析结果，生命体征；移植后皮肤 GVHD 发生的时间、部位、面积、颜色，疼痛评分；根据口腔黏膜炎的分级，评估主观症状（疼痛）、功能（进食类型）与客观体征（红斑、溃疡）；使用营养风险筛查评估工具（NRS2002）评估营养风险状况。

2．症状（体征）护理

（1）口腔黏膜炎的护理：每日进行口腔护理 2 次，并嘱患者使用 5% 碳酸氢钠注射液、0.02% 呋喃西林液交替漱口后再给予康复新液含漱，同时使用重组人牛碱性成纤维生长因子喷涂口腔黏膜炎处。

（2）皮肤破溃的护理

1）双手掌及双脚掌皮肤破溃处予以聚维酮碘消毒，予复方黄柏液冷湿敷（复方黄柏液放入 2 ~ 4 ℃冰箱 1 h 后取出），用复方黄柏液浸润纱布但以不滴落液体为宜，湿敷后予莫匹罗星软膏外用涂擦，医务人员严格执行手卫生。

2）患者龟头处皮肤使用聚维酮碘消毒后用紫草油涂擦。

（3）疼痛的护理：按照疼痛三阶梯治疗原则进行疼痛护理，使用 NRS 进行疼痛评分，0 分为不痛，1 ~ 3 分为轻度疼痛，4 ~ 6 分为中度疼痛，7 ~ 10 分为重度疼痛。控制疼痛的目标为：NRS 的疼痛评分 < 3 分；24 h 疼痛频次 < 3 次；24 h 内需要止痛药物的次数 < 3 次。移植后第 669 天，患者的疼痛评分为 6 分，属于中度疼痛，遵医嘱口服氨酚曲马多片，口服止痛药物后应注意观察有无恶心、呕

吐等不良反应，每日对疼痛部位、疼痛性质进行续评并进行记录；移植后第 676 天，疼痛评分 3 分，遵医嘱调整口服止痛药物；移植后第 692 天，患者疼痛评分为 0 分。

3．用药护理

（1）聚维酮碘

聚维酮碘作为一种水溶液消毒剂，作用于皮肤可杀灭细菌、芽孢等病原体，性质温和，对黏膜刺激性小。

护理方法：生理盐水清洁皮肤后，使用点蘸式手法将 0.5% 聚维酮碘涂擦于双手掌、双脚掌皮肤破溃处，每日 3 次，保持动作轻柔。擦拭过程中，聚维酮碘棉球在皮肤破溃处停留 1 ~ 2 min。告知患者不要挠抓皮肤，避免造成进一步的感染。

（2）康复新液

康复新液内服用于胃、十二指肠溃疡患者，本案例用于口腔溃疡患者促进溃疡面表皮修复。

护理方法：指导患者首先使用 5% 碳酸氢钠注射液含漱 3 ~ 5 min，再使用本品进行含漱 3 min，每次 10 ml，每日 3 次，用药前后 30 min 内避免进食。治疗期间保持膳食均衡，多食新鲜的蔬菜及水果以补充维生素，增强免疫力，改善血液循环，密切观察患者口腔溃疡愈合情况及疼痛变化，并详细记录。

（3）重组人牛碱性成纤维生长因子

重组人牛碱性成纤维生长因子可促进创面愈合，临床上主要用于烧伤创面、慢性创面和新鲜创面，口腔溃疡患者使用可以帮助溃疡面快速修复。

护理方法：清洁口腔后，用 5% 碳酸氢钠漱口液和康复新液各含漱 3 ~ 5 min 后，将重组人牛碱性成纤维生长因子溶液直接喷于溃疡处，每日 3 ~ 5 次，并嘱半小时内不漱口、不进食。用药期间每日评分，关注患者的主诉，如有其他不适要及时处理。

（4）莫匹罗星软膏

适用于革兰氏阳性球菌引起的皮肤感染。

护理方法：外用，每日 3 次。用生理盐水清洁皮肤后，使用 0.5% 聚维酮碘擦拭，30 min 后给予无菌棉签蘸取莫匹罗星软膏涂抹，每涂抹一处需更换一根无菌棉签。

（5）复方黄柏液

具有清热解毒作用，临床上用于溃疡后、伤口感染患者。

护理方法：用生理盐水进行皮肤清洁后，使用 0.5% 聚维酮碘擦拭双手掌及双脚掌，30 min 后予以无菌纱布浸透复方黄柏液湿敷在皮肤破溃处，每日 3 次。每敷一处后需要更换一张无菌纱布。

（6）紫草油

依据北京大学人民医院造血干细胞移植中心在患者免疫功能低下粒细胞缺乏阶段使用紫草油治疗静脉炎的疗效经验，给予患者紫草油涂抹皮肤破溃处。

护理方法：医院自制的紫草油涂抹于龟头处 q6h。用生理盐水清洁皮肤后，用无菌持物钳夹取无菌棉球以点蘸式手法将无菌换药碗中的紫草油均匀地涂抹在患者龟头处皮肤上，后用无菌纱布轻轻覆盖于患处。

4．休息与运动

（1）休息的原则为消除疲劳，恢复体力。

（2）保证每日睡眠 6～8 h，一般右侧卧位，有利于血液循环和呼吸，并可放松肌肉。

（3）创造舒适的睡眠环境。

（4）睡前 1 h 不宜过度兴奋，不喝咖啡和浓茶等刺激性、兴奋性饮料，可选择喝一杯温牛奶促进睡眠。

（5）在保证休息的前提下适当参加体育锻炼、娱乐活动，如饭后散步、慢跑等，合理掌握运动量，坚持循序渐进的原则。

5．营养支持　移植后第 669 天，患者 NRS2002 评分为 3 分，存在营养风险，为患者制定个性化的营养支持方案。

（1）使用依据：造血干细胞移植后患者出现 cGVHD 及口腔黏膜炎等，使机体摄入及吸收明显减少，消耗及代谢显著增加，而身体由于造血重建及组织修复等需要，对能量需求增加，营养成为主要的问题之一，是移植后患者生存质量的主要影响因素。

（2）营养支持治疗：筛查结果显示，患者存在营养风险，出现摄入不足时要及时给予营养支持治疗，包括全肠外营养（parenteral nutrition，PN）支持，谷氨酰胺 5 g、四连活菌 5 g 口服，口服营养补充（oral nutritional supplement，ONS），并为患者制定个性化营养随访方案，定期（至少每 3 个月一次）到营养门诊随访。

6．心理护理

（1）鼓励其家属参与到整个治疗过程中，给予患者更多的情感支持。

（2）鼓励患者主动讲述内心感受，为患者提供健康指导手册，同时为患者家属提供护理相关技术支持，如居家护理、饮食要点等。

（3）患者四肢皮肤破溃、口腔溃疡疼痛，存在一定的心理压力，在对患者进行护理治疗和健康指导时注重眼神的交流，言语温和，动作轻柔，帮助患者减轻恐惧和失望的情绪。

（4）告知患者保持良好的情绪对于治疗的重要性，指导患者适当参加娱乐活动，如听音乐、下棋、画画等来调整情绪和心态，尽快适应社会生活。

7．健康指导

（1）饮食卫生

饮食以高热量、高维生素、易消化为原则，宜荤素搭配，烹饪方式以炖煮为主，不宜煎炸，不能吃辛辣、熏制、腌制等食物，不能吃隔夜、过冷的食物。注意食材新鲜、干净、卫生，蔬菜中含丰富的维生素，应选择新鲜、颜色深的蔬菜，烹饪时要尽可能做到急火快炒，减少损失。护理人员也可以为其提供安全食品咨询服务，在食品购买、储存、准备、解冻、烹饪等过程中，要采取必要的步骤避免获得性感染的发生。

（2）衣着适宜

衣物及床上用品以棉质为宜，鞋子以宽大、柔软、透气、鞋底防滑为宜。本例患者皮肤破溃，每日换药并更换无菌衣物、床单，避免皮肤破溃处感染；外出时戴口罩，避免到人群聚集处。

（3）居住和生活环境良好

卧室应通风良好、干燥、阳光充足。每日开窗通风 2 次，每次 30 min，每日用含氯消毒液擦拭物品表面 1 次，再用清水擦拭。

（4）遵医嘱用药及复诊

移植后口服药物种类多、复杂且服用时间长，指导患者按医嘱用药，不能自行增减或随意停药。同时指导患者规律复查，出现异常随时就诊。

（三）护理效果评价及转归

患者行异基因造血干细胞移植 22 个月后出现 cGVHD，表现为皮肤黏膜和口腔黏膜的完整性受损，皮肤受损面积占 12%，口腔黏膜炎Ⅲ级，NRS2002 评分 3 分，体温正常。连续使用康复新液含漱、重组人牛碱性成纤维生长因子喷口腔，输注 PN，0.5% 聚维酮碘消毒，莫匹罗星软膏涂擦皮肤患处 7 天后，患者皮肤受损面积较前好转，缩小至 10%。予以加用复方黄柏液的纱布湿敷双手掌及双脚掌，口腔黏膜炎Ⅰ级，予肠内营养，龟头处皮肤出现破溃，疼痛评分 4 分，予紫草油涂擦龟头处，期间体温均正常。调整护理方案后患者病情明显好转，转归过程如表 10-4 所示。

表10-4　患者皮肤变化及转归情况

移植后时间	皮肤破损部位	破损面积	皮肤颜色	疼痛评分	瘙痒	WBC（×10⁹/L）	体温（℃）	治疗用药
第 669 天	口唇、口腔内、双手掌、双脚掌	12%	暗红	6	无	11.33	36.8	0.5% 聚维酮碘＋康复新液＋重组人牛碱性成纤维生长因子＋莫匹罗星软膏

续表

移植后时间	皮肤破损部位	破损面积	皮肤颜色	疼痛评分	瘙痒	WBC（×10⁹/L）	体温（℃）	治疗用药
第 672 天	口唇、口腔内、双手掌、双脚掌	10%	暗红	4	无	10.34	36.5	0.5% 聚维酮碘 + 康复新液 + 重组人牛碱性成纤维生长因子 + 莫匹罗星软膏
第 676 天	口腔内、双手掌、双脚掌、龟头处	9%	淡红	3	无	10.23	36.7	复方黄柏液 + 紫草油
第 683 天	双手掌、双脚掌、龟头处	7%	淡红	1	无	10.0	36.7	复方黄柏液 + 紫草油
第 692 天	双手掌、双脚掌	5%	淡红	0	无	9.89	36.7	复方黄柏液 + 紫草油
第 716 天	双手掌、双脚掌	3%	淡红	0	无	9.90	36.2	复方黄柏液 + 紫草油
第 743 天	无	0		0	无	12.24	36.8	无

WBC 单位为 ×10⁹/L

（四）讨论

口腔黏膜炎是指口腔黏膜及软组织的炎症和溃疡反应，主要表现为口腔黏膜的红斑和溃疡。

康复新液是从美洲大蠊体内提取的一种特殊的多元醇类化合物，具有通利血脉、养阴生肌、扶正祛邪的作用，清热解毒而不伤阴，养血滋阴而不助湿。现代临床研究显示，康复新液外用可以使伤口创面的皮肤组织牵张强度增加，通过改善局部微循环、促进表皮修复和肉芽组织生长，消除炎性水肿，提高免疫力，促进皮肤损伤创面的早期愈合。

复方黄柏液具有清热解毒、消肿散结、解毒疗疮、通络逐瘀的作用。主要成分包括黄柏、连翘、蒲公英、金银花、蜈蚣；复方黄柏液的剂型为水剂，不刺激皮肤，作用直接。临床实验、药物试验结果表明，复方黄柏液涂剂可通过促进肉芽组织增生、抑制细菌繁殖、消除炎症水肿、保持创面湿性环境等作用，改善局部微血管及微淋巴管的循环，促进伤口愈合。

外用重组牛碱性成纤维细胞生长因子是一种多功能细胞生长因子，对中胚层和外胚层细胞具有修复和再生作用，局部涂擦药物能直接作用于创面，使其渗透进组织，使缺损和破坏的黏膜上皮细胞增殖分化，促进局部血管生长，改善局部微循环，进而使溃疡创面迅速缩小、变浅、结痂，达到快速愈合的效果。

紫草油为中药紫草与麻油的结合物。紫草含有紫草素、乙酰紫草素、13- 二甲基丙烯酰紫草素、β- 羟基异戊酰紫草素等。具有抗感染、抗病原微生物、解热镇痛作用。麻油味甘性凉，有滋润肌肤、解毒生机、调和药物的作用。麻油作为紫草外敷的载体，利用其作为一种脂溶性溶剂可以快速浸润、渗入人体表皮组织与受损皮肤结合形成一层保护屏障的作用，保护了痛觉神经末梢，减轻疼痛。

基于对上述药物疗效分析及患者皮肤发生 GVHD 面积进展的程度，我们选择康复新液、复方黄柏液、紫草油等，相互结合在皮肤表面形成一层保护膜，抵御外界各种细菌、真菌的侵袭，促进皮肤破损处快速愈合，同时达到抗感染的作用。

营养风险与不利的临床结局密切相关，而合理的营养支持可以改善这一状况。指南明确了肠内营养和肠外营养的适应标准：若患者胃肠道功能正常，经口摄入不足，优先推荐肠内营养。但是临床实践中考虑到诸多因素更多倾向于肠外营养，而对于造血干细胞移植患者的肠内营养和肠外营养营养剂输注方法、营养支持治疗监测内容以及停止指征和标准，还需要更多研究予以论证。

（唐 杰 孙爱华）

案例 33 异基因造血干细胞移植后并发肠道移植物抗宿主病

（一）病例介绍

患者，女性，47 岁，确诊急性髓系白血病 6 月余，拟行胞弟全相合造血干细胞移植，入院后给予改良 BU/CY 预处理方案。

移植后第 12 天，白细胞植活。

移植后第 19 天，血小板植活。

移植后第 38 天，患者并发肠道 GVHD，腹泻 5 ~ 6 次 / 天，黄色水样便700 ~ 800 ml/d；

移植后第 41 天，患者腹泻 7 ~ 10 次 / 天，咖啡色水样便量 800 ~ 1000 ml，伴脐周阵发性绞痛，数字分级评分法（NRS）评分 5 分，便后腹痛稍缓解，NRS评分 3 分。

移植后第 43 天，患者腹泻 11 ~ 13 次 / 天，墨绿色水样便量 1000 ~ 1500 ml，有肠道黏膜脱落，脐周阵发性绞痛，NRS 评分 7 分。

移植后第 55 天，患者腹泻 7 ~ 8 次 / 天，量 700 ~ 800 ml，墨绿色水样便，脐周阵发性绞痛，NRS 评分 5 分。

移植后第 60 天，患者腹泻 5 ~ 6 次 / 天，量 500 ~ 600 ml，咖啡色水样便，脐周隐痛，NRS 评分 2 分。

移植后第 68 天，患者腹泻 3 ~ 4 次 / 天，量 300 ~ 400 ml，深黄色水样便，脐周隐痛，NRS 评分 1 分。

移植后第75天，患者大便1～2次/天，量100～200 ml，黄色稀烂便，已无腹痛症状。

（二）护理策略

1. 护理评估

（1）评估患者肠鸣音情况，有无腹痛、腹胀，评估排便次数、频率以及大便性状、量、气味、颜色，统计24小时出入量及大便量。

（2）评估患者有无营养不良、食欲缺乏、发热、失眠、头晕、全身倦怠等情况。

（3）评估患者体液平衡情况，观察有无脱水、皮肤弹性及口腔黏膜干燥程度。

（4）评估患者肛周皮肤情况。

（5）正确评估肠道GVHD的分级（表10-5）。

表10-5　肠道GVHD分级标准

肠道 GVHD 分级	腹泻量
Ⅰ级	腹泻量 > 500 ml/d
Ⅱ级	腹泻量 > 1000 ml/d
Ⅲ级	腹泻量 > 1500 ml/d
Ⅳ级	大量腹泻，伴腹痛、肠梗阻

2. 症状（体征）护理

（1）肛周皮肤护理

便后温水清洗皮肤，用软布轻轻拍干，使用3M液体敷料喷洒，皮肤皱褶的地方用手分开后，再进行喷洒：大便次数 < 5次，一天喷1次；大便次数5～10次，一天喷2次；大便次数10次以上，一天喷3次。患者乏力明显，大便时护理人员在旁协助，便后做好肛周皮肤的清洁消毒。护理人员严格无菌操作和消毒隔离，做好手卫生。

（2）饮食护理

移植后第38天，患者出现腹泻，指导患者进食白粥、面条、馄饨皮等半流质饮食；移植后第41天，患者腹泻7～10次/天，改喝米汤、面汤等少渣流质饮食；移植后第43天，患者腹泻次数增加至11～13次/天，予禁食；移植后第60天，患者腹泻5～6次/天，改喝米汤、面汤等少渣流质饮食；移植后第68天，患者腹泻3～4次/天，进食粥类、面条、水蒸蛋等半流质饮食；移植后第75天，患者大便1～2次/天，逐渐添加食物，以清淡、易消化食物为主，避免辛辣、刺激性食物。移植后第41天时，营养风险筛查2002评分6分，营养科会诊后增加肠外营养静脉输注。

（3）疼痛护理

全面、动态评估疼痛情况，疼痛剧烈时陪伴在患者身旁，与其聊天，给予腹部按摩，分散其注意力；指导患者通过热敷、添加衣服、调整体位等方式缓解腹痛；NRS 评分为 1 ～ 3 分时，予以丁溴东莨菪碱止痛；NRS 评分为 4 ～ 6 分时，予以布桂嗪、曲马多肌内注射。

3. 用药护理

（1）他克莫司

1）不良反应：主要为肾毒性，也可引起震颤、头痛、失眠、感觉异常、癫痫等神经毒性，以及腹泻、恶心、高血压、高钾血症、高尿酸血症及高血糖等。

2）护理对策：空腹或进食前 1 h 或进食后 2 ～ 3 h 服用。若不能口服给药，应该连续 24 h 静脉输注。避免与肾毒性药物如两性霉素 B、氨基糖苷类抗生素及复方磺胺甲噁唑等合用，观察患者用药后的不良反应，遵医嘱对症处理。

（2）巴利昔单抗（舒莱）冻干粉剂

1）不良反应：便秘、尿道感染、疼痛、恶心、外周性水肿、高血压、贫血、高钾血症。

2）护理对策：溶液一经配制，应尽快输注，输注时间为 20 ～ 30 min；配制液在室温下可保存 4 h；2 ～ 8 ℃冰箱可保存 24 h，若 24 h 内未被应用，则应丢弃。

4. 休息与运动 急性起病、全身症状明显的患者应卧床休息，注意腹部保暖。可用热水袋（温度不可以超过 45 ℃，以免烫伤）热敷腹部，有助于调理胃肠功能，减少排便次数，减轻腹痛等症状。

5. 营养支持 由于肠道黏膜不同程度的受损，致消化吸收功能减弱甚至消失，患者轻度腹泻时，停止水果的摄入，进食清淡、易消化、含适量蛋白质的流质或半流质饮食（食物高温加热 5 min）。严重腹泻时，禁食，予静脉营养补充。

6. 心理护理 对患者进行肠道 GVHD 疾病知识健康宣教，缓解患者因对疾病的不了解而产生的精神紧张、焦虑、悲观等情绪，增强战胜疾病的信心。让患者及时了解病情及检查结果。经常与患者交流，倾听其主诉，了解其思想动态。通过护理，患者的恐惧、焦虑及紧张的情绪得到了有效控制，能够积极配合治疗和护理。

7. 健康指导 指导患者注意休息，保持乐观情绪，避免情绪过度紧张，采取合适的方法舒缓压力，病情严重时绝对卧床休息，病情缓解时可适当床上肢体运动。告知患者及家属保持局部皮肤干爽的重要性，指导其记录每次大便的颜色、量、性质及排便频率，做好饮食日志。

（三）护理效果评价及转归

患者移植后并发肠道移植物抗宿主病 1 月余，肛周皮肤黏膜完整，未出现发红、触痛，体温正常，大便培养未找到致病菌；脐周阵发性腹痛时，给予患者药物和物理治疗相结合的方式减轻疼痛，每日睡眠时间 4～5 h。治疗期间，患者能保持情绪基本稳定，配合治疗和护理，护患关系融洽。移植后第 90 天，患者大便次数、性状恢复正常，生命体征平稳，顺利出院。

（四）讨论

胃肠道 GVHD 是异基因造血干细胞移植后常见的并发症之一，临床表现缺乏特异性。在移植前后接受过放疗、化疗、免疫治疗会出现厌食、恶心、呕吐等与胃肠道 GVHD 相似的症状，但放疗、化疗、免疫治疗对胃肠道 GVHD 诊断的影响在移植后 20 天左右基本消失；另外，细菌、真菌和病毒的感染也会影响胃肠道 GVHD 的诊断。肠道细菌感染的临床表现以便血为主，在患者排泄物中可培养出致病菌。肠镜下可见黏膜糜烂及脓苔附着；消化道真菌感染者可在粪便中检查到菌丝和孢子，肠镜下可见黏膜散在的出血点，但消化道真菌感染在目前常规预防性使用氟康唑后已不常见。肠道巨细胞病毒（CMV）感染的症状与 GVHD 相似。临床上对 CMV 易感染的高危人群应进行病毒培养和免疫组化检测。必要时还应进行灵敏度更高的 CMV 的聚合酶链反应以进行鉴别。胃肠道 GVHD 确诊依靠胃镜、直肠或结肠镜检查提供的组织病理学诊断。

（姚斌莲）

第三节　并　发　症

案例 34　异基因造血干细胞移植后并发间质性肺炎

（一）病例介绍

患者，女性，21 岁，因"确诊急性白血病 20 月余，移植后 18 月余"入院。患者 20 个月前出现头晕、乏力伴发热，于当地医院就诊，经骨髓穿刺、免疫分型等检查确诊为急性 B 淋巴细胞白血病，排除禁忌后予 VICP 化疗方案治疗 2 个疗程，环磷酰胺（CY）+赛德萨方案化疗 1 个疗程。复查骨髓常规提示缓解，4% 原始幼稚细胞残留，予腰椎穿刺 + 鞘内注射 [阿糖胞苷（Ara-c）50 mg，地塞米松（DXM）5 mg+MTX 10 mg] 预防脑膜白血病，脑脊液检查未见白血病细胞。

2017 年 8 月底，患者入无菌层流病房，行异基因造血干细胞移植，供者为患者胞妹,HLA 全相合 10/10,血型 A$^+$ 供 B$^+$,预处理方案为改良 BU+CY 方案化疗,CsA+MMF+ATG+MTX 预防 GVHD,化疗过程顺利。2017 年 9 月,回输造血干细胞 195 ml+135 ml,有核细胞计数分别为 4.52×10^8/kg、4.34×10^8/kg,CD34$^+$细胞计数分别为 2.81×10^6/kg、2.26×10^6/kg。

移植后第 10 天,患者颜面、前胸皮疹,考虑皮肤 I 度 GVHD,血常规示:WBC 0.15×10^9/L,Hb 68 g/L,PLT 11×10^9/L。予甲泼尼龙治疗。

移植后第 12 天,血常规示:WBC 2.05×10^9/L,Hb 78 g/L,PLT 31×10^9/L。

移植后第 3 个月,患者无干咳、咳痰、胸闷、气促等症状,血生化检查示:肝酶升高。胸部 CT 平扫示:两肺细支气管轻度扩张,壁增厚,双肺透光度增强。复查骨髓提示:缓解。基因突变未见异常,短串联重复序列检测示:完全供者植入。予抗感染、护肝、激素治疗。

移植后第 17 个月,患者无干咳、咳痰、胸闷、气促等症状,血常规示:WBC 4.05×10^9/L,Hb 90 g/L,PLT 51×10^9/L。生化检查肝酶正常,予口服伊马替尼 300 mg/d 抗 cGVHD 治疗。

移植后第 18 个月,患者出现干咳、感冒样症状,5 天后发热,体温(T)37.5 ~ 38.1 ℃。咳嗽咳痰,双肺呼吸音粗,可闻及少许哮鸣音,活动后气促,双下肢轻度凹陷性水肿。CMV(+):IgM 14.22 U/ml。胸部 CT 平扫:双肺炎症,散在磨玻璃样影,双侧胸腔积液。予甲泼尼龙、膦甲酸钠、更昔洛韦抗病毒治疗,头孢哌酮钠舒巴坦钠(舒普深)+ 醋酸卡泊芬净(科赛斯)联合抗感染。

(二)护理策略

1．护理评估

(1)此例患者并发间质性肺炎,初始阶段有发热、干咳等轻度感冒症状,肺部 CT 呈磨玻璃影改变。因此,必须监测患者的体温变化,注意其轻度感冒症状是否进展为频繁干咳、胸闷、气促,争取早期发现、早期预防、早期诊治相关性间质性肺炎。密切监测生命体征变化,注意呼吸频率、节律、深浅度变化,如发现呼吸浅快(频率 > 30 次 / 分),及时报告医生处理,同时注意患者神志、面色及肢端末梢温度等变化。

(2)严密监测水、电解质及酸碱平衡状况,准确记录 24 小时出入量,定时检测肾功能,观察各项血尿化验结果,了解 CMV 感染及抗病毒药物对肾功能的影响。

(3)CMV 感染及大剂量糖皮质激素的使用易引起消化道溃疡,出现便血或穿孔,观察患者有无呕血、黑便、腹痛、腹胀等症状。

2．症状(体征)护理

(1)咳嗽、咳痰的护理

1）保持呼吸道通畅。

2）给予预防性雾化吸入，口服化痰药物。协助叩背排痰。鼓励患者有效咳痰。

3）给予氧气吸入和心电监护，早期提供呼吸支持，观察氧疗效果。在氧疗过程中密切注意患者的神志、面色、喘息及发绀的情况，发现异常及时通知医生。

4）室内保持适宜的湿度（50% ~ 60%）。

（2）发热的护理

1）密切监测体温变化。

2）体温 ≥ 38 ℃，给予温水擦浴或冰袋物理降温，嘱患者多饮水。

3）降温时患者大量出汗，注意防止虚脱，及时擦干汗液，更换清洁衣裤。

（3）皮疹的护理

1）观察皮疹发生的部位、范围、性状和伴随症状，及时汇报医生。

2）指导患者保持局部皮肤清洁，勿抓挠皮肤。

3）遵医嘱局部使用莫匹罗星软膏涂擦。

3. 用药护理（三联抗病毒药物的应用）

（1）三联抗病毒药物指的是更昔洛韦、膦甲酸钠、人免疫球蛋白。更昔洛韦、膦甲酸钠可引起肝、肾功能损害，电解质紊乱及局部组织刺激，应按时给药、缓慢静脉滴注（> 1 h），注意间隔时间（> 4 ~ 6 h），嘱患者多饮水（> 2000 ml/d），减少肝、肾毒性。监测肝、肾功能及血电解质检测指标。

（2）大剂量糖皮质激素冲击疗法：该方法是起始阶段减少肺间质渗出、改善通气的常用方法。大剂量糖皮质激素使用易引起机体水、电解质紊乱，口腔真菌感染，胃肠道和内分泌功能紊乱，严重者可出现应激性溃疡。严格记录患者的24 h 出入量，监测电解质及血糖结果，仔细观察患者大小便、呕吐物的色、气味、量及性状，遵医嘱按时给予保护胃黏膜的药物。

4. 休息与运动 为患者创造一个安静、舒适、清洁的环境，以利于休息。轻微胸闷、气促时，嘱患者卧床休息，呼吸困难加重时，绝对卧床休息，抬高床头或予半坐卧位，背部、双膝下垫软枕。

5. 营养支持 该患者有发热（37.5 ~ 38.1 ℃），机体消耗大，大量免疫抑制剂的使用又可致机体抵抗力下降，要保证充足的营养，给予高蛋白质、高维生素、易消化、少纤维素的新鲜卫生饮食，如牛奶、鸡蛋、瘦肉、西红柿、绿叶蔬菜、小米粥等，也可根据患者的饮食喜好提供食物，以增加食欲。遵医嘱给予静脉营养，输注脂肪乳、氨基酸等。并根据血糖变化及时调整饮食结构，嘱患者多饮水。

6. 心理护理 造血干细胞移植患者并发间质性肺炎时，出现抑郁、恐惧等情绪，会加重缺氧症状。加强心理疏导，为患者提供必要的帮助，主动关心患者，与其交谈，给予同情、理解与安慰；运用同伴支持，请治疗成功的患者现身说法，及时告诉患者其好转的健康指标，增强患者战胜疾病的信心；通过沟通了解患者的家庭、社会支持系统情况，尽量让家属陪伴，以减轻患者焦虑、恐惧心理，缓解其心理压力，保证治疗和护理的顺利进行。

7. 健康指导 向患者宣教间质性肺炎的病因、临床表现、治疗方法及居家自我护理的方法。指导患者注意休息，保持居住环境清洁，减少到人流密集的区域，保持口腔、肛周清洁；晨起及三餐前后漱口，便后及睡前用温水清洗肛周，女性患者注意会阴部清洁和经期卫生。指导患者做好肺功能锻炼，增强机体抵抗力。增加营养，注意饮食卫生，不食生冷、不洁食物；每周监测血常规，肝、肾功能等。如出现发热、干咳、胸闷气促、呼吸困难等症状，立即就诊。

（三）护理效果评价及转归

移植后第 20 个月，患者精神状况良好，呼吸道症状好转，咳嗽、咳痰减少，无胸闷、气促、发绀症状，肺部听诊呼吸音稍粗，无发热、胸痛，双下肢无水肿，实验室检查结果示：NEUT 74.6%，RBC 2.99×10^{12}/L，Hb 106 g/L，PLT 279×10^9/L；CRP < 1.3 mg/L，CMV-DNA 定性（-）。患者恢复良好，无不良事件发生，予出院指导。

（四）讨论

异基因造血干细胞移植是目前治疗血液系统恶性疾病的一种有效手段。在移植成功率不断提高的同时，肺部并发症成为影响患者生存质量的主要因素，间质性肺炎以肺实质、肺泡炎和间质纤维化为病理基本改变，常发生在机体免疫功能减低时，临床表现为干咳、活动性呼吸困难、心悸、发热等。

间质性肺炎发生的原因是多方面的，其中至少 50% 与 CMV 感染有关，其他间质性肺炎往往查不到病原菌，其他相关因素还包括：①感染，除 CMV 以外的病原菌主要是卡氏肺孢菌；②全身放射治疗技术（total body irradiation，TBI）的剂量与剂量率，它们尤其与肺组织的吸收剂量有密切关系，当吸收量大于 8 Gy 时，间质性肺炎发生率明显增高；③异基因移植者发生 GVHD 时，间质性肺炎感染率增高；④如年龄、既往病史等也有一定影响。本案例患者是行异基因造血干细胞移植后巨细胞病毒阳性患者，因此间质性肺炎的患病概率大大增加。

CMV 感染是异基因造血干细胞移植后常见的并发症，也是造血干细胞移植后间质性肺炎的主要原因之一。

CMV 感染非常普遍，在人体免疫功能正常时，CMV 常以整合状态潜伏存在，病毒的复制水平低下，通常表现为潜伏感染。当免疫功能受到抑制时，CMV 可被再次激活，从而持续高水平地复制，导致 CMV 感染性疾病。移植前抗 CMV 抗体阳性的患者在移植后有 70% ~ 80% 体内的 CMV 病毒会被再次激活。

CMV 感染的高危因素包括：移植前供受者 CMV 阳性，严重的 GVHD，异基因供者移植，经常输注 CMV 阳性者的血制品等。GVHD 的严重程度与是否感染 CMV 密切相关。

在 CMV 感染早期干预性治疗药物方面，首选更昔洛韦，它与免疫球蛋白联用可使骨髓移植后 CMV 感染所致的间质性肺炎的病死率降低。近年来，随着早期诊断和防治方法的进步，CMV 感染的预后已显著改善。除更昔洛韦外，其他抗病毒药物如膦甲酸钠、西多福韦、大蒜素的临床应用使得移植后 CMV 患者病的发病率和死亡率显著下降。

结合此例患者在移植后第 18 个月巨细胞病毒阳性，巨细胞病毒 IgM 14.22 U/ml，伴随间质性肺炎的典型症状，在护理此类患者中，重点是在移植期间加强 CMV 感染的防治，严格无菌操作，确保大剂量抗病毒药物的正确给药，做好早期病情观察，争取早发现、早诊断、早治疗，保持呼吸道通畅，及时控制呼吸道症状的恶化，加强患者的心理护理。

（金卫群　李海微）

案例 35　异基因造血干细胞移植后并发肺部真菌感染

（一）病例介绍

患者，女性，16 岁，因确诊急性髓系白血病 -M5 型（高危组），拟行父供女单倍体相合造血干细胞移植。移植前肺部评估：胸部 CT、肺功能无异常，入院后给予司莫司汀（me-CCNU）+BU+CY+Ara-c+ATG 预处理方案。

移植后第 6 天，患者发热，体温高峰为 39.2 ℃，恶心、呕吐，食欲缺乏。

移植后第 11 天，发热，体温高峰为 39.5 ℃。胸部 CT 示：肺部无明显感染。

移植后第 16 天，发热，体温高峰为 39.2 ℃，胸部 CT 示：肺部无明显感染。

移植后第 29 天，发热，体温高峰为 39.5 ℃，一般情况可，咳嗽、咳痰，无盗汗。胸部 CT 示：双肺下叶感染，考虑真菌感染，胸腔少量积液。

移植后第 56 天，发热，体温高峰为 38.5 ℃，左侧胸痛、咯少量鲜血。胸部 CT 示：双肺感染加重，左肺上叶 2.8 cm×2.7 cm 楔形影。

移植后第 71 天，无发热，间断左侧胸痛、咯少量鲜血 2 次。胸部 CT 示：右肺感染好转，左肺上叶楔形影，胸腔积液增多，给予抽胸腔积液（漏出液），胸腔积液细菌培养（-）、抗酸染色（-），左肺病灶超声引导下穿刺活检。

移植后第 115 天，左上肺病灶缩小至 4.1 cm×2.7 cm，无发热、咯血。

移植后第 159 天，左上肺病灶缩小至 2.5 cm×2.2 cm，无发热、咯血。

移植后第 196 天，左上肺实性病变持续吸收，无发热、咯血。

（二）护理策略

1．护理评估

（1）评估全血细胞计数结果，生命体征；评估有无咳嗽、咳痰、畏寒、发抖、胸闷、胸痛、呼吸困难及冷汗出现，有无四肢末梢循环、精神与意识状态改变。

（2）评估痰的量、颜色、性状、气味。

（3）密切观察咯血的颜色、性状及量，及时发现咯血、窒息的先兆症状，如咯血突然停止，观察有无呼吸困难、面色发绀、大汗淋漓、神志不清等症状。

2．症状（体征）护理

（1）咳嗽、咳痰的护理

吸痰是清理气道异物、保持呼吸道通畅、预防肺部并发症的一项重要护理措施，有研究发现 150 mmHg 负压吸痰效果好，可减少对呼吸道黏膜的不良刺激及损伤。

护理方法：翻身、叩背，每隔 1 小时或 2 小时执行 1 次。将手五指并拢，向掌心微弯曲呈空心掌，从肺底向肺尖反复叩击背部以利于痰液排出。通过听诊呼吸音作为吸痰指证和判断吸痰有效性的观察指标，必要时给予 150 mmHg 负压吸痰，及时清除分泌物。

（2）高热的护理

1）遵医嘱给予抗生素，首次发热及突破性发热在用药前抽取血培养。

2）腋温 37.5 ~ 38.5 ℃，予抗生素治疗，无畏寒、发冷时，温水擦浴；腋温 38.5 ℃以上，予以抗生素治疗，冰敷（腋温持续 39.0 ℃以上，可予冰帽降温），同时予退热药物，如萘普生胶囊 0.125 g 口服、布洛芬混悬液 0.2 g 口服、塞来昔布胶囊 0.2 g 口服、柴胡注射液 2 ml 肌内注射、地塞米松磷酸钠 5 mg+ 生理盐水 10 ml 静脉输注。

（3）咯血的护理

根据不同级别的风险预警施以相应的护理措施。

1）患者若咳嗽时痰中有血丝或点状血块，生命体征正常，机体情况良好且为首次咯血，评估为低预警级别；指导患者减少活动量，每 2 小时巡视 1 次，观察咯血量、次数、性状，并询问有无胸闷、咽喉部发痒等咯血先兆表现。

2）患者 1 次或 24 h 咯血量在 100 ml 以内，评估为中预警级别；指导患者卧床休息，予以心理疏导，缓解其负性情绪，每 1 小时巡视 1 次，观察患者咯血量、次数等情况。

3）患者 1 次咯血量 > 100 ml 或 24 h 咯血量 < 300 ml，评估为高预警级别；每 30 ~ 60 分钟对患者巡视一次，观察咯血量、次数等情况，根据病情予以止血治疗，做好抢救准备。

4）患者 1 次咯血量＞ 300 ml 或 24 h 咯血＞ 600 ml，评估为极高预警级别；指导患者绝对卧床休息，予特级护理及心理疏导，鼓励患者将血咯出，保持其呼吸道通畅，予吸氧，并建立静脉通路、实施抢救等。

5）如患者出现窒息先兆，应立即负压吸引清除呼吸道阻塞的血块，移动患者肩部至床边，保持足高头低位并拍患者背部促使血凝块排出。大咯血极易导致失血性休克，表现为血压下降，脉细速，四肢湿冷，尿量减少等，及时补液，化验血型进行交叉配血，准确记录出入量，维持有效循环血容量。

3．用药护理 目前，侵袭性真菌肺部感染治疗药物有两性霉素 B、伊曲康唑、伏立康唑、卡泊芬净、米卡芬净等；其中，两性霉素 B 易引起过敏反应、肾功能受损及电解质紊乱，其与 0.9% 氯化钠溶液直接接触会形成结晶，导致管路堵塞造成非计划性拔管，输注过程中要加强巡视，建议使用输液泵输注；伊曲康唑易引起腹泻；伏立康唑易引起神经系统改变等。

4．休息与运动 重症期，患者应卧床休息，协助取半坐卧位或坐位，改善呼吸状态，帮助患者进行自理活动，尽量减少不必要的活动，避免增加肺的负担；缓解期和恢复期，指导患者进行适当的恢复锻炼。制订合理的活动与休息计划，加快肺功能及体能恢复。

5．营养支持 鼓励患者自主进食富含膳食纤维、蛋白、热量的食物均衡补充营养，食用各种水果补充维生素、微量元素等。同时，根据患者的病情，采用以护士为主导的多学科合作，制订科学的饮食计划；必要时给予肠外营养支持。

6．心理护理 沟通是心理护理的良方，当患者出现咳嗽、胸闷，尤其是大咯血时，更容易出现恐惧不安、濒死感及消极、焦虑情绪，不愿与护士沟通。因此，治疗期间，责任护士应主动询问患者的不适主诉，协助患者解决问题，比如当患者咳嗽严重时主动为其翻身、叩背，也可建立护患沟通记录本，用书信的形式与患者沟通，增进护患之间的信任，为患者营造一个安静的休息环境，促进睡眠，提高生活质量。

7.健康指导

（1）生活指导

指导患者注意个人卫生，勤洗手，戴口罩，保持良好的生活方式和乐观情绪，保证充足的休息和营养。

（2）用药指导

指导患者遵医嘱服药，不可随意停、换药。密切观察，如果出现药物不良反应，及时告知医务人员，调整用药。

（三）护理效果评价及转归

移植后第 63 天，患者体温恢复正常；移植后第 110 天患者未再咯血，经严密的病情观察和上述护理措施，患者未发生感染性休克、失血性休克、窒息等严重并发症；移植后第 196 天，肺部 CT 示：左上肺实性病变持续吸收。

（四）讨论

真菌感染是造血干细胞移植后的常见并发症，主要致病菌有念珠菌和曲霉菌。移植后发生侵袭性真菌病者死亡率高。真菌致病力相对较弱，仅于机体免疫功能低下时致病。造血干细胞移植患者因接受大剂量的放、化疗使粒细胞减少，并且由于免疫抑制剂及广谱抗生素的应用，易导致真菌感染，其中肺部真菌感染最多。常见的症状有发热、咳嗽、咳痰、头痛、乏力和体重减轻等。

真菌感染，重在预防。护理人员应严格执行手卫生和消毒隔离制度，做好空气净化，做好造血干细胞移植患者口腔、眼部、肢体、导管、肛周等护理。同时，注意清除感染源，做好床旁隔离，观察有无感染症状；保持呼吸道通畅，指导患者有效排痰，预防肺部感染的发生，如出现发热、咳嗽、咳痰、咯血等症状时，及时采取有效的针对性护理措施，避免严重并发症的发生，确保患者移植成功。

（伍满群 孙爱华）

案例 36 异基因造血干细胞移植后并发肝静脉闭塞病

（一）病例介绍

患者，男性，29 岁，诊断为"骨髓增生异常综合征 - 难治性贫血伴原始细胞过多（MDS-RAEB）- Ⅱ 高危"，与其姐姐高分辨配型（10/10）全相合，行外周血干细胞移植，移植后第 20 天植活。

移植后第 23 天，患者间断发热，最高体温 38.5 ℃，伴腹痛、腹泻，体重增加，腹部肌肉紧张，压痛、反跳痛阳性，血生化指标提示肝、肾功能损害，凝血异常。B 超示：肝大，多浆膜腔、腹水，考虑为移植后肝静脉闭塞病。

移植后第 27 天，患者腹痛、腹胀剧烈，予胃肠减压、禁食；先后使用头孢哌酮钠舒巴坦钠、头孢他啶、利奈唑胺、美罗培南抗感染；补充白蛋白，利尿，控制出入量，维持水、电解质平衡；并予静脉营养补充、止痛剂、输注血制品对症支持治疗。

移植后第 41 天，患者症状好转，继续各项支持治疗。

移植后第 60 天，患者顺利出院。

（二）护理策略

1．护理评估 每天准确测量患者腹围、体重并记录，评估患者的营养状况、疼痛程度，监测患者肝功能、凝血的变化，观察患者有无性格、行为改变，睡眠颠倒，情绪异常等肝性脑病的表现。

2．症状（体征）护理

（1）腹水的护理

1）腹围测量方法：患者每日晨起排空大小便后，平卧于床上，用软尺沿脐部绕1周，松紧适宜，在呼气末进行测量。

2）大量腹水的患者，协助其取半坐卧位使膈肌下降以增加肺活量、减少淤血，必要时给予氧气吸入，以减轻呼吸困难及心率加快症状。如为轻度腹水，可取平卧位，绝对卧床休息，减轻肝负担，保持皮肤清洁，对受压部位给予棉垫托起，减轻压力。

3）避免腹内压骤增，如剧烈咳嗽、用力排便、打喷嚏。

4）遵医嘱应用利尿剂及白蛋白。应用利尿剂时注意利尿速度不易过快，以免诱发肝性脑病，且注意观察患者有无意识改变、腹胀、乏力等不适。

5）应定时监测生化指标，注意血钾、钠、氯等离子的浓度变化，防止电解质失衡。

（2）腹痛的护理

根据疼痛评分应用止痛药物，如布洛芬、山莨菪碱、曲马多、吗啡等，也可留置胃肠减压管、进行肛管排气，缓解腹胀、腹痛症状。

（3）胃肠减压的护理

1）选择合适型号的胃管，留置前做好健康宣教，使患者能配合完成置管。

2）留置胃管后要将置入深度做明显的标记，并使用重力胶带妥善固定，防止胃管脱出。

3）保持引流管通畅，防止管路受压、打折，还需经常检查胃肠减压器的密闭性，每日进行更换。

3．用药护理

（1）低分子量肝素钙

肝静脉闭塞病重在预防，可在预处理期间皮下注射低分子量肝素钙。

1）注射前评估患者的血常规，PLT $< 50 \times 10^9$/L 时停止注射；注射后注意延长按压时间，防止皮下出血。

2）在确诊肝静脉闭塞病后，可使用组织纤溶酶原激活物。当患者 PLT $< 20 \times 10^9$/L，出血风险较高时，则不宜使用。

（2）利尿剂

肝静脉闭塞病患者伴有腹水，常需使用利尿剂。

1）应用利尿剂要从小剂量开始，逐渐加量，使用时要注意维持水、电解质和酸碱平衡，利尿速度不宜过快，每天体重减轻一般不超过 0.5 kg，有下肢水肿的患者每天体重减轻不超过 1 kg。

2）每周输入白蛋白并补充血浆，可提高血浆胶体渗透压，促进腹水消退。

4．休息与运动　患者出现肝静脉闭塞病后，因腹水、腹痛、留置胃肠减压管等问题，需要卧床休息，减少不必要的活动，在病情好转后，可根据自身情况适量活动，以床旁活动为主，不宜进行跑、跳等幅度较大的活动。

5．营养支持　如患者可经口进食，给予富含维生素、高热量、高蛋白质、易消化、无刺激性、纤维素少的饮食，避免粗糙、多刺、坚硬食物，尤其要注意低钠饮食，水量限制在 1000 ml/d 左右，钠不超过 2 g/d。肝功能显著损伤或有肝性脑病先兆的患者应限制或禁食蛋白质。

6．心理护理　患者在进行造血干细胞移植期间，一旦出现肝静脉闭塞病，易引起紧张、恐惧、焦虑，会对预后产生怀疑。护士应在移植前向患者讲解移植后可能出现的并发症，告知腹水等症状为此疾病的常见症状，不必过于紧张，化验及检查结果好转时及时告知患者，增强患者战胜疾病的信心，缓解其负面情绪。

7．健康指导　腹水期间，指导患者注意活动幅度，动作轻柔，慢起慢行，防止跌倒、坠床等意外；行胃肠减压期间，指导患者注意保护引流管，勿受压、打折，活动时不要过度牵拉，保证引流通畅；卧床期间，指导患者勤换体位，预防皮肤压力性损伤。

（三）护理效果评价及转归

移植后第 27 天，患者腹痛、腹胀且呕吐少量胃液，从右侧鼻腔置入胃管，深度 53 cm，行胃肠减压，引流液为墨绿色。

移植后第 28 天，患者强烈要求拔出胃管。

移植后第 29 天，患者腹痛、腹胀症状较前加剧，右鼻腔少量出血填塞，左鼻腔狭窄，从左侧鼻腔顺利置入 10 F 胃管，深度 53 cm，行胃肠减压，引流通畅。

移植后第 32 天，患者腹胀较前缓解，拔除胃管。

移植后第 33 天，B 超示：双侧胸腔积液，深度左侧 3.8 cm，右侧 3.7 cm；心包少量积液；腹水，最深处达 10 cm。

移植后第 41 天，B 超示：左侧胸腔积液已吸收，右侧可见少量积液，右下腹腹水，最深处为 4.2 cm。

移植后第 60 天，复查 B 超示：未见异常。凝血正常，患者出院。

患者体重变化：移植后第 22 天，体重为 60.7 kg，后最高达 64.2 kg，经积极治疗和护理后体重逐渐下降，出院时体重为 56.8 kg。

患者腹围变化：移植后第 27 天，测腹围为 82 cm，后最高达 86 cm，出院时恢复为 74 cm。

患者体重及腹围变化详见表 10-6。

表10-6 患者体重及腹围变化

移植后时间	体重（kg）	腹围（cm）
第 22 天	60.7	76.0
第 27 天	63.0	82.0
第 31 天	64.2	86.0
第 36 天	61.5	84.0
第 48 天	60.3	78.0
第 41 天	57.2	75.5
第 60 天	56.8	74.0

患者实验室检查结果见表 10-7。

表10-7 患者实验室检查结果

移植后时间	凝血酶原时间（s）	D- 二聚体（mg/L）	纤维蛋白原分解产物（μg/ml）	总胆红素（μmol/L）
第 26 天	15.2	3.64	7.9	18.2
第 28 天	13.4	4.2	4.1	26.6
第 30 天	15.9	11.84	32.7	43.5
第 33 天	15.9	80	17.8	44.7
第 40 天	13.3	22.68	16.2	25.8
第 47 天	12.1	1.75	7.7	22.8
第 54 天	11.9	0.64	2.7	15.2
第 60 天	11.3	0.42	1.3	16.8

（四）讨论

肝静脉闭塞病是造血干细胞移植后一种非常严重的肝并发症，临床上以疼痛性肝大、体重增加及高胆红素血症为主要表现，由于缺乏移植后大样本研究，目前还未有标准的预防及治疗方案。因此，进行造血干细胞移植的患者必须每周进行腹部 B 超检查，严密监测肝功能及体重的变化，如有不明原因的体重增加，需高度警惕肝静脉闭塞病的发生。

发生肝静脉闭塞病后，需定期为患者行腹部 B 超检查，关注肝及腹水变化情况，密切监测患者腹围的变化，了解病情发展。轻型肝静脉闭塞病具有自限性，有些无需治疗即可痊愈；重症肝静脉闭塞病病情进展迅速，约有 1/3 患者发生肝性脑病，一旦发生，死亡率较高。因此，护士需对肝性脑病先兆和临床表现要做到充分了解。若患者出现性格、行为及睡眠习惯的改变，应尽快通知医生及早处理。若患者已出现肝性脑病，首先要控制氨的摄入，慎用利尿剂，控制食物中蛋白质的摄入，每天蛋白摄入不超过 40 g/d。同时，为防止患者出现跌倒、坠床等意外，可提拉床挡，使用约束带适度约束。

（张会娟　解文君）

案例 37　异基因造血干细胞移植后并发巨细胞病毒性肠炎

（一）病例介绍

患者，男性，38 岁，诊断为急性髓系白血病 -M0 型，予规律化疗后行全相合造血干细胞移植，移植后第 12 天，中性粒细胞植活。

移植后第 30 天，患者出现腹泻，食欲减退，前胸、背部及双上肢散在红色皮疹，无发热、尿频尿急尿痛，考虑为急性移植物抗宿主病（acute graft versus host disease，aGVHD）Ⅱ度（肠道 1 级，皮肤 2 级），遵医嘱予以甲泼尼龙、环孢素、巴利昔单抗及间充质干细胞联合治疗。

移植后第 31 天，患者腹泻次数增多伴腹痛，墨绿色稀水便，15 次/天，总量 2000 ml，遵医嘱予以曲马多及吗啡镇痛，禁食，胃肠外营养。

移植后第 35 天，患者皮疹消退，腹泻未见好转，出现血便，遵医嘱应用奥曲肽及凝血因子Ⅶ进行治疗。

移植后第 43 天，CMV-DNA 1527 copies/ml，遵医嘱使用更昔洛韦及高效价丙种球蛋白联合抗病毒治疗，并行床旁肠镜检查，取标本送检。

移植后第 45 天，实验室回报：可疑病毒包涵体。免疫组化染色示：CMV 阳性，考虑巨细胞病毒性肠炎，遵医嘱予更昔洛韦及高效价丙种球蛋白加量静脉滴注，甲泼尼龙减量。

移植后第 53 天，CMV-DNA 小于 1000 copies/ml，腹泻次数降至 10 次以下，腹泻量减少至 500 ml。

移植后第 59 天，大便恢复至正常，2 次/天。

（二）护理策略

1．护理评估

（1）准确评估、记录腹泻的量、次数、颜色、性状及伴随症状。

（2）评估患者腹痛程度：疼痛评分4分（使用VAS进行评分）及以上时，可应用止痛药物。

（3）评估患者全身皮肤有无干燥、脱屑；骶尾部皮肤有无压疮；肛周皮肤有无失禁性皮炎发生。

2．症状（体征）护理

（1）腹泻的护理

1）指导患者便后使用湿巾轻柔擦拭肛周，防止对肛周黏膜造成损伤。

2）常规使用聚维酮碘稀释液进行冲洗。但该患者肛周皮肤较为敏感，因此使用温开水进行冲洗。

3）患者腹泻，机体处于消耗状态，体力较差，行床旁或者床上大小便，防止跌倒、坠床的发生。

4）协助医生进行肠镜检查，并在取活检后立即应用凝血酶肠内止血。

（2）皮肤的护理

1）患者长期腹泻卧床，消瘦，使用气垫床预防压力性损伤，骨隆突处使用硅酮泡沫敷料保护。

2）患者肛周黏膜予皮肤保护剂喷涂，臀部及大腿其他部位使用含亚麻油的喷剂喷涂，每天3～4次。

（3）肠镜检查的护理

1）行肠镜检查前30 min，应用开塞露60 ml协助患者排空大便。

2）行肠镜检查过程中，嘱患者放松，深呼吸，配合医生进行检查；留取标本活检后，应用含凝血酶的生理盐水对肠道进行冲洗止血。

3）肠镜结束后，观察患者排便情况，是否有出血的现象。因该患者血小板低于20×10^9/L，给予血小板及止血药物输注。

3．用药护理　遵医嘱使用抗CMV的药物，如膦甲酸钠、更昔洛韦及丙种球蛋白。应用膦甲酸钠及更昔洛韦时，要注意药物副作用，必要时遵医嘱使用G-CSF；血小板较低时，及时输注血小板，防止出血。丙种球蛋白2～8 ℃冰箱保存，使用前要在室温下复温20 min后用输血器输注。该患者腹泻量较大且出现血便时，应用了凝血因子Ⅶ进行止血治疗。

4．休息与运动　腹泻期间，患者易出现周身无力，指导其卧床休息，床上适当活动，可采用踝泵运动防止下肢深静脉血栓形成。腹泻好转后，恢复床旁活动，从练习站立开始，逐渐过渡到步行。

5．营养支持　在患者出现腹泻症状后，采用NRS2002对其进行营养评估，及时给予有效的营养支持。患者腹泻未得到控制之前应禁食，采用胃肠外全营养支持治疗，根据患者每日所需能量输入静脉高营养液。在患者腹泻得到纠正后，逐步开始给予流质饮食、半流质饮食、软食，直至正常饮食。在饮食调整期间，对患者进行细致的饮食指导，密切监测患者胃肠道反应及大便性状、次数，防止因饮食不当造成消化不良或腹泻次数增多。

6．心理护理　长期腹泻的患者不仅伴随着身体的严重不适，也会产生很多的负面情绪，影响治疗。护理人员要关注患者每日情绪变化，多与患者交流，倾听患者主诉，客观地介绍疾病发展过程及预后知识，消除其恐惧、不安等情绪，树立治愈疾病的信心。

7．健康指导　患者反复腹泻，营养丢失，体力较差，护士应每日评估患者状态，给予相应的安全指导，防止跌倒、坠床。腹泻逐渐控制后，指导患者的饮食逐步过渡，循序渐进，防止因进食不当导致腹泻反复。

（三）护理效果评价及转归

移植后第43天，患者腹泻量较前减少，22次/天，肛周发红现象得到控制，臀部及大腿处皮肤色素沉着无破损。体重下降至75 kg。

移植后第45天，患者大便次数25次/天，未见出血，总量2500 ml，腹痛症状得到控制。

移植后第53天，患者腹泻次数降至10次/天，总量500 ml，从流质饮食逐步过渡为半流质饮食。肛周黏膜及皮肤基本恢复正常。

移植后第59天，患者大便2次/天，性状基本正常，进软食。

移植后第65天，患者体重恢复为77 kg，遵医嘱出院。

患者腹泻情况见表10-8。

表10-8　患者腹泻情况

移植后时间	腹泻次数	腹泻量	大便性状	疼痛评分	皮肤变化	体重变化
第30天	9	1280	墨绿色稀水便	4	前胸、后背及双上肢红色皮疹	86 kg
第31天	15	2000	墨绿色稀水便	5～7	皮疹消退	85 kg
第35天	33	3200	血便	6	肛周黏膜发红	81 kg
第43天	22	2570	褐色稀水便	3	臀部、大腿处色素沉着	75 kg
第45天	25	2500	墨绿色稀水便	1	臀部轻度脱屑	73 kg
第53天	10	500	墨绿色稀糊便	0	肛周黏膜恢复正常	75 kg
第59天	2	450	黄色稀糊便	0	无	76 kg

（四）讨论

目前，在重症监护室大便失禁患者中应用的改良式肛门造口袋，因其简单易操作、对肛周皮肤损伤小等优点，得到了越来越多的关注。造血干细胞移植后合并巨细胞病毒性肠炎的患者，往往伴有肛周皮肤受损、角质层变薄、防御功能下降，可考虑应用该装置以减少对肛周皮肤的损伤。

发生巨细胞病毒性肠炎的患者，还要注意胃肠外营养支持，保证热量及营养素的摄入，维持机体新陈代谢，促进患者康复。常用的胃肠外营养液包括氨基酸、脂肪、各种维生素、电解质和微量元素。其中谷氨酰胺作为肠黏膜所特需的氨基酸在体内氨基酸池中含量最多，与肠黏膜免疫功能、蛋白质合成有关。因此，对弥漫性肠黏膜受损者，谷氨酰胺是黏膜修复的重要营养物质，在补充氨基酸时应特别注意补充。

（张会娟　解文君）

案例 38　异基因造血干细胞移植后并发肝功能异常

（一）病例介绍

患者，男性，34岁，确诊急性髓系白血病，行异基因造血干细胞移植后2月余，并发肝功能异常2周余，转氨酶升至700 IU/L，为进一步治疗收治入院，入院后给予多烯磷脂酰胆碱保肝、环孢素免疫抑制治疗。患者胆红素进行性升高伴全身皮肤黄染，躯干、头、面、颈、背部皮肤先后出现瘙痒，给予宁肤露外涂。考虑患者移植后2月余伴慢性局限性肝脏GVHD可能，加用甲泼尼龙对症治疗，同时因环孢素使用时间较长，考虑环孢素引起肝损伤可能，遂停服环孢素，改为口服他克莫司，给予五酯胶囊、芦可替尼抗排异等治疗，密切监测相关血药浓度及肝功能变化，肝功能相关指标变化趋势见图10-6，见彩图10-6、图10-7，见彩图10-7。入院第38天，患者病情逐渐好转，皮肤黄染较前消退，肝功能各项检查指标较前稳定，他克莫司浓度控制可，无特殊不适，血常规稳定，考虑疾病控制可，予出院，院外继续保肝等支持治疗，监测血常规及肝功能变化。

（二）护理策略

1. 护理评估　评估全血细胞分析结果，监测生命体征，评估患者肝功能异常指标伴皮肤瘙痒情况，评估患者进食和睡眠情况。

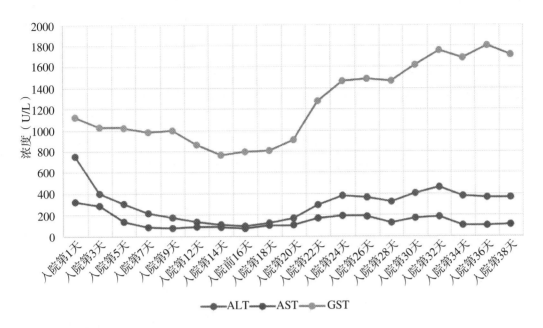

图 10-6　肝功能指标变化趋势。**ALT**，丙氨酸转氨酶；**AST**，天冬氨酸转氨酶；**GGT**，γ- 谷氨酰转移酶

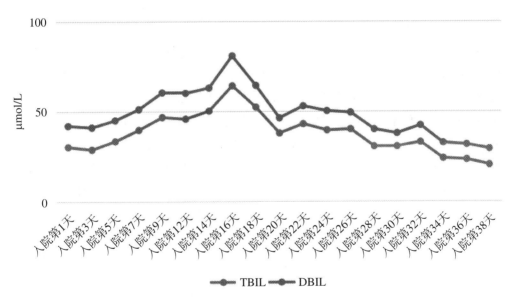

图 10-7　肝功能指标变化趋势。**TBIL**，总胆红素；**DBIL**，直接胆红素

2．症状（体征）护理（肝功能异常）

1）皮肤黄染及瘙痒的护理：评估皮肤瘙痒的范围、程度、频率。修剪指甲，勿搔抓皮肤，瘙痒难以忍受时，可用指腹按摩皮肤或宁肤露止痒；勤洗澡，勤换衣，洗澡时水温适中，洗澡后涂抹保湿剂，防止皮肤干燥，指导患者穿着棉质宽松的贴身衣物；保持床单位干净、整洁，无碎屑，避免皮肤磕碰，保持皮肤完好。

每日观察皮肤有无黄疸，有无脱屑、干痒、红疹等，做好交接班，发现异常及时处理。

2）关注高危因素，实施预见性护理：该患者移植后2月余伴肝功能受损，加强对患者病情的观察与连续护理，及早发现病情变化。监测体重、生命体征、肝功能生化指标及血药浓度变化，必要时予以人血白蛋白静脉输注，预防低蛋白血症。观察患者皮肤、口腔、肛周情况及大便次数、量、颜色、性质，做好记录及交接班。加强病房巡视，倾听患者不适主诉，发现异常及时处理。

3．用药护理

（1）注射用甲泼尼龙

在无菌环境下，将特定的稀释液加入无菌粉末药瓶中，静脉注射前，需检查有无特殊异物及变色。用药期间监测肝、肾功能，血糖，血压变化，观察有无继发感染及消化道出血表现。

（2）注射用多烯磷脂胆碱

用不含电解质的葡萄糖溶液配制后，缓慢静脉输注，可改善受损肝细胞膜并恢复其功能，减少自由基生成，抑制脂质过氧化，增加谷胱甘肽还原酶、过氧化氢酶等酶的活性，促进肝排毒。本案例中患者使用5%葡萄糖溶液配制。

（3）他克莫司

本案例由于考虑患者长期使用环孢素最易造成肝损害，故改用强效免疫抑制剂他克莫司等药物，阻断免疫活性细胞产生白介素-2及白介素-2效应环节，但其也会引起肝功能损害，故需密切监测血药浓度及肝功能。

4．休息和运动　肝功能异常的患者需注意卧床休息，增加肝内血流量，这有利于肝功能恢复。指导患者养成饭后半小时午休的习惯，保持病室环境整洁，空气清新，温、湿度适宜，床单位整洁平坦。根据天气冷暖增减衣物，预防感冒，增加饮水量，每天不少于3000 ml，吞咽时小口多次，以清洁咽喉部，湿化痰液。肝功能下降容易导致呼吸道感染，指导患者外出时戴口罩，避免到人员密集区域散步。

5．营养支持　治疗期间指导患者进食高热量、高维生素、适量蛋白的清淡、易消化的新鲜食物，确保饮食洁净、营养丰富。杜绝进食剩渣、腐烂、油腻、不易消化的食物，以免引起胃肠道不良反应，避免加重肝脏负担导致病情变化。在肝功能下降时应进食低蛋白饮食。由于酒精会加重肝损害，肝功能异常者应禁止饮酒。

6．心理护理　移植后肝功能受损是较常见的并发症之一，在肝功能受损治疗期间，由于肝功能恢复慢、病程长，病情会有反复多变，患者易出现情绪波动、焦虑、烦躁等心理问题。该患者移植后肝损伤逐渐加重，随着病情的持续进展，其心理压力与日俱增，思想波动大，甚至出现消极、悲观、抑郁等情绪。责任护士要加强巡视，多关心、安慰、鼓励患者，针对患者治疗期间不同的心理表现，进行有效沟通和交流。加强护士、患者、家属三者的合作，为患者的治疗营造一个关爱、宽容的大环境，利于疾病的恢复。

7．健康指导

（1）指导患者按时服药和复诊，出现不适及时就诊。

（2）保证充足休息和睡眠，指导患者注意个人卫生和饮食，保持良好的情绪状态。

（3）根据天气冷暖增减衣物，注意保暖，避免受凉，预防感冒。

（4）增加饮水量，每天不少于 3000 ml，吞咽时小口多次，以清洁咽喉部，湿化痰液。

（5）肝功能下降容易导致呼吸道感染，指导患者和家属戴口罩，限制人员探视，保证一名患者一人陪护，每天紫外线消毒病室 40 min，开窗通风 30 min。

（三）护理效果评价及转归

经上述治疗和护理，患者入院第 38 天病情逐渐好转，皮肤黄染消退，肝功能各项检查指标较前稳定，无明显进展，他克莫司浓度控制可，血常规稳定，无特殊不适。转归过程见表 10-9。

表10-9　肝功能指标变化趋势

入院时间	1	3	5	7	12	14	16	18	20	22	24	26	28	32	34	36	38
ALT	780	400	350	220	150	140	130	160	190	300	390	380	350	450	400	390	380
AST	300	250	150	100	170	170	160	180	180	190	200	190	170	200	150	150	150
GGT	1150	1050	1050	1000	850	790	800	800	900	1300	1500	1500	1500	1750	1700	1800	1700
TBIL	30	25	40	45	48	50	60	52	45	48	46	47	35	38	30	30	28
DBIL	45	42	48	52	58	59	70	60	48	55	52	50	40	42	25	25	22

（四）讨论

GVHD 是一种特异性免疫现象，是造血干细胞移植后最主要、最危险的并发症之一。临床上按其发病的缓急分急性、慢性、超急性三类。该患者是白血病移植后 2 月余出现肝功能异常入院，在治疗期间患者度过了急性肝 GVHD 危险期，其肝功能下降考虑药物因素及肝 GVHD 可能，给予抗排异治疗的同时，密切监测肝功能指标、血药浓度，调整用药，加强饮食、基础护理和心理护理等多方面的护理，对患者进行整体护理，使患者病情得到有效控制。在治疗及护理过程中，医护人员密切合作，及时准确采取相应措施，为患者的及时康复赢得了宝贵时间。

（鲁桂华　罗　文）

案例 39 异基因造血干细胞移植后并发食管胃底静脉曲张破裂出血

（一）病例介绍

患者，男性，28 岁，因"无明显诱因反复出现头晕、乏力，贫血反复加重，诊断为骨髓纤维化半年"，拟行单倍体造血干细胞移植入院，入院后给予改良 BU/CY+ATG 预处理方案。患者既往门静脉高压、胃底静脉曲张、脾大。

预处理第 8 天 8：00，患者进食后恶心，呕吐鲜红色胃内容物 75 ml。8：35，患者呕血 525 ml。9：00，患者再次呕血 15 ml。1 小时内共呕血 615 ml。9：45，患者排咖啡色水样便 50 ml，此时血压降至 80/50 mmHg，心率 157 次/分，血氧饱和度 90%，患者烦躁不安，考虑食管胃底静脉曲张破裂，于 11：50 置入三腔二囊管压迫。置入三腔二囊管后患者腹泻 10 次，均为暗红色稀便，共 795 ml。

预处理第 9 天，继续给予患者三腔二囊管胃囊压迫，10：20 排墨绿色稀水样便 80 ml。

预处理第 10 天继续予三腔二囊管胃囊压迫，13：00 遵医嘱将胃部球囊放气 220 ml，13：45 向胃囊充气 260 ml（80 mmHg 压力）。17：00 再次将胃部球囊放气 220 ml，压力为零。

回输造血干细胞当天，患者无恶心、呕吐、腹痛、便血。于 13：00 拔除三腔二囊管后未出现上消化道出血症状。

回输造血干细胞后第 10 天患者转至普通病房。

（二）护理策略

1．护理评估 评估患者的意识、生命体征，评估胃肠减压引流液、呕吐物及大便的颜色、量、性状等，评估三腔二囊管的位置与压力，评估护理效果。

2．症状（体征）护理

（1）食管胃底静脉曲张破裂出血的护理

1）绝对卧床休息，取平卧位，下肢略抬高，以保证脑部的血流供应，呕吐时头偏向一侧，及时清理分泌物防止窒息。

2）予吸氧、心电监护，严密监测生命体征，严格准确地记录 24 小时出入量，呕吐次数、量、颜色及性状。予奥美拉唑、生长抑素、奥曲肽 24 h 持续泵入，辐照悬浮红细胞、血小板及血浆输注。提前配血，可先行输入平衡液或葡萄糖盐水、右旋糖酐或其他血浆代用品，避免发生急性失血性周围循环衰竭。

（2）三腔二囊管的应用与护理

1）插管前确保胃管、食管囊管、胃囊管引流通畅并分别做好标记，检查两个气囊无漏气后抽尽气囊内气体备用。患者取左侧卧位，头向前屈，协助患者吞咽液状石蜡油，插管至 65 cm 时抽取胃液，确定胃管在胃内，抽出胃内积血，并用生理盐水冲洗后再向胃囊注气约 200 ml 至囊内压约 50 mmHg，封闭管口，缓缓向外牵引管道，使胃囊压迫胃底部曲张静脉。如仍有出血，继续向食管囊注气约 100 ml 至囊内压约 40 mmHg 并封闭管口，使气囊压迫食管下端的曲张静脉。管外端以绷带连接 500 ml 袋装生理盐水，经牵引架持续牵引。抽吸胃液，观察出血是否停止，并严密监测生命体征；每压迫 24 h 后放松气囊 30 min，以免造成局部黏膜坏死。出血停止后，放松牵引，放出囊内气体，保留管道继续观察 24 h，未再出血可考虑拔管，拔管前口服液状石蜡 20 ~ 30 ml 润滑黏膜及管、囊的外壁，抽尽囊内气体，以缓慢、轻柔的动作拔管。

2）留置管道期间，做好鼻腔、口腔清洁。

3）三腔二囊管拔出后 1 周是破裂血管修复、愈合的关键时期，同时亦是多种因素诱发再出血的高危时期。因此，避免早期活动，加强巡视和观察，高度警惕再出血的发生，向患者指导拔管后康复护理的重要性和具体要求，避免如下床活动、用力排便、咳嗽过猛等诱因间接使门脉压力升高而引起再出血。

3. 用药护理

（1）血管加压素：24 h 持续静脉输注，作用机制是使内脏血管收缩，从而减少门静脉血流量，以控制食管胃底曲张静脉的出血。

（2）生长抑素及其衍生物奥曲肽：止血效果肯定，能明显减少内脏血流量。

（3）严格控制止血药物输注速度，并加强巡视，保证血药浓度并持续输注。

（4）输注过程中注意观察有无胃痛、恶心、呕吐等表现，遵医嘱及时处理。

4. 休息与运动 大出血时绝对卧床休息，平卧位，下肢略抬高，并定时更换体位；少量出血时应卧床休息。治疗和护理应有计划地集中进行，保证患者的休息和睡眠。病情稳定后，逐渐增加活动量。

5. 营养支持 出血期间禁食。出血停止 24 ~ 48 h 后，患者可逐渐进食温凉、清淡的流质至半流质饮食、软食，并逐步过渡到正常饮食。避免粗糙、辛辣、刺激的食物，谨防曲张的食管和胃底静脉再破裂出血。

6. 心理护理 患者出血量较大，情绪紧张、恐惧，为患者提供安静、舒适的环境，耐心解释操作过程，以减轻疑虑，增加患者的安全感。

7. 健康指导

（1）疾病预防指导

1）保持积极乐观的情绪，积极应对疾病。

2）保持规律的生活，充足的睡眠和休息，戒烟戒酒，劳逸结合。

3）注意饮食卫生规律，避免暴饮暴食，保持大便通畅。

4）避免引起腹内压增加的行为，包括剧烈咳嗽、打喷嚏、用力大便、提举重物等，防止曲张静脉再次破裂出血。

5）遵医嘱服用药物，定期复查。

（2）疾病监测

教会患者早期识别出血征象：若出现恶心、呕血、腹痛、腹泻、黑便、头晕、胸闷、气短等情况，要先保持安静，减少活动，呕吐时取侧卧位以免误吸；立即前往医院。

（三）护理效果评价及转归

预处理第 8 天，患者出现胃底食管曲张静脉破裂出血，立即给予储氧面罩吸氧 8 L/min，禁食水，抑酸，补液，输注辐照悬浮红细胞 2 U、血小板 1 U 及血浆 400 ml，于 11：50 置入三腔二囊管压迫胃底静脉曲张。静脉给予 H_2 受体拮抗剂入壶和质子泵抑制剂及生长抑素维持泵入，抑酸及降低门静脉高压。连续 4 天持续三腔二囊管胃囊压迫，置管期间间断胃部球囊放气，予禁食水、抑酸、输血治疗。回输造血干细胞移植当天拔除三腔二囊管。拔管后患者未出现上消化道出血的相应症状。

（四）讨论

骨髓纤维化是一种慢性骨髓增生性疾病，骨髓造血组织由纤维组织取代，本病有 10% ～ 20% 的患者合并门静脉高压症。食管胃底静脉曲张破裂大出血是肝硬化门静脉高压症患者最凶险的并发症。它起病急、出血量大、病势凶险、预后极差，首次出血病死率高达 50% 左右，6 周内再出血发生率为 17%，2 年内再出血的发生率约为 80%。患者在预处理期间因疾病本身及门脉高压、脾大、胃底静脉曲张的病史原因，出现上消化道出血，评估患者后放置三腔两囊管压迫胃底曲张静脉，并及时给予输血、补液、升压、抗感染等，最终患者病情得到控制并逐渐好转。在造血和免疫重建前，积极预防再出血的发生，加强抗感染治疗，以保证造血干细胞移植顺利进行。因此要求临床护理人员不仅要有扎实的理论基础知识、过硬的操作技术，还应及时、有效和全面地评估、处理，经医护积极抢救、精心护理，患者顺利完成异基因移植。

（胡　伟　张蓓蓓　颜　霞）

案例 40　异基因造血干细胞移植后并发胃肠道黏膜损害

（一）病例介绍

患者，女性，41岁，因"确诊急性髓系白血病5月余，拟行异基因造血干细胞微移植"，入院后行大剂量阿糖胞苷5 g微移植前预处理方案，并辅以碱化、水化、护肝、营养等对症支持治疗。

患者使用大剂量阿糖胞苷化疗后第1天出现恶心、呕吐，餐前、餐后均有发生，轻微影响食欲，大多为干呕、反酸，偶有胃内容物呕出。遵医嘱给予注射用盐酸托烷司琼及泮托拉唑钠对症支持治疗。

大剂量阿糖胞苷化疗后第2天，患者恶心、呕吐较前一天加重，食欲缺乏，呕吐频次减少，使用止吐、护胃药物后症状好转，可进食少量流质饮食，当日血常规示：WBC 1.32×10^9/L，PLT 41.0×10^9/L。备血，严密监测体温，防止骨髓抑制期出血感染等相关症状。

化疗后第3天，患者恶心症状明显好转，并在当日输注冻存外周血干细胞30 ml，输注前给予心电监测、抗过敏处理，同时为促进人骨髓间质干细胞的增殖分化给予患者硝酸甘油0.5 mg舌下含服，并密切观察患者的生命体征变化。

（二）护理策略

1. 护理评估　评估生命体征，恶心、呕吐症状，饮食情况，其他胃肠道反应（如腹泻等）；评估有无水、电解质紊乱。

2. 症状（体征）护理

（1）恶心、呕吐的护理

1）出现前驱症状时，协助患者取坐位或侧卧位，及时清理呕吐物，预防呕吐物误吸引起窒息。

2）保持床单位干净清洁，密切监测生命体征，准确记录出入量、体重及电解质平衡情况，患者发生剧烈呕吐时暂禁食，补充水和电解质，呕吐减轻后给予流质或半流质饮食。

3）及时观察病情，准确记录呕吐的时间、次数和方式，以及呕吐物的性质、量、颜色、气味。

（2）预防出血及感染

1）严格无菌饮食：微移植前1周给予经灭菌处理后的食物，一般经微波炉消毒灭菌制备，微波对食物的灭菌应用广泛，能杀灭各种微生物，包括细菌繁殖体、真菌、病毒和芽孢。

2）保护性隔离：患者入院当日进入层流室，入住前检查层流床罩，保证其功能完好，如电源开关、支架、塑料围帘、初滤网的洁净度、电机声音是否符合要求，启动层流装置 1 h 后患者可入住。高速档为自净装置，启动装置时用；中速档在患者白天和状态良好时使用；低速档在患者夜间或状态不好时使用。可根据具体情况调节层流室风机空气净化档位，杜绝影响空气净化的各种因素。

3）感染预防：严格执行手卫生，戴口罩、帽子，穿隔离衣及鞋套，每进入 1 次层流室更换一次拖鞋，严格执行无菌技术，物体表面消毒使用浓度 500 mg/L 含氯消毒剂，擦拭物品及环境 30 min。患者入住层流床后，禁止离开层流床活动，身体不可超越隔离帐。入层流室后紫外线消毒 4 次 / 天，每次 30 min，遵医嘱给予患者漱口水：0.9% 氯化钠注射液加食用盐 2 ~ 3 g；制霉菌素每片 500 000 U，共计 20 片；碳酸氢钠片 12 片，每片 0.5 g，分别溶解于 0.9% 氯化钠注射液 500 ml 中，三餐前后及睡前交替漱口，预防口腔细菌、真菌感染。遵医嘱使用 1∶5000 的高锰酸钾溶液坐浴 2 ~ 3 次 / 天，或清水清洗外阴和肛周后使用三型聚维酮碘消毒外阴及肛周，预防感染。

3. 用药护理

（1）注射用盐酸托烷司琼

某些物质包括一些化疗药可激发内脏黏膜的类嗜铬细胞，释放出 5- 羟色胺（5-HT），从而诱发恶心、呕吐反射。盐酸托烷司琼主要通过选择性地阻断外周神经的突触前 5-HT$_3$ 受体而抑制呕吐反射，另外，其止吐作用也可能与其通过对中枢 5-HT$_3$ 受体的直接阻断而抑制迷走神经的刺激作用有关。

护理方法：注射用盐酸托烷司琼 5 mg 经墨菲式管滴入，化疗前后各 1 支。注射用盐酸托烷司琼常见不良反应是头晕和疲劳，如患者发生严重的头晕、疲劳症状，则调整药物使用时间或更换药物。

（2）注射用泮托拉唑

泮托拉唑化合物是一种白色固体，熔点 139 ~ 140 ℃（分解），化学名为 5- 二氟甲氧基 -2- ［（3,4- 二甲氧基 -2- 吡啶基）甲基］亚硫酰基 -1H- 苯并咪唑，是一种质子泵抑制剂药物，抑制胃酸分泌。

护理方法：注射用泮托拉唑 40 mg+0.9% 氯化钠注射液 100 ml 静脉滴注 1 次 / 天。该药的不良反应是偶见头晕、失眠、嗜睡、恶心、腹泻、便秘、皮疹、肌肉疼痛等。大剂量使用时可出现心律不齐、转氨酶升高、肾功能改变、粒细胞降低等，本品抑制胃酸分泌的作用强，时间长，故应用本品时不宜同时再服用其他抗酸剂或抑酸剂。

4. 休息与运动

（1）恶心、呕吐影响到水电解质平衡时，患者存在食欲下降、头晕乏力等症状，应注意卧床休息，多饮水，加速药物毒性的排泄，减少副作用。

（2）可以适当进行胃部穴位按摩，多呼吸新鲜空气，体能适宜者进行适当的活动，有利于减轻压力，提高机体对于胃肠道反应的耐受能力。

5．营养支持

（1）微移植前饮食

进食高热量、高蛋白质、高维生素的饮食，如猪肉、牛肉、剔刺的鱼肉、剔骨的排骨肉、新鲜的蔬菜和水果等。

（2）预处理期间饮食

1）遵循无菌饮食原则，进食清淡可口、营养丰富、易消化且经微波消毒的食物，少食多餐，避免粗糙和带刺的食物，以免损伤口腔和消化道黏膜。

2）腹胀、腹泻时，避免进食易产气的食物，如牛奶、豆浆、马铃薯等。

3）发热时尽量进食半流质食物，如稀粥、菜粥、汤面条等。

4）食物宜新鲜清洁，合理烹饪。

（3）移植后饮食

食欲好转后，可逐渐增加饮食量，给予高蛋白质、高维生素的食物，如鸡、牛、羊、猪肉等优质蛋白，番茄、马铃薯、芹菜等蔬菜，可多吃水果，如苹果、梨、橙子。

6．心理护理

（1）关心体贴患者，态度热情、诚挚，了解有关病情，取得其高度信任。

（2）告知患者化疗预处理的目的及其必要性，解释药物作用并告知恶心、呕吐是化疗的副作用之一，积极配合处理直至症状明显缓解、消失。

（3）情绪波动影响化疗反应，情绪压抑可使血中游离 5-HT 增高，增加恶心、呕吐的发生。因此，在化疗过程中，鼓励患者说出内心的感受，体贴关怀患者，使其顺利度过预处理期。

（4）恶心、呕吐易引起患者焦虑，应积极寻求各种心理疏导方法。

7．健康指导

（1）讲解预处理相关知识，降低患者的紧张情绪。

（2）适当进行胃脘部的穴位按压，饮食有节，先用易消化、刺激性小的食物，适当休息，劳逸结合。

（3）保持病房清洁安静，无不良气味，饭前、饭后饮水要少，指导正确体位，如侧卧位或坐卧位防止误吸。

（4）严格限制陪床员，减少人员流动，杜绝探视。进出时随手关门，出入更换拖鞋或带鞋套。

（5）注意饮食勿杂乱。胃酸分泌过多的患者食用煮过后去除原汤的瘦肉、鱼、鸡肉，以及浓米汤、米粥等，使胃液分泌减少，并可食用鲜牛奶、豆浆以中和胃酸，以免口腔黏膜、胃肠道黏膜损伤感染或出血。

（三）护理效果评价及转归

患者于大剂量阿糖胞苷化疗后出现恶心、呕吐症状，积极遵医嘱使用止吐药物及护胃药物后症状缓解，患者勤漱口，食用无菌、清淡、易消化软食。未发生消化系统感染及出血，无电解质紊乱，无跌倒等不良护理事件发生。

（四）讨论

在进行造血干细胞移植前给予患者大剂量阿糖胞苷，该药物对人体活跃增殖的正常细胞亦有杀伤作用，消化道是较早受累的组织之一。而在诸多消化道毒性反应中以恶心、呕吐最为常见，且易导致患者进食减少，体重减轻，机体抵抗力下降，严重的呕吐可致患者出现水、电解质、酸碱平衡紊乱，患者胃肠道生物菌群破坏，也可有疲乏无力、抵抗力下降、感染发热、出血等表现。遵医嘱给予注射用盐酸托烷司琼和泮托拉唑钠止吐、护胃及亚胺培南、盐酸莫西沙星氯化钠注射液骨髓抑制期抗感染治疗。

护理重点在于观察呕吐物的量和颜色、有无腹泻及大便性状、颜色和量，避免严重的消化道反应引起电解质紊乱或消化道大出血。监督患者饮食，落实保护性隔离，积极对症支持治疗，帮助患者顺利完成微移植。

（徐　娟）

案例 41　供体特异性抗人类白细胞抗原抗体阳性的单倍体造血干细胞移植后并发消化道出血

（一）病例介绍

患者，男性，48 岁，急性髓系白血病 M2a 型 *ETO*（+）9 年余，患者于 2009 年行 AAG 方案 1 个疗程后缓解，第一次化疗完全缓解后给予巩固化疗 7 个疗程，于 2012 年 2 月第 1 次复发，2015 年 2 月第 2 次复发。给予去甲氧柔红霉素和阿糖胞苷巩固后第三次化疗后完全缓解，巩固 2 个疗程后，2018 年 8 月第 3 次复发。

患者具有异基因造血干细胞移植的适应证，完善移植前检查，无明显禁忌。患者家族中无全合供者，其女儿与患者 HLA 5/10 相合，但供者特异性抗体（DSA）阳性，且滴度大于 10 000。因 DSA 阳性可能影响植入，移植小组医生反复多次告知患者及家属 DSA 阳性的相关情况，其家属表示同意并接受，坚决要求行异基因造血干细胞移植。

DSA 预处理采用血浆置换及丙种球蛋白、利妥昔单抗。血浆置换 3 次，利妥昔单抗使用 1 次，丙种球蛋白 30 g 使用 1 次，处理后 DSA 阳性，滴度小于 9000。

预处理方案采用地西他滨联合 BU/CY 方案。2018 年 12 月 25 日，给予患者脐带血干细胞输注及女供父半相合造血干细胞移植。

移植后第 9 ~ 14 天，患者出现消化道出血、腹痛、腹泻、恶心、呕吐，遵医嘱给予止血药物（酚磺乙胺、凝血酶、生长抑素、特利加压素）、输血（红细胞、血小板、血浆、冷沉淀）。现将其此期间患者的血常规结果以及消化道出血量汇总，见表 10-10。

表10-10 血常规及消化道出血量

移植后时间	WBC（$\times 10^9$/L）	Hb（g/L）	PLT（$\times 10^9$/L）	血便量（g）
第 9 天	0	70	7	300
第 10 天	0	47	2	600
第 11 天	0.01	46	1	1020
第 12 天	0.01	39	1	770
第 13 天	0.02	41	3	905
第 14 天	0.08	52	4	200

移植后第 15 天，患者的白细胞开始升高，PLT $< 10 \times 10^9$/L。

移植后第 24 天，患者的白细胞正常，PLT $< 10 \times 10^9$/L，未出现出血。

移植后第 30 天，患者出层流室。

（二）护理策略

1．护理评估 评估全血细胞分析结果，生命体征（特别关注血压的变化）；意识状态；面容与营养状况。关注腹部有无压痛、反跳痛，肠鸣音有无亢进，消化道出血的时间、次数、量，用药后的反应。

2．症状（体征）护理

（1）腹泻的护理

1）观察大便的性状、颜色及量。

①定期复查全血细胞计数，了解患者的贫血程度。

②对继续或再次出血的判断：腹痛、黑便次数增多且粪便稀薄，色泽转为暗红色，伴肠鸣音亢进等，均提示有活动性出血或再次出血。

③出血量的评估：成人每日消化道出血 5 ~ 10 ml，粪便潜血试验出现阳性；每日出血量 50 ~ 100 ml，可出现黑便；胃内储积血量 250 ~ 300 ml，可引起呕血；一次出血量不超过 400 ml 时，可由组织液及脾储血补充，一般不引起全身症状；出血量超过 400 ~ 500 ml，可出现全身症状，如头晕、心慌、乏力等；短时间内出血量超过 1000 ml，可出现周围循环衰竭表现，有便血时，每次大便要称重。

2）严密监测患者生命体征、神志及血清电解质变化；准确记录出入量，观察有无烦躁不安、面色苍白、皮肤湿冷、四肢冰凉等微循环血液灌注不足情况。

3）安全护理：患者在下床时或便后起立时易晕厥摔伤。嘱患者坐起、站立时动作缓慢，出现头晕、心慌、出汗时立即卧床休息并告知护士，必要时由护士陪同如厕或暂时改为在床上排泄。

4）生活护理：协助患者完成个人日常生活活动，例如进食、口腔清洁、皮肤清洁、排泄；呕吐后及时漱口；对于长期卧床患者需预防压疮；排便次数多时协助患者对肛周皮肤进行清洁，局部涂红霉素软膏保护。

（2）腹痛的护理

1）密切关注患者腹痛的性质、部位、持续时间、发作方式、有无牵涉痛及伴随症状，观察有无呕吐、肠鸣音减弱或消失等情况，警惕肠梗阻发生。

2）及时、正确地进行疼痛评估，并遵医嘱合理应用止痛药物，给予患者半坐卧位以减少腹壁紧张，使腹腔内渗出物局限，控制感染，减轻疼痛。

3）有针对性地进行心理疏导，稳定情绪，有利于增强患者对疼痛的耐受力。

（3）恶心、呕吐的护理

1）恶心、呕吐时应协助患者上半身抬高，侧卧位，防止误吸。

2）严重呕吐时需注意有无尿少、口渴、皮肤黏膜干燥等脱水现象；剧烈呕吐而禁食者应及时补充水和电解质；准确记录入量。

3）呕吐后及时帮助患者漱口，清理被污染的被子和衣服。

（4）血浆置换的护理

做好解释，消除患者的紧张心理；密切观察患者的精神、意识和生命体征，重视患者的主诉；观察有无并发症发生，如低钙、过敏、低血压、出血倾向等，并及时处理；监测电解质、血常规等。

3. 用药护理

（1）凝血酶

1）用法用量：消化道止血用生理盐水或温开水（不超 37 ℃）溶解成 10 ～ 100 U/ml 的溶液，口服或局部灌注，根据出血部位及程度增减浓度、次数。

2）注意事项：①严禁血管内、肌内或皮下注射，以防引起局部坏死甚至形成血栓而危及生命；②加温，酸、碱或重金属盐类可使本品活力下降而失去作用；③出现过敏反应症状时应停药；④必须直接与创面接触，才能起止血作用；⑤应现用现配。

（2）生长抑素

1）用法用量：用生理盐水进行溶解，3 mg 生长抑素加入 50 ml 氯化钠注射液，缓慢持续静脉泵入。

2）注意事项：①对本药过敏者禁用，妊娠和哺乳期妇女禁用；②给药开始时可引起暂时性血糖下降，对于胰岛素依赖性糖尿病患者应每 3～4 h 查血糖 1 次；③本药可以增强环己烯巴比妥类药物延长睡眠时间的作用，加剧戊烯四唑的作用，所以它们不宜与这类药物同时使用；④应单独给药，不宜与其他药物配伍给药；⑤动脉性出血不属于生长抑素的适应证。

（3）特利加压素

1）用法用量：每 1 mg 注射粉针剂用 5 ml 氯化钠注射液溶解，缓慢静脉注射（超过 1 min），观测血压及心率。维持剂量为每 4 h 静脉给药 1～2 mg，持续 24～36 h，直至出血得到控制。已配制的溶液必须在 12 h 内用完。

2）不良反应

①由于具有收缩血管的作用，患者会出现面部和体表苍白，以及血压轻微升高（高血压患者较为明显）。

②少数患者会出现心律失常、心动过缓和冠状动脉供血不足。

③偶见头痛或出现局部坏死。

④可能会加强胃肠道蠕动而引致腹痛、恶心、腹泻。

⑤个别病例出现支气管肌肉痉挛，可能导致呼吸困难。

⑥可能会出现子宫肌肉和子宫内膜的血液循环障碍。

⑦虽然特利加压素抗利尿活性仅为天然加压素的 3%，但有极个别病例会出现低钠血症和低钙血症。

3）护理方法：应严格按照药物的使用方法及时正确用药，现用现配。用药过程中监测血压、心率及血氧饱和度的变化，每日测量心电图 1 次，定期检测生化指标，关注血钠及血钙的变化，确保用药安全，以达到治疗的目的和效果。

4. 休息与运动

（1）合理休息与活动，出血发作期绝对卧床休息，协助患者取舒适体位并定时变换体位；恢复期，在病情允许的情况下可酌情进行适当的活动，必要时给予协助，适度锻炼，以不感疲劳为宜，避免剧烈运动。

（2）保证充足睡眠，建立良好的作息规律，提高睡眠质量。

5. 营养支持

（1）通过营养评估了解患者的营养状况和能量需求。

（2）急性大出血伴恶心、呕吐时禁食，给予肠外营养。

（3）出血停止后改为营养丰富、易消化、无刺激性温凉的半流质饮食、软食，少量多餐，逐步过渡到正常饮食。

（4）平衡膳食，饭菜注意色、香、味，增进食欲。

6. 心理护理　患者出现消化道出血后，出现心理紧张、恐惧等问题，护理人员要及时给予安抚疏导，迅速应用止血措施，给予血液输注，消除其紧张、恐惧的情绪。该患者一直情绪较平稳，心态乐观，对治愈充满信心。

7．健康指导

（1）出血急性期嘱患者卧床休息，病情稳定后可适量活动。

（2）出现任何不适，应及时告知医务人员。

（3）保证睡眠，保持心情舒畅。

（4）预防跌倒和管路脱出。

（5）鼓励进食。

（三）护理效果评价及转归

（1）患者消化道出血停止。出现病情变化时，护理人员及时与医生进行了沟通，未出现严重并发症。

（2）患者消化道出血时血红蛋白极低，护理人员及时准确进行了风险评估，采取了相应措施，患者无跌倒、坠床及晕厥事件的发生。

（3）护理人员认真完成了基础护理，患者未出现与卧床相关的并发症。

（4）患者出现紧张焦虑时，护理人员及时给予了心理护理，效果较好，患者战胜疾病的信心十足，积极配合了治疗与护理。

（四）讨论

特利加压素使用后，内脏的血流量明显下降，导致肝的血流量和门静脉压下降。药效学的研究结果表明，特利加压素与其他类似的肽一样可导致动脉、静脉和内脏的小静脉产生收缩，可导致食管壁平滑肌收缩，同时增加整个小肠的蠕动和肠鸣音。特利加压素还具有抗出血性休克、肉毒素和组胺性休克的作用，因此可有效地应用于对消化道出血的治疗。

胃肠道反应是造血干细胞移植患者常见的并发症，尤以腹泻伴消化道出血常见，也是造成死亡的重要原因之一，加强消化道出血的预防及护理对造血干细胞移植患者尤为重要。此例患者为 DSA 阳性，单倍体造血干细胞移植合并消化道出血，出血量较大，病情较重，病程也长，但是经过我们的精心护理，患者恢复良好。

患者移植前 DSA 阳性，且滴度大于 10 000，经过血浆置换 3 次、利妥昔单抗使用 1 次、丙种球蛋白使用 30 g 1 次的处理后，DSA 阳性，滴度小于 9000，有效地促进了移植的成功。

（王建虹）

案例 42 重度肝窦阻塞综合征患者行经颈静脉肝内门腔分流术

（一）病例介绍

患者，男性，39 岁，因诊断"急性 B 淋巴细胞白血病 4 个月，拟行异基因造血干细胞移植"入院，预处理方案为标准白消安联合环磷酰胺（BU/CY）；GVHD 预防方案为短程甲氨蝶呤、环孢素及吗替麦考酚酸酯（MTX+CsA+MMF），移植方式为同胞全相合造血干细胞移植。

移植后第 11 天，患者造血重建。

移植后第 28 天，患者出现发热，最高体温 39.5 ℃，体重 64 kg（较入层流室时增加 8 kg），腹围 88 cm（较入层流室时增加 8 cm），伴腹胀、腹痛。体格检查：颜面部水肿、巩膜黄染、腹部膨隆。实验室检查：ALT 1121 U/L，AST 2204 U/L，TBIL 22.1 μmol/L；血浆凝血酶原时间（PT）31.6 s，APTT 153.2 s，Cr 144 μmol/L。腹部超声提示：肝大、腹水。

移植后第 29 天，患者全腹增强 CT 示：腹水、腹膜炎症；肝体积增大，肿胀，密度减低，肝静脉未见显影及下腔静脉肝内段管腔变窄，门静脉增粗，考虑肝窦阻塞综合征。

移植后第 30 天，经影像科、肝病中心及介入科等多学科合作会诊后，诊断重度肝窦阻塞综合征。

移植后第 31 天，患者在介入下行经颈静脉肝内门体静脉分流术（transjugular intrahepatic portosystemic stent shunt，TIPSS）。

移植后第 32 天，患者出现嗜睡、表情淡漠、行为异常、问答部分切题、定向力差等表现，考虑肝性脑病可能。

移植后第 48 天（TIPSS 后第 17 天），患者顺利出院。

（二）护理策略

1．护理评估 评估全血细胞分析结果、血涂片结果、肝功能、凝血功能、生命体征；评估体重、腹围、尿量、出入量；评估二便情况，腹水程度及护理效果。

2．症状（体征）护理

（1）肝窦阻塞综合征致体液过多的护理

1）每天测量体重及腹围，早、晚各 1 次。规范测量体重、腹围，要求做到定尺、定称、定时（晨起空腹测量，多次测量时，宜在餐前、便后进行，皮尺以肚脐为起点绕腹部 1 周，松紧适宜，记录患者呼吸末的腹围数值）。

2）测量腹围时要求患者平躺于病床，平稳呼吸放轻松，手放身体两侧，双腿伸直。

3）加强局部皮肤保护，密切观察腹痛、腹水、黄疸、出血、体温等情况，准确记录出入量。

4）遵医嘱予低分子量肝素、前列地尔、丁二磺酸腺苷蛋氨酸、熊去氧胆酸胶囊等治疗；按时复查血常规，凝血功能，肝、肾功能，完善腹部超声以监测病情变化。

（2）TIPSS 术前护理

1）完善心电图、肝 B 超及 CT 检查，备血，备皮，备齐抢救物品，完成血常规，肝、肾功能，凝血功能等检验。

2）术前禁食、水 4～6 h。

3）术前指导患者床上做屏气呼吸训练，床上排便，指导患者及家属术后进低蛋白饮食。

4）及时与患者及家属沟通，了解患者的心理状况，做好心理疏导，签署术前知情同意书。

5）协助患者去除佩饰，穿病号服。

（3）TIPSS 术后护理

1）术后安返病房后，遵医嘱予病重、特级护理，密切监测其生命体征。

2）因术后患者当日 PLT 81×10^9/L，护士予床旁加压按压右侧腹股沟及左侧颈部 2 处穿刺口 60 min，再予沙袋持续压迫创口（持续 12 h），观察穿刺处有无渗血、皮下血肿和肢体末端循环情况。

3）术后 24 h 内绝对卧床，48 h 内限制活动，穿刺侧肢体制动，指导并协助患者在床上大小便。

4）观察患者有无腹痛、腹胀、腹水等情况，每日测量体重及腹围早、晚各 1 次，严格记录 24 小时出入量及尿量。

5）观察患者有无头晕、恶心、面色苍白、黄疸、肝区疼痛、出血等症状，根据症状及时报告医生，早判断早处理。

（4）TIPSS 术后并发症肝性脑病的护理

1）密切监测患者的意识、生命体征变化，加强巡视，与患者交谈，了解其反应性和回答问题的能力、记忆力、计算力等。

2）协助患者在床边排便，拉起双侧床护栏，落实生活护理、安全护理、心理护理，及时发现患者的意识、行为等变化。

3）遵医嘱限制蛋白质摄入，按时予乳果糖口服、门冬氨酸鸟苷酸静脉滴注等。落实服药到口，观察药物疗效。

3．用药护理

（1）低分子量肝素

预防静脉血栓栓塞性疾病（预防静脉内血栓形成），治疗已形成的深静脉栓塞

（伴或不伴有肺栓塞）。

护理方法：低分子量肝素 2000 IU（0.2 ml）加入 0.9% 氯化钠注射液 50 ml 中，遵医嘱维持 8 h 静注，3 次 / 天，或维持 6 h 静注，4 次 / 天，用药期间注意观察患者的皮肤、黏膜、消化道等有无出血倾向，监测血小板计数、凝血功能等。持续静脉注射低分子量肝素时，若需要输注血小板、红细胞等血制品，建议暂停低分子量肝素组液体，输注完毕后可继续该药物治疗。

（2）前列地尔注射液

治疗脏器移植后抗栓治疗，抑制移植后血管内的血栓形成。

护理方法：前列地尔 10 μg（2 ml）+10 ml 0.9% 氯化钠注射液（或 5% 葡萄糖注射液）缓慢静注，或直接入小壶缓慢静脉滴注，遵医嘱 2 ~ 4 次 / 天。前列地尔与输液混合后在 2 h 内使用。用药过程中出现不良反应时，遵医嘱采取减慢给药速度或停止给药等措施。

（3）丁二磺酸腺苷蛋氨酸

维持肝细胞膜的稳定性，促进肝解毒过程。

护理方法：注射用丁二磺酸腺苷蛋氨酸，遵医嘱给予 500 ~ 1000 mg/d，须在临用前用所附溶剂溶解，缓慢静脉输注。丁二磺酸腺苷蛋氨酸肠溶片遵医嘱给予 1000 ~ 2000 mg/d 口服，部分患者在服用腺苷蛋氨酸的过程中可能出现头晕，应落实安全护理措施，预防跌倒。

（4）熊去氧胆酸胶囊

通过亲水性、有细胞保护作用和无细胞毒性的熊去氧胆酸相对地替代亲脂性、去污剂样的毒性胆汁酸，以促进肝细胞的分泌作用和免疫调节。

护理方法：遵医嘱予 0.25 g（1 粒）口服 1 次 / 天，服药期间定期监测肝功能指标。

4．休息与运动

（1）TIPSS 术后 24 h 内绝对卧床，48 h 内限制活动，穿刺侧肢体制动，指导并协助患者在床上大小便。

（2）出院后避免劳累和较重的体力活动，生活规律，不做剧烈运动，多卧床休息，并做有节奏的深呼吸，有助于血液回流。

（3）避免引起腹内压增高的因素：如剧烈呕吐、用力排便、剧烈咳嗽等，保持大便通畅。保持乐观、稳定的心理状态，避免情绪波动、诱发出血。

5．营养支持

（1）TIPSS 术后 1 周内限制富含蛋白质的食物，控制蛋白质摄入量从 20 g/d 开始，1 周以后逐渐增加蛋白质，以维持基本的氮平衡，最后增加到 0.8 ~ 1.0 g/（kg·d）。

（2）首选植物蛋白（如豆制品）和奶制品蛋白，因为含热量高，且前者富含支链氨基酸和非吸收性纤维，有利于维持肠道正常菌群并酸化肠道。

（3）1个月后逐渐开始进食动物蛋白，一般在术后3个月左右可以恢复到正常饮食，提醒患者勿暴饮暴食富含蛋白质的食物，这样可以使身体逐步适应术后相对高血氨的状态。同时在饮食上推荐在每日三餐后加用含益生菌的饮料。

6. 心理护理 该患者因移植后并发重度肝窦阻塞综合征，出现发热、腹胀、腹痛、腹水等，严重影响生活质量，因病情需要行TIPSS，而此手术在血液科造血干细胞移植患者中极为罕见，患者生理及心理都承受着巨大的痛苦。此时，护理人员在术前做好患者及家属的知情告知，指导患者配合术后护理，解释并发肝窦阻塞综合征的原因以及行TIPSS对疾病预后的重要性，使其充分了解该手术的必要性及术前、术中、术后医护人员能采取的应对措施。通过呼吸疗法、冥想、肌肉渐进性放松、听舒缓音乐以分散患者注意力、缓解其焦虑情绪，增强信心，使其主动接受治疗。

7. 健康指导

（1）指导患者配合护士监测体重、腹围、尿量及出入量变化。

（2）TIPSS术后指导患者家属学会观察患者的神志、意识、大小便情况，观察患者有无呼吸困难、胸闷、气促等症状。

（3）指导患者卧床休息、床上排便，观察伤口敷料有无渗血、渗液，伤口周围有无血肿出现，观察有无呕血及黑便等消化道出血征象。

（4）观察患者的皮肤、巩膜有无黄染，皮肤完整性、有无瘙痒，避免抓挠皮肤、忌用碱性肥皂，可予温水擦浴。

（5）患者贴身衣物宜以棉质为主，穿着宽松，及时更换。

（6）遵医嘱服药，积极配合治疗护理，异常时及时报告医生。

（三）护理效果评价及转归

该例患者移植后早期出现重度肝窦阻塞综合征，行TIPSS后出现肝性脑病，经多学科医护合作，做到早监测（体重及腹围变化）、早发现（精神行为异常）、早报告（病情动态变化）、早处理（危急并发症），使本例重症患者的治疗护理效果得到有效提高，患者于移植后第48天治愈出院。

（四）讨论

该患者是国内首例行TIPSS成功治疗肝窦阻塞综合征的患者，血液专科护理人员对TIPSS的护理较为陌生，经与医生、介入科护士沟通学习并查阅学习大量文献后，在患者发生重度肝窦阻塞综合征后及早开展多学科合作，选择合适时机进行TIPSS，达到有效的治疗效果。由于该患者血小板长期低下，术中存在着较大出血风险，实施TIPSS前，护士充分评估了患者的全身情况，做好出血的应急预案，该患者术前 PLT 52×10^9/L，于术前 1 h 输注血小板后，PLT 达到 81×10^9/L。术中备好止血药物及抢救器材，专科护士陪同。返回病房后，护士在床旁持续压迫穿刺口至无出血后，改为腹带及沙袋加压止血。另外，术后密切监测血氨值和精神行为异常的改变，落实安全护理和对症处理。因此，通过规范的测量、及时的报告、正确执行医嘱、熟练的应急预案、有效的心理沟通和干预，能使治疗效果得到有效提高。

（柴燕燕　曹建琼）

案例 43　单倍体造血干细胞移植后并发心功能不全

（一）病例介绍

患儿，女性，9 岁，诊断为再生障碍性贫血，与其父行单倍体骨髓＋外周血造血干细胞移植，移植后第 13 天造血干细胞植活。

移植后第 19 天，患儿出现发热，体温 38.2 ℃，遵医嘱予抗感染治疗，后患者仍间断低热。

移植后第 28 天，患儿体温控制不佳，当天最高体温 39℃，SpO_2 89%。肺CT 示：肺间质纹理增多，不能排除卡氏肺孢菌感染，遵医嘱加用抗真菌药物卡泊芬净。

移植后第 33 天，肺 CT 示：肺部感染进展，且存在胸腔积液。继续抗感染治疗。

移植后第 43 天，患儿左肺感染较前减轻，右肺新发感染灶，胸腔积液较前减少，体温正常，SpO_2 93%。

移植后第 45 天，患儿出现头痛，BP 135/90 mmHg，对症治疗后好转。

移植后第 50 天，生化结果示：BNP 1020 pg/ml，HR 110 次 / 分，SpO_2 85%。患儿端坐呼吸，双手及双下肢凹陷性水肿，遵医嘱利尿、严格控制入量等，减轻心脏负荷。

移植后第 53 天，患儿出现低蛋白血症，ALB 28 g/L，双手及双下肢凹陷性水肿，遵医嘱补充白蛋白并积极利尿。

移植后第 60 天，生化结果示：BNP 1010 pg/ml，K^+ 2.36 mmol/L，予补钾，积极利尿，监测 BNP、K^+ 浓度变化。

移植后第 70 天，肺 CT 示：患儿肺部感染较前减轻。BNP 200 pg/ml，SpO_2 94%，ALB 35 g/L。

（二）护理策略

1．护理评估

（1）评估患儿的一般状态：重点观察患儿有无缺氧、呼吸困难、周身有无皮肤、黏膜发绀症状。

（2）评估患儿的心功能水平：持续监测患儿的心率及心律，监测心肌损伤标志物及 BNP 数值。

（3）每日 2 次评估患儿的体重变化，有无水肿。

2．症状（体征）护理

（1）急性心功能不全的护理：采取半坐卧位或坐位，嘱患儿双腿下垂，以减少静脉回流；加大氧流量至 6 ~ 8 L/min，降低肺泡表面张力。肌内注射吗啡，积极强心利尿治疗。监测 BNP 水平，BNP > 1000 pg/ml 时限制液体入量，准确记录出入量。

（2）低氧血症的护理：根据患儿血氧水平给予氧气吸入治疗，鼻导管吸氧 5 L/min，SpO_2 不能维持在 95% 以上时，更换为 6 L/min 以上的面罩吸氧。

（3）低蛋白血症的护理：患儿因低蛋白血症出现水肿、心功能不全，需长期卧床，进食较差，营养不良，极易出现皮肤损伤，故预防压力性损伤发生是护理的一项工作重点。每日评估患儿全身的皮肤状况并做好记录，应用气垫床，长期受压部位使用硅酮泡沫敷料进行保护。

（4）发热的护理：密切监测患儿体温、心率及血压的变化，防止感染性休克的发生。遵医嘱及时应用静脉或口服的退热药物，观察用药后的效果，大量出汗后需及时补液治疗，防止低血容量性休克，同时注意补液的速度及总量，防止因循环血量过多导致心脏负荷过大，进一步加剧病情。

3．用药护理

（1）硝普钠

现用现配，避光输注，使用输液泵精确调节流速。该药液对局部有刺激性，应使用中心静脉泵入，谨防外渗。使用过程中密切观察患者的血压变化，根据血压情况调节泵速，防止血压下降过快。

（2）去乙酰毛花苷

洋地黄类药物，应用时注意剂量准确，在静脉推注的过程中医护人员应全程监控心率，心率低于 60 次 / 分时停止使用该药物。注意观察洋地黄的毒副作用，如胃肠道反应、心律的改变及黄绿视等。

（3）利尿剂

遵医嘱正确使用利尿剂，如呋塞米和托拉塞米，注意观察药物的不良反应，如低钾血症及低血压等。定期监测患者的血钾，并在应用利尿剂的 6 h 内监测患儿的血压。应用利尿剂时间宜在晚上 9 时之前，避免夜间排尿过频影响睡眠。应用利尿剂后将便器放置在患儿床旁，防止患儿因反复排尿体力消耗过大，造成晕厥、跌倒等意外。

4．休息与运动 患儿因心功能不全并发肺部感染，憋气症状明显，故在血氧不能达到 95% 时，要根据心功能分级决定活动量，尽量卧床休息，在床上做被动运动，轻微的伸屈运动和翻身，防止静脉血栓、便秘的发生。

5．营养支持 患儿因肺部感染、高热致机体消耗量较大，一方面，需要积极补充能量，另一方面，因心功能不全，需要限制入量及钠盐摄入，因此，指导患儿进食低盐、低脂、富营养、易消化的饮食，每餐不宜过饱，适当限制水分，不吃油炸、生硬食物。保持大便通畅，防止便秘，以免增加患儿的心脏负担。

6．心理护理 患儿因年龄小、对疾病不了解，出现憋气症状时易出现哭闹，加剧症状，应及时安抚患儿，在治疗过程中经常询问患儿有无不适，用通俗易懂的语言与患儿交流，使其信任护理人员，积极配合治疗和护理。

7．健康指导 根据患儿的评估结果进行针对性的指导，吸氧期间鼻黏膜易出现干燥，注意氧气湿化，同时使用红霉素软膏涂抹鼻腔 2 ～ 3 次 / 天，嘱患儿勿挖鼻。双手及双下肢出现凹陷性水肿时适当抬高肢体，促进血液回流，减轻水肿。

（三）护理效果评价及转归

移植后第 28 天，患儿 SpO_2 为 89%，给予 5 L/min 的鼻导管吸氧，SpO_2 可上升至 95%。

移植后第 33 天，患儿出现双侧胸腔积液，指导患儿继续吸氧，半坐卧位休息，憋气症状稍好转。给予硅酮泡沫敷料保护骶尾部皮肤，预防压力性损伤。

移植后第 43 天，肺部感染较前减轻，胸腔积液减少，SpO_2 上升至 93%，体温恢复正常，将鼻导管氧气流量降至 3 ～ 4 L/min，患儿的血氧饱和度可维持在该水平，憋气症状较前好转。

移植后第 45 天，患儿出现头痛，血压偏高，遵医嘱给予降压药物后头痛症状好转。

移植后第 50 天，BNP 1020 pg/ml，HR 110 次 / 分，SpO_2 85%，更换为 7 L/min 的面罩吸氧，SpO_2 可维持在 95% ～ 97%。

移植后第 53 天，患儿出现低蛋白血症，双手双足出现水肿，指导家属抬高患儿下肢，减轻水肿。

移植后第 60 天，BNP 1010 pg/ml，K^+ 2.36 mmol/L，SpO_2 92%，将面罩吸氧调整至 4 L/min。

移植后第 70 天，肺部感染较前减轻，BNP 200 pg/ml，SpO_2 95%，ALB 35 g/L，血钾、血压恢复至正常水平，水肿消退，皮肤完整无压疮。

患儿在应用硝普钠期间，使用中心静脉，无静脉炎出现；应用去乙酰毛花苷及利尿剂期间，患儿出现短暂低钾血症，后经补钾治疗及更换利尿剂后，血钾恢复至正常水平。

（四）讨论

对于心功能不全患者的氧疗，在不同时期应给予不同浓度的氧气吸入。病情相对平稳时，一般使用鼻导管氧气吸入 2 ~ 3 L/min。当发生急性肺水肿时，应采用中高流量氧气吸入 6 ~ 8 L/min，但吸氧时间长（超过 24 h），需注意观察氧中毒情况，如胸痛、咳嗽等，在可以维持较稳定的血氧饱和度（95% 以上）的情况下，减少高流量吸氧的时间。在患者发生急性心功能不全时，传统理念认为 30% 乙醇湿化可以改善肺通气功能，减轻缺氧症状，但在《中国急性心力衰竭急诊临床实践指南（2017）》中，对于氧疗的指导意见不包括 30% 乙醇湿化给氧。故在临床实际应用中要依据最新的指南意见给予恰当的治疗，保证患者的用氧安全，达到理想的氧疗效果。

呋塞米为排钾利尿剂，大剂量使用时常会造成电解质紊乱、心律失常和高尿酸血症等问题。托拉塞米为相对保钾利尿剂，相较于呋塞米起效更为迅速，排尿效果更为持久，对肾负担较小，极少产生利尿抵抗。静脉使用 10 min 即可起效，作用时间 5 ~ 8 h。因此，托拉塞米更适合心功能不全患者的利尿治疗。在应用托拉塞米 10 min 内，注意观察给药效果，排尿较为频繁时，护理人员要守护在患儿床旁，且在给药 8 h 内，护士要经常巡视患者，防止跌倒、坠床等意外。

（张会娟　解文君）

案例44　异基因造血干细胞移植后并发急性左心衰竭

（一）病例介绍

患者，女性，63 岁，主因"骨髓增生异常综合征转为急性髓系白血病 4 月余"入院，合并肺部感染，心功能不全，凝血功能异常等并发症。与女儿 HLA 配型 5/10，血型均为 B 型，拟行女供母异基因造血干细胞移植，于 2018 年 5 月 18 日转入层流病房，给予地西他滨 + 克拉立滨 +Ara-C+ 伊达比星（IDA）+ 依托泊苷（VP-16）+ 环磷酰胺（CTX）预处理方案。

移植后第 1 天，回输骨髓血 600 ml（单核细胞计数 5.1×10^8/kg，CD34$^+$ 细胞计数 1.0×10^6/kg），同时回输脐带血 20 ml（1.5×10^7/kg），回输间充质干细胞 2 单位。

移植后第 2 天，回输造血干细胞 115 ml（单核细胞计数 6.0×10^8/kg，CD34$^+$ 细胞计数 1.8×10^6/kg），回输当日间断出现低氧血症，给予面罩吸氧后好转。凌晨 2：00，患者出现气促胸闷、烦躁、咳嗽，并逐渐加重，大汗淋漓，嘴唇发绀，双肺闻及弥漫性湿啰音，血氧饱和度 60%，HR 135 ～ 150 次 / 分，BP 175/90 mmHg，NT-proBNP 10 761 pg/ml。心内科会诊考虑：急性左心衰竭，肺水肿。给予抬高床头，头高脚低位，面罩吸氧，强心、利尿、扩血管、补钾等抢救措施。严格控制输液量及输液速度，给予 24 h 心电监护，密切监测生命体征并记录 24 小时出入量等。在积极抢救和精心护理下，患者左心衰竭症状得到控制。

移植后第 10 天，干细胞顺利植活。

移植后第 25 天，患者转入普通病房继续治疗。

（二）护理策略

1．护理评估

（1）了解患者的既往史，如有高血压、糖尿病、心功能不全等相关症状，应在造血干细胞移植前请相关科室会诊，制定相应的预防及治疗方案。

（2）了解患者采用的预处理方案，研究表明，心血管方面的并发症可能与移植前化疗用药、预处理方案有关。

2．症状（体征）护理（急性左心衰竭）

（1）观察患者的生命体征，及时发现早期症状。患者于 2：00 突发气促、胸闷，护士立即报告医生，协助抬高床头，双腿下垂，以减少患者的回心血量，增加肺活量，赢得了抢救先机。

（2）给予患者高流量吸氧 8 ～ 10 L/min，密切观察患者呼吸困难症状是否改善，并及时报告医生。

（3）迅速建立静脉通路，采集电解质，BNP，肝、肾功能指标，血气分析指标等，留置导尿管。严格控制输液量及输液速度，给予二羟丙茶碱 0.25 g 入壶，呋塞米 40 mg 静脉推注，甲泼尼龙琥珀酸钠 40 mg 静脉滴注，5% 葡萄糖 250 ml+ 硝普钠 50 mg 以 10 ml/h 泵入。

（4）密切观察并记录患者的面色、神志、生命体征、出入量及血氧饱和度情况，发生异常时及时给予相应的处理。

3．用药护理

（1）呋塞米

为排钾利尿剂，使用时应注意其不良反应，如水、电解质紊乱，体位性低血压等。

（2）硝普钠

此药起效快，代谢也快，在使用过程中需根据血压情况随时调整泵速。此药对光敏感，溶液稳定性较差，应现用现配并严格避光泵入，使用过程中应每 6 小时更换一次。

4．休息和运动 建立良好的休息环境，避免噪音，保证充足的睡眠。初期患者应绝对卧床休息，避免局部长时间受压，每 2 小时协助患者翻身，动作宜轻巧，避免拖、拉、推，防止损伤皮肤。恢复期应根据患者的心功能状态及血常规制定活动计划目标，避免因长期卧床发生静脉血栓、体位性低血压等。

5．营养支持 给予高蛋白质、低糖、低脂肪、低盐的无菌饮食，注意少量多餐，必要时遵医嘱给予静脉高营养治疗，如脂肪乳、氨基酸等。

6．心理护理 急性左心衰竭发作期，患者会出现烦躁和恐惧，护士应多陪伴和鼓励患者，帮助患者保持稳定情绪，增强患者的安全感，仔细观察，主动询问，对目前存在的症状以及转归给予解答，提高依从性，使患者能够积极配合治疗和护理。

7．健康指导 患者移植虽已成功，但免疫力还未恢复正常，要注意自身防护，预防感染，遵医嘱用药并定期复查，对患者及家属进行相关知识宣教，保持心情愉快，心态平和，根据心功能状态及血常规制订活动计划。

（三）护理效果评价及转归

给予患者抬高床头，两腿放低，面罩吸氧，强心、利尿、扩血管、补钾等抢救措施。患者喘憋症状缓解，血氧饱和度回升至 92%，严格控制输液量及输液速度，给予患者 24 h 心电监护，密切监测生命体征及 24 小时出入量，通过积极抢救和精心护理使患者左心衰竭症状得到控制。

（四）讨论

骨髓增生异常综合征是一种克隆性造血异常的恶性疾病，发病年龄大，治疗困难。移植早期急性心力衰竭事件是指移植患者在预处理阶段、造血重建期间及免疫重建早期发生的心力衰竭。该患者急性心力衰竭发生的中位时间为移植后第 3 天。66.7% 的患者发生在移植后第 10 天内，这时患者刚刚度过大剂量放疗或化疗的打击，尚未完成造血重建及免疫重建，全身一般情况差。大剂量的 CTX 会导致心脏毒性，引起心律失常、心脏缺血性改变，甚至心力衰竭，这些都会影响移植效果。在移植期间应加强心功能检查，排除基础心脏病，移植过程中应加强心功能监测，避免 CTX 与具有心脏毒性的药物合用，注重心脏保护剂的应用，及时纠正水、电解质紊乱并加强对急性心力衰竭的预防。

（王　静　姜利利）

案例 45 单倍体移植后并发可逆性后部白质脑病综合征

（一）病例介绍

患者，女性，16 岁，诊断为急性髓系白血病 -M5 型（中危，RBBP6+，IL7R+，NOTCH1+，MLL-AF9）。因牙龈肿胀 3 周，发热 6 天入院，入院后给予 IDA 和 Ara-c 以及大剂量 Ara-c 等方案化疗缓解后行异基因造血干细胞移植。预处理方案：改良 IDA+BU/CY+ATG 预处理方案。父供女单倍型（HLA 5/10 相合，血型 O⁺供 O⁺）。

移植后第 30 天，患者全身红色皮疹，持续不消褪，一线甲泼尼龙抗 GVHD 治疗，病情持续进展，高热、恶心并出现腹痛、腹泻，墨绿色稀水样便（2000 ml/d），胆红素迅速升高，考虑急性重度 GVHD。

移植后第 35 天，患者突发抽搐，四肢僵直，牙关紧闭，双眼凝视，面色发绀，呼之不应，持续约 2 min，反复发作 6 次；颅脑 MRI 提示脑白质病变，考虑为可逆性后部白质脑病综合征。

给予氧气吸入，镇静，控制血压，脱水降颅压，抗感染，营养神经，维持水、电解质、酸碱平衡，静脉营养支持，停用 CsA 及改善循环等治疗后康复。

（二）护理策略

1．护理评估

（1）抽搐发作的前驱症状：患者的意识、瞳孔改变；肢端有细微震颤、麻木、错觉、幻觉等。

（2）患者抽搐发作时注意：意识，呼吸频率，血氧饱和度，抽搐发作的时间、次数、每次发作的持续时间及伴随症状（头痛、疲乏、意识模糊）。

（3）评估患者及家属的心理状态。

（4）评估患者的生命体征、治疗和护理效果。

（5）评估头痛情况，血压，水、电解质，皮肤状况。

2．症状（体征）护理

（1）抽搐的护理

患者抽搐时，注意保护患者安全。保持呼吸道通畅，以免分泌物过多堵塞气道；不能用力按压四肢，防止人为骨折；专人护理，防止舌咬伤，头顶置软枕，防止头部受伤，使用床护栏防坠床。频繁抽搐时，遵医嘱使用镇静剂。

（2）躁动的护理

患者烦躁时易出现自伤、伤人、血压升高、非计划性拔管等严重后果，影响预后，甚至危及生命。因此，应加强观察，专人护理，及时做好护理评估，遵医嘱使用镇静剂。

（3）高血压的护理

血压升高可导致血管源性脑水肿、头痛等，应控制血压。用降压药后，动态监测血压，从 q1h 过渡到 q4h。使用脱水剂时，密切观察患者的尿量、血压变化、监测肾功能及电解质浓度，及时发现问题，及早处理。

（4）视力障碍的护理

视力障碍期间应做好安全防护措施，使用床挡，防止患者坠床，所有操作集中进行，做好告知，操作前后交代患者及家属操作的目的及注意事项，以消除患者的恐惧心理。

（5）头痛的护理

头痛是可逆性后部白质脑病综合征患者的常见症状，发病前期即可出现头痛，常伴有恶心、呕吐、头晕。应加强巡视，了解患者的感受，遵医嘱给予脱水剂及止痛剂治疗。

3．用药护理

（1）镇静药物

1）苯巴比妥：属于肝药酶诱导剂，能提高肝药酶活性，具有抗惊厥、抗癫痫作用，易致肝毒性和血液系统不良反应，可表现为白细胞减少。应定时监测血常规、肝功能及苯巴比妥的有效血药浓度（15 ~ 40 mg/L）。当出现兴奋、狂躁、惊厥，后转为抑制状态，出现嗜睡、神志模糊、口齿不清、蒙眬深睡以致深度昏迷等血药浓度异常升高导致的精神行为异常时，持续进行心电监护，及时对症治疗。

2）丙泊酚：本品的镇痛效应较弱，可使颅内压降低，脑耗氧量及脑血流量减少。观察呼吸和循环系统的抑制作用，如出现暂时性呼吸停止、血压下降等不良反应，应立即停药，采取对症治疗。

（2）脱水降压药

1）甘露醇：须在无结晶情况下应用；由于甘露醇滴速较快，易刺激局部产生疼痛，严重者引起静脉炎，因此宜使用中心静脉通路输注，使用中应加强巡视，观察滴注速度和患者病情变化，有异常时及时报告医生处理。

2）呋塞米：属于排钾利尿剂，应用时注意监测电解质浓度，出现低钾血症时及时补钾；在脱水的同时，可出现可逆性的血尿素氮水平升高，使用过程中定时监测肝、肾功能。

3）硝苯地平：硝苯地平有不可吸收的外壳，需整片吞服；过量可引起中毒，服用时应注意观察患者是否出现意识障碍、昏迷、血压下降、心律失常、代谢性酸中毒等症状。

（3）环孢素

饭后服用以减轻胃肠道反应，如厌食、恶心、呕吐等；出现牙龈增生伴出血、疼痛时增加漱口频次；定期监测环孢素浓度，观察是否有高血压脑病的症状，如血压升高、头痛、恶心、惊厥、抽搐等。

4．休息与运动

（1）一般护理

卧床休息，保持病室环境安静，避免声、光刺激，做好皮肤及口腔护理。

（2）安全的护理

针对患者的风险评估做出相应的护理措施，有意识障碍、精神异常的患者应做好防护措施，枕头放置于床头，适当约束，防自伤及伤人行为；频繁抽搐的患者，应绝对卧床休息，床栏保护，防止坠床的发生。

5．营养支持

（1）通过营养评估了解患者的营养状况和能量需求。

（2）出现抽搐发作与意识障碍时禁饮食，给予肠外营养。

（3）病情恢复期给予营养丰富、易消化、无刺激性半流质饮食、软食，少量多餐，逐步过渡到正常饮食。

（4）平衡膳食，饭菜注意色、香、味，增进食欲。

6．心理护理 该患者发生两次严重抽搐和昏迷，给患者带来了沉重的精神负担，易产生紧张、焦虑、抑郁等不良心理问题。护士仔细观察患者的心理反应，关心、理解、尊重患者，鼓励患者表达自己的心理感受，意识恢复时听书、听音乐，指导患者面对现实，配合药物治疗。

7．健康指导

（1）急性期卧床休息，病情稳定后适量活动。

（2）出现任何不适，及时告知医务人员。

（3）保证睡眠，保持心情舒畅。

（4）预防跌倒、压疮和管路脱出。

（5）鼓励进食。

（三）护理效果评价及转归

1．重度 GVHD 恢复，皮疹消退，患者全身脱皮 2 次，无压疮发生。会阴处破溃恢复；恶心、呕吐、腹泻停止；肝功能恢复正常。

2．可逆性后部白质脑病综合征康复，临床症状及影像学改变均完全消失，无遗留永久性脑损害。

3．真菌、细菌、病毒感染得到控制，未出现膀胱炎。

4．患者及家属乐观向上，对治疗充满信心。

（四）讨论

1．可逆性后部白质脑病综合征是一组以迅速进展的颅内高压症状、癫痫发作、视觉障碍、意识障碍、精神异常等神经系统症状为主要表现的综合征。早期可通过 MRI 明确诊断。该病可能与移植前预处理方案中的大剂量放化疗、感染与抗感染治疗以及移植后免疫抑制剂的使用、GVHD 等多种因素有关。

2．及时给予氧气吸入，镇静，控制血压，脱水降颅压，抗感染，营养神经，维持水、电解质、酸碱平衡，静脉营养支持，停用 CsA 及改善循环等治疗促进康复。

3．注重病情观察，对于呕吐、癫痫发作、昏迷、颅脑高压、视力障碍等及时提供精心护理，密切关注患者的出入量和电解质酸碱平衡，防范风险，预防并发症的发生，促进患者早日康复。

（王建虹）

案例 46　异基因造血干细胞移植后并发吉兰 – 巴雷综合征

（一）病例介绍

患者，女性，41 岁，主因"确诊急性单核细胞白血病 21 月余，半相合兄供妹异基因造血干细胞移植后第 15 个月，双下肢无力伴麻木 2 天"入院。移植后曾合并 CMV 及 EB 病毒（Epstein-Barr virus，EBV）感染、aGVHD（肠道、皮肤Ⅱ度）、肺部感染，经过有效治疗，病情得到有效控制。

入院第 1 天，患者咳黄色黏痰、伴明显气喘，夜间加重；晨起双眼视物模糊，伴有复视，双下肢麻木伴乏力感加重，行走困难，以左下肢为著。

入院第 3 天，患者呼吸道症状同前，视力状态为可辨别人形，左下肢肌力 3 级，肌张力增高，右下肢肌力 4 级。深反射：四肢腱反射（+），霍夫曼征（+）。浅反射：腹壁反射（–）。胸部 6 肋以上痛觉阳性，6 肋以下痛觉不满意，胸部以下浅感觉减退。

入院第 4 天，患者咳嗽、咳痰减轻，无明显气喘（紧），双眼无法看清五官，无复视，双下肢无力感减轻，体格检查及体征同前。

入院第 7 天，患者偶有咳嗽、咳痰，不伴气紧，双眼无法辨识五官，无复视，双下肢乏力感明显减轻，但胸部麻木感向上蔓延，体格检查及体征同前。脑脊液、血清 IgG 寡克隆区带阳性，水通道蛋白阳性，结合其症状、体征及头颅、脊髓磁共振 MRI，确诊为吉兰 - 巴雷综合征（Guillain-Barré syndrome，GBS），继续抗感染、丙种球蛋白冲击、减低激素剂量联合血浆置换治疗。

入院第 12 天，患者偶有咳嗽、咳痰，不伴气紧，双眼视物清晰，胸 5 以下触痛感恢复，胸部以下麻木感减轻，双下肢乏力感明显减轻，卧位时左下肢可自行抬高，在家属搀扶下可平地行走 50 米。

入院第 14 天，患者双眼视物清晰，无人搀扶下可平地行走 50 米，余情况同前。

入院第 15 天，患者病情控制稳定，办理出院。

（二）护理策略

1．护理评估

（1）健康史评估

有无感染史、GVHD、用药史，是否存在机体免疫力下降的情况等。

（2）身体评估

1）症状体征：①呼吸状况：评估患者呼吸困难的情况、气道分泌物量、痰液能否咳出、血氧饱和度、血气分析等情况；②评估各类深浅反射的检查结果；③评估视力水平、肌力、日常生活活动能力等潜在风险。

2）辅助检查：血清及脑脊液寡克隆区带监测、病毒系列、病原学检查、影像学检查（胸部 CT、头颅及脊髓 MRI）。

3）心理 - 社会状况：评估突然的视物障碍、肢体无力等是否会引起患者恐惧、焦虑，甚至悲观情绪。

（3）安全评估

1）评估患者是否有跌倒、坠床等风险，根据风险评分采取相应护理措施，如将呼叫器、餐具、水、便器、纸巾等定位放置在患者伸手可及处，方便随时取用；夜间保持床在最低水平并支起护栏防护。

2）评估周围环境，保证安全。灯光明暗要适宜，指导患者在眼睛疲劳或复视时，尽量闭眼休息或双眼交替休息。走廊、卫生间、楼道设置扶手；病房、浴室地面平整，干燥；活动空间无障碍物；活动时配备三角手杖、轮椅等必要的辅助用具，以增加活动时的安全性。

2．症状（体征）护理

（1）咳嗽与咳痰

鼓励患者深呼吸、有效咳痰，观察痰液的颜色、性状、量及咳嗽的频率及程度。痰液黏稠不易咳出时，遵医嘱给予雾化吸入，以湿化气道、利于痰液排出；双手呈空心状叩击背部，注意自下而上，由外而内叩击，咳嗽无力时应及时吸痰，备好抢救物品。

（2）呼吸困难

保持呼吸道通畅，监测血氧饱和度，定时行血气分析。有胸闷、气短、呼吸费力、出汗、口唇发绀等缺氧症状时应立即报告医生，提高氧流量，协助患者取半坐卧位；当肺活量降至正常的 25%～30% 时，血氧饱和度降低，当血氧分压低于 70 mmHg 时，应行气管插管，如 1 天以上无好转，则行气管切开，使用呼吸机辅助呼吸。同时注意密切观察患者的意识变化、生命体征。

（3）乏力

1）合理安排休息与活动，若病情允许，鼓励患者生活自理，活动量以不加重症状为宜；指导患者若出现明显心悸、气促时，停止活动。必要时，给予协助。

2）患者伴有乏力，卧床时间增加时，指导患者抬高下肢，病情允许时可行背屈、膝踝关节的伸屈等活动，或使用抗栓泵预防深静脉血栓的发生，监测双侧腿围，询问患者主诉，及早发现，及早处理。必要时行低分子量肝素治疗。

（4）皮肤压力性损伤

1）保持床单位清洁平整，每 2 小时翻身一次，半坐卧位时床头抬高角度以5°～15° 最佳，侧卧位时优选 30°。

2）保持皮肤的清洁干燥，给予气垫床和减压敷料保护易受压部位。

3）查看皮肤状况，观察有无水肿等异常情况，关注患者的蛋白含量，及时补充。

（5）尿失禁及便秘的护理

1）尿失禁期间，及时更换纸尿裤，做好皮肤护理。必要时留置尿管，做好尿道口和会阴部护理，鼓励患者多饮水，防止尿路感染。

2）便秘时顺时针腹部按摩，遵医嘱给予缓泻剂或润肠剂，必要时灌肠；为患者创造安全、放松的排便环境，进行心理疏导，缓解患者的焦虑情绪，养成规律的排便习惯。

（6）血浆置换

可直接去除血浆中的致病因子，推荐有条件者尽早使用。

护理方法：每次置换以 30～50 ml/kg 为目标量，在 1～2 周内进行 3～5 次。

血浆置换的禁忌证包括严重感染、心律失常、心功能不全和凝血功能障碍等。注意观察操作过程中的不良反应，如口周麻木、手足抽搐等枸橼酸钠中毒表现及荨麻疹、血管神经性水肿等过敏反应。

3．用药护理

（1）免疫球蛋白

应用大剂量的免疫球蛋白静脉滴注治疗急性病例，可获得与血浆置换治疗相接近的效果，而且安全。

护理方法：成人剂量为 0.4 g/（kg·d），连用 5 天。

观察用药效果及不良反应，免疫球蛋白常可导致发热、面红，减慢输注速度可减轻症状。

（2）糖皮质激素

目前国内外对糖皮质激素治疗GBS的有效性仍有争议，对于无条件使用免疫球蛋白和血浆置换治疗的患者可以试用。

护理方法：常采用大剂量短程疗法，甲泼尼龙500 mg/d，静脉滴注，连用5天后逐渐减量，或地塞米松10 mg/d，静脉滴注，7～10天为1个疗程。

因易出现水钠潴留、低钾、低钙等电解质紊乱，应加强对血电解质的监测。还有可能出现应激性溃疡导致的消化道出血，应观察有无胃部疼痛不适、柏油样便等。

4．休息与活动

（1）急性期卧床休息，协助变换体位有困难的患者翻身，防止局部皮肤长时间受压。

（2）为患者制订作息时间表，使之合理休息与活动，防止过度疲劳，因为大量的活动可使患者体温升高而致症状暂时恶化；保持患者肢体处于功能位，指导患者进行主动或被动运动。

（3）感觉训练，在训练过程中，应建立感觉-运动训练一体化的概念。如每天用温水擦洗感觉障碍的身体部位，以促进血液循环。在病情允许的情况下，被动活动关节时反复适度挤压关节，牵拉肌肉、韧带，让患者注视患肢并认真体会其位置、方向及运动感觉，让患者闭目寻找停滞在不同位置的患肢的不同部位，多次重复直至找准，可以促进本体感觉的恢复。

（4）根据病情，指导患者合理选用针灸、理疗、按摩等辅助治疗，以促进运动功能的恢复。

5．营养支持

（1）在保证有足够热量供给的基础上，给予患者高碳水化合物、高蛋白质、高维生素以及高纤维素的流质饮食，喂食、喂水速度要缓慢，确认患者已完全吞咽后，再继续进食，以免呛咳，严重时会导致窒息。

（2）患者有吞咽困难时，进食时及进食后30 min需抬高床头30°～45°，防止误吸。并维持足够的液体摄入（每天约2500 ml），饮食中还应含有足量的纤维素，刺激肠蠕动，有利于激发便意和排便反射，预防便秘。

6．心理护理 一方面，移植后反复住院，个人和家庭需应对各种困难，易出现焦虑心理，另一方面，咳嗽频繁、呼吸困难会影响患者的休息和睡眠，使患者产生急于缓解呼吸道症状的焦虑情绪。医护人员及家属应给予患者足够的耐心和细致的安慰，帮助患者树立战胜疾病的信心。

7．健康指导

（1）疾病知识指导

指导患者及家属了解本病的病因、进展、常见并发症及预后，保持情绪稳定和心态健康；加强营养，增强体质和机体抵抗力，避免淋雨、受凉、疲劳和创伤，防止复发。

（2）康复指导

加强肢体功能锻炼和日常生活活动训练，减少并发症，促进康复。肢体被动和主动运动应保持关节的最大活动度；运动锻炼过程中应有家人陪同，防止跌倒、受伤。GBS恢复过程长（需要数周或数月），家属应理解和关心患者，督促患者坚持运动锻炼。

（3）病情监测指导

告知患者消化道出血、营养失调、压疮、下肢静脉血栓形成的表现以及预防窒息的方法，当患者出现胃部不适、腹痛、柏油样大便、肢体肿胀疼痛、咳嗽、咳痰、发热、外伤等情况时立即就诊。

（三）护理效果评价及转归

异基因造血干细胞移植后第15个月（即入院第1天），患者出现咳黄色黏痰、伴气喘明显，夜间加重；晨起双眼视物模糊，伴有复视，左眼为著，双下肢麻木伴乏力感加重，行走困难，以左下肢为著，给予抗感染、减剂量激素、静脉输注丙种球蛋白、联合加用血浆置换治疗。入院后第15天，患者病情控制稳定，办理出院。患者病情变化情况见表10-11。

表10-11 患者病情变化情况

入院时间	下肢肌力	视力	血清寡肽	巴塞尔指数（Barthel index）
第1天	左3级右4级	视物模糊	未测	5分
第3天	左3级右4级	可辨别人形	未测	5分
第4天	左3级右4级	无法看清五官	阳性	5分
第7天	左3级右4级	无法看清五官	未测	15分
第12天	左3级右4级	视物清晰	阴性	55分
第14天	左4级右5级	视物清晰	未测	80分
第15天	左4级右5级	视物清晰	阴性	80分

（四）讨论

造血干细胞移植相关的神经系统并发症是移植后危及生命的严重并发症之一，其发生率较高且病情危重。神经脱髓鞘病变多由感染、异常免疫和毒素的接触导致；好发于免疫缺失的患者，如急性白血病或造血干细胞移植患者等。异基因造血干细胞移植合并 GBS 机制可能为造血干细胞移植大剂量预处理方案直接诱导神经髓鞘的损伤，导致神经抗原暴露，并由炎症介导的活化的免疫反应细胞进一步引起损伤。一些免疫抑制的药物可引起神经毒性，如环孢素或他克莫司，感染是引起 GBS 的高危因素，如细菌、CMV 和 EBV 感染。

脱髓鞘病变易发生于免疫功能低下的患者，起病急，6～12 天达高峰，对称性肢体无力，严重者可有呼吸肌无力，呼吸困难、呼吸衰竭，同时以运动神经受累为主。该患者长期应用激素，致免疫力低下，GVHD 的发生也易引起免疫功能恢复延迟，这些都成为脱髓鞘病变的易感因素。患者睡眠受咳嗽、呼吸困难、激素类药物、心理等因素的影响，睡眠质量较差，使用镇静安眠类药物可产生呼吸抑制，勿轻易使用，如必须使用，注意观察呼吸状况，及时调整剂量，以免掩盖或加重病情。由于患者神经受损，肢体感觉障碍，末梢循环较差，慎用热水袋或冰袋等，如必须使用，如必须使用，注意观察呼吸状况，及时更换部位，以免造成皮肤损伤。

在造血干细胞移植后患者发生 GBS 需及时给予免疫球蛋白输注、血浆置换、糖皮质激素等治疗；加强药物不良反应的评估，及时处置；做好病情观察，特别是呼吸道及其他并发症的护理；帮助患者及时调整心态，树立战胜疾病的信心，保证移植后的并发症能够得到有效控制。

（张　琳　郭建利）

案例 47　异基因造血干细胞移植后并发出血性膀胱炎

（一）病例介绍

患者，男性，25 岁，主因"确诊急性髓系白血病 3 月余，拟行姐供弟异基因造血干细胞移植"，入院后给予阿糖胞苷 5 g 微移植前预处理。

移植后第 7 天，排少量肉眼血尿，尿色为深红色，无尿急、尿痛，伴咽痛。前一日血常规示：WBC 0.4×10^9/L，PLT 6.0×10^9/L，遵医嘱予粒细胞集落刺激因子（G-CSF）、粒细胞 - 巨噬细胞集落刺激因子（GM-CSF）及重组人促血小板生成素（TPO）刺激骨髓造血治疗，同时予以碱化、水化，输注血小板支持治疗，且患者大剂量化疗预处理后骨髓抑制，间断高热，遵医嘱给予亚胺培南抗感染治疗。

移植后第 9 天，血常规示：WBC 0.35×10^9/L，PLT 2.0×10^9/L。尿常规示：

酮体（+++）。大便隐血试验（OB）：+++。凝血功能：FIB 5.30 g/L，D- 二聚体4.89 mg/L。因肝、肾功能无明显异常，排除溶血导致的血尿和 DIC 结果无异常，故考虑为凝血功能异常导致的血尿。使用抗癌药物直接或间接刺激膀胱黏膜上皮，引起出血性膀胱炎，且患者自诉尿频，血小板极低，从而发生血尿，遵医嘱给予碱化、水化及降纤酶（白眉蛇毒巴曲酶）2 KU，酚磺乙胺注射液 1 g，氨甲环酸 1 g止血治疗。并完善泌尿系统 B 超检查。

移植后第 13 天，患者血尿较前有所好转，尿色转淡，前一日查血常规示：WBC 0.37×10^9/L，PLT 31.0×10^9/L，遵医嘱予 G-CSF、GM-CSF 及 TPO 刺激骨髓造血治疗，同时予碱化、水化及输注血小板支持治疗。

移植后第 16 天，患者无血尿，泌尿系统 B 超示：双肾小结石，膀胱内低回声，沉积物多，双侧输尿管、前列腺未见异常，遵医嘱予以充分水化、碱化治疗。

（二）护理策略

1．护理评估　评估全血细胞分析结果，生命体征；评估血尿颜色及量，全身皮肤出血情况。

2．症状（体征）护理

（1）出血性膀胱炎的护理

1）嘱患者多饮水，勤排尿，减少代谢产物的浓度及与膀胱接触的时间，注意观察患者每次排尿的颜色、性状等。

2）遵医嘱补液，准确记录 24 小时出入量，保持出入量和电解质平衡。

3）认真听取患者主诉，详细询问有无尿频、尿急、尿痛等症状，做好尿道口清洁，鼓励患者及时排尿，夜间不憋尿。

4）尿路刺激征严重时，患者焦虑、易怒，同时容易影响患者的休息和睡眠，应给予心理护理，多安慰，鼓励患者，从生活细节上给予患者关心和帮助，使其树立信心，积极配合治疗。

（2）预防感染及出血

1）实施保护性隔离：患者入院当日进入层流室。入层流室后紫外线消毒 4 次 / 天，每次 30 min，患者入住层流床后，禁止离开层流床活动，身体不可超越隔离帐，一切生活起居都需要在床上进行。

2）消毒及预防感染：病房墙面、地面、水池用消毒液擦拭消毒，擦拭毛巾及拖把专人专用，每日开窗通风 1 h 后关闭窗户。嘱患者剪短指（趾）甲、理发、沐浴、更换清洁衣裤，保洁人员或家属将患者常用物品用含氯消毒液消毒；遵医嘱给予患者浓盐水，0.9% 氯化钠注射液加食用盐 2 ~ 3 g；制霉菌素 20 片，每片500 000 U，碳酸氢钠片 12 片，每片 0.5 g，分别溶解于 0.9% 氯化钠注射液 500 ml中，嘱患者三餐前后及睡前交替漱口，预防口腔细菌真菌感染。遵医嘱使用

1∶5000 的高锰酸钾溶液坐浴，2 ~ 3 次 / 天；用清水清洗外阴和肛周后使用三型聚维酮碘，即皮肤黏膜碘消毒外阴及肛周预防感染。工作人员严格执行手卫生制度，穿隔离衣及戴口罩，戴一次性圆帽，穿鞋套，保洁阿姨使用含氯消毒片，每片 500 mg，共计 2 片兑入 2 L 水中浸泡或喷洒，实施物体表面及环境消毒，每次 30 min，4 次 / 天。

3）严格限制陪床员，杜绝探视：必须由健康陪护护理，医护人员在进入层流病房时随手关门，出入时更换拖鞋，陪护尽量少在层流病房内活动，医务人员或陪护通过透明垂帘操作，动作要轻缓，幅度不可太大，尽量不要拉动软帘。

4）严密监测血常规，PLT < 20.0×10⁹/L 时告知患者要绝对卧床休息，避免过多或过早行走活动，并观察患者有无头晕、头痛、视物模糊、恶心、呕吐等症状。各项护理操作动作缓慢轻柔：减少穿刺次数，注射和穿刺部位拔针后延长按压时间，注射和穿刺部位交替使用，预防局部血肿形成，严禁热敷。嘱患者定时更换体位，避免长时间保持相同卧位，因受力不均引起皮下受压出血。更换体位时动作缓慢，同时保持床单位干净平整，勤洗手，指甲修剪平整，避免用手搔抓皮肤。

3．用药护理

（1）酚磺乙胺注射液

用于防治各种手术前后的出血，血小板功能不良、血管脆性增加而引起的出血，亦可用于呕血、尿血。

护理方法：该药物可能出现恶心、头痛、皮疹、暂时性低血压、血栓以及过敏性休克等症状。在使用期间密切监测患者血压的变化，嘱患者卧床休息，患者在使用期间未发生以上不适。

（2）氨甲环酸

用于前列腺、尿道、肺、脑、子宫、肾上腺、甲状腺等富有纤溶酶原激活物脏器的外伤或手术出血。

护理方法：该药物使用过量可能导致颅内血管血栓的形成和出血。需遵医嘱执行，密切监测有无血栓及出血症状。由于本品可以进入脑脊液，注射氨甲环酸以后可能出现视物模糊、头痛、头晕、乏力等中枢神经系统症状，症状的出现与否与注射速度有关，但是很少见。故在使用期间要严格控制输液滴速并观察有无过敏反应。

（3）白眉蛇毒巴曲酶

促进出血部位的血小板聚集，释放一系列凝血因子 [如血小板因子Ⅲ（PF3）]，PF3 激活凝血激酶，促进凝血酶的形成，再促进纤维蛋白原降解为纤维蛋白，使血栓形成和止血。

护理方法：使用期间，观察患者的凝血时间。

（4）碳酸氢钠注射液

用于碱化尿液，预防尿酸性肾结石，减少磺胺类药物的肾毒性，减少化疗药物的肾毒性和膀胱毒性；急性溶血时防止血红蛋白沉积在肾小管。

护理方法：因碳酸氢钠大量静脉输注时可出现心律失常、肌肉痉挛、疼痛、异常疲倦、虚弱等（主要是由于代谢性碱中毒引起低钾血症所致），故需严格控制液体平衡，密切监测病情变化。

4．休息与运动

（1）保证充足的休息与睡眠，病情允许时指导患者适当进行室内活动，嘱患者注意安全。

（2）活动量不宜过大，根据个人体力情况进行适当活动，以不产生疲劳感为宜。

（3）保持病室的安静与整洁，温、湿度适宜，保持干燥，避免受凉、潮湿。

5．营养支持

（1）合理饮食

患者食物以高蛋白质（如牛奶、瘦肉、鱼类、蛋类、豆制品）、高维生素（如苦瓜、土豆、西红柿，柑橘、草莓、鲜枣等）、易消化饮食（如素面食、粥类）为主。

（2）禁忌饮食

患者骨髓抑制期血小板过低易发生出血，忌食用粗纤维食品（如韭菜、竹笋、未煮烂的牛肉、羊肉、猪肉等），以免引起黏膜甚至消化道出血等。忌食烧、烤、炙品，它们的外皮焦硬，会摩擦而导致黏膜出血，另外，这类食品不易消化，容易造成肠道消化功能紊乱。限制脂肪摄入量，过多的脂肪摄入会抑制人体造血功能，并引起患者的消化和吸收不良，故每日的摄入量应在 70 g 以下，并以动物脂肪和植物脂肪各半为宜。避免辛辣、刺激、过冷、过硬食物，禁食海鲜。

6．心理护理

（1）正确对待疾病，树立战胜疾病的信心，保持乐观的心态，建立良好的生活态度。

（2）患者由于血尿，会产生焦虑、恐慌等情绪，应告知患者相关疾病知识，鼓励患者，减轻患者的焦虑情绪，从生活细节上给予患者关心和帮助，使其树立信心，积极配合治疗。

7．健康指导

（1）介绍全环境保护、隔离措施，消毒方法，指导患者保持良好的卫生习惯，注意口腔、肛周及会阴部的卫生，房间每日消毒并保持清洁，禁止探视。

（2）进食高蛋白质、高维生素、易消化食物等。患者日常生活自理，注意休息，适当进行活动，以不感到疲劳为宜。

（三）护理效果评价及转归

患者微移植后第 7 天，为化疗后骨髓抑制最严重时期，且大剂量化疗后早期常引起膀胱内弥漫性出血，患者血常规示血小板极低，伴少量肉眼血尿，经过 G-CSF、GM-CSF 及 TPO 刺激骨髓造血、碱化、水化止血，积极输注直线加速器放疗（特殊照射）辐照血小板及预防性抗感染等治疗，患者于移植后第 13 天血尿好转，于第 16 天无血尿，在此期间未发生泌尿系统感染。

（四）讨论

出血性膀胱炎指膀胱内的急性或慢性弥漫性出血，多由抗癌药物的毒性或过敏反应、盆腔高剂量照射引起的放射性损伤、病毒感染及毒物等所致，与继发于泌尿系统细菌感染、结石及肿瘤等的膀胱出血无关，是肿瘤患者在接受抗癌治疗过程中较常见的并发症。

化疗期间和化疗后，遵医嘱充分水化、碱化，应鼓励患者多饮水、每日饮水量在 1500 ~ 2000 ml，勤排尿，密切观察患者的尿量、尿色，询问有无膀胱刺激征，及早发现此类并发症并及时干预。

（徐　娟）

案例 48　骨髓增生异常综合征造血干细胞移植后出血性膀胱炎

（一）病例介绍

患者，女性，48 岁，主因"确诊骨髓增生异常综合征 1 年余，拟行无关供体造血干细胞移植"入院，给予 F-BU/CY-ATG 预处理方案。与其亲属 HLA 配型 9/10 相合，予输注造血干细胞 213 ml，血型 O^+ 供 B^+。

移植后第 15 天，患者血常规恢复。

移植后第 33 天，患者出院。

移植后第 51 天，患者出现尿急症状，无尿痛、肉眼血尿，未予重视。

移植后第 64 天，患者尿急症状加重，并出现尿频、尿痛，疼痛评估 3 分，肉眼血尿，确诊为移植后出血性膀胱炎 Ⅱ 度入院。患者化验检查结果示：CMV-DNA 阳性；EBV IgG 抗体阳性；流式仪器检测尿红细胞计数 333/μl，镜检尿红细胞计数 300/HP。遵医嘱予抗感染、抗病毒、碱化尿液等支持治疗。

移植后第 70 天，患者肉眼血尿，伴有小血凝块，疼痛评分为 4 分，出血性膀胱炎 Ⅲ 度。

移植后第 77 天，患者血尿仍未好转，尿液中血块增多，疼痛较前加重，应用长海痛尺评分工具进行评分，患者疼痛评分为 5 分。出血性膀胱炎Ⅳ度。

移植后第 84 天，患者血尿好转。

移植后第 90 天，患者出血性膀胱炎治愈，病毒转阴，出院。

（二）护理策略

1．护理评估　评估患者的生命体征，尿液检查报告，出血性膀胱炎发生的时间、严重程度、尿液的颜色，患者的疼痛评分，护理效果。

2．症状（体征）护理

（1）出血性膀胱炎Ⅱ度的护理

1）患者入住无菌层流床行保护性隔离，专物专用，预防交叉感染。

2）注意饮食清洁卫生，给予无菌饮食，严禁食用生冷食物及饮料，注意观察患者二便情况，如有异常及时汇报医生。

3）注意皮肤、黏膜的清洁卫生，每日更换清洁棉质衣物，更换的被子及衣服单独放置于一口袋内集中处理。

4）便后及时清洁肛周，给予 1 ∶ 5000 高锰酸钾溶液坐浴，保持局部干燥。

（2）出血性膀胱炎Ⅲ～Ⅳ度的护理

1）密切监测患者的生命体征及血常规的变化；观察尿液的颜色、性状和量，定期查尿常规及培养；观察皮肤、黏膜完整性及有无出血症状。

2）使用长海痛尺评估患者的疼痛程度，轻度疼痛时，帮助患者转移注意力，中重度疼痛时，遵医嘱使用相应止痛药物。

3）遵医嘱水化、碱化，每日输液量 3000 ～ 4000 ml，24 h 匀速输入，避免液体量日、夜相差悬殊，观察患者每日尿液性状和颜色，测量尿液 pH tid，维持尿 pH 在 7 ～ 8，鼓励患者勤排尿，促进血块排出，保证尿量大于 200 ml/h，必要时遵医嘱给予利尿剂，指导患者饮水量大于 3000 ml/d，记录 24 小时出入量，每日监测腹围、体重、血压等，保证患者的出入量平衡。CMV 或 EBV 感染时，遵医嘱静脉输注更昔洛韦或膦甲酸钠等抗病毒药物，定期监测病毒相关指标。

4）生理盐水膀胱冲洗，水化、碱化治疗 3 ～ 4 天，患者的出血症状仍未得到改善，可采用生理盐水通过三腔导尿管持续膀胱冲洗，通过降低尿激酶水平，减轻出血症状。冲洗和灌注液温度为 34 ～ 36 ℃，必要时可给予冰盐水；冲洗速度根据患者膀胱出血量而定，引流液呈淡红色时，以 50 滴 / 分为宜，避免冲洗量过多或压力过大引起膀胱损伤部位穿孔，引流液呈深红色时，速度可略快，及时充分稀释膀胱内的血液，直到尿色变淡成清，减慢速度，持续 2 ～ 3 天，至尿常规持续 3 天正常予拔管。集尿袋液面低于膀胱水平，距床面 60 cm，"Y" 形管必须低于耻骨联合。操作时严格遵循无菌原则，防止交叉感染。长期留置尿管及频繁膀胱冲洗可引起感染，遵医嘱预防性使用抗生素；选择合适的尿管，做好会阴部的护理，每天用 0.5% 聚维酮碘液消毒尿道口、尿管，更换集尿袋，观察尿管是否通畅。

3. 用药护理

降纤酶（蛇毒巴曲酶）：发生肉眼血尿伴血凝块时，遵医嘱予蛇毒巴曲酶静脉滴注 1 U bid，持续 5 天，用药时，无论肉眼血尿是否消失，均要满足使用时长满 5 天，为第 1 个疗程。第 6 天停药，观察肉眼血尿是否消失，若消失则停用该药，若仍有肉眼血尿，则根据患者自身情况决定是否继续第 2 个疗程。用药期间，注意观察患者的凝血时间，监测凝血功能和血常规 2 ～ 3 次 / 周，若纤维蛋白原下降，遵医嘱输注血浆或纤维蛋白原纠正凝血异常。密切观察患者用药后的疗效，预防毒副作用的发生。蛇毒巴曲酶禁止用于有血栓病史的患者。

4. 休息与运动 营造良好的环境，保证充足的睡眠与休息，疼痛严重时应用止痛药止痛。根据个人身体状况及病情制订活动计划，病情允许时，建议适当活动，以利于小血块排出，当血小板 ≤ 20×10^9 时，绝对卧床休息，可在床上活动四肢，预防深静脉血栓。

5. 营养支持

（1）指导患者进食清淡、易消化、有营养的流食，保证摄入量，增加尿量，如蔬菜汤、水果羹等，同时，可嘱患者进食红豆、萝卜等碱性食物，以达辅助碱化尿液的目的。

（2）指导患者多饮水，3000 ml/d，告知患者多饮水的重要性，取得患者及家属的配合，嘱患者 24 h 间断饮水，饮水间隔时间切勿过长，夜间同样需要饮水。

（3）所有饮食需要用微波炉高温消毒 3 ～ 5 min，餐具每次用后高温消毒。

6. 心理护理

（1）护理人员必须耐心、及时安慰患者，嘱咐患者切勿紧张，讲解相关疾病知识，强调饮水和排尿的重要性，鼓励患者积极配合治疗。患者留置导尿管期间给予帮助，避免意外事件发生。

（2）当患者疼痛明显时，鼓励患者，给予情感支持，消除焦虑情绪，建立康复信心，指导患者通过听音乐、有节律地按摩、深呼吸、意向干预等方法来分散其对疼痛的注意力，必要时遵医嘱使用药物止痛，并观察疗效。

7. 健康指导

（1）积极沟通，介绍造血干细胞移植后出血性膀胱炎的相关知识。

（2）强调饮水的重要性，保证尿量的充足。

（3）指导并帮助患者保持会阴部以及尿道口清洁，用 1∶5000 的高锰酸钾溶液坐浴，每日 2 次。

（4）定期监测血常规、尿常规、CMV-DNA、环孢素浓度；监测血压；观察尿液的颜色、性状和量；观察有无皮肤疱疹，GVHD，注意个人卫生。

（三）护理效果评价及转归

无关供体造血干细胞移植后第 51 天，患者出现尿急症状，未予任何治疗。第 64 天，患者出现尿频、尿急、尿痛，疼痛评分为 3 分，肉眼血尿，出血性膀胱炎 Ⅱ度，给予 6 天的水化、碱化及抗病毒治疗后症状未缓解，呈加重趋势，患者肉眼血尿中伴有小血凝块，疼痛评分为 4 分，出血性膀胱炎 Ⅲ度，遵医嘱给予生理盐水膀胱持续冲洗。冲洗 7 天后，患者出血性膀胱炎仍未好转，尿液中血块增多，堵塞尿管，疼痛加重，疼痛评分为 5 分，出血性膀胱炎 Ⅳ度，遵医嘱给予蛇毒巴曲酶治疗，出血性膀胱炎得到改善，患者病情变化及转归情况见表 10-12。

表10-12 患者出血性膀胱炎变化及转归

移植后时间	尿频	尿急	尿痛评分	血尿程度	治疗用药
第 51 天	(+)	(+)	(−)	(−)	无
第 64 天	(+)	(+)	3 分	肉眼血尿	水化、碱化、抗病毒
第 70 天	(+)	(+)	4 分	肉眼血尿伴小血凝块	生理盐水膀胱冲洗
第 77 天	(+)	(+)	5 分	肉眼血尿伴大血凝块	蛇毒巴曲酶
第 80 天	(+)	(+)	3 分	肉眼血尿伴小血凝块	蛇毒巴曲酶
第 84 天	(+)	(−)	(−)	肉眼血尿	蛇毒巴曲酶
第 86 天	(+)	(−)	(−)	仅镜下血尿	蛇毒巴曲酶
第 88 天	(−)	(−)	(−)	(−)	蛇毒巴曲酶

（四）讨论

蛇毒巴曲酶可水解纤维蛋白原 Aα 链上的精氨酸 16- 甘氨酸 17，释放纤维蛋白肽 A 后，形成纤维蛋白单体 Ⅰ，但不能降解纤维蛋白肽 B，亦不能直接激活凝血因子 ⅩⅢ，只能形成不稳定的纤维蛋白，达到暂时止血的效果。由于蛇毒巴曲酶在体内可很快被分解和破坏，治疗剂量也较低，患者静脉输注蛇毒巴曲酶后发生血栓的危险性很小。因此，蛇毒巴曲酶是异基因造血干细胞移植术后并发出血性膀胱炎的有效止血药物。蛇毒巴曲酶还含有微量凝血因子 X 活化剂，可加强止血作用，具有促进和巩固蛇毒巴曲酶的止血效应，在血管破损处，活化剂可引导和催化凝血因子 Xa 生成，并使凝血因子 Xa 高效激活凝血酶原。激活凝血因子 ⅩⅢ，可促使纤维蛋白 Ⅱ 多聚体转化为稳定纤维蛋白，进而促进血小板聚集，使凝血速度加快。蛇毒巴曲酶起效快，给药 5～30 min 即可产生作用，且持续作用时间长，可达 48～72 h。

出血性膀胱炎是异基因造血干细胞移植后常见的并发症，可在移植早期或晚期出现。早期出血性膀胱炎主要与预处理相关，多由预处理药物或其代谢产物损害膀胱黏膜所致，而迟发型出血性膀胱炎主要与病毒感染（如 BK 病毒、JC 病毒、CMV 等）和 GVHD 有关。此例患者属于迟发型出血性膀胱炎，由于接受大剂量化疗和免疫抑制剂，免疫功能缺陷导致病毒感染率升高，ATG 的应用使其病毒性出血性膀胱炎发生率更高，患者在移植后第 64 天出现了 CMV-DNA 阳性，EBV IgG 抗体阳性。起初患者只是出现了尿急，自身未予重视，其后症状不断加重，肉眼血尿越发严重，疼痛也加剧。根据患者出血性膀胱炎的进展，我们先后给予了水化、碱化、抗病毒治疗，生理盐水持续膀胱冲洗，这些都是出血性膀胱炎的常规治疗，但因其作用时间、作用范围有所不同，存在差异，均未取得良好效果。水化、碱化、抗病毒治疗的起效较慢，在症状比较严重的时候短期效果并不显著；生理盐水持续膀胱冲洗通过降低尿激酶水平，可以减轻出血症状，但它只是改善患者的局部症状，防止血块堵塞尿道，并未起到真正止血的效果。基于对上述方法疗效的分析及患者出血性膀胱炎进展的情况，我们选择了蛇毒巴曲酶，它能够激活凝血酶原形成凝血酶，促进凝血过程，促进纤维蛋白原降解，生成可溶性纤维蛋白单体，后者聚合形成纤维蛋白多聚体，诱导出血部位的血小板聚集，因此具有改善出血性膀胱炎患者的凝血功能的效果，止血效果显著，能够使患者的症状在短期内减轻，有效缓解患者的痛苦及经济负担。

（罗艳蓉 范超帅）

案例 49 异基因造血干细胞移植后继发抗利尿激素分泌失调综合征

（一）病例介绍

患者，男性，29 岁，因"确诊急性髓系白血病 6 个月，移植后 2 个月，发热 1 周"入院。

患者 6 个月前确诊为急性髓系白血病 -M5b 型，行挽救性异基因造血干细胞移植后 2 个月。1 周前，患者无明显诱因出现反复发热，最高体温 38.1 ℃，为进一步诊治收住入院。

移植前第 17 天，WBC 4.67×10^9/L，NEUT 3.7×10^9/L，Hb 96 g/L，PLT 41×10^9/L。胸部 CT 检查示：两肺炎症，部分呈间质性改变，予头孢哌酮钠舒巴坦钠（舒普深）抗炎治疗。复查骨髓提示：原幼单核细胞占 23%，提示疾病复发。

移植前第 16 天，开始予地西他滨 +HAA（高三尖杉酯 + 阿克拉霉素 + 阿糖胞苷）方案化疗，停用 MMF、CsA 预防移植物抗宿主病。

移植前第 15 天 11：20，患者突发牙关紧闭，四肢强直性抽搐，伴意识不清，持续时间约 40 s，头颅 MRI 提示左侧顶叶占位，结合影像学资料及病史、经神经内外科会诊后确诊为脑脓肿，改用美罗培南 + 利奈唑胺抗炎，左乙拉西坦片控制癫痫。

移植前第 2 天，患者化疗结束，血常规提示：WBC 0.2×10^9/L，NEUT 0.00×10^9/L，Hb 57 g/L，PLT 1×10^9/L。予细胞集落刺激因子刺激骨髓造血和输血治疗。

移植当日，患者输注异基因造血干细胞 25 ml+22 ml，供者血型 O 型（患者 O 型）。

移植后第 1 天，患者出现皮疹，四肢躯干、手掌、脚掌出现大片红色斑丘疹。

移植后第 3 天，患者血生化检查结果示：ALT 1380 U/L，AST 987 U/L，TBIL 99.9 mg/L，DBIL 61 mg/L，IBIL 38.9 mg/L。考虑药物性肝损害，予丁二磺酸腺苷蛋氨酸（思美泰）、谷胱甘肽钠（松泰斯）、熊去氧胆酸（优思弗）等保护肝功能治疗。

移植后第 4 天，患者血电解质危急值回报：Na^+ 115 mmol/L。24 h 尿钠 150 mmol/L。予以静脉补钠后，Na^+ 118 mmol/L，低血钠难以纠正，主诉乏力、腹胀，双下肢轻度水肿，胃纳稍差。会诊或多学科会诊综合考虑确诊为抗利尿激素分泌失调综合征（syndrome of inappropriate secretion of antidiuretic hormone，SIADH）。

（二）护理策略

1．护理评估

（1）监测出入量，必要时评估 CVP。

（2）监测血电解质、24 h 尿电解质、血气分析等变化，评估体重变化。

（3）观察患者有无体液过多 / 潴留的征兆，如肺部湿啰音、CVP 升高、肺毛细血管 / 动脉楔压升高及肢体水肿程度等。

（4）观察有无消化系统症状和体征，如厌食、恶心、呕吐、腹泻等。

（5）观察有无心血管系统症状和体征，如皮肤湿冷、脉搏细速、血压下降、脉压缩小。

（6）观察有无神经 / 肌肉系统症状和体征，如颅内压增高、头痛、倦怠、意识不清、昏迷、肌肉痉挛等。

2．症状（体征）护理

（1）低钠血症的护理

1）乏力、腹胀的护理：嘱患者卧床休息，并提供生活帮助，遵医嘱使用利尿剂减轻腹胀，指导患者腹部按摩以缓解不适。

2）双下肢轻度水肿：适当抬高双下肢，保持皮肤完整、清洁，穿着宽松、棉质柔软衣裤，选择宽大的鞋子。

（2）意识障碍的护理

严密观察患者的意识、对答是否切题、瞳孔是否等大等圆、对光反射是否灵敏，如果患者出现嗜睡、烦躁、意识模糊，甚至抽搐、昏迷等，提示脑水肿的可能。

3．用药护理

（1）控制入量，每天静脉补液量约为 1900 ml，每天摄水量 < 1000 ml。

（2）遵医嘱静脉补钠、利尿，必要时增加口服补钠，同时控制血钠上升速度 [不超过 1 ~ 2 mmol/（L·h）]。因为高钠血症可引起大脑神经细胞损伤，造成脑功能障碍，严重高钠血症易导致患者烦躁、易激惹、谵妄、嗜睡、意识模糊、肌肉痉挛、抽搐、昏迷，甚至死亡。

（3）遵医嘱静脉注射利尿剂（呋塞米或依他尼酸钠）。该药物可以抑制肾小管对钠、氯的重吸收，使肾小管分泌、重吸收减少，从而降低抗利尿激素的分泌，使集合管尿液中的水分不能充分地再吸收而引起尿量增多，促使排尿。同时观察尿量变化。

4．休息与运动 急性期指导患者卧床休息，半坐卧位，以利于呼吸和循环功能；适当进行床上活动，如定时翻身、活动四肢。症状缓解后，可在床边活动，在室内散步、做操或做呼吸功能锻炼，逐步过渡至到病房外走廊散步、做操等。

5．营养支持

（1）嘱患者进食营养丰富、易消化饮食，适当增加富含钠离子的饮食的摄入。

（2）监测患者的营养状况，每周进行营养筛查和评估。

6．心理护理 造血干细胞移植后患者并发 SIADH 在临床上较少见，一旦出现，患者心理准备不充分，较易表现出烦躁、焦虑等心理，护理上应加强对患者的心理疏导，主动讲解并发症的原因、治疗方法及预后，消除患者的疑虑及担忧，增强患者战胜疾病的信心，缓解其心理压力，并及时告诉患者好转的健康指标，促进患者早日康复。

7．健康指导 低钠血症可引起患者消化系统、神经系统、心血管系统等系统和不良反应。指导患者在住院期间以卧床休息为主，活动时要注意安全，如有头晕、乏力等症状，要及时告知医护人员，预防跌倒。解释定量限水、多吃富含钠盐的食物的原因，讲解实验室检查的意义，提高患者的诊疗依从性。

（三）护理效果评价及转归

入院第 25 ~ 26 天，患者尿量为 8450 ml，明显大于入量（表 10-13）。入院第 27 天，患者血钠（Na^+）已上升至 126.4 mmol/L，减少补钠量。入院第 28 天晨，Na^+ 132.1 mmol/L。

表10-13   患者入量、尿量及血钠变化情况

入院时间	入量（ml）	尿量（ml）	血钠（mmol/L）
第 25 天	5102	8450	118.5
第 26 天	5510	5580	122.1
第 27 天	4310	5860	126.4
第 28 天	3940	5900	132.1

（四）讨论

SIADH 是由多种原因引起的，内源性抗利尿激素或类似抗利尿激素（ADH）的物质分泌过多，身体不能顺利排水，而导致的低钠血症。

引起 SIADH 的原因：① ADH 分泌增加，由于某些药物或中枢神经系统疾患所引起的垂体分泌 ADH 异常增多；②异位 ADH 分泌；③对 ADH 敏感性增加；④多种病因，如外源性的血管加压素、去氨加压素，恶病质等。

SIADH 的主要诊断依据为：①血清钠降低（常低于 130 mmol/L）；②尿钠常超过 20 mmol/L；③血浆渗透压降低（常低于 270 mOsm/L）；④尿渗透压超过血浆渗透压。

对 SIADH 的治疗以病因治疗为主。慢性 SIADH 患者仅限制每天的进水量 < 1000 ml，限制进水量后，患者的症状可好转，体重可下降，血清钠与渗透压随之升高，尿钠排出量减少。急性者应静脉缓慢滴注高渗盐水，在数小时内逐渐提升血钠，还可加用呋塞米利尿。伴有神志错乱、惊厥或昏迷者，应遵医嘱静脉输注高浓度氯化钠溶液，使血清钠浓度上升。而对于无法切除的肿瘤或其他慢性疾病所致的严重的 SIADH，可应用地美环素，阻碍 ADH 对肾小管中水的重吸收。

结合此例患者，临床护理上应密切观察病情，维持生命体征稳定，特别注意患者有无意识改变，预防和警惕脑水肿的发生。及时处理危急值，记录 24 小时出入量，维持水电解质平衡，保持皮肤清洁，预防压力性损伤。加强心理护理，耐心做好解释工作，总之，异基因造血干细胞移植后的 SIADH 是一种少见的、致死性的急性 CNS 并发症，结合本病例，分析该患者的 SIADH 可能为移植相关感染、化疗药物的使用等多种原因单独或共同所致，治疗上应控制水分摄入，静脉补钠，必要时予利尿。治疗后该患者血钠升高，症状好转。临床医生和护士应提高对本病的认识，加强对 SIADH 诊疗、护理培训，以期早期诊断并给予及时、正规的治疗和护理。

（金卫群   陈丹丹）

案例 50　再生障碍性贫血经异基因造血干细胞移植后肢体运动功能障碍

（一）病例介绍

患者，女性，11 岁，因"确诊再生障碍性贫血行造血干细胞移植后 157 天，大便次数增多伴腹泻 35 天"入院，患儿全身消瘦，营养状况差，长期卧床致身体活动能力降低，拟给予抗感染，给予对症止泻及胃肠外营养支持治疗。

患者造血干细胞移植术后 158 天，腹泻，间断腹痛难耐，全身乏力，主动运动减少，活动无耐力，以下肢尤为明显，主动伸直功能受限。体重指数 7.5 kg/m²。生化结果示：ALB 24.7 g/L，GLB 13.1 g/L，血常规结果：WBC 7.89×10⁹/L，Hb 92 g/L，PLT 18×10⁹/L。根据主观全面营养评价法，调查患者的病史和体征，病史包括近两周内体重变化、与正常相比的饮食变化、胃肠道症状、活动能力和疾病与营养需求的关系；体征包括皮下脂肪组织减少、肌肉消耗和踝部水肿；从这 8 项评价指标结果均分为 A、B、C 三个等级，若具有 5 个及 5 个以上的指标则分别被评定为 B 级中度和 C 级重度营养不良。该患儿营养状况评定为 C 级重度营养不良。

移植后第 160 天，患者肠道吸收功能差，进食后腹痛明显，营养状况差，情绪低落，懒言少动，被动运动不配合。

移植后第 162 天，患者营养状况较前好转，血生化检查结果示：ALB 30.8 g/L，GLB 18.1 g/L。血常规结果示：WBC 4.48 g/L，Hb 89 g/L，PLT 29 g/L。

移植后第 168 天，患者营养状况有好转，评定为 B 级——中度营养不良，肌力略有恢复，可配合被动运动。

移植后第 175 天，患者身体功能逐渐恢复，下肢肌力增强，胃肠功能有效改善，体重指数 7.9 kg/m²，继续恢复治疗。

（二）护理策略

1. 护理评估　全面评估患者的全血细胞计数、生化指标、生命体征、体重、腹痛腹泻症状、胃肠功能、营养状况、心理状态、运动方法及护理效果。

2. 对症护理

（1）功能障碍

制定并给予相应的运动疗法，预防可能出现的运动功能障碍。

（2）具体方法为

①热身运动：对颈部、肩部、腰、膝盖以及脚踝等部位进行适当的环转运动；

②伸膝运动：患者仰卧，弹力带一头绑在床脚，另一头绑在脚踝，在完全伸直至

70°范围内进行抗阻伸膝练习，当伸膝到最大角度时，停留 5 s，然后休息，为一次，连续 30 ~ 50 次/组，2 ~ 3 组/天，患儿耐受时可适当延长动作中停顿的时间以加强训练效果；③放松训练：通过调节呼吸，按摩肌肉，消除患者的紧张、焦虑、不安，使患者振作精神，恢复体力，能够更好地有意识地对自己的生理、心理方面进行系统的调节控制。

3. 用药护理 遵医嘱输注白蛋白，给予胃肠外营养液。营养液应选择中心静脉导管，按规定时间匀速滴入，以利于营养成分的吸收，避免发生不良反应。

4. 休息与运动 合理安排运动的时间，保证运动练习的安全性。每日观察记录是否发生运动相关的出血、心动过速、眩晕、过度疲乏、关节损伤等。患者肢体主动伸直功能受限，应着重强化在过伸位至屈膝 30°范围内的抗阻伸膝练习。一般情况下运动过程中患者的心率保持在最大心率（最大心率 =220 － 年龄）的 50% ~ 60%。在 PLT < 20×10^9/L，Hb < 80 g/L 时应暂停运动。

5. 营养支持 每天观察并记录患者的饮食情况，有无厌食、明显乏力等情况，全面评价患者的营养状态，尽早发现营养不良。给予高蛋白质、高热量饮食，适时给予胃肠外营养，以增强活动耐力，改善远期预后。

6. 心理护理 心理护理的具体内容为：护理人员应对患者的基本病情有所了解，每天分配出 15 ~ 20 min 时间和患者进行沟通交流，对目前存在的症状及转归给予解释，对患者及家属存在的疑惑、不解给予解答和告知。联合家属给予患者情感支持和鼓励，提高依从性。

7. 健康指导 让患儿了解造血干细胞移植的过程，可提前对患儿及家长进行运动锻炼相关知识宣教，适时进行体能训练。定期开展运动康复讲座，张贴运动锻炼相关海报等，鼓励患者坚持运动，逐渐形成积极的运动理念。

（三）护理效果评价及转归

患者移植后第 158 天，腹泻、腹痛，全身乏力，主动运动减少，活动无耐力，下肢主动伸直功能受限，测量伸膝最大角度为 125°，责任护士给予患者运动指导，协助其进行训练，同时给予营养补充，对症止泻处理，增强胃肠道的耐受力；移植后第 162 天，患者营养状况好转，可以配合被动运动，配合心理指导；移植后第 175 天，患者身体耐受力增强，运动功能逐渐恢复，测量伸膝最大角度为 165°，下肢肌力由Ⅱ级增至Ⅳ级（根据抗引力或抗阻力的程度，临床通常将肌力分为 6 级：①0 级：无肌肉收缩，无关节活动；②Ⅰ级：有轻度肌肉收缩，无关节活动；③Ⅱ级：有肌肉收缩，关节有活动，但不能对抗引力；④Ⅲ级：可对抗引力但不能对抗阻力；⑤Ⅳ级：对抗中度阻力时，有完全关节运动幅度，但肌力较弱；⑥Ⅴ级：肌力正常），同时患者的胃肠功能也得到有效改善。继续给予运动功能恢复训练，改善症状，预防肌肉萎缩并促进康复。

（四）讨论

造血干细胞移植患者的并发症与生活质量密切相关，移植后患者由于疾病和高强度化疗等因素，导致骨髓抑制、胃肠功能紊乱等并发症，加上长期卧床所致的肌肉萎缩、乏力，最终引起营养不良、身体功能下降，严重影响患者的生活质量。患者在移植后 3 ~ 6 周的骨髓抑制期，出现中到重度贫血，导致活动无耐力，缺乏主动运动的意愿及能力。在移植仓内全程隔离，孤独感也容易导致其情绪失落，降低运动锻炼的积极性。患者在移植后伴有血小板减少症、中性粒细胞减少症，有出血和感染的风险，患者因为过度担忧而不敢开始运动。

对造血干细胞移植患者采取综合护理干预，包括运动疗法及心理支持等。适当的运动锻炼可以改善心肺功能和胃肠功能，减轻疼痛，进而改善营养状况，促进患者康复。功能训练可以降低疲劳的感觉及疼痛程度，明显提高幸福指数及生活质量。

造血干细胞移植患者普遍存在抑郁、焦虑及创伤后应激综合征等问题，对患者术后恢复造成影响，所以对患者进行心理指导有重要的意义。心理干预措施不仅能有效改善造血干细胞移植患者的心理状况，还可以提高患者的生活质量。护理人员要给予患者心理支持，使患者学会自我调节的方法，增强主动运动的意识，逐渐养成运动的习惯，在心理状态和身体素质相对良好的状态下康复。

造血干细胞移植后患者在漫长而复杂的治疗过程中，可能产生诸多严重并发症和各种心理问题，影响患者的生活质量及恢复健康的信心和勇气。适当的运动恢复训练及心理指导可以减轻移植造成的躯体、心理压力症状，减少移植后的并发症，提高患者的机体功能，提升整体的生活质量。

（王　静　张　莹）

案例 51　异基因造血干细胞移植后并发植入综合征

（一）病例介绍

患者，女性，52 岁，主因"确诊急性髓系白血病 27 月余，复发 2 月余"，行单倍体异基因造血干细胞移植，完善相关检查后入层流病房，给予地西他滨＋改良 BU/CY+ATG 预处理方案。

移植后第 1 天，输注骨髓干细胞 196 ml。

移植后第 2 天和第 3 天，输注异基因外周血造血干细胞 221 ml。

移植后第 4 天，患者偶有恶心，未呕吐。感咽痛，吞咽时加重，无发热、咳嗽。既往有肺部感染，考虑处于粒细胞缺乏期，存在真菌感染高危因素，加用米卡芬净抗真菌治疗。

移植后第 7 天，间断恶心，未呕吐。咽部发红，无咽痛，双侧扁桃体无肿大。

移植后第 10 天，间断发热，最高为 39 ℃。积极完善病原学检查，考虑处于粒细胞缺乏期，经验性给予美罗培南抗感染治疗。

移植后第 12 天，体温最高为 39.1 ℃。诊断为植入综合征，给予甲泼尼龙静脉输注。

移植后第 14 天，头皮、颜面及四肢皮肤散在红色充血性皮疹，约占全身体表面积的 40%，略有痒感。体温最高为 38.4 ℃。所查病原体无阳性结果，增加甲泼尼龙用量。血常规示：NEUT 1.14×10^9/L，胸部 CT 示：纵隔多发肿大淋巴结，心包积液，双侧胸腔积液。给予输注白蛋白，间断利尿。

移植后第 15 天，体温最高为 37.8 ℃。皮疹已部分消退，颜色较前变暗，面积约占 25%。继续病原体检查。

移植后第 17 天，体温得到控制，暂停美罗培南，皮疹已基本消退，面积约占 5%。

移植后第 21 天，仍间断恶心。全身未见新鲜皮疹，剩余皮疹颜色变暗，面积约占 1%。复查胸部 CT 提示：纵隔多发肿大淋巴结，心包积液及双侧胸腔积液量减少。停止甲泼尼龙的使用。

（二）护理策略

1．护理评估　监测患者生命体征及神志变化，观察并记录大小便的颜色、性状及量，严密观察皮疹颜色变化、消退及加深的情况，以及瘙痒症状有无减轻，注意患者皮肤的温度、色泽及血氧饱和度的变化，胸闷、憋气有无加重，有无呼吸困难等症状。听诊呼吸音变化及肺部有无湿啰音，警惕肺水肿的发生。

2．症状（体征）护理

（1）高热的护理

1）体温＞ 37.5 ℃时，及时通知医生，必要时给予冰袋或温水擦浴物理降温，避免酒精擦浴，以免对皮肤刺激诱发皮疹。

2）体温＞ 39 ℃，遵医嘱给予退热治疗。出现不明原因的发热时，及时遵医嘱留取各种标本。高热时易失去水分，引起循环障碍，且植入综合征本身可发生血压降低，鼓励患者饮水（约 3000 ml/d）或遵医嘱静脉补液，心、肾功能衰竭等需严格控制入量者除外。针对入量限制而出汗较多的患者，密切监测血压与心率（2 小时一次），及早发现血容量不足，实施扩容、补液、升压治疗。高热患者代谢增快、进食少、消耗大、体质较弱，必要时要绝对卧床休息，协助其生活护理。

3）准确记录 24 小时出入量，每日测量 2 次体重（定时、定秤）、腹围，若出入量不平衡，体重、腹围增加，应及时告知医生，遵医嘱治疗。

（2）皮疹的护理

患者皮肤黏膜出现红色皮疹，伴瘙痒，遵医嘱给予抗组胺药物口服及止痒药物外用。温水清洁皮肤后，给予 0.5% 聚维酮碘与炉甘石洗剂每 2 小时一次交替擦拭局部皮肤。剪短患者指甲，并告知其禁止抓挠皮疹，以免皮疹破溃引起感染。每日温水擦浴，避免使用肥皂水、热水，勤更换被服，保证被服无菌、干燥、柔软、透气，以防刺激皮肤。

3．用药护理

（1）糖皮质激素

对于临床症状较重，尤其是累及肺部的各类植入综合征患者，糖皮质激素有很好的疗效，但副作用也很大。

护理方法：遵医嘱及时足量应用糖皮质激素，并密切观察患者的病情变化，监测血压、血糖的变化，观察患者有无精神情绪的改变；观察患者有无咳嗽、咳痰、咽痛、尿痛等感染迹象；观察大便次数、颜色、量是否正常，预防消化道出血的发生；观察患者有无胃部疼痛、烧灼感等，警惕胃溃疡、胃穿孔的发生；观察心率、心律、心电图有无异常，有无血压改变。发现异常时通知医生并协助患者采取相应措施。

（2）利尿剂

患者可能出现不同程度的水肿，伴有少尿，甚至无尿，且由于毛细血管通透性增加，血管内的容积减少，使用利尿剂应全面评估且实时监测。

护理方法：利尿的同时注意观察血压的改变，及时监测 CVP，并告知患者注意体位改变时预防跌倒。另外，异基因造血干细胞移植中，利尿药物的应用在一定程度上会引起血容量减少，增加环孢素、他克莫司的肾毒性，护士需关注药物浓度的变化。

（3）提高胶体渗透压的药物

发生植入综合征时，由于毛细血管通透性增加，会有更多的水分渗漏到组织间隙。因此，要补充血容量，应用白蛋白、羟乙基淀粉氯化钠注射液等静脉输注，使尿量增加，减轻水肿。

护理方法：监测尿量及血压变化，使用白蛋白时，注意输血反应的发生。

4．休息与运动 患者发生植入综合征时身体虚弱，极易因发生坠床、跌倒等不良事件而导致颅内出血。需严密观察，落实预防坠床和跌倒的措施，如让患者绝对卧床休息，改变体位宜缓慢，拉上床挡，将水杯、便器等生活用品放在易取之处，协助患者洗漱、服药，并嘱咐患者有需要时及时呼叫护士。

5．营养支持 此阶段患者需严格遵守无菌饮食原则，注意对营养的补充。选择清淡、易消化、新鲜、富含营养素的食物，避免坚硬、辛辣、刺激性食物。皮疹患者勿进食鱼、虾等易致敏食物，双下肢水肿的患者应低盐饮食。

6．心理护理　由于移植治疗复杂、时间长、风险大、费用高，加之层流病房与外界隔离，易导致患者紧张焦虑。医护人员应主动与患者交流，使其感到安全，特别是在发生植入综合征时，引导鼓励患者倾诉，舒缓情绪。

7．健康指导

（1）保证充足休息和睡眠，在病情允许的条件下适当活动。

（2）注意个人卫生，尤其是皮疹严重处，预防感染。

（3）遵医嘱定期行血常规、药物浓度、血生化等检查，发现异常及时处理。

（4）自我监测病情变化，有不适时随时告知医护人员。

（三）护理效果评价及转归

患者在移植后第 10 ～ 17 天有间断发热，移植后第 14 天出现约占全身体表面积 40% 的红色皮疹，治疗过程中体重无明显增加。胸部 CT 示：少量心包积液及双侧胸腔积液。移植后第 17 天，患者体温得到控制，皮疹基本消退，仅占全身体表面积的 5%。移植后第 21 天，患者未出现新鲜皮疹，复查 CT 示：心包积液和双侧胸腔积液量较前减少。通过积极的治疗及护理，患者的皮肤黏膜完整，无胸憋、气紧等，发热期间未出现血压过低、高热、惊厥等，移植后第 25 天，患者顺利出层流病房。患者的病情变化及转归情况见表 10-14。

表10-14　患者中性粒细胞及临床表现转归表

移植后时间	NEUT（$\times 10^9$/L）	最高体温（℃）	皮疹面积（%）	体重（kg）	心/胸腔积液	用药情况
第 10 天	0.08	39	无	56	未查 CT	常规抗感染
第 12 天	0	39.1	无	56.7	未查 CT	加用甲泼尼龙
第 14 天	1.14	38.4	40	57	有	调整甲泼尼龙剂量，加用白蛋白
第 15 天	2.14	37.8	25	56.8	未复查 CT	甲泼尼龙、白蛋白
第 17 天	1.62	36.9	5	56.5	未复查 CT	甲泼尼龙、白蛋白
第 21 天	1.57	36.7	1	56.2	积液量较前减少	停用甲泼尼龙和白蛋白

（四）讨论

不同文献报道的植入综合征诊断标准不同，2001 年 Spizer 提出对于该病的诊断有 3 个主要标准和 4 个次要标准。主要标准：①无明确的感染病原，体温 ≥ 38.5 ℃；②红斑性皮疹，超过 25% 的体表面积（排除药物性皮疹）；③非心源性肺水肿，与诊断一致的弥漫性肺浸润和低氧血症。次要标准：①肝功能异常，总胆红素 ≥ 34.2 μmol/L 或转氨酶 ≥ 正常值的 2 倍；②肾功能不全（血清肌酐 ≥ 2

倍基础值）；③体重增加 ≥ 2.5% 基础体重；④用其他原因不能解释的一过性的脑病。符合 3 个主要标准或 2 个主要标准加 1 个或以上次要标准可诊断。一般发生在植入（连续 2 天 NEUT ≥ 0.5×10^9/L）的 96 h 内。

植入综合征的治疗目前还没有统一的标准。一般认为轻度的植入综合征如果出现短暂的低热及局部的皮疹，无需处理；如患者出现病情进展或有临床症状，尤其是累及肺时，大剂量皮质激素的应用有较明显的效果。植入综合征的治疗还包括适当的抗感染、应用髓袢利尿剂等。植入综合征一般为自限性疾病，较少危及生命，但如果不及时处理易并发急性呼吸窘迫综合征及多脏器衰竭而致患者死亡。因此，早期发现、正确诊断、行之有效的治疗、护理对植入综合征的预后有重要意义。

植入综合征有特定的临床特点，护士作为患者的第一接触人，应第一时间发现病情变化，为医生提供可靠的诊断依据。在护理过程中要密切观察患者的症状、体征及用药后反应，及时做好宣教，最大限度降低相关风险，做好全环境保护，加强心理护理，提供个性化服务，促进疾病的康复。

（郭建利 王莎莎）

案例 52　异基因造血干细胞移植后并发毛细血管渗漏综合征

（一）病例介绍

患者，女性，41 岁，确诊急性髓系白血病 -M5 型 4 月余，行 4 周期化疗后，拟行女供母半相合异基因造血干细胞移植，完善相关检查后，于 2019 年 4 月 6 日入仓行 TBI+FLU+BU+Ara-c 预处理方案，2019 年 4 月 14 日、15 日 2 天回输，过程顺利。入仓时体重为 70 kg。

移植后第 3 天，患者出现高热，最高体温达 41 ℃，伴畏寒，腹泻，大便为黄色稀水样便，共 10 次，量 630 ml。移植后第 3 天和第 4 天，给予 CTX 清除供体活化 T 淋巴细胞，并给予托珠单抗用于预防 GVHD，同时给予水化、碱化及美司钠对症处理；加用依替米星联合哌拉西林钠他唑巴坦钠抗细菌治疗，用卡泊芬净抗真菌治疗，同时给予布地奈德胶囊预防 GVHD，加强防护，避免感染。

移植后第 4 天，最高体温降至 39.6 ℃，发热时间延长，热峰较前日下降，腹泻症状稍减轻，黄色稀糊样便 6 次，共 500 ml，小便正常。

移植后第 5 天，体温正常，口腔黏膜溃疡（Ⅱ度），疼痛评分 4 分（采用 NRS 进行评分），加强漱口和口腔护理。患者腹泻减轻，排黄色糊样便 5 次，共 410 ml，

加用 C_sA 联合预防 GVHD。查血常规示：WBC 0.3×10^9/L，给予 G-CSF 皮下注射促进造血。

移植后第 7 天，患者口腔疼痛，疼痛评分 4 分，合并上呼吸道感染、口腔黏膜炎，粒细胞缺乏，WBC 0.1×10^9/L，给予亚胺培南、西司他丁抗细菌治疗，卡泊芬净抗真菌治疗，预防出血，继续予 CsA 联合 MMF 抗 GVHD 治疗。患者体重 71 kg，小便正常。

移植后第 9 天，患者诉左下腹间断疼痛不适，可自行缓解。晨起腹泻一次，排黄色稀便 100 ml，排出淡红色血尿 310 ml，伴疼痛不适。尿常规示：潜血阳性。疼痛评分 4 分，24 h 排淡红色尿 1950 ml，体重为 71.5 kg。急查血、尿淀粉酶均正常，排除胰腺炎，继续抗感染治疗。

移植后第 10 天，患者颜面部、双下肢呈凹陷性水肿，ALB 34 g/L，尿量明显减少，24 h 尿量 750 ml，诉小腹部不适，体重为 73.5 kg，体温、血压正常，呼吸急促，双下肺湿啰音，心率 112 次/分，律齐，无杂音，心功能正常，因无明显心力衰竭诱因，排除心功能衰竭的可能。X 线胸片示：双侧胸腔积液，给予鼻导管吸氧 3 L/min、SpO_2 95%。限制水、钠摄入量。

移植后第 11 天，患者症状改善不明显，双下肺可闻及湿啰音，肝、脾无异常，体重突然增加至 77 kg，24 h 尿量 650 ml，尿量减少。考虑毛细血管渗漏综合征。给予注射用甲泼尼龙琥珀酸钠 40 mg 静脉注射，呋塞米注射液利尿，提高吸氧流量至 5 L/min，SpO_2 97%。

移植后第 13 天，患者口腔疼痛减轻，疼痛评分 2 分，患者水肿较前减轻，双肺湿啰音减轻，呼吸 17 次/分，体重 71 kg，24 小时尿量 2800 ml，全天心率波动在 74～96 次/分，症状明显缓解，X 线胸片提示双侧胸腔积液较前吸收。减少糖皮质激素用量，WBC 0.5×10^9/L，逐步降低氧流量至 3 L/min。SpO_2 98%。

移植后第 16 天，患者口腔黏膜完整，胸腔积液完全吸收，体重恢复至入仓时的 70 kg，水肿消退，小便正常。WBC 1.8×10^9/L。

移植后第 20 天，患者造血重建，从无菌病房转至普通病房。

（二）护理策略

1. 护理评估 评估全血细胞结果，检测肝、肾功能，监测生命体征，每日测量体重、腹围，记录出入量，观察皮肤水肿，监测 CVP 及 BNP 等心力衰竭指标。

2. 症状（体征）护理

（1）高热的护理

监测并记录 24 h 体温变化，给予冰袋或温水擦浴物理降温，忌用酒精擦浴。遵医嘱使用抗生素，保持皮肤清洁、干燥，及时更换衣物、被褥，严格无菌操作。

（2）腹泻的护理

记录大便的颜色、性质、量，遵医嘱及时送检，观察有无因排便频繁及粪便刺激引起的肛周皮肤破溃。每次大便后清洗肛周皮肤，预防肛周感染，必要时遵医嘱应用止泻药物。

（3）口腔溃疡的护理

1）加强口腔护理，每日评估溃疡大小、个数等，如伴口腔疼痛时遵医嘱给予止痛药物。

2）口腔疼痛的护理：观察疼痛的变化，了解疼痛的特点，重视患者主诉，并通过观察神志、面容、生命体征等变化判断疼痛的严重程度。遵医嘱应用药物镇痛解痉，观察镇痛效果。

（4）水肿的护理：监测患者体温、脉搏、呼吸、血压及神志变化，准确记录24小时出入量，出入量相差较大时通知医生给予调整；每日晨起测体重、腹围，如果体重或腹围明显增加，遵医嘱给予利尿剂，四肢水肿者，观察水肿情况，防止压力性损伤等并发症发生；观察肝、肾功能指标。

（5）上呼吸道感染：严密观察患者有无胸闷、憋气、呼吸困难等症状，监测SpO_2 4次/天，听诊呼吸音变化及肺部有无湿啰音，警惕肺水肿的发生。

（6）预防感染：做好口、眼、鼻、皮肤、肛周护理，严格无菌操作，做好仓内环境消毒。进食清淡、易消化高压灭菌食物，避免肠道感染。预防消化道出血，观察患者有无胃部疼痛、烧灼感、呕血等，观察有无黑便，警惕胃溃疡、胃穿孔的发生，观察血压变化、头痛症状，监测心电图，警惕高血压或低血压及心肌缺血的发生。

3. 用药护理

（1）糖皮质激素的应用

毛细血管渗漏综合征是一种严重的全身炎性反应，激活单核-巨噬细胞系统，促进内在的炎性细胞因子大量释放，致使毛细血管内皮受损，通透性增强。血管中的大分子如血浆蛋白等渗漏到组织间隙中，最终出现低蛋白血症、组织间隙积液、全身性水肿，甚至多器官衰竭。糖皮质激素可以减少炎症，促进渗漏液有效排出、减轻全身水肿。

护理方法：遵医嘱静脉注射甲泼尼龙琥珀酸钠 40 mg/d，3～5 天为一个疗程，应用激素期间患者感染机会相应增加，工作人员应严格执行手卫生和无菌操作，做好口腔、眼、耳、鼻及肛周护理，预防感染。

（2）补充胶体溶液

毛细血管渗漏综合征发作期间由于血管通透性增加，血浆渗漏，CVP降低，血液浓缩。胶体溶液可以帮助恢复血容量，改善血流动力学，保证有效循环及器官灌注。

护理方法：临床常用的胶体溶液有白蛋白、血浆等。输注时速度不宜过快，每分钟不超过 3 ml（小于 60 滴）为宜，但在开始 5 min 内，应特别注意速度要缓慢，可逐渐加快至上述速度，快速输注可引起肺水肿。偶尔可见寒战、发热、颜面潮红等不良反应。如患者有不适，应立即停止使用，及时通知医生。胶体溶液使用后给予利尿剂，以减轻心脏负担，使用利尿剂时，患者小便次数多，注意预防跌倒。胶体溶液（如白蛋白），在药品开启后应一次性输注完毕。

4. 休息与活动　粒细胞缺乏期，嘱患者适当增加卧床休息时间，PLT < 20×10^9/L 时绝对卧床，做好安全指导，预防跌倒、坠床。

5. 营养支持　进食高压灭菌饮食，进食困难者遵医嘱给予静脉高营养治疗，以满足机体营养需要。

6. 心理护理　患者长时间处于封闭的无菌层流病房，环境特殊，治疗时间长，需要承受大剂量（致死量）的预处理化疗方案所带来的不良反应，花费高，干细胞植入初期又发生了毛细血管渗漏综合征，加重了患者悲观、痛苦的情绪，患者的身心承受了巨大的压力。鼓励患者多倾诉，与其谈论感兴趣的话题或者嘱患者试着听音乐、看电视等，调整其心态，转移其注意力，向患者讲解疾病相关知识、最新研究进展、新的治疗方法、预后等，帮助患者树立战胜疾病的信心。

7. 健康指导　向患者讲解毛细血管渗漏的相关知识，加强防护，做好个人卫生，预防皮肤损伤，给予患者饮食指导，减少感染因素。

（三）护理效果评价及转归

移植后第 7 天，患者体重 71 kg，较入仓时增加，尿量正常。移植后第 9 天，患者小便淡红色伴疼痛不适，尿量较前稍减少，体重增加至 71.5 kg。移植后第 10 天，患者颜面部、双下肢凹陷性水肿，血浆蛋白降低，尿量减少，24 h 尿量 750 ml，体重增加至 73.5 kg，体温、血压正常，呼吸急促，双下肺湿啰音。移植后第 11 天，考虑毛细血管渗漏综合征，给予甲泼尼龙 40 mg 静脉注射，呋塞米注射液利尿，提高吸氧流量至 5 L/min。移植后第 13 天，患者症状明显缓解，X 线胸片提示双侧胸腔积液较前吸收。减少糖皮质激素用量，逐步降低氧流量。经上述治疗和护理，患者病情好转，无皮肤损伤、跌倒等不良护理事件发生。

（四）讨论

毛细血管渗漏综合征是由于毛细血管内皮损伤，血管通透性增加，引起毛细血管水肿，大量血浆蛋白渗漏到组织间隙，从而出现低蛋白血症、低血容量性休克等临床表现的一组综合征，严重时可出现心、肺、肾等重要器官功能衰竭，是造血干细胞移植后比较少见的并发症之一，由于其症状隐匿，易被忽视，易导致不良后果，同时国内外均缺乏有效的治疗手段，其治疗最有效的方法是去除诱因，积极治疗原发病，减轻应激程度，对症支持治疗。

在护理患者时，对毛细血管渗漏综合征易感患者及时评估，为早期诊断治疗提供依据，加强对血压、尿量、体重、水肿等方面的评估和监测，一旦出现双下肢水肿，血浆蛋白下降，要特别关注呼吸、血氧饱和度等变化，肺部听诊，及时拍摄 X 线胸片，评估肺部渗出。严格控制输液速度，输注胶体时及时调整输液速度以维持循环稳定，严密监测生命体征。若患者肺间质渗出过多，出现呼吸困难、气体交换障碍，必要时行机械通气，做好气道护理。患者皮肤水肿使皮肤张力增加，颈部、腋下、腹股沟通气性差，因各种穿刺使用胶布粘贴，以及循环不稳定，极易造成皮肤的各种并发症，每班检查患者皮肤的完整性，并做好交接，1～2 h更换体位，穿刺时严禁止血带捆扎过紧或时间过长，穿刺后用蛋白水胶体敷料贴敷保护皮肤，并妥善固定。常规清洁消毒皮肤，保持床单位的平整、干燥，杜绝皮肤并发症的发生。

（秦　莹）

案例 53　重型地中海贫血患者异基因造血干细胞移植后并发溶血性贫血

（一）病例介绍

患儿，女性，5 岁，确诊 β- 地中海贫血 4 年余，于 2017 年 2 月 2 日行 HLA全相合非血缘异基因造血干细胞移植，术后身体状况良好，长期口服 CsA、阿昔洛韦，门诊定期随访。

移植后第 281 天，患儿突发嗜睡，面色苍黄，尿色呈茶色，Hb 45 g/L，TBIL73 μmol/L，IBIL 53 μmol/L，DBIL 20 μmol/L，红细胞单特异性抗体阳性，Rh血型初筛阳性，Rh 血型弱 D 确认阳性，ABO 血型 O 型，反定型 B 型，直接抗人球蛋白试验阳性，间接抗人球蛋白试验阳性，为求进一步治疗以"地中海贫血，骨髓移植状态，溶血性贫血"收入院。入院后医嘱予水化、碱化；甲泼尼龙、丙种球蛋白；输注洗涤红细胞纠正贫血后，症状好转。其后半年期间，患儿多次因"面色苍黄，尿色偏黄"而入院治疗，溶血症状反反复复，免疫性溶血性贫血明确。期间予血浆置换、水化、碳酸氢钠碱化尿液；甲泼尼龙、丙种球蛋白、CsA免疫抑制、输血等对症治疗；并行利妥昔单抗和硼替佐米治疗。移植后第 507天，Hb 112 g/L，DBIL 2 μmol/L，TBIL 7 μmol/L，IBIL 6 μmol/L，患儿晨尿颜色明显变浅，好转出院，现状态良好。患者尿液颜色变化情况见图 10-8（彩图10-8）。

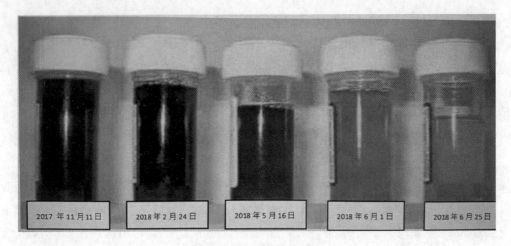

图 10-8　尿色变化图

（二）护理策略

1．护理评估　评估患儿生命体征、意识、循环状况、肝功能、肾功能指标、贫血程度；评估患儿皮肤、黏膜有无黄疸，尿量及尿色的变化，以及护理效果。

2．症状（体征）护理

（1）贫血的护理

1）卧床休息，减少机体耗氧量，安抚患儿情绪，避免患儿大哭大闹。

2）氧气疗法：患儿安静状态下有缺氧症状时，给予充足的氧气供给，3 L/min，使心肺负担减轻，面部受压处适时调整，尽可能减轻患儿面部不适，吸氧过程中注意氧气湿化。缺氧症状逐渐改善，停吸氧后血氧饱和度维持在 95% 以上时予停止氧气吸入。

3）输血的护理：患儿为重度贫血，且存在溶血，输注红细胞成为抢救措施之一。洗涤红细胞输注对于重度贫血的自身免疫性溶血性贫血患者是相对安全的，且操作更方便、快捷。入院后积极做好输血准备，做好患儿交叉配血和血型鉴定。按医嘱给予患儿输 O 型 Rh 阳性洗涤红细胞。输血前严格执行三查八对，并做好双人核对双签名。输血时再次双人核对，并用装有滤器的标准输血器进行输血，输血过程先慢后快，输血起始滴速为 6 ~ 10 滴 / 分，15 min 后无不良反应，以 15 ~ 20 滴 / 分输入，观察无循环负荷过重表现后逐渐加快滴速，保持滴速 ≤ 40 滴 / 分。

（2）溶血的护理

1）密切观察患儿的生命体征、神志、自觉症状的变化，注意贫血、黄疸有无加重，尿量、尿色有无改变，记录 24 小时出入量。及时了解实验室检查结果，一旦出现少尿甚至无尿，要及时通知医生做好抢救准备。

2）血浆置换术护理：造血干细胞移植后出现溶血性贫血与 GVHD 密切相关，

GVHD的本质是供、受者间免疫细胞相互攻击，导致免疫应答的紊乱所引起；淋巴细胞，尤其是T淋巴细胞的异常活化和细胞因子放大效应（细胞因子风暴）在其中起着主要的作用。血浆置换疗法可以明显降低血清中的细胞因子水平。血浆置换前，告知患儿及家属血浆置换的过程，让其安心，充分了解患儿的血常规、心肺功能、凝血及患儿的一般状况。准备好抢救仪器及药品。排空大小便，术前口服钙剂，预防低钙血症。术前饮食应清淡易消化，术中父母陪伴，减少患者紧张、焦虑的情绪，可为患儿准备一些方便进食的高热量食品、饮料（如牛奶等），防止术中饥饿。予深静脉置管，行血浆置换时密切观察患儿的生命体征变化，及时记录分离出的血浆量及置换液量，随时调节输液速度，以免血容量减少而发生低血压或休克。回输阶段应减慢补液速度以防止血容量迅速增加，加重心脏负担，发生肺水肿、心力衰竭。注意对其他不良反应的观察及护理，如枸橼酸盐中毒、过敏反应等。注意管道的护理，勿剧烈运动并随时观察无菌贴膜有效牢固，防止导管脱落。每次置换后彻底冲洗导管，用肝素生理盐水封管，防止导管堵塞。拔除导管后，用无菌敷料覆盖，加压按压穿刺点30 min。

3．用药护理

（1）碳酸氢钠注射液

注意输注的速度，最好深静脉给药，如在外周静脉输注，密切观察穿刺点皮肤情况，是否有发红、外渗等，及早处理。短时期大量静脉输注时，监测心功能及电解质变化，预防心律失常、低血钾、低血钙的发生；注意药物配伍禁忌。

（2）静脉人免疫球蛋白注射液

遵医嘱准确用药，丙种球蛋白是血液制品，一般于2～8 ℃冰箱保存，输注前恢复至室温，应严格单独输注，保证输注通畅。在使用过程中可能发生血清学反应，偶有引起过敏性休克，存在一定的风险，使用前应充分与家长沟通，征求同意并签订血液制品使用同意书。输注速度一般开始时为10滴/分，15 min后如无不良反应可加快滴速，最快不超过30滴/分，如出现心动过速、出汗、恶心等症状，应及时暂停或减慢滴速，严密观察病情变化，待症状消失后再缓慢滴注，调整至患儿能耐受的速度，注意观察患儿有无变态反应，必要时遵医嘱应用异丙嗪、地塞米松等。对有过敏史的患儿，用丙种球蛋白前给予抗组胺药物或地塞米松预防。

（3）甲泼尼龙

遵医嘱用药，减量，改口服后不得随意停药。用药过程中可引起电解质紊乱、胃黏膜损伤、糖代谢异常、类库欣综合征、股骨头坏死等，因此要定期监测肝功能、肾功能、电解质、血常规、尿常规、大便常规＋隐血试验、空腹血糖等。指导患者加强休息，预防感染，注意患者有无恶心、呕吐、心悸、乏力、腹痛、腹胀、出血等症状。

（4）其他免疫抑制剂（他克莫司、CSA、MMF、CTX）

1）静脉滴注的药液及管道每 12 h 更换 1 次。

2）给药要精确、按时、持续。

3）按给药的时间抽取药物：在给药 0.5 h 前抽血标本，查药物的谷值浓度。

4）他克莫司胶囊口服最好是在空腹或至少在进食前 1 h 或进食后 2 ~ 3 h 服用。

5）观察药物的副作用，监测血尿素氮、肌酐、血压、血糖等。

6）指导患者及家属养成良好的用药习惯，严格定时、定量服药，切忌自行随意加减药物剂量。

7）环磷酰胺用药过程中指导患儿多饮水，勤排尿，观察是否有尿频、尿急、血尿等症状；保证输注通畅，尽量使用深静脉通路注射。

（5）抗 CD20 单克隆抗体利妥昔单抗

利妥昔单抗的常见毒性反应为发热、寒战、乏力、头痛、皮疹、喉头水肿、低血压、感觉异常、恶心、呕吐等，且多发生于首次给药后 30 ~ 120 min 内，进行缓慢输注或暂时停止输注可以缓解上述症状，用药前 30 ~ 60 min 内遵医嘱口服抗过敏药预防；用药时予以心电监护，密切监测生命体征，发现异常及时汇报。

（6）硼替佐米

遵医嘱皮下注射，注射部位选择双侧大腿或腹部，每个疗程中轮换注射位点，新注射点与上次注射点距离应超过 2.5 cm，避开有红肿、青紫、硬结、触痛的部位，指导患儿注意保暖，冬天穿保暖袜子和戴手套，用温水洗脸，每晚用温水泡脚，局部按摩。注意有无皮下硬结及其他副作用的发生。

4．休息与运动　对于急性溶血或慢性溶血合并溶血危象的患儿，应绝对卧床休息，保持病房的安静和病床的舒适，做好生活护理。对于慢性、中度贫血患儿，应增加卧床休息时间，避免剧烈运动，根据患儿的病情，逐步制订活动计划。

5．健康指导　向患儿及家属介绍本病相关知识，以及按医嘱正确服药、定期复查的重要性；予患儿进食高蛋白质、高热量、高维生素的食物，避免辛辣、刺激、生冷食物，避免进食可能引起溶血的食物，不食用酸性食物，如猪肉、牛肉、鸡肉、蛋黄、鲤鱼、鳗鱼、牡蛎干、鱿鱼、虾、花生等，宜吃碱性食物，如豆腐、海带、奶类及各种蔬菜、水果等。合理安排活动与休息，强调预防感染的必要性。关心、体贴患儿，鼓励患儿说出内心的感受，指导家长多给予患儿心理支持，使患儿保持良好的情绪，积极配合治疗，早日康复。

（三）护理效果评价及转归

患儿入院后医嘱予水化、碱化，给予甲泼尼龙、丙种球蛋白，给予洗涤红细胞纠正贫血，多次行血浆置换，加用 MMF 和利妥昔单抗治疗后，患儿一般情况好，病情好转予出院。患儿病情变化及转归情况见表 10-15。

表10-15 患儿病情变化及转归情况

移植后时间	Hb (g/L)	TBIL (μmol/L)	DBIL (μmol/L)	IBIL (μmol/L)	尿色	治疗
第281天	45	73	20	53	茶色	水化、碱化尿液；甲基泼尼龙、丙种球蛋白封闭抗体；输洗涤红细胞纠正贫血
第292天	112	83	5	78	转清	血浆置换清除抗体
第327天	52	103	15	88	尿色较深	环磷酰胺、环孢素免疫抑制
第385天	134	16	6	10	茶色	多次行血浆置换；利妥昔单抗治疗
第400天	93	44	16	28	茶色	行血浆置换；利妥昔单抗治疗
第408天	120	24	7	17	尿色转清	出院
第439天	91	47	14	33	茶色	丙种球蛋白封闭抗体；血浆置换；利妥昔单抗抑制免疫
第443天	136	37	10	27	尿色转清	出院
第451天	76	34	12	22	茶色	丙种球蛋白封闭抗体；血浆置换；利妥昔单抗抑制免疫
第455天	122	28	9	19	尿色转清	出院
第466天	51	85	28	57	晨尿偏红	丙种球蛋白、CsA免疫抑制；输血；血浆置换；利妥昔单抗化疗
第507天	112	7	2	6	尿色转清	出院

（四）讨论

自身免疫性溶血性贫血是免疫功能调节紊乱、自身抗体吸附于红细胞表面而引起的一种溶血性贫血。移植后自身免疫性溶血性贫血多发生于以下情况：①去T细胞预防GVHD的干细胞移植；②清髓性干细胞移植；③移植后长期、大量输注红细胞；④无关供者的移植和非恶性病的移植，尤其是代谢性疾病；⑤移植后早期出现免疫功能异常，如B淋巴细胞数增加、CD3[+]T细胞降低、CD4/CD8比例倒置、T细胞亚群比例异常；⑥ABO血型不合的移植。

本例属ABO血型不合、无关供者、清髓性造血干细胞移植，移植后间断输注浓缩红细胞，这可能是该例患者移植后易发生自身免疫性溶血性贫血的主要原因。儿童期免疫系统发育不成熟，易患感染性疾病，此病例中的患儿发病反复，不能排除与其年龄小、免疫低下有关，故临床针对其发病的主要原因采取碳酸氢钠碱化尿液，甲泼尼龙、丙种球蛋白、CsA等抑制免疫，行血浆置换，给予利妥昔单抗和硼替佐米进行治疗。护理上应关注各药物的副作用，注意患儿及家属的心理支持，及时观察患者各指标的变化及溶血、贫血症状的改变，并注重血浆置换的护理。

（黄　望　孙文瑞）

案例 54　异基因造血干细胞移植后并发癫痫

（一）病例介绍

患者，男性，33 岁，因"确诊急性髓系白血病 -M5b 型 7 月余，拟行无关异基因造血干细胞移植"入院，移植中给予改良 BU/CY+ATG 预处理方案。

供体造血干细胞回输后第 8 天，患者出现皮疹等轻度 GVHD，表现为双手掌出现红色斑丘疹，压之不褪色，无瘙痒不适，不高出皮肤，根据西雅图 Glucksberg 分级，患者并发 Ⅰ 度 aGVHD。

移植后第 13 天，白细胞开始上升，血常规示：WBC 3.2×10^9/L，Hb 84 g/L，PLT 22×10^9/L。遵医嘱使用甲泼尼龙和 CsA 抗排异。

移植后第 79 天，血常规示：WBC 6.7×10^9/L，Hb 104 g/L，PLT 108×10^9/L。患者主诉头晕、头痛，BP 120/70 mmHg。

移植后第 80 天凌晨 2：00，患者情绪烦躁，上厕所后摔倒在地，BP 140/90 mmHg。6：00，诉头痛剧烈。8：00，患者牙关紧闭，口吐白沫，四肢强烈抽搐，大小便失禁，意识丧失，BP 150/90 mmHg、PR 130 次 / 分、R 30 次 / 分。遵医嘱立即使用咪达唑仑 10 mg 静注，后使用生理盐水 50 ml+ 咪达唑仑 10 mg 静注微泵 5 ml/h 维持，甘露醇 250 ml 加压静脉滴注，急查血气、电解质、血常规和 CsA 血药浓度。CsA 血药浓度示：257 μg/L。脑电图示：癫痫性异常放电。患者癫痫发作持续时间 2 h，神经科会诊后遵医嘱予丙戊酸钠治疗。

（二）护理策略

1. 护理评估　密切观察患者的意识状态、肌张力、反射能力、定向能力及自主功能变化、瞳孔变化、对光反射，对语言的刺激等。癫痫发作前均有非常明显的前驱症状或体征，如血压升高、持续高热、失眠、反应迟钝或逐渐出现的肌张力下降、病理征阳性等，乃至出现嗜睡或者烦躁、恐惧等发作先兆的表现。

2. 症状（体征）护理

（1）癫痫发作时，立即用纱布包裹的压舌板塞入患者上、下臼齿间，防止舌咬伤。取平卧位，头偏向一侧，防止口腔分泌物和呕吐物吸入肺内导致窒息。

（2）及时清除口腔分泌物和呕吐物，必要时予吸痰，保持呼吸道通畅。给予吸氧，维持氧饱和度在95%以上，避免低氧血症，改善脑组织缺氧。

（3）给予多功能监护仪持续监护血压、心率、呼吸及血氧饱和度，观察生命体征的变化；迅速建立静脉通路，给予镇静剂和抗癫痫药，有效控制癫痫发作。密切记录患者的出入量情况，发现出入量不平衡时及时向医生汇报。

（4）癫痫发作时，专人守护，床旁设置床栏，抽搐时不强迫屈肢，保护大关节，以防骨折和脱臼。使用气垫床，以保护骨突部位，防止抽搐时擦伤皮肤，四肢适当固定，禁食以防窒息。

（5）对患者进行特别护理，及早发现先兆症状，如头晕、头痛、烦躁不安、肢体出现抽动以及肌张力增强现象等，应立即告知医生，配备好抢救用品，有效控制再次大发作。

3．用药护理

（1）治疗GVHD的药物

1）甲泼尼龙是治疗aGVHD的常用药物，使用中注意关注患者的血糖变化、急性消化道溃疡等毒副作用，观察大便颜色、患者腹痛情况；关注患者出入量平衡情况，避免水钠潴留发生；做好患者的口腔、肛周护理，避免感染。

2）CsA是治疗急性GVHD的一线药物，密切关注药物的不良反应，如震颤、惊厥、手脚麻痹、胃肠道反应、齿龈增生等；CsA毒副作用与用药剂量和血药浓度相关，密切监测CsA血药浓度，与酮康唑、氟康唑、巴比妥等联用可使CsA血液浓度增加；静脉输注CsA时间不能小于2 h，不得从输入药品管道内及输液侧抽血，须在液体输注完6 h后抽取。CsA应空腹服用，餐前1 h或餐后3 h服用。

（2）抗癫痫药物（咪达唑仑）

静脉推注过程中一定要注意慢速，观察患者的呼吸情况，避免引发呼吸抑制。丙戊酸钠有肝功能损伤、血小板减少等不良反应，密切监测肝功能指标、血常规变化。

4．休息与运动 避免强光、强声及不必要的刺激，保持病室安静，为患者创造清洁、安谧、安全的休息环境，保证充足的休息睡眠，成人至少保证每天睡7～9 h，儿童至少8～16 h；病情稳定的癫痫患者可以参加适量运动，如床上八段锦、慢走等，适当的运动可以增加神经运动细胞的稳定性。

5．心理护理 患者经受过化疗、移植以及移植后并发症，导致精神压力大，心理承受能力差，对疾病预后充满担心，易产生焦虑、恐惧、自卑的情绪。护理人员尽可能多地与患者进行沟通，同时向患者及家属讲解预后的可能，并详细说明化疗药、抗病毒药、抗排异药物的药效及可能出现的不良反应，使患者及家属对其症状有所认识，有充分的心理准备，主动关心、安慰患者，给予患者心理上的支持，对患者的情绪变化要及时发现。

6．健康指导

（1）避免促发因素，如疲劳、饥饿、睡眠缺乏、便秘、冲动、一过性代谢紊乱和过敏反应等。

（2）遵医嘱服药，坚持规律服药，切记突发停药、减药、漏服药，尤其应防止在服药控制发作后不久就自行停药，以免发展成为难治性癫痫并诱发癫痫持续状态。

（三）护理效果评价及转归

患者造血干细胞移植后并发癫痫发作，经镇静、抗癫痫治疗后，患者的症状得到有效控制。在临床护理过程中，密切观察患者的生命体征，控制液体入量，遵医嘱准确用药，观察药物不良反应。留置导尿管，观察尿量，精确记录出入量。患者在用药后 2 h 后清醒，清醒后对发作无记忆，诉全身乏力、疲倦。停用丙戊酸钠注射液后乏力、疲倦缓解，未再发生癫痫。

（四）讨论

药物因素是异基因造血干细胞移植预处理过程中并发癫痫的一个重要因素，一旦发生，危险性大，致死率高达 9%。早期发现先兆症状并给予患者有效的临床护理是控制并发症、提升治疗预后的关键所在。本例患者在造血干细胞移植后并发癫痫，在癫痫发作前期，患者出现头痛主诉，监测血压发现患者血压偏高，护士加强病房巡视，注重对病情的观察，在巡视过程中，及时发现患者的异常行为，向医生汇报；在癫痫发作的第一时间给予紧急处理，确保了患者呼吸道的通畅性。癫痫发作期间，留陪护一人，两侧护栏拉起，避免坠床发生，不强力按压患者的肢体，以防骨折或脱臼。后期给予患者有效的药物干预以及心理护理，患者至出仓未再发生癫痫。

（姚斌莲）

第四节　感　染

案例 55 **恶性血液病患者粒细胞缺乏期合并口腔真菌感染**

（一）病例介绍

患者，女性，45 岁，主因"确诊骨髓增生异常综合征 2 月余，拟行弟供姐造血干细胞移植"入院，入院后给予改良 BU/CY 预处理方案。

入院时面色苍白,精神食欲尚可,血常规化验回报:WBC 4.6×10⁹/L,Hb 79 g/L,PLT 30×10⁹/L,NEUT 5.25×10⁹/L。

移植后第 8 天,上唇部可见 2 处约 1 cm×1 cm 大小脓疱,表面可见分泌物,左侧舌面可见一约 3 cm×4 cm 大小的血疱。

移植后第 12 天,上唇脓疱已结痂,口腔及舌体上覆盖大量白色黏稠脓性分泌物,舌体肿胀、僵硬。

移植后第 13 天,口唇可见多处脓疱破溃结痂,舌体肿胀严重,口腔内可见黄色黏稠分泌物(图 10-9,见彩图 10-9)。

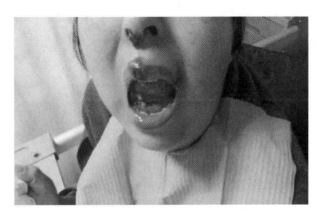

图 10-9 口腔内可见黄色黏稠分泌物

移植后第 14 天,舌体肿胀严重,吞咽困难,影响进食。

移植后第 17 天,口唇部肿胀消退,舌体肿胀较前明显减轻,口腔可见少量黄白色黏稠分泌物。

移植后第 18 天,口唇疱疹处已结痂,舌体肿胀消退,口腔黏膜、舌面光滑。

移植后第 21 天,口腔黏膜光滑完整,一般状况良好,转入普通病房。

(二)护理策略

1. 护理评估 评估全血细胞分析,生命体征;评估口腔感染的部位、面积,疼痛评分及护理效果。

2. 症状(体征)护理(口腔黏膜炎)

(1)血疱的护理

若血疱面积较小,无需特需治疗,血疱可自愈;若血疱面积较大,避免进食过烫、过硬的食物,三餐前后及睡前漱口,关注血常规及凝血功能变化。

(2)口腔脓疱及脓疱破溃的护理

密切观察脓疱变化,如有脓疱破溃,及时给予脓疱破溃处分泌物培养及药物敏感试验检查，及时关注生命体征变化，遵医嘱做好口腔护理，加强漱口，合理使用抗生素。

（3）舌体肿胀、僵硬的护理

漱口水给予冷藏后使用，做好与家属的宣教与沟通，加强患者的心理护理。

（4）疼痛的护理

缓解情绪，转移注意力，必要时遵医嘱给予止疼药。

3．用药护理

（1）0.9% 氯化钠 500 ml ＋庆大霉素 20 万单位＋亚叶酸钙 100 mg

庆大霉素属于氨基糖苷类抗生素，主要作用就是抗感染。将庆大霉素应用在口腔溃疡治疗中，治疗效果比较显著，不易发生不良反应，能够改善患者的溃疡症状，缓解患者的临床症状。在化疗过程中，药物一定程度上会进入细胞，亚叶酸钙为四氢叶酸的甲酰衍生物。应用亚叶酸钙漱口后，能够外源性补充四氢叶酸，从而阻止口腔黏膜快速凋亡并保持黏膜的屏障作用。在此过程中，采用庆大霉素联合亚叶酸钙交替漱口，可以起到消炎、杀菌作用，有效预防口腔溃疡的发生。

护理方法：指导患者三餐前后及晨起、睡前漱口，每次将漱口水倒入一次性纸杯，需含漱 2 ～ 3 分钟。

（2）5% 葡萄糖 500 ml ＋两性霉素 B 25 mg

两性霉素 B 属多烯类抗真菌抗生素，其作用机制是通过与真菌细胞膜上的固醇（主要为麦角固醇）结合，使膜通透性增加、细胞内重要物质（如钾离子、核苷酸和氨基酸等）外漏，导致真菌细胞死亡。

护理方法：两性霉素 B 需避光保存，指导患者三餐前后及晨起、睡前漱口，每次将漱口水倒入一次性纸杯，需含漱 2 ～ 3 分钟。

（3）泊沙康唑口服悬液

泊沙康唑为三唑类抗真菌药，是羊毛甾醇 14- 脱甲基酶的强效抑制剂。适用于白血病及由于化疗而长期白细胞减少的患者的真菌预防及治疗。能有效预防侵袭性曲霉菌感染并可降低侵袭性真菌感染相关的病死率。

护理方法：400 mg（10 ml）每次，每日 2 次，口服。

4．饮食指导　饮食给予高蛋白质、高营养、高维生素、易消化饮食，如鸡蛋、牛奶、瘦肉、豆类、新鲜蔬菜及水果等。避免过硬、带刺、辛辣食品，对患者进食情况及进食量应准确了解。进食困难时给予流食，保证足够的营养供给，必要时请营养科会诊。

（三）护理效果评价及转归

患者的血常规指标变化情况见表 10-16。

表10-16 患者血常规变化情况

移植后时间	WBC（×10⁹/L）	Hb（g/L）	PLT（×10⁹/L）	NEUT（×10⁹/L）
第 8 天	5.14	73	27	4.72
第 12 天	2.5	74	14	1.93
第 13 天	0.69	64	43	0.19
第 14 天	1.56	72	55	0.88
第 17 天	2.44	79	61	1.92
第 21 天	4.13	103	45	3.33

预处理后第 8 天，患者上唇部可见 2 处约 1 cm×1 cm 大小脓疱，表面可见分泌物，左侧舌面部可见一约 3 cm×4 cm 大小的血疱。常规给予 0.9% 氯化钠 500 ml + 庆大霉素 20 万单位 + 亚叶酸钙 100 mg 漱口。移植后第 12 天，口腔及舌体上覆盖大量白色黏稠脓性分泌物，舌体肿胀、僵硬，遵医嘱加用 5% 葡萄糖 500 ml + 两性霉素 B 25 mg 漱口。移植后第 14 天，舌体肿胀严重，吞咽困难，影响进食，遵医嘱加用泊沙康唑口服悬液，口腔感染症状逐渐好转。

（四）讨论

血液内科患者由于疾病或放化疗导致粒细胞减少或缺乏、自身免疫功能低下，常易合并多种菌群（包括耐药菌）的感染，口腔护理对于患者预防、治疗疾病及预后有至关重要的作用。口腔感染多为真菌感染，致病菌多为白色念珠菌。泊沙康唑属于三唑类抗真菌药，其对白色念珠菌有很好的抗感染作用，且可以从多种途径作用于微生物，通过对患者病情变化及治疗的密切观察，可以明确地看到泊沙康唑对于免疫功能低下合并复杂感染的患者有较好的效果。对于严重的口腔感染，常规用药效果不好时应将治疗窗提前。

（武瑞红 李珍珍）

案例 56 外周血造血干细胞移植后并发口腔黏膜炎

（一）病例介绍

患者，女性，23 岁，诊断为骨髓增生异常综合征，拟行无关供体外周血造血干细胞移植，入院后给予 FLU+BU/CY+ATG 预处理方案，术后予小剂量 MTX、CsA 及麦考酚钠肠溶片（米芙）预防 GVHD。

移植后第 8 天，患者出现Ⅳ级口腔黏膜炎，口腔舌面及上颚融合溃疡（图 10-10，见彩图 10-10），疼痛评分为 10 分，不能进食。伴低热，体温 37.5 ℃，血常规示：WBC 0.03×10⁹/L，Hb 67 g/L，PLT 5×10⁹/L。使用注射用亚胺培南西司他丁钠（泰能）抗感染治疗，并予细胞因子刺激造血，留置胃管，给予肠内营养。

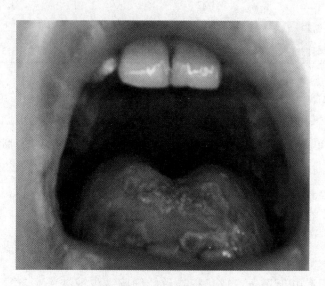

图 10-10　Ⅳ级口腔黏膜炎

移植后第 18 天，患者舌面部及上颚溃疡面未见明显缩小，评估为Ⅳ级，疼痛评分为 10 分，不能进食，体温 38.8 ℃，调整抗生素为注射用亚胺培南西司他丁钠、氟康唑、替考拉宁联合抗感染，继续细胞因子刺激造血。

移植后第 24 天，患者口腔溃疡面假膜形成，疼痛评分为 4 分，可进流质饮食，拔除胃管。

移植后第 35 天，口腔溃疡基本痊愈，疼痛评分为 0 分，可进普食。

移植后第 45 天，患者病情稳定，出院。

（二）护理策略

1. 护理评估　评估全血细胞计数结果，生命体征，口腔溃疡发生的时间、部位、面积、疼痛评分，是否影响进食，以及护理效果。根据 WHO 口腔黏膜炎分级量表，将口腔溃疡的严重程度分为 5 级。0 级：口腔黏膜正常；Ⅰ级：口腔黏膜出现红斑，疼痛程度不影响进食；Ⅱ级：口腔黏膜红斑显著，散在溃疡，疼痛加重，能进干食；Ⅲ级：口腔黏膜有溃疡及严重的红斑，疼痛明显，仅能进食流质；Ⅳ级：患者不能进食，口腔内片状溃疡伴剧烈疼痛。

2. 症状（体征）护理

（1）口腔黏膜炎的护理

给予复方替硝唑溶液及 5% 碳酸氢钠溶液交替漱口，每日 5 次，分别为晨起、早饭后、午饭后、晚饭后及晚睡前。教会患者正确的漱口方法，并做好患者的督促工作，提高患者的依从性。

（2）疼痛的护理

移植后第 8 天，出现Ⅳ级口腔黏膜炎，不能进食。遵医嘱给予双氯酚酸钠漱口液漱口，减轻疼痛。双氯芬酸钠漱口频次根据疼痛情况自行调整。做好疼痛的动态评估。

（3）高热的护理

移植后第 18 天，患者出现高热，遵医嘱给予注射用亚胺培南西司他丁钠、氟康唑、替考拉宁联合抗感染。高热期做好物理降温，可用冰袋、冰帽、温水擦浴，禁止使用酒精擦浴，防止皮肤出血。密切监测血压，以防过度出汗致低血容量性休克。严格遵医嘱按时使用抗生素，观察用药效果及不良反应，避免二重感染。

3. 用药护理

（1）双氯芬酸钠漱口液

双氯芬酸钠通过抑制环氧合酶从而减少前列腺素的合成，以及一定程度上抑制脂氧酶而减少白三烯、缓激肽等产物的生成而发挥解热镇痛及抗炎作用。双氯芬酸钠漱口液可直接作用于溃疡表面，起到抗炎、止痛作用，减少因溃疡导致的疼痛。

护理方法：先用清水反复漱口，直至清除口腔食物及杂质残留，后取双氯芬酸钠漱口液约 15 ml，含漱 30 s 以上，待溶液完全作用于溃疡面后吐出。在必要时使用。

（2）康复新液

能显著促进肉芽组织生长，促进血管新生，加速坏死组织脱落，迅速修复各类溃疡及创面；抗炎、消除炎性水肿；提高机体免疫功能。

护理方法：取康复新液约 30 ml 含入口内，紧闭嘴唇，上下牙稍微张开，使液体通过牙间隙区，轻轻加压，然后鼓动两颊及唇部，使溶液能在口腔内充分接触牙面、牙龈及黏膜表面，同时运动舌，使漱口水能自由地接触牙面与牙间隙区。前、后、左、右反复几次，冲洗滞留在口腔各处的碎屑和食物残渣。每日漱口 3 ~ 5 次，分别为晨起、早饭后、午饭后、晚饭后及晚睡前，根据病情掌握漱口次数。

（3）自制"蒙脱石散 + 地塞米松 + 维生素 B_2"混悬液

蒙脱石散对黏膜具有很强的覆盖保护能力，修复、提高黏膜屏障对攻击因子的防御功能，具有平衡正常菌群和局部止痛作用。地塞米松具有抗炎、抗过敏、消除组织水肿的作用，用于口腔黏膜炎的患者，能够减轻和防止组织对炎症的反应，从而减轻炎症的表现。维生素 B_2 参与体内生物氧化与能量代谢，与碳水化合物、蛋白质、核酸和脂肪的代谢有关，可提高肌体对蛋白质的利用率，促进生长发育，维护皮肤和细胞膜的完整性。具有保护皮肤毛囊、黏膜及皮脂腺的功能。这三种药物联合使用，既能减轻口腔黏膜炎症反应，又能有效保护黏膜，促进上皮生长，加速组织修复。

配制方法：配制的容器要清洁干燥，沸水煮开进行消毒后使用，同时避免在配制过程中造成药液污染。取蒙脱石散 3 g，地塞米松 5 mg，维生素 B_2 注射液 10 mg，溶于 100 ml 灭菌注射用水中，充分摇匀，待粉剂完全溶解后使用。

护理方法：同康复新液。

4．营养指导

（1）保持饮食卫生，患者的饮食必须经过高温蒸、煮消毒，并做好家属的宣教工作，嘱其为患者准备清淡、易消化软食，加强营养支持，提高患者的免疫力，合理的饮食干预可以改善机体的营养状况，鼓励患者多进食富含维生素及蛋白质、高热量的食物，必要时将食物做成粥类，避免进食粗糙、坚硬、带刺、辛辣、刺激食物，以防止对口腔黏膜造成刺激。嘱患者多饮水，每日饮水量在 2500 ml 以上。

（2）保持口腔清洁，饭后及时漱口，每日晨、晚各刷牙一次。保持大便通畅，肛周清洁。发热时给予温水擦浴，头部冷敷，冰袋置于两侧颈动脉、腋窝、腹股沟等处，忌用酒精擦浴。

（三）护理效果评价及转归

患者的病情变化、用药情况及转归见表 10-17。

表10-17　患者的病情变化、用药情况及转归

移植后时间	溃疡部位	口腔溃疡等级	疼痛评分	进食	WBC（×10⁹/L）	体温（℃）	治疗用药
第 8 天	舌面部、上颚	IV	10	不能进食	0.03	37.5	双氯芬酸钠漱口液、康复新液
第 18 天	舌面部、上颚	IV	10	不能进食	0.55	38.8	双氯芬酸钠漱口液、自制混悬液
第 24 天	舌面部	II	4	流质	1.42	37.2	自制混悬液
第 35 天	愈合	0	0	普食	3.32	正常	自制混悬液

（四）讨论

自制"蒙脱石散 + 地塞米松 + 维生素 B_2"混悬液中的蒙脱石散能与黏液蛋白相互结合、修复、再生，巩固黏膜屏障，吸附细菌病毒并抑制其繁殖，避免口腔

黏膜被病原体损伤，减轻细菌、病毒所致黏膜组织病变，对消化道黏膜有屏障作用，能够加快口腔黏膜炎的愈合。地塞米松能减轻黏膜炎症反应，促进炎症吸收。而维生素 B_2 能提高机体对蛋白的利用率，加速黏膜上皮的生长，促进口腔黏膜炎的愈合。三种药物混合使用，做到除菌、消炎、生长三效合一，促进口腔黏膜炎快速修复。

口腔黏膜炎是恶性血液病化疗后常见的并发症，恶性血液病化疗患者中口腔黏膜炎的发生率约为 40%。口腔黏膜炎会给患者带来痛苦与不适，影响患者进食，进而导致营养失调，其造成的唾液腺功能丧失、味觉改变、咀嚼、吞咽及交流障碍、情绪低落及对疾病丧失信心等身体、生理、心理的负面影响会影响治疗效果，延长患者的住院时间，给患者及家庭带来身体及经济的双重损失。本例患者在造血干细胞移植后 8 天即出现 Ⅳ 级口腔黏膜炎，疼痛评分为 10 分，不能进食，严重影响了进食及营养摄取。我们采用康复新液及双氯芬酸钠溶液为患者漱口，能减轻疼痛，促进上皮生长愈合。然而，康复新液仅有促进上皮生长的作用，不能有效清除口腔黏膜表面的细菌，减轻炎症反应。移植后第 18 天，患者口腔黏膜炎未见明显好转，故加用自制"蒙脱石散 + 地塞米松 + 维生素 B_2"混悬液漱口，同时起到除菌、消炎、修复的作用。患者口腔黏膜炎逐渐愈合，得以痊愈出院。

加强口腔黏膜炎相关知识宣教，通过针对性的健康教育活动，帮助患者建立健康的生活方式和良好的行为习惯，提高患者口腔护理能力，减少患者在化疗期间口腔黏膜炎的发生。有研究表明，在急性白血病患者化疗过程中，在常规个人护理和治疗基础上对患者进行口腔黏膜炎健康教育及咨询，可有效减少口腔黏膜炎的发生率，减轻疾病严重程度，减少口腔问题发生情况，提高患者的生活质量。

（鲁桂华）

案例 57　重型再生障碍性贫血合并口角炎

（一）病例介绍

患儿，男性，8 岁，因"确诊重型再生障碍性贫血 3 个多月，行父供子异基因造血干细胞移植后 40 天，植入失败"，为进行挽救性二次移植入院，入院后给予 BU+CTX+ATG+ 单抗 CD25 预处理。由于大剂量化疗及免疫抑制药物的应用，患儿行二次造血干细胞移植时合并左侧口角炎。

预处理第 1～5 天，患儿体温波动在 37.2～37.8 ℃，NEUT（0～0.2）× 10^9/L，口角炎面积为 9 cm²，局部皮肤表现红、肿、热、痛，疼痛评分为 5 分（借助本院疼痛强度评分量表评分，量表见图 10-11，见彩图 10-11）。

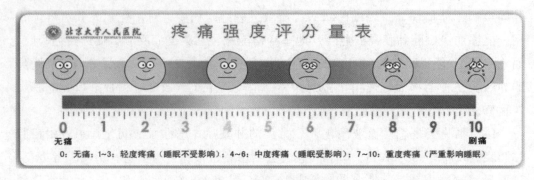

图 10-11 疼痛强度评分量表

预处理第 5 天，给予患儿口角炎创面及分泌物培养，结果为革兰氏阴性杆菌。

移植后第 1 ~ 7 天，体温波动在 38.5 ~ 39 ℃，NEUT $(0 ~ 0.1) \times 10^9$/L，口角炎面积为 8.5 cm^2，局部皮肤表现红、肿、痛，疼痛评分为 3 分。

移植后第 7 天，患儿口角炎创面及分泌物培养为表皮葡萄球菌。

移植后第 8 ~ 45 天，患儿体温波动在 36.7 ~ 40 ℃，NEUT $(0.1 ~ 0.6) \times 10^9$/L，口角炎面积为 3.5 ~ 7.5 cm^2，局部皮肤红、肿、创面结痂裂开处渗血，疼痛评分为 0 分 /2 分（静息 / 活动）。

移植后第 46 ~ 50 天，患儿体温波动在 36.5 ~ 36.7 ℃，NEUT $(1.6 ~ 2.1) \times 10^9$/L，口角炎面积为 3.5 ~ 4.0 cm^2，局部皮肤新生肉芽组织呈浅红色至皮肤愈合，疼痛评分为 0 分。

（二）护理策略

1．护理评估 评估全血细胞计数结果，生命体征、口角炎面积、周围皮肤红肿情况、创面结痂厚度，分泌物培养结果，疼痛评分，以及护理效果。

2．症状（体征）护理

（1）口角炎的护理

1）明确口角炎致病因素，对伤口表面、结痂处及分泌物进行多次连续性的细菌培养。操作方法：①留取培养前 6 h 停止局部药物应用；②建立无菌环境，左侧颌下铺垫无菌治疗巾，用生理盐水棉球清洁创面，动作轻柔且缓慢，待干；③分别对创面及分泌物留取培养标本送检，24 小时内追踪培养结果。

2）清创

①每日在无菌条件下清洁口角创面，左侧颌下铺垫治疗巾，给予生理盐水清洁创面，动作宜轻柔、缓慢。

②使用 5 ml 一次性无菌注射器抽吸生理盐水，持续冲洗创面夹缝渗血处。

③由于创面黑色结痂深厚且与皮肤连接紧密，无法一次性全部清除，清创过程中不可机械性剥离以免扩大创面，需待痂皮自行脱落。

3）紫外线照射

冷热阴极短波紫外线治疗仪照射口角创面及周围红肿皮肤，达到杀菌、消炎、止痛的目的。

护理方法：紫外线端面距离创面部位 5 cm。初次照射为 16 s，每日递增 4 s，连续照射 5 天。照射前，使用无菌治疗巾遮挡周围正常皮肤及眼睛，避免灼伤。

（2）疼痛护理

1）采用数字评分法评估患儿每日疼痛，评分分数范围是 0 ~ 10 分，数字越大代表疼痛越剧烈，根据此方法测量患儿疼痛评分最高时为 5 分。

2）用温水浸湿无菌棉签，润湿患儿口角后再让患儿张口进食，减轻患儿疼痛。

3．用药护理

（1）阿昔洛韦软膏

该药为嘌呤核苷类抗病毒药。作用机制是干扰病毒 DNA 多聚酶而抑制病毒的复制，对单纯疱疹病毒、水痘 - 带状疱疹病毒、CMV 等具有抑制作用。

护理方法：阿昔洛韦软膏外用每日 3 次（tid）。首先应用生理盐水清洁皮肤后使用无菌棉签蘸取阿昔洛韦软膏均匀涂抹于口角炎处。

（2）莫匹罗星软膏

适用于革兰氏阳性球菌引起的皮肤感染，如毛囊炎原发性的皮肤感染。

护理方法：莫匹罗星软膏外用 tid。使用阿昔洛韦软膏涂抹后 2 h，给予生理盐水清洁皮肤，使用无菌棉签蘸取莫匹罗星软膏，均匀涂抹于口角炎处。

（3）纳米银医用抗菌敷料

该敷料属于新型湿性抗菌敷料，增加了抗菌范围和活性。纳米银颗粒体积微小，可以进入病原体，从而和细菌中的酶蛋白质巯基迅速结合。促进细菌代谢酶失活而诱发病原体死亡。纳米银还可促使细菌嘌呤或者嘧啶中的相邻氮之间的氢键发生置换，从而导致 DNA 变性，促使细菌无法正常复制而有效抑菌和杀菌。

护理方法：铺设无菌治疗巾，用生理盐水棉球点蘸式由内向外环形擦拭口角炎处皮肤，待干后，根据创面大小，用无菌剪刀裁剪与其相应面积的纳米银医用抗菌敷料，灭菌注射用水充分浸湿敷料后覆盖伤口。注意纳米银医用抗菌敷料要保持潮湿状态。

（4）金霉素软膏

改药为四环素类广谱抗生素，对金黄色葡萄球菌、化脓性链球菌、肺炎链球菌及淋球菌，以及沙眼衣原体等有较好的抑制作用。适用于浅表皮肤感染。

护理方法：金霉素软膏外用每日 4 次。首先应用生理盐水清洁皮肤，使用无菌棉签蘸取金霉素软膏均匀涂抹于口角炎处。

4．营养支持

（1）饮食应清淡、少渣、易消化和少刺激性，应避免油腻、粗糙和带刺的食物，以免损伤口腔和消化道黏膜。

（2）应进食高蛋白质、高维生素的饮食，如瘦肉、牛肉、剔刺的鱼肉、剔骨的排骨等。

5．心理护理

（1）由于层流室环境的特殊性，患儿与父母分离，陌生环境使患儿产生恐惧不安、焦虑、易怒情绪，在护理过程中配合度极差，因此每次为患儿清创用药前，应轻声讲解清创过程，播放动画片等，分散患儿注意力，使其慢慢放松。

（2）根据王惠良等研究表明，抚触可通过 β- 内啡肽的释放、迷走神经张力的改变以及 5- 羟色胺的作用，使疼痛缓解，因此在整个换药过程中，另一名责任护士会一直握住患儿双手，进行安抚与鼓励，从而减轻疼痛感，提高患儿的依从性。

6．健康指导

（1）预防口腔黏膜炎发生

1）患儿进食后及时采用温开水漱口，尽量减少口腔内残存的食物

2）每日晨起、睡前及进餐前后使用复方氯己定含漱液及 5% 碳酸氢钠溶液交替漱口。复方氯己定含漱液具有预防口腔细菌感染，抑制金黄色葡萄球菌、白假丝酵母菌生长的作用。5% 碳酸氢钠溶液可预防口腔真菌感染，迅速改变口腔酸碱度，使 pH 达到偏碱性，破坏真菌生长环境，可有效抑制真菌生长。两种漱口液每次含漱时需间隔 2 h。每次将漱口液在口腔内含漱 1 ~ 2 min 后再吐出，使药液充分作用于口腔。

3）患儿于移植后给予小剂量甲氨蝶呤预防 GVHD，易引起口腔、食道黏膜溃疡。遵医嘱使用亚叶酸钙漱口液漱口，配置方法：生理盐水 500 ml+ 亚叶酸钙 12 mg。指导患儿用含、漱、咽的三步漱口方法。

含：将亚叶酸钙漱口液 10 ~ 15 ml 含于口腔内；漱：鼓动两颊及唇部，使溶液充分接触牙齿、牙龈及黏膜表面，并利用水的作用力反复冲击口腔各个部位，鼓漱后吐出；咽：吞入 5 ml 亚叶酸钙漱口液，缓慢咽下。

（2）注意个人卫生，勤洗手，尤其是餐前、便后。

（3）房间保持通风、干燥、清洁。

（三）护理效果评价及转归

患儿居住层流室共 58 天。预处理开始第 1 ~ 5 天，体温波动在 37.2 ~ 37.8 ℃，NEUT（0 ~ 0.2）×10^9/L，口角炎面积为 9 cm^2，局部皮肤表现红、肿、热、痛，疼痛评分为 3 ~ 5 分，给予阿昔洛韦软膏与莫匹罗星软膏交替涂抹创面，冷热阴极短波紫外线治疗仪照射口角创面及周围红肿皮肤，未取得明显效果，继续调整护理方案。患者口角炎变化及转归情况见表 10-18。

表10-18 患者口角炎变化及转归情况

时间	体温 /℃	NEUT (×10⁹/L)	口角炎面积 (cm²)	皮肤表现	疼痛评分	用药护理
预处理开始 第 1 ~ 5 天	37.2~37.8	0 ~ 0.20	9	红、肿、热、痛	5	阿昔洛韦软膏、莫匹罗星软膏
移植后 第 1 ~ 7 天	38.5~39.0	0 ~ 0.1	8.5	红、肿、痛	2 ~ 3	阿昔洛韦软膏、莫匹罗星软膏 + 纳米银医用抗菌敷料
移植后 第 8 ~ 45 天	36.7~40.0	0.1 ~ 0.6	3.5 ~ 7.5	红、肿，结痂裂口出血，黑痂脱落，新生肉芽组织呈淡粉色	0 ~ 2	纳米银医用抗菌敷料持续外敷
移植后 第 46 ~ 50 天	36.5~36.7	1.6 ~ 2.1	3.5 ~ 4.0	新生肉芽组织呈浅红色至皮肤愈合	0	金霉素软膏

（四）讨论

在我国重型再生障碍性贫血的发病率约为 7.4/10 万。具有起病急、进展快、病死率高等特点，未经有效药物或造血干细胞移植治疗的患者超过半数于确诊后6 个月内死亡。近年来，学者们不断改善重型再生障碍性贫血患者的输血方法和预处理方案，改良合并症预防措施，使异基因造血干细胞移植治疗重型再生障碍性贫血患者疗效得到显著提高。但是，伴随着大剂量放化疗及免疫抑制剂的应用，患者将面临感染、GVHD、植入不良等合并症的巨大风险。同时皮肤正常的防御功能也会受到破坏，皮肤黏膜损伤是造血干细胞移植后常见的并发症之一，不仅严重影响患者的生存质量，也是导致患者发生继发感染而死亡的诱因。该患儿第一次造血干细胞移植失败后持续中性粒细胞缺乏，需要进行二次造血干细胞移植，同时合并口角感染，这使护理工作难上加难。疼痛是此例患儿面临的主要问题之一。既影响患儿的日常生活及睡眠，又阻碍了左侧口角炎的愈合。患儿年龄小，长时间使用大剂量的化疗药物治疗，脏器功能受损，身体情况复杂多变，因此在护理过程中多采用非药物治疗方法控制疼痛。集束化护理（Bundles of Care）是指将一系列有循证基础的、相互关联的干预措施组合在一起所形成的护理方案。该方案通常包括 6 ~ 12 项简单、明确可操作性强的循证实践措施，这些措施必须能被临床实践接受，具有较强的可操作性，同时它们共同实施比单独执行更能提高患者的结局。其目的在于帮助医务人员为患者提供尽可能优化的医疗护理服务和护理结局，将分散的治疗护理方法归纳、系统化，使治疗方法更加个体化。我们对该病例采用集束化护理方案，实施全环境保护，评估患儿口角炎创面的面积、深度、疼痛评分，对创面及分泌物进行采样追踪监测，为创面的用药选择提供依据。护理人员针对患儿口角炎创面进行护理的同时，遵循常规预防口腔感染的护理方法，使患儿的口角炎得到了控制并最终愈合，患儿成功转出层流室病房。

（刘晓琳　徐晓东　颜　霞）

案例 58　异基因造血干细胞移植后并发巨细胞病毒性视网膜炎

（一）病例介绍

患者，男性，14 岁，确诊急性淋巴细胞白血病。2015 年 9 月，与其父配型 HLA 6/10 相合，行外周血造血干细胞移植，改良 BU/CY+ATG 预处理方案。

移植后第 18～45 天，患者相继出现 GVHD，病毒感染，移植后淋巴增殖性疾病（posttransplant lymphoproliferative disorders，PTLD）等，给予患者相应治疗及化疗，效果好。

移植后 6 个月，患者突发视物模糊，诊断为巨细胞病毒性视网膜炎，给予全身抗病毒治疗，局部用药，玻璃体腔注射更昔洛韦治疗，效果好，患者视力逐渐好转。治疗期间患者房水 / 血浆 CMV 变化、视力变化见表 10-19。

表10-19　患者眼睛病情变化表

移植后时间	房水 CMV-DNA copies（右 / 左）	血 CMV-DNA copies	视力变化（国际标准视力表）
第 185 天	$1.70 \times 10^4/1.35 \times 10^4$	< 500	右 0.3，左 0.3
第 187 天	$1.68 \times 10^4/1.05 \times 10^4$	< 500	右 0.6，左 0.5
第 190 天	$4.95 \times 10^3/2.38 \times 10^3$	< 500	右 0.7，左 0.6
第 199 天	$8.87 \times 10^3/3.45 \times 10^4$	< 500	右 0.7，左 0.6
第 204 天	$2.04 \times 10^4/2.6 \times 10^3$	< 500	右 0.8，左 1.0

（二）护理策略

1. 护理评估　评估全血细胞计数、生命体征；评估视力变化情况、治疗效果；评估患者及家属的心理变化情况。

2. 症状（体征）护理

（1）眼睛分泌物的护理

眼部分泌物较多时用干棉签轻轻擦拭，勿用手揉眼；分泌物干结时，用无菌棉签蘸取生理盐水湿润后轻轻清除。

（2）视力下降的护理

1）保持眼部清洁，避免眼外伤；注意休息，避免眼劳累，不看电视、电脑、手机，同时避免强光直射。

2）安全护理：巨细胞病毒性视网膜炎患者由于出现不同程度的视物模糊、视力下降，给患者带来很大的不便和安全隐患。严格执行《住院患者跌倒、坠床管理制度》，及时准确进行评估，采用安全防护措施，消除各种不安全因素，防止患者在住院期间发生意外伤害。保证病室及卫生间通道的畅通无障碍，保持地面干燥，防止跌伤；将水果刀等危险物品放置在安全的地方，以免误伤及自伤；并将呼叫器放置在患者枕边，把日常生活用品放于患者随手可及的地方，以方便使用。专人陪护患者，以保证患者安全。

3．用药护理

（1）抗病毒药物

1）更昔洛韦

①更昔洛韦最主要的不良反应是骨髓抑制，静脉用药或球内注射后20%～40%的患者出现中性粒细胞减少，5%的患者出现血小板减少，按医嘱定时抽血送检。

②密切观察患者有无皮疹以及恶心、呕吐、出血及乏力、水肿等胃肠道不良反应和肾毒性。同时也要与造血干细胞移植后的排异反应相区分。

③局部球内注射更昔洛韦时，向患者讲解注射过程及术中配合，讲解眼球注药的作用及必要性，告知患者这是疗效显著又安全可靠的治疗方法，使患者配合治疗，减轻顾虑。

④更昔洛韦滴眼液：遵医嘱按时滴注，操作前洗手；滴眼药水前严格核对瓶签、药名、观察眼药水是否变质、浑浊、沉淀或有无絮状物；滴眼药水时，患者取平卧位或坐位，头部向后仰。

2）膦甲酸钠氯化钠注射液（可耐）：不能以快速滴注或静脉推注方式给药，静脉滴注速度不得大于 1 mg/（kg·min），本品可引起肾功能损害，用药期间必须严密监测肾功能，根据肾功能情况调整剂量，给药个体化，为减轻肾毒性，使用前或用药期间应水化，静脉输液量为 2.5 L/d；使用时不能与其他药物混合静脉滴注，用药前后用生理盐水冲管。

（2）丙种球蛋白

需 2～8 ℃避光保存，不得冻结；输注时使用输血器，并用生理盐水冲管；药液呈现浑浊、沉淀、异物等均不可使用；开启后应一次输注完毕，不得分次使用，个别患者在输注时出现一过性头痛、心慌、恶心等不良反应，可能与输注速度过快或个体差异有关，因此输注时定期观察患者的生命体征，必要时减慢速度，一般无需特殊处理即可自行恢复。

4．休息与运动

（1）合理休息与活动，视力下降期以卧床休息为主，协助患者取舒适体位并定时变换体位，减少下床活动次数，防止跌倒、坠床等安全隐患发生；视力恢复期，在病情允许的情况下可酌情进行适当活动，必要时给予协助，避免剧烈运动，活动量以不感疲劳为主。

（2）保证充足睡眠，建立良好的作息规律，避免熬夜及日夜颠倒，每天保证6～8小时睡眠，提高睡眠质量。

5．心理护理　患者为青少年，其心理状态存在矛盾、动荡的特点，在护理中应引起重视，提供针对性的护理措施。

（1）青少年患者一般由父母提供照护，对父母有一定的依赖心理，应针对其父母不同的受教育程度和接受能力提供指导，使父母既不过于放松对患者休息、活动等的督促，又不过于谨慎、苛刻，造成患者的情绪过度紧张等情况。

（2）青少年患者相对文化水平较低，对宣教知识理解不透，依从性差，要加强与患者的直接交流，列举实例从正反两面说明配合治疗与护理的意义；协助制定食谱，作息时间表等；给予真诚温暖的关怀，使患者以积极向上的心态面对疾病，顺利完成治疗。

（3）患儿突发视力下降，不仅造成自理能力下降，且自身会担心有失明的危险，产生悲观、焦虑、恐惧心理，多与患儿谈心，鼓励患儿倾诉，并告知患儿只要积极治疗，视力可以逐渐好转。

6．健康指导

告知患儿避免眼部污染和外伤的重要性，注意饮食卫生，避免进食生冷的食物。指导患儿预防并发症，强调定期复查的重要性。告知患儿遵医嘱用药，定时、定量服用，不能擅自停药或减药，否则会引起耐药。如有不适及时就诊，并定期电话随访，以减慢巨细胞病毒性视网膜炎病情的发展，提高患儿的生活质量。

（三）护理效果评价及转归

患儿视力恢复良好，右眼视力0.8，左眼视力1.0。患者无并发症发生，可回归正常的生活和学习。

（四）讨论

巨细胞病毒性视网膜炎是异基因造血干细胞移植后患者严重的并发症之一，早期发现、早期治疗非常重要，因为一旦造成视力受损将不能恢复。巨细胞病毒性视网膜炎也是异基因造血干细胞移植后失明的常见原因。护理人员应及时观察评估患者的病情变化，关注患者的化验检查，此患者需关注其病毒血症的情况，注意评估视力，给予相应护理。同时要做好患者及家属的健康教育，让患者保持良好的心态，做好自我护理，回归正常生活。

（王建虹）

案例 59 异基因造血干细胞移植后极期并发眼部感染（睑缘炎）

（一）病例介绍

患者，女性，32岁，主因"确诊急性髓系白血病7月余，拟行自体造血干细胞移植"，入院后给予BU+美法仑预处理方案。

回输自体造血干细胞后第7天下午，患者右眼突有瘙感，用手揉眼后约30 min，眼睑缘出现明显瘙痒、胀痛感、皮温略高（图10-12，见彩图10-12）。

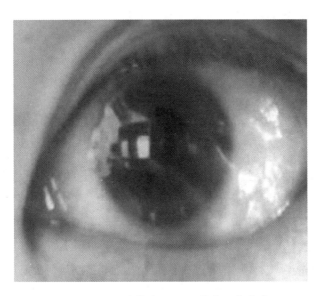

图 10-12　眼睑缘出现明显瘙痒、胀痛感

移植后第8天，患者眼睑缘出现明显痒感并伴有烧灼、刺激感、眼部潮红、肿胀（图10-13，见彩图10-13），睑缘增厚、皮温明显增高，睑缘上附着黄色分泌物；责任护士留取睑缘分泌物送检进行细菌培养和药敏试验；请眼科会诊，行裂隙灯显微镜检查，确诊为睑缘炎，会诊建议：局部物理治疗，外用红霉素眼膏，同时配合滴妥布霉素滴眼液。

移植后第10天，患者眼部仍有明显痒感，眼睑缘烧灼、刺激感明显减弱，眼部潮红、肿胀减轻，局部皮温略高，睑缘厚度恢复。

移植后第12天，患者右眼症状完全消失。

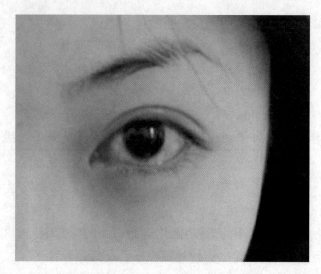

图 10-13　眼睑缘出现明显潮红肿胀

（二）护理策略

1．护理评估

（1）了解患者的既往史，如是否有高血压、糖尿病以及造血干细胞移植后是否出现 GVHD 及其程度等，提示需要提高警惕。

（2）必要时邀请眼科等相关科室会诊。

（3）对患者的眼部进行体格检查：眼部是否表现出明显的瘙痒、畏光、干涩、充血及视力下降，眼睑是否有肿胀、眼睑皮肤及结膜的变化，眼底是否有视盘水肿、颜色变化，视网膜是否有出血、棉絮斑，视物是否清晰，静脉是否扩张、迂曲、渗出，眼球是否有突出等情况；检查是否有干眼症的结膜、泪腺和睑板腺改变，角膜透明度是否下降。

（4）掌握眼部感染发生的时间、眼底改变具体部位、肿胀程度、面积、眼球、眼底颜色与程度；询问患者的感受，是否有触痛、胀痛，局部是否发热，是否有烧灼异物感、视疲劳以及视物模糊等；治疗和护理后对效果进行追踪评价。

2．症状（体征）护理

（1）眼部感染的护理

1）嘱患者注意休息，不熬夜、不长时间用眼。眼部出现畏光时减少房间开灯时间或调节照明灯管的亮度，或佩戴遮光度好的墨镜；眼部干燥时可佩戴具有局部湿化功能的墨镜。

2）分析眼部感染发生的原因，必要时请眼科会诊，积极去除致病外因，治疗原发病。

3）关注涂片细菌培养和药物敏感试验（必要时做真菌培养）的结果。

4）分泌物多时可使用生理盐水冲洗，及时擦拭，避免分泌物堵塞泪腺管。胀痛和瘙痒明显时，护理人员可用生理盐水清洁眼睑并按摩睑缘，切忌用手抓挠。

5）睑缘炎的局部物理治疗

①清洁：使用干棉签蘸取生理盐水清洁眼睑及睫毛，清除分泌物。

②热敷：用 40 ~ 45 ℃热水蒸气熏蒸 5 ~ 10 min，或用热毛巾敷上、下眼皮（谨防烫伤）。

③按摩（每日 4 ~ 6 次）：局部热敷后轻闭双眼，用拇指和食指放在上眼皮的内眦和外角上，分别向中间用力；使睑板成弓形，同时施加一个向下的压力，对上眼睑进行轻柔按压；用同样的方式，使睑板形成弓形，同时施加一个向上的压力，对下眼睑进行轻柔按压。

（2）保护性护理

1）百级净化环境，全环境消毒隔离，利用高效率气体微粒过滤器净化空气，达到相对无菌。

2）责任护士充分掌握移植病房中央环境，如空调温度控制在 22 ~ 24 ℃，湿度在 60% 左右，每日查测风速，达到正压效果。做好回风系统的清洗监管，落实清洗达到 1 次 / 周。

3. 用药护理

（1）抹抗菌类眼膏及眼用凝胶

1）应先清洁眼睑皮肤，使用干棉签蘸取少量眼膏或者凝胶沿着睫毛根部的眼睑边缘单向轻轻涂抹，避免药物过多入眼或粘连睫毛造成不适。

2）注意事项：眼膏及眼用凝胶不易从结膜囊排出，能延长局部作用和减少全身吸收带来的不良反应，提高了眼药的生物利用度。但是用药后出现视物模糊，故不宜在白天使用，多为晚上或睡前使用。由于感染程度和具体部位不同，用药时必须严格遵循医嘱，同时分清每种药物的名称和剂量，为患者制定最合适的用药时间和频率。

（2）抗菌类滴眼液

1）协助患者略仰面上视，拇指轻压、扒开下睑，将眼药点入下睑结膜囊内，请患者闭眼转目，眼药即可均匀分布在上下睑结膜和眼球表面。

2）注意事项：点药后请患者闭目，时间应为 5 min，操作者轻轻压住内眦，堵塞泪管，以增加眼部吸收和减少全身吸收导致的副作用。切勿用力闭眼，以防将药液挤出。另外，滴眼药时还应注意不要直接将药液滴在角膜上。药液刺激角膜后，眨眼次数增多会使药液外流而降低疗效。相邻两次点眼时间建议间隔 15 min 以上，遵医嘱落实滴药频次，才会起到良好作用。

（3）激素治疗

对用激素治疗的患者应观察药物的局部和全身副作用。

4．休息与运动 由于在移植病房独自住院时间较长，因此，建议患者不要长时间看电视、书籍、手机等，连续用眼超过 1 h 者，中间要休息 10 ~ 15 min。一定要避免用眼疲劳，保持眼睛适当湿润，光线适宜；看书时要有正确的坐姿；视力保健和用眼卫生都要从基础做起，而且要坚持形成良好的用眼习惯。

5．营养支持 饮食上给予高蛋白质、高热量、多维生素饮食，忌辛辣、刺激，多食蔬菜、水果，建议患者进食既能符合造血干细胞饮食要求又富含维生素 A 的食物，如胡萝卜、黄绿色蔬菜、蛋类、黄色水果、甜薯、鱼肝油、动物肝等。

6．心理护理

（1）对造血干细胞移植后极期合并眼部感染的患者，因其身体消耗大，缺乏对医疗的信心，护士应多关心、安慰患者，做到勤巡查病房，向患者解释眼部感染并不可怕，有利于患者打开心扉，使其增强信心，配合治疗。

（2）耐心解答患者疑问，眼部感染患者对于疾病不甚了解，常常会处于恐惧中，询问护理人员许多关于病情的问题，这是患者的正常心理，护理人员不应表现出不耐烦。耐心解答患者疑问的本身就是良好的心理护理，使患者感到自己的疾病恢复是有希望的，从而迸发出信心，接受治疗。

7．健康指导

（1）向患者强调应保持规律的生活起居和良好的精神状态、适当的体育活动和合理均衡的饮食。告知患者手卫生的重要性，不随意揉搓双眼，如遇不适，及时告知医护人员。

（2）户外活动或强光下，应佩戴防护眼镜；眼部不适时，忌用力揉擦，要用软而干净的手帕轻轻擦拭；眼部出现炎症时应及时就医，勿擅自用药，注意卫生隔离，避免传播。

（3）造血干细胞移植后患者应重视全身疾病防治，如有糖尿病、高血压、高血脂、动脉硬化等基础疾病，需加以控制，还需积极对 GVHD 进行治疗，全身性疾病可危及眼的健康，甚至造成严重的眼部病变，造成永久视力损害。为此，定期复查和随诊，如有异常应及时到相关科室诊治，在医生的指导下合理用药和检查，才能防患未然。如有引起眼病的全身性疾病或确诊眼部感染，应遵医嘱根据病情轻重缓急，观察病情并调整治疗方案。

（三）护理效果评价及转归

回输完自体造血干细胞第 7 天，患者处于骨髓抑制期，突觉右眼瘙痒，用手揉眼后约 30 min，眼睑缘出现明显瘙痒、胀痛感、皮温略高。移植后第 8 天，请眼科会诊后连续应用局部物理治疗、外用红霉素眼膏、同时配合滴妥布霉素滴眼液 2 天。移植后第 10 天，眼部瘙痒症状明显，局部皮温略高，但眼睑缘烧灼、刺激感明显减弱，眼部潮红肿胀减轻，睑缘厚度恢复。移植后第 12 天，患者眼部感染症状全部消失。

（四）讨论

造血干细胞移植是目前治疗恶性血液病、造血功能衰竭性疾病的主要手段，挽救了大批患者的生命，但是造血干细胞移植后眼部并发症逐渐成为影响造血干细胞移植患者生活质量的主要并发症之一，据文献报道造血干细胞移植后有50% ~ 70% 的患者发生 GVHD，其中的 60% 出现眼部并发症。分析原因，其发病机制不清，一般认为与 GVHD（特别是慢性 GVHD）有密切关系，供体免疫活性 T 细胞攻击受体靶器官，导致结膜、泪腺等出现非特异性炎症反应。其次，化疗药物可引起不同程度的眼部症状，如长春新碱主要引起神经毒性，包括神经炎、视神经视网膜炎等，卡培他滨、5- 氟尿嘧啶具有眼毒副作用，包括结膜充血、角膜水肿浑浊等。长期服用大量免疫抑制剂等也可引起眼部感染的发生。

造血干细胞移植后，患者眼部发生感染，如长期使用抗生素类滴眼液，必将干扰眼局部微环境及液体平衡，干扰结膜囊内的正常菌群生长，并可使耐药性细菌滋生、甚至真菌滋生；此外，局部用药对眼组织造成刺激，可能导致刺激性结膜炎，从而导致药源性眼病的发生。

（王 静 赵婷媛）

案例 60 免疫功能低下患者并发环状混合痔感染

（一）病例介绍

患者，男性，43 岁，主因"急性髓系白血病 3 月余，拟行同胞全相合造血干细胞移植"入院。体格检查示：痔疮病变范围波及肛门 1 周，诊断为重度环状混合痔，痔核大小为 2 cm×1 cm，无疼痛。患者入院后给予 BU/CY 预处理方案。

移植后第 3 天，患者便后环状混合痔脱出，大小为 10 cm×4 cm，黏膜完整，有少量渗血，并带有黄色黏性分泌物，便后 1 ~ 2 h 可自行回纳。患者血常规示：WBC $0.24×10^9$/L。

移植后第 9 天，环状混合痔完全脱出，大小为 10 cm×6 cm，黏膜完整，有少量渗血，黄色黏性分泌物增加，且不能自行回纳。患者体温升高，最高达 39 ℃，遵医嘱抽取血培养，调整抗生素抗感染治疗，体温降至 38.5 ℃，血培养结果回报：普通细菌培养（-）。患者血常规示：WBC $0.04×10^9$/L。

移植后第 10 天，患者体温 38.1 ℃，环状混合痔大小为 10 cm×6 cm，且不易回纳。

移植后第 11 天，患者体温 37.5 ℃，环状混合痔缩小为 9 cm×5 cm，且不易回纳。

移植后第 12 天，患者体温恢复正常，环状混合痔缩小为 8 cm×5 cm，且不易回纳。

移植后第 13 天，患者环状混合痔直径缩小为 7 cm×4 cm，且易回纳。

移植后第 14 天，患者环状混合痔直径为 7 cm×4 cm，且易回纳。

移植后第 15 天，患者环状混合痔缩小为 6 cm×3 cm，且易回纳。外周血常规：WBC 1.72×10^9/L，达到植活标准。

移植后第 16 天，患者转入普通病房。

（二）护理策略

1. 护理评估 评估患者的主诉、生命体征、全血细胞分析结果、环状混合痔的大小；分泌物的性质、颜色、量；环状混合痔脱出、回纳情况及护理效果。

2. 症状（体征）护理

（1）环状混合痔的护理

1）艾草水坐浴

艾草水坐浴能减轻痔疮疼痛、减少渗出，促进血液循环和炎症吸收。

配制方法：将 50 g 艾叶放入洗净的药锅内，用清水浸泡后将水倒出。再加入清水浸泡艾叶 15 min 后上火煮，开锅后调至小火，煮 20 min。煮好后将药液倒入准备好的干净容器内。保留艾叶再次加入清水煮第二遍，开锅后调至小火煮 20 min，煮好后将药液倒入另外一个容器内。将第一遍和第二遍的药液混匀后装入干净容器内即可。

护理方法：艾草水坐浴每日 2 次（bid）。使用前将配制好的艾草水经微波加热消毒，调节温度至 39～41 ℃使用。将艾草水倒入坐浴盆中，协助患者坐浴，将肛门环状混合痔完全浸泡在药液中，坐浴时间 20 min。拉好隔帘，保护患者隐私。

2）聚维酮碘纱布湿敷

聚维酮碘作为一种水溶液消毒剂，通过释放元素碘达到消毒作用。可杀灭细菌、芽孢等病原体，性质温和，对黏膜刺激性比较小，可增加患者舒适度。患者造血干细胞回输后长期处于粒细胞缺乏阶段，护理方法以抗感染为主。

护理方法：聚维酮碘纱布湿敷环状混合痔 bid。先协助患者使用 0.005% 聚维酮碘水坐浴 20 min，清洁肛周后，将 3 块无菌纱布放在无菌弯盘内，倒入 0.5% 聚维酮碘浸泡后，湿敷肛周环状混合痔 15 min，协助患者臀部夹紧，增强聚维酮碘的作用效果。

3）紫外线照射

使用冷热阴极短波紫外线治疗仪照射环状混合痔，达到杀菌、消炎、止痛的作用。

护理方法：将石英导子与紫外线治疗仪手把照射器连接，旋紧固定光导螺母，打开主机开关，设定照射时间，预热 10 s，石英导子距离环状混合痔表面 1 cm，初次照射时间为 9 s，每日照射 1 次。连续照射 5 天，每日增加 1 s。

（2）发热的护理

1）降低体温：患者发热不除外感染，遵医嘱抽取血培养，应用抗生素治疗。局部使用冰袋物理降温，30 min 后测量体温，并做好记录和交接班。

2）病情观察：高热时每 4 h 测量一次体温，观察是否出现寒战、意识障碍等伴随症状；观察发热的原因及诱因；监测脉搏、呼吸、血压、神志的变化，同时监测血常规、电解质情况。

3）生活护理：协助患者饮水，以补充水分，并促进毒素的排出。发热时唾液分泌减少，口腔黏膜干燥，有利于病原体生长、繁殖，易出现口腔感染，在晨起、餐后、睡前协助患者漱口，保持口腔清洁。给予患者擦干汗液，更换衣服和床单，防止受凉，保持皮肤清洁干燥。

3．用药护理

（1）每日询问患者大便情况，若患者大便干燥或 3 天未排便时，给予灌肠处理，或遵医嘱口服乳果糖，以防大便干燥引起肛裂，诱发肛周感染。

（2）每日观察患者肛周 2 次，每日晨起、睡前协助患者用 0.005% 聚维酮碘水坐浴，水温 39 ～ 41 ℃，时间 20 min，擦干后用 2% 碘仿油膏涂抹肛周。若出现肛裂或局部发红，遵医嘱及时给予对症处理或应用抗生素。

4．休息与运动 预处理后患者活动减少，胃肠蠕动减慢，活动能促进胃肠蠕动。对于能下床活动的患者应在房间活动 2 ～ 3 次，每次持续 15 ～ 20 min，以促进肠蠕动。对卧床患者可采取床上活动，每天按摩下腹部 2 ～ 3 次，每次持续 10 ～ 15 min。活动应根据自身情况，以不疲劳为宜，保证休息。

5．营养支持 遵循新鲜、干净、卫生的饮食原则，患者的饮食给予微波炉高火消毒 3 ～ 5 min。给予患者高蛋白质、富含维生素、易消化饮食，禁食辛辣、刺激、生冷、油腻食物，保证饮水量，保持大便通畅，避免发生便秘加重痔疮引起感染。若发生腹泻，遵医嘱给予半流质、流质饮食或禁食，并给予静脉营养治疗。

6．心理护理

（1）保持乐观、正确的态度对待疾病，积极配合治疗。

（2）告知患者在骨髓抑制期，恰好是肛周感染的高峰期，应高度重视肛周感染的重要性，避免侥幸心理的产生。

（3）因恶性血液系统疾病患者常会有焦虑、恐惧心理，要知晓患者的治疗方案和护理方法，并分散患者的注意力，鼓励患者，减轻患者恐惧、焦虑的情绪，而肛周感染又加剧了患者的痛苦心理，所以要充分了解患者的真实状态，关心、安慰患者。

7．健康指导

（1）告知患者养成良好的饮食习惯，保持生活规律，养成定时排便的习惯。

（2）每次便后使用艾草水坐浴，保持肛周清洁。

（3）排便后使用柔软纸巾擦拭肛周，保护肛周皮肤、黏膜的完整性。

（4）大便干燥或自觉排便费力时，及时调整饮食、活动，或遵医嘱使用促进排便的药物。

（5）指导患者便后进行提肛运动及肛门收缩运动。提肛运动就是收缩肛门，收缩 5 s 后再慢慢放松，放松 10 s 之后可以再做一次，每日 2 次，一次做 20～30 组。通过肛门功能锻炼可以改善局部血液循环、增加肛门括约肌的收缩和舒张能力，以利于环状混合痔回纳。

（三）护理效果评价及转归

患者环状混合痔变化、用药及转归情况见表 10-20。

表10-20　患者环状混合痔变化、用药及转归情况

移植后时间	环状混合痔大小	分泌物	回纳情况	WBC（×10^9/L）	体温（℃）	用药
第 3 天	10 cm×4 cm	少量黄色分泌物	便后 1～2 小时可回纳	0.24	36.7	艾草水、聚维酮碘纱布、紫外线照射
第 9 天	10 cm×6 cm	黄色分泌物增加	完全脱出不回纳	0.04	39.0	艾草水、聚维酮碘纱布、紫外线照射
第 10 天	10 cm×6 cm	黄色分泌物	不回纳	0.01	38.1	艾草水、聚维酮碘纱布、紫外线照射
第 11 天	9 cm×5 cm	少量黄色分泌物	不易回纳	0.00	37.5	艾草水、聚维酮碘纱布、紫外线照射
第 12 天	8 cm×5 cm	少量黄色分泌物	不易回纳	0.1	36.8	艾草水、聚维酮碘纱布、紫外线照射
第 13 天	7 cm×4 cm	少量黄色分泌物	易回纳	0.3	36.5	艾草水、聚维酮碘纱布、紫外线照射
第 14 天	7 cm×4 cm	无	易回纳	0.8	36.3	艾草水、聚维酮碘纱布、紫外线照射
第 15 天	6 cm×3 cm	无	易回纳	1.72	36.5	艾草水、聚维酮碘纱布、紫外线照射

（四）讨论

环状混合痔是肛肠科的常见病，也是肛肠科临床上最难医治的疾病之一，给广大的患者带来了巨大的痛苦。其主要症状有便血、脱垂、坠胀、肿痛等。当患者免疫功能极度低下时，环状混合痔若出现微小破损，便可引起肛周感染，以致全身感染，危及生命。

现代医学理论认为坐浴疗法使药物借助热力作用，刺激肛门及局部皮肤，促使皮下血管扩张，使血液和淋巴循环加快，改善新陈代谢和局部组织营养。药物通过皮肤的吸收进入体内，起到治疗作用。同时，药液的温热刺激皮肤的神经末梢感受器，通过神经系统形成新的反射，从而破坏了原有的病理反射，达到治愈疾病的目的。当病情进展时，加用冷光短波紫外线治疗，因它具有良好的杀菌、消炎、消肿、止痛以及组织愈合等功能。紫外线具有良好的直接杀菌作用，从而有效地控制感染。紫外线能激活人体的 T 淋巴细胞的免疫功能，从而提高机体免疫力，增强机体防御功能。冷光源具有镇痛作用，其作用机制可能与激肽类炎性产物的吸收加快有关。白细胞数量低于 $1.0 \times 10^9/L$ 时，机体无法产生炎性反应。致死量的化疗使自身免疫系统全部摧毁，导致机体无抗感染能力。在本案例中我们发现，随着白细胞数量的减少，患者环状混合痔增大，带有黄色分泌物，不能自行回纳，且出现高热等症状。提示我们白细胞降低期间要增加对肛周环状混合痔的护理。在对症护理中，我们采取了聚维酮碘纱布湿敷肛周、中药艾草水坐浴、冷光短波紫外线治疗仪照射治疗、指导患者进行提肛运动及肛门收缩运动，使患者感染得以控制，环状混合痔可自行回纳，患者痊愈出层流洁净室。

（胡　伟　张蓓蓓　颜　霞）

案例 61　异基因造血干细胞移植后并发肛周感染

（一）病例介绍

患者，男性，38 岁，半年前行亲缘全相合造血干细胞移植，术后第 27 天，患者出层流室转入普通病房，生命体征正常，一般情况良好，但肛周出现感染。出层流室第 1 天，患者肛周皮肤黏膜红肿，面积为 5 cm×7 cm，疼痛评分为 3 分，肛周皮肤破溃，破溃面积为 2 cm×2.5 cm，大便时出血。

出层流室第 4 天，患者肛周皮肤黏膜红肿，面积为 4 cm×4 cm，颜色较前浅，肛周破溃皮肤面积减小，面积为 1.5 cm×1.5 cm，疼痛评分为 2 分，大便时出血。

出层流室第 6 天，患者肛周皮肤、黏膜仍然红肿，但症状较前轻，红肿面积为 2 cm×3 cm，颜色较前浅，肛周破溃皮肤面积逐渐减小，破溃面积为 1 cm×1 cm，疼痛评分为 2 分，大便时无出血。

出层流室第 8 天，患者肛周皮肤、黏膜轻微红肿，红肿面积为 2 cm×1.5 cm，肛周破溃皮肤完全愈合，疼痛评分为 1 分，大便时无出血。

出层流室第 12 天，患者肛周皮肤黏膜完整，无红肿，无疼痛。

（二）护理策略

1.护理评估 评估患者的一般身体状况，包括生命体征、血常规、CRP等；评估肛周感染的程度，疼痛评分。

2.症状（体征）护理

（1）肛周皮肤红肿、破溃处的护理：生理盐水清洗红肿、破溃处皮肤后，用1∶5000的高锰酸钾水溶液坐浴5～10 min，30 min后用艾草水湿敷15～20 min，然后用纱布覆盖创面，距离肛门15 cm处用红外线治疗灯照射10～15 min，促进局部血液循环，30 min后用龙珠软膏涂擦肛周红肿破溃处。照射过程中严密观察，以防烫伤。上述治疗方法每日3次。

（2）每天交接班时查看患者的皮肤，观察肛周红肿破溃处皮肤部位的颜色、有无渗出、倾听患者的主诉，是否有疼痛。协助患者每2小时更换体位，避免摩擦、潮湿和排泄物的刺激。

（3）增强患者全身营养，为患者提供高蛋白质、高热量、高维生素的食物，如瘦肉、蛋、奶、蔬菜、水果等。

3.用药护理

（1）高锰酸钾溶液

高锰酸钾作为一种强氧化剂，遇有机物即放出生态氧，有杀灭细菌的作用，临床常用的浓度为1∶2000～1∶5000。用1 mg的高锰酸钾配5000 ml的凉开水，同时要搅拌均匀，肉眼观察为粉红色，配好的水溶液2 h内使用，一旦颜色变成褐紫色就失去了消毒的作用。用1∶5000的高锰酸钾水溶液坐浴5～10 min或冲洗后30 min用艾草水湿敷15～20 min，30 min后用龙珠软膏涂擦肛周红肿破溃处；上述方法每日3次。

（2）艾草

艾草水也是一种抗菌、抗病毒的药物，艾草水坐浴能减轻疼痛、减少渗出，促进血液循环和炎性吸收。将晒干的艾草叶放入水中，等水煮开后，再文火煮30 min。

（3）龙珠软膏

具有清热解毒、消肿止痛、去腐生肌的作用，对于肛周皮肤破溃有好的疗效。

4.健康指导

（1）向患者和家属介绍肛周感染相关知识，指导患者每日晨起、睡前用1∶5000的高锰酸钾水溶液坐浴。

（2）指导患者每次便后先用柔软消毒卫生纸擦拭肛周，再使用1∶5000的高锰酸钾水溶液冲洗肛周，擦干后用龙珠软膏涂抹肛周。

（3）做好皮肤护理，保持床铺整洁、干燥。

（4）嘱患者定期复查血常规和CRP。

（三）护理效果评价及转归

经过治疗和护理，患者肛周皮肤破溃处愈合，肛周皮肤黏膜完整，肛周感染痊愈，患者肛周皮肤变化及转归情况见表10-21。

表10-21　患者肛周皮肤变化及转归情况

出层流室时间	肛周皮肤、黏膜破溃面积（cm×cm）	肛周疼痛评分（分）	肛周皮肤、黏膜红肿面积（cm×cm）	肛周皮肤、黏膜红肿处颜色	大便出血
第1天	2×2.5	3	5×7	红色	有
第4天	1.5×1.5	2	4×4	红色较前浅	有
第6天	1×1	2	2×3	淡红色	无
第8天	0	1	2×1.5	淡红色较前浅	无
第12天	0	0	0	肤色	无

（四）讨论

现代医学理论认为，坐浴疗法是药物借助于热力作用，刺激肛门及局部皮肤，促使皮下血管扩张、血液和淋巴循环加快，改善新陈代谢和局部组织营养。药物通过皮肤的吸收进入体内，起到治疗作用。同时药液的温热刺激皮肤的神经末梢感受器，通过神经系统形成新的反射，从而破坏原有的病理反射，达到治愈疾病的目的。同时加用红外线灯照射线治疗，可以促进血液循环和伤口愈合。在对症护理中，我们采取了艾草水湿敷肛周、1∶5000的高锰酸钾水溶液坐浴、龙珠软膏涂擦、红外线治疗灯照射，最终使患者肛周感染痊愈。

（方　云）

案例62　重度混合痔伴多重耐药粪肠球菌感染

（一）病例介绍

患者，女性，56岁，确诊急性髓系白血病-M1型半年余，为行同胞全相合造血干细胞移植入住层流室。

入层流室第1天，患者重度混合痔脱出肛周，4 cm×2 cm大小，黏膜完整，无疼痛。入层流室第1天开始实施化疗，预处理方案：BU+CY。患者预处理期间混合痔无明显变化，黏膜完整，无疼痛。

移植后第4天，患者WBC $0.9×10^9$/L，肛周脱出混合痔，水肿明显，5.5 cm×

3 cm 大小，表面见黄豆大小破损，疼痛评分 3 分（采用 NRS 进行评分），有少量渗血，无渗液，体温正常，遵医嘱予美罗培南、替考拉宁静脉滴注治疗及对症护理。

移植后第 5 天，肛周混合痔水肿，6 cm×3 cm 大小，表面破损呈黄豆样大小，疼痛评分 3 分，无渗血、渗液，间断低热，体温最高 37.9 ℃。

移植后第 10 天，混合痔（图 10-14，见彩图 10-14）大小同前，持续胀痛，坐起时加剧，疼痛评分 4 分，WBC $0.4×10^9$/L。一般细菌培养及鉴定（大便）示：粪肠球菌（D 群），属多重耐药菌。药敏试验示：该菌群对替考拉宁、万古霉素、利奈唑胺、替加环素敏感，予接触隔离。

移植后第 15 天，WBC $17.2×10^9$/L，达到植活标准。混合痔大小为 5 cm×3 cm，黏膜破损好转，缩小至绿豆样大小，无渗血、渗液，疼痛减轻，疼痛评分为 1 分。

移植后第 17 天，混合痔缩小为 4.5 cm×2.5 cm，黏膜完整，无疼痛。

移植后第 19 天，患者出院。

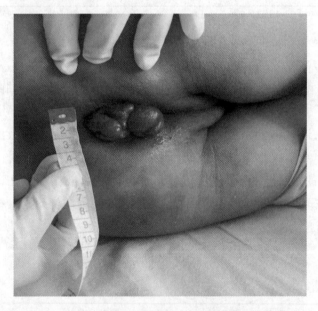

图 10-14   移植后第 10 天痔疮

（二）护理策略

1．护理评估　　评估痔疮大小、黏膜有无破损、疼痛评分；评估大便的性状、量和次数；评估全血细胞计数和细菌培养结果；评估生命体征。

2．症状（体征）护理

（1）便秘的护理

1）患者严重混合痔病史半年余，长期开塞露通便，配合患者个人习惯定期予开塞露通便。

2）鼓励进食富含膳食纤维食物，避免因排便困难使痔疮病情加重。

（2）腹泻的护理

1）每次便后用生理盐水清洁痔疮及肛周皮肤。

2）饮食及饮水严格执行高温消毒，防止食物不洁导致感染。

（3）痔疮的护理

1）预处理期间：进层流室当天开始每日坐浴 2 次，早晨用温开水坐浴，下午用 0.1% 聚维酮碘水坐浴。调节水温 39 ~ 41 ℃，每次坐浴 20 min。每次便后用生理盐水清洗肛周，用液体敷料保护肛周皮肤 2 次 / 天。遵医嘱予马应龙麝香痔疮膏、医院自制复方黄芩龙茶栓、复方达克罗宁依咛啶软膏外用。

2）低细胞（NEUT < 0.5×10⁹/L）期间：继续延用预处理期间方法并根据病情进行调整。移植后第 1 天，发现患者肛周皮肤颜色较前加深，考虑 0.1% 聚维酮碘水坐浴刺激到了皮肤，改温开水坐浴 2 次 / 天。移植后第 4 天，混合痔水肿明显，5.5 cm×3 cm 大小，局部黏膜黄豆大小破损伴少量渗血，为预防细菌入血，同时防止聚维酮碘灼伤皮肤，改为 0.05% 聚维酮碘水坐浴，1 次 / 天；加用 50% 硫酸镁湿敷消肿，2 次 / 天；康复新液湿敷促进黏膜修复，2 次 / 天；湿敷结束，创面待干燥后，用重组牛碱性成纤维细胞生长因子凝胶涂抹黏膜破损处。

3）恢复期：患者痔的破损处愈合，水肿减轻，继续用 0.05% 聚维酮碘水坐浴、50% 硫酸镁及康复新液湿敷，直至患者出院。

3．药物护理

（1）聚维酮碘

使用 0.05% 或 0.1% 聚维酮碘水坐浴前清洗肛周，保持肛周局部清洁，坐浴后擦干局部皮肤和黏膜，特别是褶皱处。观察局部皮肤、黏膜颜色和厚度，颜色加深和皮肤薄时降低聚维酮碘浓度或停用。

（2）重组牛碱性成纤维细胞生长因子凝胶

高浓度碘酒、酒精、过氧化氢、重金属等蛋白变性剂可能影响其活性，使用前局部伤口清创后用生理盐水清洗，然后直接涂抹凝胶。2 ~ 8 ℃ 避光保存和运输。

（3）50% 硫酸镁

50% 硫酸镁具有高渗、消肿、止痛、改善血管痉挛的作用。用生理盐水清洁肛周后，将一块纱布放于无菌治疗碗内，用 50% 硫酸镁完全浸湿后，敷于痔疮表面，每次 20 min。

（4）康复新液

康复新液能明显缓解炎症引起的局部水肿、渗出，其组分中的多元醇类和肽类可以促进表皮细胞和肉芽组织生长，黏糖氨酸能提高机体免疫功能。用生理盐水清洁肛周后，将一块纱布放于无菌治疗碗内，用康复新原液完全浸湿后敷于痔疮表面，每次 20 min。

（5）复方黄芩龙荼栓

清热解毒，凉血消肿。放于 2 ～ 8 ℃冰箱内保存。每晚睡前取一片塞于肛门内。

（6）复方达克罗宁依吓啶软膏

达克罗宁多用于皮肤黏膜的表面麻醉，依吓啶软膏适用于创口感染，该复方制剂有消炎、镇痛的作用。用生理盐水清洗肛周皮肤和痔疮，用无菌干棉签蘸取适量复方达克罗宁依吓啶软膏外涂，每日 3 次。

4．休息与活动

（1）患者痔疮破损期间予卧床休息，通过播放标准化训练视频指导患者进行踝泵运动，每次锻炼 10 ～ 15 min，每天 3 ～ 4 次，每个运动单元要求以患者的最大耐力维持背伸、踝关节环转、屈跖各 5 ～ 10 s。

（2）移植后第 15 天起，协助患者在床边活动，鼓励患者自己更衣、洗漱、吃饭、吃药、喝水等，进行日常生活能力训练，充分调动患者的主观能动性。

5．健康指导

（1）指导患者做好肛周痔疮清洁护理，每次便后用温水清洗肛周。

（2）积极处理便秘，避免痔疮加重。

（3）必要时请肛肠科医生协助会诊处理。

（三）护理效果评价及转归

患者混合痔的病情变化及局部治疗情况见表 10-22。

表10-22　患者混合痔的病情变化及局部治疗情况

时间	WBC（×10⁹/L）	混合痔大小（cm×cm）	混合痔黏膜情况	渗血、渗液	疼痛评分（分）	局部用药
入层流室第 1 天	4.5	4×2	完整	无	0	0.1% 聚维酮碘 + 马应龙麝香痔疮膏
移植后第 4 天	0.9	5.5×3	黄豆大小破损	少量渗血	3	0.05% 聚维酮碘 +50% 硫酸镁 + 康复新液 + 重组牛碱性成纤维细胞生长因子凝胶
移植后第 5 天	0.8	6×3	黄豆大小破损	无	3	0.05% 聚维酮碘 +50% 硫酸镁 + 康复新液 + 重组牛碱性成纤维细胞生长因子凝胶
移植后第 10 天	0.4	5.5×3	黄豆大小破损	无	4	0.05% 聚维酮碘 +50% 硫酸镁 + 康复新液 + 重组牛碱性成纤维细胞生长因子凝胶
移植后第 15 天	17.2	5×3	绿豆大小破损	无	1	0.05% 聚维酮碘 +50% 硫酸镁 + 康复新液 + 重组牛碱性成纤维细胞生长因子凝胶
移植后第 17 天	12.5	4.5×2.5	完整	无	0	0.05% 聚维酮碘 +50% 硫酸镁 + 康复新液

（四）讨论

造血干细胞移植后的继发性感染是移植患者的主要并发症和致死原因之一，患者携带重度混合痔进层流室移植，无疑加重了风险。做好预防严重感染的有效措施有以下几点：

1. 病灶局部清洁及消毒 患者每次便后用生理盐水棉签清洗，减少粪便与病灶的接触时间，每日 0.1% 或 0.05% 聚维酮碘水坐浴，起到创面消毒作用。

2. 创面修复 使用康复新液湿敷，明显缓解炎症引起的局部水肿、渗出，其组分中多元醇类和肽类可以促进表皮细胞和肉芽组织生长，黏糖氨酸能提高机体免疫功能。重组牛碱性成纤维细胞生长因子凝胶提纯于牛脑垂体，对上皮细胞、真皮细胞、成纤维细胞、血管内皮细胞等有明显的促分裂增殖功能，可用于创面和溃疡的修复治疗。

3. 有效的抗生素预防 移植后第 10 天，一般细菌培养及鉴定（大便）示：粪肠球菌（D 群），属多重耐药菌，在此之前，根据经验已对患者预防性使用敏感抗生素替考拉宁和替加环素。移植科护理团队、移植科、肛肠科、检验科医生组成的多学科医疗团队密切合作，使高危移植手术获得成功。

（金爱云）

案例 63 异基因造血干细胞移植后并发肛周感染

（一）病例介绍

患者，男性，36 岁，因"确诊恶性淋巴瘤 8 月余，拟行异基因造血干细胞移植"入院，给予 BU+CY 预处理方案。

移植后第 2 天，患者主诉肛周疼痛，NRS 评分 2 分，肛门 9 点钟方向处有一个 0.5 cm × 0.5 cm 硬结，局部轻压痛。有一外痔脱垂，局部无红肿，无渗液，无破损。

移植后第 3 天，患者主诉肛周疼痛，NRS 疼痛评分 4 分，肛门 9 点钟方向处皮下硬结较前增大，大小约 1.5 cm × 1.5 cm，局部发红，有轻压痛。外痔脱垂，表面发白，无破损，无渗液。

移植后第 5 天，患者主诉肛周疼痛加重，NRS 疼痛评分 6 分，肛门 9 点钟方向处皮下硬结发红较前加重，压痛明显，无波动感，大小约 2 cm × 2 cm。外痔脱垂，表面发红，触痛明显。疼痛影响患者休息睡眠。

移植后第 6 天，患者主诉肛周疼痛明显加重，NRS 疼痛评分 10 分，肛门 9 点钟方向处皮下硬结压痛明显，无波动感，表皮完整，大小约 2.5 cm×2.5 cm。外痔脱垂，表面发白，有一 0.2 cm×0.4 cm 破损，少量渗液，触痛明显，疼痛严重影响患者的休息和睡眠。

移植后第 10 天，患者主诉肛周疼痛较前明显好转，NRS 疼痛评分 4 分，肛门 9 点钟方向处皮下硬结压痛较前减轻，无破损，无渗液，无波动感，缩小至 1.5 cm×1.5 cm。外痔脱垂，表面发白，破损较前缩小，无明显渗液，触痛较前明显缓解。

移植后第 16 天，患者主诉肛周疼痛较前明显缓解，NRS 评分 2 分，肛门 9 点钟方向处皮下硬结缩小至 1 cm×1 cm，无破损，无渗液。外痔脱垂，无渗液，无触痛，破损已愈合。

移植后第 20 天，患者主诉肛周疼痛缓解，NRS 评分 0 分，肛门 9 点钟方向处皮下硬结已基本消退。脱垂外痔，无渗液，无触痛，无破损。

（二）护理策略

1. 护理评估 评估全血细胞分析结果，生命体征（重点是体温的评估，体温 ≥ 37.5 ℃，测体温 3 次/日；体温 ≥ 38 ℃，测体温 4 次/日；体温 ≥ 39 ℃，测体温 6 次/日；当体温 ≥ 38.5 ℃ 时，要有降温措施，降温后 0.5 小时复测体温）；评估肛周硬结大小，外痔创面，疼痛评分以及护理效果。

2. 症状（体征）护理

（1）肛周皮肤、黏膜感染的护理

1）为患者实施保护性隔离：入住百级无菌层流病房，工作人员严格执行手卫生制度。

2）患者入仓当日先给予沐浴露沐浴，再予葡萄糖酸氯己定湿巾消毒皮肤后进入层流室，入层流室后每日用 0.05% 醋酸氯己定溶液全身擦浴，调节水温至 39 ～ 41 ℃。

3）每日更换无菌衣物，更换无菌床单位每周 2 次。患者衣物及被褥均经高压灭菌后使用。

4）每晚及便后用温开水清洗肛周、会阴部皮肤、黏膜，每日用 1∶1000 稀聚维酮碘液坐浴，予柔软湿纸巾吸干局部水分以保持清洁干燥。

5）每班观察肛周皮肤、黏膜的变化，并做好护理记录。

6）肛周硬结处予红外线灯局部照射 20 min，每日 3 次，防止烫伤。

（2）肛周疼痛的护理

1）疼痛健康教育：指导患者运用疼痛评分工具进行自身疼痛评估，寻求疼痛的医疗处理，知晓镇痛药物的不良反应，消除其紧张感。

2）疼痛评分 ≥ 4 分时，护士应正确执行镇痛药物医嘱。

3）使用镇痛药物时，注意观察评估药物的疗效及其不良反应，做好护理记录。

3. 用药护理

（1）5% 聚维酮碘

聚维酮碘作为一种水溶液消毒剂，作用于皮肤可杀灭细菌、芽胞等病原体，性质温和，对黏膜刺激性小，可以增加患者的舒适度。移植后第 2 天，WBC 0.1×10^9/L，提示患者处于粒细胞缺乏阶段，肛周皮肤护理应以抗感染为主。

护理方法：温开水清洗肛周会阴部后，予柔软消毒纸巾吸干局部水分，用无菌棉球蘸取 5% 聚维酮碘消毒肛周皮肤及脱垂外痔，用点蘸式手法擦拭，操作轻柔。擦拭过程中，聚维酮碘棉球在肛周皮肤及脱垂外痔处停留 1 min。后予聚维酮碘纱布湿敷肛周 20 min，每日 3 次，以不滴水为宜，同时予红外线灯局部照射 20 min，每日 3 次，防止烫伤。

（2）25% 硫酸镁

25% 硫酸镁具有消炎、去肿、收敛作用

护理方法：取无菌纱布 1～2 块，25% 硫酸镁 10 ml 将无菌纱布浸湿，用无菌镊子将纱布拧干，以不滴水为宜，纱布覆盖在外痔及肛周皮下硬结处 20 min，同时予红外线灯局部加热照射 20 min。25% 硫酸镁湿热敷（每日 3 次）与聚维酮碘湿热敷交替，防止烫伤。

（3）莫匹罗星软膏

莫匹罗星软膏适用于革兰氏阳性球菌引起的皮肤感染。

护理方法：莫匹罗星软膏外用，每日 3 次。聚维酮碘及 25% 硫酸镁肛周湿热敷后，予无菌棉签蘸取莫匹罗星软膏，涂抹于肛周皮下硬结处及肛周皮肤。

（4）马应龙麝香痔疮膏

马应龙麝香痔疮膏具有清热解毒，活血化瘀，去腐生肌功效。

护理方法：马应龙麝香痔疮膏外涂，每日 3 次。聚维酮碘及 25% 硫酸镁肛周湿热敷后，予无菌棉签蘸取马应龙麝香痔疮膏，涂抹于脱垂的外痔表面。

4. 休息与活动 患者肛周局部感染严重时，嘱患者侧卧位卧床休息，定时更换卧位。感染控制后，指导患者下床活动，注意勿进行搬重物等增加腹内压的活动，以散步、做操等有氧运动为主。

5. 营养支持 由于异基因造血干细胞移植预处理方案强度大，可发生Ⅳ级骨髓抑制，胃肠道反应症状突出，加之肛周疼痛的持续存在，导致机体消耗大；由于营养摄入不足也会严重影响患者的营养状况，根据住院患者营养风险筛查工具 NRS2002 得到患者的营养评分为 5 分。邀请营养科会诊，鼓励患者进食，调整患者的饮食结构，给予患者高热量、高蛋白质、高维生素、高膳食纤维的软食或半流质饮食。同时给予短期的肠外营养治疗。

6. 心理护理 造血干细胞移植并发肛周感染时患者疼痛明显，影响休息与睡眠，患者会感到紧张、焦虑，应加强对患者的心理疏导，讲解肛周感染的原因、治疗措施、预后，帮助患者树立信心、配合治疗，适当协助患者倾听音乐，放松心情，促进早日康复。

7. 健康指导 患者行异基因造血干细胞移植，治疗周期长，需要患者的参与程度高。前期重点指导患者对预处理后不良反应的观察和应对，中后期指导患者预防感染、预防出血，观察排异症状。另外，针对此患者，重点增加了疼痛的健康教育，指导患者运用疼痛评分工具评估自己的疼痛程度，及时向护士请求帮助，及时止痛。

（三）护理效果评价及转归

患者肛周皮下硬结、外痔的变化及用药情况见表 10-23。

表10-23 患者肛周皮下硬结、外痔变化及用药情况

移植后时间	皮下硬结	外痔	疼痛评分（分）	WBC（×10^9/L）	体温（℃）	治疗用药
第2天	0.5 cm×0.5 cm	脱垂	2	0.1	37.7	5% 聚维酮碘
第3天	1.5 cm×1.5 cm	脱垂、发白	4	0.06	38.7	5% 聚维酮碘 + 莫匹罗星软膏 + 马应龙麝香痔疮膏
第5天	2 cm×2 cm	表面发红、触痛	6	0.03	39.2	5% 聚维酮碘 + 莫匹罗星软膏 + 马应龙麝香痔疮膏 +25% 硫酸镁
第6天	2.5 cm×2.5 cm	破损 0.2 cm× 0.4 cm、触痛明显	10	0.09	39.2	5% 聚维酮碘 + 莫匹罗星软膏 + 马应龙麝香痔疮膏 +25% 硫酸镁
第10天	1.5 cm×1.5 cm	破损缩小、触痛减轻	4	0.3	38.2	5% 聚维酮碘 + 莫匹罗星软膏 + 马应龙麝香痔疮膏 +25% 硫酸镁
第16天	1 cm×1 cm	无破损无触痛	2	2.7	37.0	5% 聚维酮碘 + 莫匹罗星软膏 + 马应龙麝香痔疮膏
第20天	无	无破损无触痛	0	5.6	36.9	5% 聚维酮碘 + 莫匹罗星软膏 + 马应龙麝香痔疮膏

（四）讨论

聚维酮碘是一种与其表面活性物质结合后具有杀菌作用的不稳定络合物，能在创伤的表面形成一层杀菌的薄膜物质，不断释放有效碘进行杀菌。有研究表明，聚维酮碘擦拭、湿热敷能够有效降低肛周感染的发生率。马应龙麝香痔疮膏具有清热解毒、祛腐生肌的功效，可以有效防止感染加重。25% 硫酸镁具有消炎、去肿、收敛的作用，能有效减轻皮下硬结及外痔的疼痛感。莫匹罗星软膏适用于革兰氏阳性球菌引起的皮肤感染，能够有效控制肛周细菌的生长。

造血干细胞移植能够治疗诸多血液系统疾病，如急性白血病、淋巴瘤、重型再生障碍性贫血、地中海贫血等。通过对患者进行造血干细胞移植，可以使患者的造血功能以及免疫功能得到重建。但是在术后，患者容易出现相关并发症，肛周感染便是常见且严重的并发症之一。加强对肛周感染的预防性护理，对于促进疗效及预后，保障患者安全有十分重要的意义。此例患者在粒细胞严重缺乏阶段继发肛周及外痔感染，起初仅表现为肛周轻微疼痛，其后外痔出现触痛、渗液，肛周出现皮下硬结，继而红肿、压痛，疼痛评分逐渐递增至 10 分。根据肛周感染的进展，在给予药物镇痛的基础上，我们先后使用了 5% 聚维酮碘点蘸擦拭及湿敷、马应龙麝香痔疮膏涂抹外痔、莫匹罗星软膏涂抹肛周皮下硬结处皮肤、25% 硫酸镁针剂湿热敷等，随着患者粒细胞的恢复，患者肛周及外痔感染得到了有效的控制。

（金卫群　黄晓仙）

案例 64　免疫功能低下合并细菌性毛囊炎患者对紫草油的应用

（一）病例介绍

患者，男性，16 岁，因"确诊急性髓系白血病 5 月余，拟行姐供弟异基因造血干细胞移植"入院，给予改良 BU/CY+ATG 预处理方案。

移植后第 2 天，患者全身出现散在皮疹，头颈部、躯干及双上肢分布密集。颜色鲜红，局部皮温高于周围皮温，且伴有疼痛和瘙痒，占体表面积的 33%。

移植后第 6 天，患者全身皮疹面积明显扩大，波及双侧手掌大鱼际及小鱼际、背部、大腿内侧，伴有红、肿、热、痛；左上肢外侧红肿、局部皮温高于周围皮温，伴疼痛，疼痛评分为 2 分，占体表面积的 69%，确诊为细菌性毛囊炎（图 10-15，见彩图 10-15）。患者化验检查结果示：CRP 88.61 mg/L、Pro-CT 1.870 ng/ml，遵医嘱调整抗生素抗感染治疗。

移植后第 9 天，患者手背、双侧下肢新发毛囊炎，疼痛评分为 2 分，占全表面积的 82%。

移植后第 10 天，左上臂红肿消退，疼痛评分为 1 分。

移植后第 11 天，全身皮疹颜色由鲜红转为暗红，疼痛评分为 1 分。

移植后第 14 天，无新发的毛囊炎，陈旧性毛囊炎面积逐渐缩小，颜色由鲜红

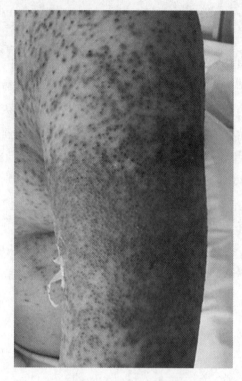

图 10-15　左上臂毛囊炎

转为淡红，疼痛评分为 0 分。

移植后第 16 天，患者转入普通病房。

（二）护理策略

1．护理评估 评估全血细胞分析结果，生命体征；评估细菌性毛囊炎发生的时间、部位、面积、颜色与瘙痒程度，疼痛评分以及护理效果。

2．症状（体征）护理——细菌性毛囊炎

（1）每日用 0.05% 醋酸氯己定溶液擦浴，调节水温至 39 ～ 41 ℃。

（2）每日更换无菌衣物，更换无菌床单位每周 2 次。患者衣物及被褥均经高压灭菌后使用。

（3）为患者实施保护性隔离：根据护理操作内容调节层流室风机空气净化挡位，杜绝影响空气净化的各种因素。工作人员严格执行手卫生制度。

3．用药护理

（1）聚维酮碘

聚维酮碘作为一种水溶液消毒剂，作用于皮肤可杀灭细菌、芽胞等病原体，性质温和，对黏膜刺激性小，可增加患者的舒适度。移植后第 2 天，患者 WBC 0.06×10^9/L，处于粒细胞缺乏阶段，皮肤护理以抗感染为主。

护理方法：0.5% 聚维酮碘涂抹皮肤毛囊炎处，每日 3 次。生理盐水清洁皮肤后使用无菌棉球蘸取 0.5% 聚维酮碘溶液，点蘸式手法擦拭皮肤，操作轻柔。擦拭过程中，聚维酮碘棉球在毛囊炎处停留 1 min。为患者保暖并告知患者皮肤瘙痒时不要挠抓，避免因皮疹破溃造成感染。

（2）莫匹罗星软膏

莫匹罗星软膏适用于革兰氏阳性球菌引起的皮肤感染，如毛囊炎原发性皮肤感染。

护理方法：莫匹罗星软膏外用，每日 3 次。首先应用生理盐水清洁皮肤，使用 0.5% 聚维酮碘擦拭皮肤，30 min 后给予无菌棉签蘸取莫匹罗星软膏，无菌棉签不可反复涂抹于皮肤毛囊炎处，每涂抹一处需更换一根无菌棉签。患者血管通路为外周置入的中心静脉导管，应遵从药物说明书，涂抹莫匹罗星软膏时避开导管附近皮肤。

（3）紫草油

依据北京大学人民医院造血干细胞移植中心在患者免疫功能低下粒细胞缺乏阶段使用紫草油治疗静脉炎的经验，给予患者紫草油涂抹皮肤毛囊炎处。

紫草油配制：配制的容器要清洁干燥，沸水煮开进行消毒后使用，同时避免在配制过程中造成药液污染。取 50 g 紫草漂洗沥干，然后置于消毒好的容器内，用麻油充分浸泡。浸泡过程中，注意密封，以免进入灰尘。浸泡 24 h 后取上清液，盛入消毒好的器皿内。

护理方法：使用前将配制好的紫草油经微波炉加热消毒，待降温后使用。紫草油涂抹毛囊炎处，q6h。先用生理盐水清洁皮肤，同时调节室温，注意保暖，保护患者隐私。将紫草油倒入无菌换药盘内，用无菌持物钳夹取无菌棉球以点蘸式手法将紫草油均匀地涂抹在患者全身皮肤上，双上臂用无菌纱布包裹，增加紫草油的作用时间。

4．健康指导

（1）勤洗手，尤其是餐前、便后，经常擦浴也有益于减少皮肤上的细菌。

（2）房间保持通风、干燥、清洁。

（3）告知患者勿抓挠皮肤，避免皮肤破损引发感染。

（三）护理效果评价及转归

移植后第 2～16 天，毛囊炎变化及转归情况见表 10-24。

表10-24 患者皮疹变化及转归情况

时间	皮疹部位	皮疹面积	皮疹颜色	疼痛评分（分）	瘙痒	WBC（×10⁹/L）	体温（℃）	治疗用药
第2天	头颈、躯干、双上肢	33%	鲜红	1	有	0.06	37.7	0.5%聚维酮碘
第6天	双手掌、大腿内侧、背部	69%	鲜红	2	无	0.00	38.7	0.5%聚维酮碘+莫匹罗星软膏
第9天	手背、双下肢	82%	鲜红	2	无	0.00	39.2	紫草油
第10天	手背、双下肢	82%	鲜红	1	无	0.00	36.7	紫草油
第11天	手背、双下肢	82%	暗红	1	无	0.00	36.7	紫草油
第14天	–	82%	淡红	0	无	1.7	36.2	紫草油
第16天	–	82%	淡红	0	无	2.6	36.2	紫草油

（四）讨论

紫草油为中药紫草与麻油的结合物。紫草含有紫草素、乙酰紫草素、13-二甲基丙烯酰紫草素、β-羟基异戊酰紫草素等，具有抗感染、解热镇痛的作用。麻油味甘性凉，有滋润肌肤，解毒、调和药物的作用。麻油作为紫草外敷的载体，利用其作为一种脂溶性溶剂，可以快速浸润、渗入人体表皮组织，与受损皮肤结合形成一层保护屏障，保护痛觉神经末梢，减轻疼痛，从而促进毛囊炎愈合。

细菌性毛囊炎易发生于免疫功能低下患者，皮肤的毛囊口周围被金黄色葡萄球菌等细菌感染之后，表现为局限于毛囊上部的、以炎症反应为主的疾病。此例患者在造血干细胞移植后免疫功能尚未重建，粒细胞缺乏阶段继发细菌性毛囊炎，初起时，毛囊炎为鲜红色炎性浸润性的小血疹和充实性丘疹，其后，充实性丘疹迅速扩展，皮疹面积占体表面积的82%，不相互融合，患者自觉瘙痒或疼痛。根据患者毛囊炎的进展，我们先后使用0.5%聚维酮碘、莫匹罗星软膏以及0.05%醋酸氯己定溶液，3种药物均具有广谱的抗菌、杀菌作用，但因其作用时间、使用范围有所不同，存在差异，均未取得良好效果。基于对上述药物疗效分析及患者皮疹面积进展程度，我们选择使用紫草与麻油相结合的复合制剂，紫草油具有清热解毒，活血化瘀，缓解疼痛的功效。紫草与麻油相互结合，在皮肤表面形成一层保护膜，可以抵御外界各种细菌、真菌的侵袭，促进细菌性毛囊炎愈合的同时达到抗感染的作用。

（刘晓琳 徐晓东 颜 霞）

案例 65　急性淋巴细胞白血病合并坏疽性脓皮病

（一）病例介绍

患者，女性，45 岁，因"头痛、乏力 4 月余"入院，查体示：贫血貌，左颈部可扪及一 0.3 cm×0.5 cm 淋巴结，质硬，活动度可，于右大腿、右上肢、左肩、左腰、左大腿及左肩胛下部位可见 6 处大小不等的黑痂，境界清楚，边缘皮肤呈紫红色。骨髓穿刺确诊为"急性淋巴细胞白血病（L1），坏疽性脓皮病"，入院接受治疗。

先后采用 4 次 VTCLP 方案化疗，同时联合沙利度胺及糖皮质激素治疗坏疽性脓皮病，应用清创胶对黑痂进行 3 ~ 4 次自溶性无痛清创，清除黑痂后溢出大量黄色脓液，伴有恶臭，细菌培养为铜绿假单胞菌，溃疡边缘下方组织多处潜行性破坏，周围皮肤呈浅红色，水肿、触痛明显。右大腿部位有一 16.5 cm×8.8 cm×10 cm 创面，有白色筋膜显露（图 10-16，见彩图 10-16）。

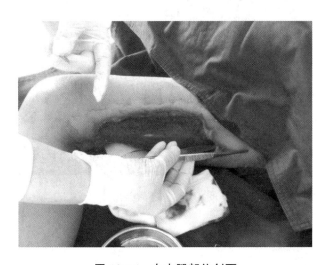

图 10-16　右大腿部位创面

右上肢有一 2.5 cm×3.5 cm×1 cm 创面，其中 0 ~ 4 钟方向点处多处存在潜行性破坏，最深处为 1.5 cm（图 10-17，见彩图 10-17）。

左肩有一 11.2 cm×9.9 cm×1.2 cm 创面（图 10-18，见彩图 10-18）。

左腰有一 13 cm×7.8 cm 创面（图 10-19，见彩图 10-19）。

左大腿有一个 3.1 cm×3.5 cm 的创面，多处存在潜行性破坏，最深处为 8 ~ 9 点钟方向处潜行性破坏，深 4.5 cm（图 10-20，见彩图 10-20）。

左肩胛下有一个 1.5 cm×4.8 cm×1 cm 的创面，8 ~ 10 点钟方向处有 2 cm 深的潜行性破坏（图 10-21，见彩图 10-21）。

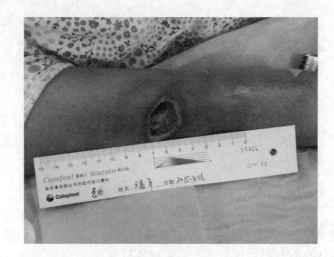

图 10-17   右上肢创面

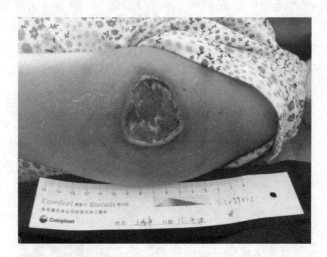

图 10-18   左肩创面

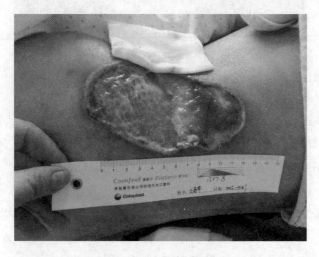

图 10-19   左腰创面

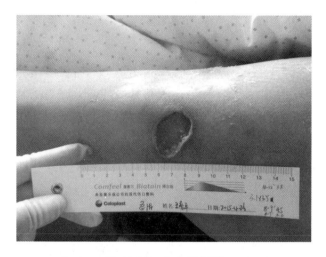

图 10-20　左大腿创面

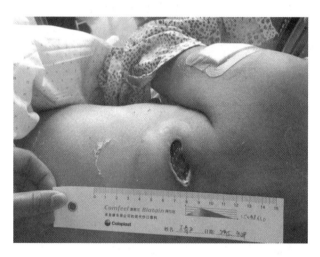

图 10-21　左肩胛下创面

（二）护理策略

1. 护理评估　评估全血细胞分析结果、肝功能、肾功能、骨髓象检查结果、生命体征；评估坏疽性脓皮病的病灶部位、发生时间，黑痂面积及边缘皮肤颜色、温度，清除黑痂后暴露组织的情况、创面颜色、面积及潜行破坏的深度，病灶脓液的性质和量，脓液细菌培养结果，疼痛评分，以及护理效果。

2. 对症护理

（1）疼痛

患者为女性，情绪易外露，选择 Wong-Baker 面部表情量表（Wong-Baker Faces Pain Rating Scale，FPS-R），每 4 小时进行疼痛评估。记录患者的疼痛评分，清创换药时，疼痛评分由起初的 9 分（哭泣、喊叫）降到 6 分（轻声呻吟），非清创换药时从起初的 6 分降到 3 分，患者的痛苦体验明显改善。

（2）溃疡组织渗液

1）银离子藻酸盐敷料

银离子藻酸盐敷料具有高渗液吸收性和杀菌的特点，抗菌基质中含有藻酸钙盐、羧甲基纤维素钠及银离子复合物。敷料在吸收伤口渗出液时将银离子释放出来，具有很强的抗菌力，能迅速杀灭和长效抑制伤口表面常见的各类细菌。藻酸钙盐和羧甲基纤维素钠在吸收伤口渗出液后膨胀，形成柔软的有内聚性的水凝胶，不仅吸收伤口渗出液并在原位将渗出液锁定在凝胶内，还为伤口提供了一种湿性环境。银离子藻酸盐敷料起到了良好的吸收伤口渗液的功能，并持续释放银离子，保持伤口处于湿润的愈合环境。

护理方法：银离子藻酸盐敷料于创面覆盖（图 10-22，见彩图 10-22）。首先应用无菌生理盐水冲洗清创，然后使用聚维酮碘消毒液棉球或纱布消毒，根据创面实际面积剪取适宜大小的银离子藻酸盐敷料覆盖伤口。为避免伤口边缘与敷料粘连、分离敷料时增加患者痛苦，伤口边缘应贴敷凡士林油纱，银离子藻酸盐敷料外再用泡沫敷料覆盖，妥善固定。每周更换敷料 2 次。

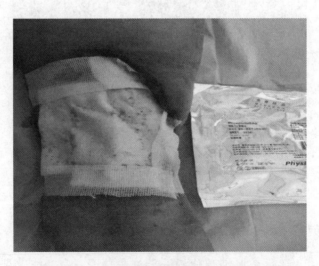

图 10-22　右大腿部位银离子藻酸盐敷料敷盖

2）泡沫敷料

泡沫敷料是由独特的聚氨酯泡沫组成的。具有高吸收性，可大量吸收伤口分泌物，为创面愈合提供最佳环境，促进伤口愈合；与伤口创面不粘结，剥离更换时不会损伤脆弱组织；无痛苦；对创面起到护垫作用，使创面过长的肉芽变平。可根据创面大小进行剪裁，应用于各种渗出的创面。

护理方法：创面涂抹清创胶或平敷银离子藻酸盐敷料后，覆盖泡沫敷料（图 10-23，见彩图 10-23）；随着伤口逐渐愈合，肉芽组织填平创面，给予水胶体敷料保护。

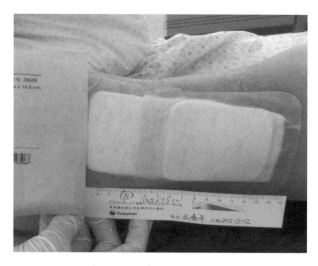

图 10-23 左腰部位创面泡沫敷料保护

3）水凝胶敷料

清创水凝胶敷料主要成分为淀粉聚合物、甘油、防腐剂（尼泊金甲酯和咪唑烷基脲）、芦荟胶、乙二胺四乙酸二钠、尿囊素、三乙醇胺和水，是一种无定型水凝胶，经射线灭菌，一次性使用。适用于低渗液性腐肉或坏死组织伤口的清创处理。可自溶性无痛清除干燥结痂或者腐烂组织较多的创面；也可用于腔洞及窦道伤口清创。

护理方法：用无菌生理盐水清洗黑痂及周围皮肤，并将黑痂表面及周围的皮肤轻轻擦干；用无菌棉棒涂抹清创胶，均匀涂抹在黑痂表面，待黑痂自溶后暴露深部创面时，往伤口内填充清创胶，填充高度保持与周围正常皮肤一般高，填充完毕后，再贴上一层泡沫敷料，吸收渗液并保护创面。每间隔 2 天用无菌生理盐水清洗伤口以去除坏死腐肉和残留清创胶，再次填充清创胶继续清创处理，使用直至创面清洁，有新肉芽组织爬行。

4）聚维酮碘皮肤消毒

聚维酮碘作为一种水溶液杀菌消毒剂，是单质碘和聚乙烯吡咯烷酮的一种结合体。具有广谱杀菌作用，应用于对皮肤黏膜的消毒，可以杀灭细菌、真菌、原虫及部分病毒，性质温和，对黏膜无刺激性，不增加伤口疼痛。选用聚维酮碘消毒液，有效碘含量为 0.45% ～ 0.55%，可杀灭铜绿假单胞菌，作为多处脓皮病灶的清创消毒。

护理方法：聚维酮碘消毒液涂抹于创面及周围皮肤。消毒前注意彻底清除伤口表面的脓性分泌物，用无菌生理盐水冲净，用人字钳放平轻轻剥离腐肉创面，直到表面有少许血性渗出，起到刺激肉芽生长的作用。冲洗干净后使用无菌棉球蘸取聚维酮碘消毒液，点蘸式手法擦拭创面，操作轻柔。擦拭过程中，将消毒液棉球在创面处停留 1 min，左腰和右大腿部位使用聚维酮碘消毒液浸润的无菌纱布消毒创面（图 10-24，见彩图 10-24）。

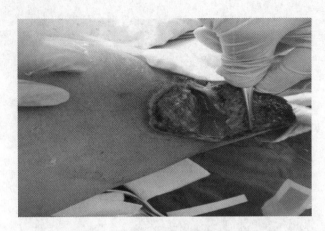

图 10-24 左腰部位创面清除脓性分泌物

3．用药护理 患者口服羟考酮 30 mg q12h，使用第三天出现了便秘的不良反应，立即给予口服聚乙二醇 4000 散（福松）1 包 tid，进食高纤维食物，配合腹部环形按摩等方式缓解症状。在清创换药前 30 min 给予哌替啶 100 mg 肌内注射，缓解换药过程中的痛苦。

4．休息与运动 应用止痛剂控制伤口疼痛，保证充足睡眠。以卧床休息为主，在妥善固定伤口敷料的情况下，适当进行四肢自主活动。

5．营养支持 营养干预是支持治疗的核心，联合饮食调整和口服营养补充肠内营养方式，保证患者摄入量达到 40 ～ 45 kcal/（kg·d）的热量。依照患者入院体重 45 kg，每天应不低于 1200 kcal 的热量需求，蛋白质摄入总量应达到 90 g。

（1）饮食调整

采取少食多餐，进食高营养、高蛋白质、高维生素、低盐饮食。保证每天 2000 ～ 3000 ml 的水分供给，选择富含膳食纤维的食物、新鲜水果、蔬菜和全谷面包等食物。每日食盐用量控制在 2 ～ 3 g。

（2）口服营养补充

采用 3 餐食物加 3 顿口服营养补充的模式。使用肠内营养粉剂，配制成高能量密度的口服营养补充制剂（1.2 ～ 2 kcal/ml），罐装产品标准汤勺的 8 勺营养粉 +220 ml 温水 =250 ml 的配置液。每次 50 ～ 100 ml，间隔 20 ～ 30 min 服用，每日总量不低于 750 kcal。

6．心理护理 给予亲情支持，家属床边陪伴，护士通过交谈、抚触、听音乐等方式转移其对伤痛的注意力。帮助患者保持舒适体位，采取支垫右腿、抬高制动等方法减轻疼痛，尽量将治疗护理操作集中在给予止痛药物之后进行。

7．健康指导

（1）饮食指导

加强营养，增强机体抵抗力。少量多餐，以半流质为主，避免产气、辛辣和高脂食物。进食高热量、高蛋白质、维生素丰富、清淡易消化饮食，如鱼、鸡、鸭肉、牛奶、瘦肉、豆制品、新鲜水果和蔬菜等。饮食不宜太热、太硬，避免有刺、坚硬、油炸食物以免引起口腔黏膜及消化道出血。恶心、呕吐时不要进食，及时漱口清除呕吐物，保持口腔清洁，待休息一段时间后再少量进食。

（2）做好个人卫生，保持皮肤清洁

居室定时通风，保持空气清新，注意及时随气温增减衣服，避免受凉感冒。保持口腔清洁，餐后、睡前漱口。注意肛周的清洗卫生，预防感染。

（3）禁止用硬毛牙刷刷牙和用牙签剔牙

保护鼻腔黏膜防止干燥，必要时鼻腔内涂搽液状石蜡，禁止挖鼻孔。保持床单平整，穿着衣物应松软，皮肤清洁用刺激小的皂液，避免皮肤黏膜损伤出血。

（4）注意翻身时伤口的保护，一旦敷料脱落，伤口暴露，应及时消毒更换。

（5）放松心情，转移注意力，合理使用止痛剂，坚持配合伤口清创处理。

（三）护理效果评价及转归

患者经过连续 3 个月的疼痛控制管理和严格的脓皮病灶清创换药，右上肢、左肩部及后背右下方创面已愈合，仅留萎缩性瘢痕，未愈合创面明显缩小变浅，基底干净，边缘新生皮肤好，其中右大腿部位 10.2 cm×5.2 cm，最深潜行为 1 cm；左腰部位 10.5 cm×6.0 cm；左大腿部位 1.8 cm×1.9 cm，无潜行。病灶创面细菌培养转为阴性。急性淋巴细胞白血病经骨髓穿刺检查也获得完全缓解。最终患者接近 1 年的化疗周期全部结束时，所有的病灶创面均愈合，仅留萎缩性瘢痕。患者左腰部位创面 3 个月的变化及转归过程见表 10-25、图 10-25 至图 10-28（见彩图 10-25 至彩图 10-28）。

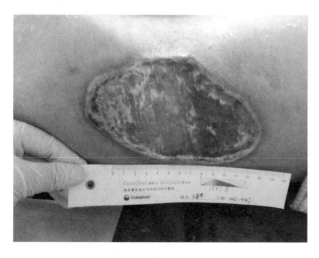

图 10-25 左腰部位创面（初诊）

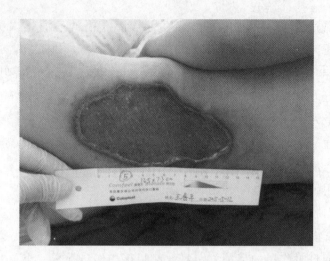

图 10-26　左腰部位创面（1 个月）

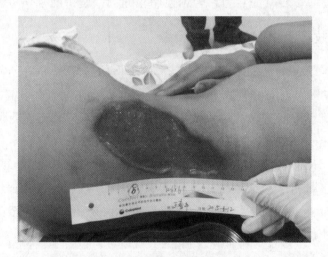

图 10-27　左腰部位创面（2 个月）

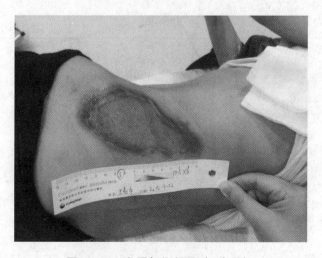

图 10-28　左腰部位创面（3 个月）

表10-25 患者左腰部位创面变化及一般情况

时间	创口面积	疼痛评分（分）	WBC（×10⁹/L）	细菌培养结果
初诊	13 cm×7.8 cm	10	0.41	铜绿假单胞菌阳性
1 个月	13.5 cm×7.3 cm	9	0.85	铜绿假单胞菌阳性
2 个月	12.6 cm×6.1 cm	6	1.12	阴性
3 个月	10.5 cm×6.0 cm	3	2.83	阴性

（四）讨论

急性淋巴细胞白血病为恶性血液疾病，同时合并坏疽性脓皮病十分罕见，极易被误诊为感染性疾病，若按照感染性疾病的治疗原则进行治疗，不仅对脓皮病无效，同时也会延误对急性淋巴细胞白血病的治疗，所以及时诊断并早期干预至关重要。该病例的脓皮病已经很严重，病情反复发作，创面大，使患者非常痛苦。在及时给予药物治疗的同时，联系造口治疗师会诊，根据不同部位创面的严重程度，选用合适的功能性伤口敷料，采取清创去腐、刺激肉芽生成、保护裸露的浅筋膜、抗菌止血、保护创面的处理措施。在原发病化疗过程中，面临骨髓抑制期严重粒细胞缺乏情况下的再次感染风险，须严格做好消毒隔离。患者化疗第 4 周期结束复查骨髓穿刺提示完全缓解，但是右大腿、左腰和左大腿部位创面愈合却不再改善，新生肉芽爬行缓慢。考虑到化疗后骨髓抑制期带来的创面感染加重的风险，经多学科会诊及与造口治疗师共同探讨，在严密监视原发病进展情况下暂缓化疗用药 2 个月，积极对脓皮病灶创面实施控制感染和换药护理，患者创面呈现快速愈合，之后继续给予原发病巩固治疗，患者获得了满意的治疗效果。针对临床复杂疑难病例的处理，护理人员应及时与相关专业人员共同讨论分析，医护配合积极解决首要的护理问题，严格无菌操作，避免并发症，减轻患者痛苦，提升患者的生存质量。

（房 芳）

案例 66 异基因造血干细胞移植后并发脂溢性皮炎

（一）病例介绍

患者，女性，21 岁，因"慢性再生障碍性贫血 8 年余，加重半年，拟行异基因造血干细胞移植"入院，行 FLU ＋ CY ＋ TBI 预处理方案。

移植前 7 天（入院当天），患者左侧头顶周围头皮见大片黄色结痂伴脱屑，双外耳郭大量脱屑，会阴部红肿伴有瘙痒。

移植前 5 天，患者左侧头顶周围头皮仍有大片黄色结痂，伴脱屑，双外耳郭脱屑明显，无疼痛及瘙痒感，会阴部仍红肿伴有瘙痒，范围均无扩大，各症状亦未见好转。请皮肤科医生会诊后，确诊为脂溢性皮炎。

移植前 3 天，患者左侧头顶周围头皮少许黄色结痂，双外耳郭脱屑较前明显消退，会阴部红肿消退，无瘙痒。

移植前 1 天，患者左侧头皮、双外耳郭及会阴部均未见异常。

（二）护理策略

1. 护理评估

（1）评估脂溢性皮炎发生的时间、部位、面积及颜色。

（2）评估瘙痒范围、程度。

（3）评估用药效果及不良反应。

（4）评估患者的焦虑、睡眠情况及心理状态，是否了解脂溢性皮炎发病原因及预后。

2. 症状（体征）护理

（1）脱屑

1）患者入层流室前剃光所有头发，经葡萄糖氯己定沐浴液消毒皮肤后入层流室。

2）采用无菌毛巾擦浴全身皮肤、每日更换无菌衣裤，平时衣物随脏随换。

3）每日用 0.05% 聚维酮碘消毒会阴部及外耳郭。

4）饮食宜清淡，多食含纤维素丰富的食物，如水果、蔬菜，避免辛辣刺激、油腻的食物及甜食。

5）戴无菌帽子，每日更换。

（2）瘙痒

1）勿用手抓挠，以防皮肤抓破使感染加重，可用湿毛巾轻轻擦拭。

2）头皮部位的皮炎遵医嘱予酮康唑洗头，边洗边按摩 5 min 左右，清洗干净后予地奈德乳膏涂于表面，再用指腹轻轻按摩；耳郭及会阴部遵医嘱予地奈德软膏涂于患部。

3）严重时遵医嘱服用酮替芬。

4）保持情绪稳定，心情舒畅，转移注意力，如看电视、看书、聊天等。

5）瘙痒剧烈时遵医嘱给予止痒镇静剂（如异丙嗪等药物）。

3. 用药护理

（1）地奈德乳膏

1）用生理盐水棉签清洁头皮、外耳郭及会阴，待干后予无菌棉签外涂地奈德乳膏每日 2 ～ 4 次，避免接触眼睛。

2）观察局部皮肤有无刺激、瘙痒等不良反应。

3）告知患者皮肤瘙痒时不要抓挠，避免出现继发感染状况。

4）消毒时，注意保暖，并保护好患者的隐私。

5）服药期间忌食鱼、虾、酒、绿豆、西红柿等食物，以免影响疗效。

6）此药不应长期使用。

（2）他克莫司软膏

1）用无菌生理盐水棉签清洁头皮、会阴及外耳郭，待皮肤完全干燥后用无菌棉签蘸取他克莫司软膏外涂薄薄一层，轻轻擦匀。涂上软膏 2 h 内不接触水，涂完后嘱患者洗手。

2）观察局部皮肤有无刺痛、瘙痒等不良反应。刚开始使用时有皮肤烧灼感，属正常反应，随时间推移，烧灼感会缓和并消失。可缓解此症状的方法有：①将软膏放于冰箱冷藏室，冷藏 10 ～ 15 min；②用生理盐水冷湿敷后使用；③使用保湿霜后使用；④对于完全不能耐受者，可以隔日使用或者暂停 3 ～ 5 天后使用。

3）消毒涂药时，注意保暖，并保护好患者的隐私。

4）在使用本品期间，患者应减少或避免自然阳光照射。

（3）酮康唑洗剂

1）清洗前先用消毒植物油或液状石蜡、甘油将头皮结痂浸泡使其柔软后，用棉棒或清洁毛巾轻轻擦除，再取 5 ml 酮康唑洗剂，搓揉按摩头皮 3 ～ 5 min 后洗净，每周 2 次。

2）水温不能太高，控制在 38 ℃左右，头皮洗净后及时擦干头皮，避免受凉。

3）观察患者用药后有无红斑、刺激等不良反应，用药部位如有烧灼感、红肿等情况应停药，并将局部药物洗净。

4）不得用于皮肤破溃处，避免接触眼和其他黏膜（如口、鼻等）。

（4）哈西奈德溶液

1）每日予湿巾清洁头皮后，用哈西奈德溶液外涂患处，每日早、晚各 1 次。

2）观察患者涂药部位皮肤有无烧灼感、刺痛及瘙痒感等不良反应，避免长期及大面积应用。

3）嘱患者勿抓挠头皮，避免将头皮抓破，造成感染，涂药后予患者戴无菌帽，并指导患者做好手卫生。

4．营养支持 脂溢性皮炎患者宜食用富含维生素 A、维生素 B_2、维生素 B_6、维生素 E 的食物，因为维生素 A、维生素 B_2、维生素 B_6 对脂肪的分泌有调节和抑制作用。维生素 E 有促进皮肤血液循环、改善皮脂腺功能的作用。富含上述维生素的食物有动物肝、胡萝卜、南瓜、土豆、卷心菜、芝麻油、菜籽油等。饮食以清淡为主，油脂类食物摄入过多会促进皮脂腺的分泌，使病情加重。同时，还要注意少食甜食和咸食及脂肪性食物（如蛋糕、巧克力、肥肉等），以利于皮肤的康复。忌食辛辣刺激性食物（如大蒜、辣椒等），因刺激性食物可影响机体内分泌，从而造成皮肤瘙痒伴刺痛，影响治疗。由于高碘食物可以让患者的毛囊角化甚至栓塞，所以患者不能使用高碘食物，如海带、紫菜等海产品。增加高蛋白质食物（如奶类、蛋、瘦肉、豆制品等）的摄入量，叮嘱患者禁饮酒，不喝浓茶，少喝碳酸饮料。适量提高膳食中纤维素含量，促进肠蠕动，减少脂类吸收，预防便秘。

5．健康指导

（1）做好患者心理护理，与患者进行积极的沟通和交流，使患者积极配合医护人员完成治疗和护理；及时向患者宣教，引起患者对此病的关注，积极坚持及配合治疗。

（2）饮食干预：以清淡、高蛋白质、营养丰富的饮食为主，要避免食用辛辣、刺激性食物，禁饮酒，少喝碳酸性饮料。

（3）生活干预：勤换内衣，保持皮肤清洁，作息规律，保证每天至少 8 h 的睡眠时间。

（4）皮肤及用药护理：勿抓挠皮肤，遵医嘱正确用药。

（5）充分休息，坚持锻炼，坚持治疗。

（三）护理效果评价及转归

患者脂溢性皮炎的病情变化及护理措施具体见表 10-26。

表10-26　患者脂溢性皮炎的病情变化及护理措施

移植前时间	脂溢性皮炎临床表现			护理
	头部	外耳郭	会阴部	
7 天	左侧头顶周围头皮大片黄色结痂伴脱屑	大片脱屑	红肿伴痒感	无菌毛巾擦浴头部，会阴部及外耳郭予地奈德软膏外涂
5 天	左侧头顶周围头皮大片黄色结痂伴脱屑	大片脱屑	红肿伴痒感	酮康唑洗剂洗头，哈西奈德溶液外涂头皮，会阴部及外耳郭予他克莫司软膏外涂，并予西替利嗪口服
3 天	左侧头皮少许黄色结痂伴脱屑	少许脱屑	正常	同上
1 天	正常	正常	正常	每日温水擦浴，会阴部及外耳郭予 0.05% 稀聚维酮碘消毒

（四）讨论

脂溢性皮炎是一种易发生在皮脂腺丰富部位的浅表性、炎症性疾病，按照发生率可以依次划分为面部、头部、胸部、下肢、上肢，炎症性的表现主要为油腻性脱屑与典型红斑，伴有轻度的瘙痒症状；非炎症性临床表现主要为头皮糠样脱屑。此例患者会阴部红肿伴有瘙痒，左侧头顶周围头皮大片黄色结痂伴脱屑，双外耳郭大量脱屑，皮肤极易被微生物及其毒素影响，造成皮肤屏障破坏程度加大。皮肤角质层是预防致病因子入侵的一个必不可少的屏障，因此，重视患者皮肤屏障功能的维持与恢复至关重要。

地奈德乳膏是糖皮质激素类药膏，该类药物起效快，但停用后容易复发，还可导致多种不良反应发生，如毛细血管扩张、皮肤萎缩、色素沉着等，不宜长期使用。他克莫司软膏是一种新型免疫调节剂，能够对 T 细胞活化予以抑制，将其应用于局部位置可充分发挥抗炎功效。由于脂溢性皮炎皮损部位有利于真菌生长，极易发生真菌感染，因此此例患者加用酮康唑洗剂洗头，使用哈西奈德溶液外涂头皮，使用他克莫司软膏外涂会阴部及外耳郭后，脂溢性皮炎症状得到控制，取得良好效果。

（程洁慧）

案例 67　急性淋巴细胞白血病合并阴囊皮肤感染

（一）病例介绍

患者，男性，43 岁，因"确诊为急性淋巴细胞白血病 1 个月，拟行强化治疗"第二次入院。入院后给予 VDLP 方案化疗。

入院第 10 天，患者发热，体温 39.2 ℃伴寒战，双侧阴囊轻度水肿，左侧为重，颜色发红，无分泌物，疼痛采用 VAS 评为 2 分。血常规及血生化检查示：WBC 0.61×10^9/L，NEUT 0.46×10^9/L，ALB 26.1 g/L。血培养提示：多重耐药菌铜绿假单胞菌。遵医嘱给予抗生素抗感染治疗。

入院第 12 天，阴囊水肿逐渐加重至中度，颜色由暗红色变为紫红色，左侧皮肤溃烂，约 5 cm×8 cm。VAS 评分为 3 分。遵医嘱继续抗感染治疗。

入院第 16 天，双侧阴囊重度水肿，皮肤破溃增大，约 15 cm×15 cm，左侧有血性渗液，黑紫色，VAS 评分为 5 分。遵医嘱先后调整多种药物抗感染治疗，同时给予重组人粒细胞刺激因子、输血、营养、止痛等对症支持治疗。经处理，肿胀逐渐减轻，但局部颜色发黑、溃烂。因患者骨髓抑制期无法清创，继续上述方法治疗。

入院第 28 天，患者自感阴囊疼痛突然加重，VAS 评分为 9 分，体格检查见阴囊右侧皮肤裂口约 7 cm，可见黄色脓性、血性液体流出，1/3 皮肤干性焦痂坏死（图

10-29，见彩图 10-29）。经多学科会诊，待血常规恢复，拟行清创植皮术，继续按上述方法治疗。

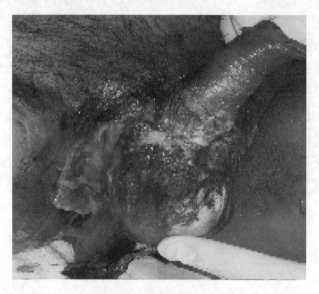

图 10-29　阴囊坏死

入院第 34 天，患者阴囊 2/3 皮肤干性焦痂坏死，经烧伤科会诊，转入烧伤科，在全麻下行会阴部清创术＋左侧股前外侧皮瓣转移术＋游离皮片移植（图 10-30，见彩图 10-30），术后给予抗感染等治疗，患者好转出院。阴囊皮肤变化及护理措施见表 10-27。

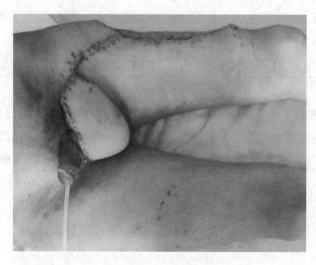

图 10-30　阴囊植皮后

表10-27　阴囊皮肤变化及护理措施

入院时间	皮肤情况			疼痛评分	护理措施
	水肿	颜色	渗出液		
第10天	轻度	微红	无	2分	生理盐水+50%硫酸镁湿敷，抬高
第12天	中度	由暗红色变为紫红色	少量	3分	生理盐水+0.05%聚维酮碘水，抬高
第16天	重度	黑紫色	中等血性	5分	生理盐水+3%双氧水+生长因子+蒙脱石散，抬高
第28天	中度	1/3黑色焦痂	黄色脓性血性	9分	生理盐水+0.05%聚维酮碘水+磺胺嘧啶银+碘伏纱布
第34天	无	2/3黑色焦痂	无	4分	生理盐水+0.05%聚维酮碘水+磺胺嘧啶银

　　患者第3次入院，骨髓形态提示复发，予VDP方案化疗，入院时阴囊植皮处伤口恢复良好（图10-31，见彩图10-31），左侧股前外侧（图10-32，见彩图10-32）取皮范围约25 cm×15 cm，内侧上方伤口边缘裂开形成创面合并感染，分别约10 cm×5 cm×1 cm和3 cm×4 cm×1.3 cm，无窦道及潜行，有黄绿色脓性分泌物。经烧伤科会诊，给予清创，庆大霉素8万单位加入生理盐水100 ml冲洗，持续负压吸引。入院第3天，血培养、分泌物拭子培养结果为多重耐药铜绿假单胞菌。遵医嘱根据药敏给予抗感染治疗及支持治疗，创面处理改用3%双氧水、生理盐水交替伤口冲洗，无明显改善。继续抗感染治疗及营养支持治疗。入院第22天，患者仍持续高热，抗感染治疗效果不佳，原发病未缓解，伤口未愈合。最终因经济原因放弃治疗出院。

（二）护理策略

1. 护理评估　　评估血常规变化、生命体征；阴囊感染期间评估感染部位、皮

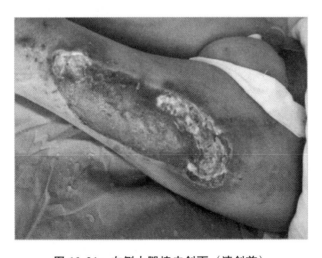

图10-31　左侧大腿植皮创面（清创前）

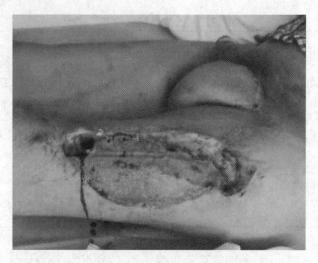

图 10-32 左侧大腿植皮创面（清创后）

肤颜色、面积、破溃及坏死程度、疼痛评分，以及护理措施效果。

2. 症状（体征）护理

（1）水肿的护理

患者阴囊肿胀，自制支撑用具，无菌手套充水后成为自制水囊，用清洁毛巾包裹将阴囊托起抬高，清洁毛巾柔软易与皮肤贴合，舒适度高，但要注意避免压迫水疱和接触锐利物品。50% 硫酸镁湿敷，动作轻柔，湿敷后及时清洗残留白色沉淀物，避免刺激皮肤，用看护垫保护皮肤，避免潮湿。

（2）皮肤破溃的护理

1）阴囊创面：肿胀期用生理盐水冲洗阴囊，预防感染加重，及时更换被服，保持床单位洁净。破溃后创面护理每日 3 次：用生理盐水、3% 双氧水、0.05% 聚维酮碘水冲洗消毒，3 天后渗出减少，加用表皮生长因子、蒙脱石散涂抹破溃处促进修复。

2）大腿创面：入住层流床，严格执行床旁隔离措施。烧伤科会诊，给予生理盐水 100 ml 加庆大霉素 8 万单位冲洗后，持续负压吸引，护士严密观察分泌物的量、颜色、性状，精准记录并报告医生，保持负压装置运行良好，教会患者正确翻身活动的方法，避免牵拉管道。3 天后由于渗液量少，改用生理盐水加庆大霉素与 3% 双氧水交替冲洗，每日 3 次。被子用支架支起，防止污染及摩擦创面。

（3）疼痛的护理：由于阴囊部感染逐渐加重，肿胀及感染破溃使疼痛感加重。应及时进行疼痛评分，让患者倾诉疼痛的感受，及时遵医嘱给予口服、肌内注射止痛药，观察药物不良反应，减轻疼痛，保证患者睡眠。

3. 用药护理

（1）聚维酮碘

聚维酮碘是一种高效消毒剂，可杀灭细菌、病毒、芽胞等病原体。使用聚维酮碘水能够起到抗感染、局部收敛的作用，患者经济困难，聚维酮碘与其他药物相比价格便宜。

护理方法：0.5% 聚维酮碘 10 ml 加入灭菌注射用水 90 ml 配制成 0.05% 聚维酮碘水 100 ml，软袋液体接头处插入 20 ml 注射器针头，对准破溃处及周围皮肤适当加压冲洗，以患者能够耐受为宜，此方法简单易行。为减少残留液对皮肤的细胞毒性，作用 5 min 后再次用生理盐水 100 ml 冲洗，每日 3 次。

（2）表皮生长因子

表皮生长因子能促进皮肤创面组织修复过程中 DNA、RNA 和羟脯氨酸的合成，诱导分化成熟的表皮细胞逆转化为表皮干细胞，加速创面肉芽组织的生成和上皮细胞的增殖，从而缩短创面的愈合时间，提高创面修复质量。

护理方法：阴囊水肿期后局部破溃，用 3% 双氧水消毒，再用生理盐水冲洗，后用 0.05% 聚维酮碘水消毒，再用生理盐水冲洗消毒后，用生长因子 2～3 喷，每日 3 次。

（3）蒙脱石散

通过与黏液糖蛋白相互结合，修复加强黏膜屏障对攻击因子的防御功能，促进受伤黏膜上皮细胞的再生和修复。

护理方法：阴囊部位用生理盐水冲洗，用 0.05% 聚维酮碘水消毒，再用生理盐水冲洗，给予生长因子，最后用蒙脱石散适量外敷于破损处，每日 3 次。使用后患者感觉舒适，肿胀疼痛有所缓解。

（4）遵医嘱给予新鲜冰冻血浆输注，促进伤口愈合。

4. 休息与运动　患者局部伤口感染，伴有肿胀、疼痛，无法下床活动，需卧床休息，并按时翻身。伤口疼痛时影响患者活动，必要时给予止痛药。活动以床上活动为主，如屈肘和足背屈活动，必要时对小腿进行按摩，使小腿肌肉被动收缩，防止长期卧床导致静脉血栓形成。

5. 营养支持　嘱患者进食高蛋白质、高能量、高维生素饮食，如新鲜鱼类、瘦肉、鸡蛋、蔬菜、水果及牛奶等食物，少量多餐，逐渐增加食物种类，禁食辛辣、刺激性食物。教会患者正确的烹饪方法，改变不良的饮食结构及习惯。

6. 心理护理　关注患者及其家属的心理状态，鼓励他们用正确的心态面对，给予心理安慰及支持。

7. 健康指导

（1）患者入住层流床

讲解入层流罩的注意事项，家属专人护理，注意自身个人卫生，勤洗澡，更换衣物，家属入层流罩接触患者时，必须先洗手、戴口罩，每日开窗 1～2 h，并用紫外线消毒，教会患者和家属正确的洗手方法。

（2）伤口负压吸引时注意避免牵拉吸引装置，保持密闭。

（三）护理效果评价及转归

由于患者属于急性白血病高危组，两次化疗后骨髓均未缓解，血培养及创面培养均为多重耐药菌铜绿假单胞菌感染，全身抗感染效果差、阴囊局部感染发展至局部坏死。由于积极给予集束化治疗护理措施为患者争取了时间，骨髓恢复、血常规上升，完成了清创植皮手术，植皮后阴囊皮肤恢复良好。第 3 次入院时，患者再次因多重耐药菌铜绿假单胞菌感染导致大腿植皮部位伤口裂开，经过多学科会诊等专业处置，原发病复发、感染，创面无法控制，住院 22 天因经济原因放弃治疗。

（四）讨论

积极的护理干预措施有助于延缓局部感染的进程。急性淋巴细胞白血病是血液系统的恶性肿瘤，由于疾病本身的免疫缺陷和反复化疗所致的中性粒细胞缺乏，患者极易发生感染，甚至发生败血症而引起死亡。该患者阴囊发生多重耐药菌感染，我们通过积极的护理干预，包括全面动态评估、根据感染的不同阶段采取药物方案、严格遵医嘱使用抗菌药物等措施，延缓了局部感染加重的进程，待骨髓恢复采取清创、手术等方法治疗，为患者争取一线生机。

应高度重视对血液病男性患者会阴部感染的预防。会阴部皮肤黏膜处于污染环境，女性患者会更加重视会阴部卫生，而男性患者由于生理结构特殊，化疗期间若不重视卫生清洁，更容易发生感染。在感染早期，男性患者因私密部位难以启齿，不愿主动告知自身症状，造成沟通不畅，容易错失早期治疗的最佳时机。对于皮肤感染的处理，早期预防是关键，应针对男性个性化修订血液病男性患者会阴部皮肤感染预防集束化干预措施。

（1）严格落实保护性隔离措施，加强患者及家属手卫生意识，注意床单位、生活用具及空气环境的清洁与消毒，避免病原体繁殖。

（2）制定男性患者会阴部皮肤的护理规范，主动提供专业健康指导。入院后每天温水清洁会阴部，粒细胞缺乏期用氯己定或高锰酸钾冲洗或坐浴，尤其注重包皮、阴囊、大腿根部等皮肤皱褶处清洁，观察、记录有无红、肿、疼痛、分泌物等感染症状；选择棉质内衣，保证透气性，发热、出汗时应随时更换被服；督促患者改进不良卫生习惯，尤其是文化程度较低的患者和家属，运用多种形式反复进行健康宣教，提高各项护理措施的依从性；加强沟通，注重对患者的心理支持。

（3）加强饮食指导：北方人饮食习惯以面食为主，蛋白质等营养物质摄入不足，发热、胃肠道反应等原因导致营养素消耗增加。应加强饮食、健康指导，调整饮食结构，增强患者机体的抵抗力及修复能力。

（王黎红　何　华）

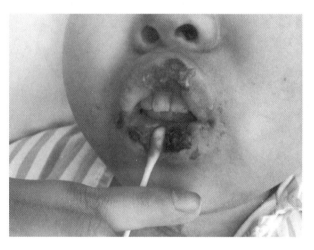

案例 68 噬血细胞性淋巴组织细胞增生症并发口唇溃疡

(一) 病例介绍

患者，女性，15 岁，因"发现 EBV 感染，反复肝功能异常 2 年余，确诊噬血细胞性淋巴组织细胞增生症，遗传性 NK 细胞功能缺陷，拟行表兄单倍体造血干细胞移植"入院，入院后行 FLU/BU+ATG 预处理方案。

移植后第 10 天，患者 WBC 0.1×10^9/L，Hb 62 g/L，PLT 4×10^9/L，下唇内侧见黄豆大小溃疡，体温 37.5 ~ 38.3 ℃。触碰时感到疼痛，疼痛评分为 1 ~ 2 分（采用 NRS 进行评分），能使用调羹进食半流质饮食。

移植后第 11 ~ 23 天，患者体温持续在 38 ~ 40 ℃，血常规恢复不明显，WBC 波动在（0.01 ~ 0.3）$\times 10^9$/L，PLT 波动在（1 ~ 9）$\times 10^9$/L。患者上下唇皮肤逐渐红肿，上下唇内侧多处溃疡，最大两处为 2 cm×3 cm，伴出血及少量脓液渗出，疼痛评分为 2 ~ 4 分（采用 NRS 进行评分），口唇皮肤破损处渗血，止血后形成血痂，张口进食或开口说话后易引发再次渗血，痂体反复增厚（图 10-33，见彩图 10-33），患者对说话和进食产生恐惧心理，不愿开口进食，予吸管进流质饮食。遵医嘱予全身抗生素（哌拉西林钠他唑巴坦钠、替考拉宁、氟康唑）静脉滴注治疗。

图 10-33 口唇溃疡出血渗液、痂体反复增厚

移植后第 24 ~ 40 天，患者每天发热，体温 37.3 ~ 39.8 ℃，血常规恢复不稳定，WBC 波动在（0.3 ~ 2.8）$\times 10^9$/L，PLT 波动在（7 ~ 17）$\times 10^9$/L。患者上、下唇血痂反复破溃出血，脓液渗出逐渐减少，疼痛评分为 2 ~ 3 分，水胶体敷料保护新生组织，吸管进流质饮食，使用调羹进食半流质饮食。

移植后第 41 ~ 45 天，患者间歇发热，高峰值为 39.7 ~ 40.1 ℃，WBC 波动在（1.5 ~ 2.8）× 10⁹/L，PLT 波动在（9 ~ 17）× 10⁹/L。诊断：造血干细胞移植植入失败。患者上、下唇皮肤溃疡面逐渐缩小，触碰时感疼痛 1 分，局部无渗出，半开口时无疼痛，使用调羹进食半流质饮食。

移植后第 46 ~ 50 天，患者间歇发热，高峰值 38.7 ℃，WBC 波动在（1.5 ~ 4.9）× 10⁹/L，PLT 波动在（9 ~ 15）× 10⁹/L。患者口唇溃疡完全愈合，张口无疼痛，进普通饮食。

患者第一次移植植入失败，2 个月后行第二次单倍体造血干细胞移植，供者为其叔叔，在移植后第 6 天，全血细胞分析示：WBC 0.02 × 10⁹/L，PLT 8 × 10⁹/L，口唇皮肤出现一 0.2 cm × 0.2 cm 破损伴出血，无皮肤、黏膜色泽改变，于生理盐水清洁后，上下唇每日外涂金霉素软膏，每日睡前外涂重组牛碱性成纤维细胞生长因子凝胶，剪裁唇形水胶体敷料覆盖保护，每天进行无菌换药，3 天后患者皮损完全愈合，继续予重组牛碱性成纤维细胞生长因子凝胶隔日一次、金霉素隔日一次交替外涂后，用水胶体敷料覆盖，至患者转出移植层流室，未再发生口唇皮肤破损。

（二）护理策略

1．护理评估

（1）高热的评估

每小时监测患者的生命体征、神志、尿量，观察物理降温或药物降温的效果、出汗量。

（2）口唇溃疡的评估

评估溃疡面积、深度、有无感染、疼痛情况。

2．症状（体征）护理

（1）高热的护理

患者住院期间反复高热，考虑主要原因为原发病引起的细胞因子风暴。

1）发热超过 39 ℃及时予冰袋物理降温，冰袋使用时包裹毛巾，不直接接触患者皮肤，或遵医嘱予糖皮质激素、吲哚美辛栓剂进行药物降温。若药物及护理措施无效，则 q2h 重复上述护理措施。

2）退热时患者大量出汗，及时擦身更换衣服、床单及被褥，补充液体，防止低血容量休克及坠床、跌倒。

（2）口唇溃疡的护理

1）清除血痂及渗出的脓液

①以生理盐水棉球清洁口唇，外敷纳米银离子敷料治疗，银离子能通过破坏微生物细胞代谢作用，对包括细菌、病毒、真菌在内的各种病原菌产生杀菌作用，并减轻伤口组织的炎症反应，促进伤口愈合。

②给予血小板输注，PLT $> 50 \times 10^9$/L 时，责任护士予生理盐水棉球湿敷口唇血痂处 20 ~ 30 min，待血痂软化后用生理盐水湿润过的棉签缓慢轻柔剔除软化的血痂及渗出的脓液。

③剔除过程中如遇新鲜渗血，立即外涂云南白药粉，再用干棉签进行按压止血，待出血停止后用生理盐水棉球继续清洗口唇残留的血痂及药粉，直至血痂及渗出的脓液清洗干净后予短波紫外线治疗仪照射口唇皮肤破损处，首次照射时间 6 s，第二天增加到 8 s，第三天增加至 10 s，之后均以 10 s 时间进行照射。

2）促进局部湿性愈合

①患者口唇血痂剔除后新生黏膜娇嫩，极易再次出血，为促进皮损的加速愈合，皮损局部紫外线照射后外涂重组牛碱性成纤维细胞生长因子凝胶。

②根据皮损大小，使用无菌剪刀裁剪出相应大小的纳米银敷料覆盖在上方，再根据患者口唇形状及大小用无菌剪刀剪出相应的水胶体敷料覆盖在纳米银敷料上方，为增加贴合度，口唇形状的水胶体敷料修剪成八爪鱼式，通过叠加覆盖的方式加固黏合。通过这样的敷料覆盖方式，不仅提供了局部伤口的湿性愈合环境，还对患者的口唇皮肤的延展性起到固定作用，避免因进食或说话导致再次出血及血痂形成。

③指导患者勿进行张大嘴巴的活动，如大声喊叫或大笑等。

④更换敷料方法：更换敷料前先准备好无菌用物，铺无菌治疗巾建立无菌换药区域，嘱患者两唇之间轻含湿润的生理盐水棉球，待水胶体敷料自行脱落。因皮肤破溃处渗血及渗液情况，纳米银敷料同样容易黏附于新鲜黏膜组织，让患者轻含更湿润的生理盐水棉球，直至纳米银敷料脱落。然后在无菌操作下进行止血、清创、紫外线灯照射、外涂重组牛碱性成纤维细胞生长因子凝胶、纳米银敷料加水胶体敷料覆盖。

3）更改饮食及口腔护理方式：考虑患者严重的口唇皮肤损害、张口受限的情况，在皮肤出血严重的几天，患者改为流质饮食，少量多餐，使用吸管进食，减少因口腔活动引起的口唇再次出血。患者严重口唇溃疡导致张口困难，弃用较粗的口腔护理棉棒，改用生理盐水棉签进行口腔护理，每日 3 次，发现白斑及时剔除，清洁口腔后用碘甘油外涂溃疡处，加强康复新液鼓漱式漱口，频次由每日 3 次改为每 2 小时（睡眠状态例外），鼓漱结束后指导患者坐位使左耳尽量靠近左肩后让漱口水慢慢从嘴角流出，嘴角处用无菌治疗碗盛接，避免污染口唇伤口，或导致水胶体敷料浮起。在此护理方法下，患者口腔内溃疡仅舌系带处有少量白斑，护理 1 周后愈合。

3．药物护理

（1）重组牛碱性成纤维细胞生长因子凝胶

高浓度碘酒、酒精、过氧化氢、重金属等蛋白变性剂可能影响其活性，使用前局部伤口清创后用生理盐水清洗，然后直接涂抹凝胶。2 ～ 8 ℃避光保存和运输。

（2）糖皮质激素

糖皮质激素具有抗炎、抗免疫、抗毒素、抗休克作用，副作用包括诱发或加重感染、蛋白质脂肪和电解质代谢紊乱、诱发高血压和高血糖、引起胃和十二指肠溃疡、骨质疏松、神经精神异常如情绪激动和失眠等。使用糖皮质激素期间需密切观察其副作用的发生，监测血压、血糖、电解质。

（3）吲哚美辛栓剂

用于高热的对症解热，可快速、大幅度、短暂退热，使用吲哚美辛栓剂后需密切观察体温、血压和出汗情况，避免大幅度退热引起大量出汗和血容量不足，遵医嘱予适当补液。

（4）金霉素软膏

适用于小面积溃疡面的感染，用药部位有烧灼感、瘙痒、红肿等情况应停药，久用易产生耐药性，使用不宜超过 7 天。

（5）云南白药粉

云南白药粉能使凝血酶原时间缩短，增加凝血酶原含量，并能诱导血小板的聚集和释放，同时对炎症物质的释放有抑制作用，能够防止创伤的感染。在清创过程中有新鲜渗血时外涂云南白药粉，再用干棉签进行按压止血，待出血停止后用生理盐水棉球继续清洗残留的血痂及药粉。

（6）纳米银敷料

银离子能通过破坏微生物细胞代谢作用，对包括细菌、病毒、真菌在内的各种病原菌产生杀菌作用，并减轻伤口组织的炎症反应，促进伤口愈合。伤口清创后将敷料覆盖于创面上，根据渗出物的量和伤口条件更换敷料，可每日更换或数日更换一次，使用时间不超过 2 周。

4. 休息与活动

（1）患者高热、PLT $< 20 \times 10^9/L$ 期间予卧床休息，通过播放标准化训练视频指导踝泵动作，每次锻炼 10 ～ 15 min，每天 3 ～ 4 次，每个运动单元要求以患者的最大耐力维持背伸、踝关节环转、屈跖各 5 ～ 10 s。

（2）PLT $> 20 \times 10^9/L$ 后陪护患者下床边活动，鼓励患者自己更衣、洗漱、吃饭、吃药、喝水等，进行日常生活能力训练，充分调动患者的主观能动性。

5. 营养支持

（1）每周进行营养评估，与营养师一起制订患者饮食计划。

（2）患者口唇溃疡导致进食困难，但消化道的消化吸收功能没有受到显著影响，故在补给营养的方法上是以肠内营养为主，予匀浆膳经吸管口服。

（3）在口唇出血严重期予米汤、鱼汤、牛奶、豆浆、蔬果汁等温凉流质饮食；出血情况改善后，予进食蛋羹、馄饨、米粥等半流质食物。

（4）了解患者既往饮食习惯，选择适合患者口味的食物，保持良好的就餐环境，必要时进食前予以止痛处理。

6．心理护理 患者反复高热、口唇溃疡致进食困难，心情烦躁。予解释原因，介绍治疗和护理方法，增强患者战胜疾病的信心。播放舒缓的音乐，转移患者的注意力，减轻其思想负担。

7．健康指导 嘱患者出院后按医嘱服药，定期复查血细胞计数、生化指标、病毒指标、免疫抑制剂浓度等，每周在移植专科医生门诊随访。嘱患者如有发热、皮疹、咳嗽、腹泻等不适，及时就诊。

（三）护理效果评价及转归

患者口唇溃疡病情变化及转归过程见表 10-28。

表10-28　患者口唇溃疡病情演变及局部治疗

移植后时间	溃疡面积（cm × cm）	疼痛评分	WBC（×10⁹/L）	最高体温（℃）	局部用药
第 10 天	0.5×0.5	1 ~ 2	0.1	38.3	碘甘油
第 11 ~ 23 天	2×3	2 ~ 4	0.01 ~ 0.3	40	碘甘油 + 纳米银敷料
第 24 ~ 40 天	2×1.5	2 ~ 3	0.3 ~ 2.8	39.8	紫外线灯照射 + 重组牛碱性成纤维细胞生长因子凝胶 + 纳米银敷料 + 水胶体敷料覆盖
第 41 ~ 45 天	1×0.5	1	1.5 ~ 2.8	40.1	重组牛碱性成纤维细胞生长因子凝胶 + 纳米银敷料 + 水胶体敷料覆盖
第 50 天	愈合	0	2.9	38.7	重组牛碱性成纤维细胞生长因子凝胶 + 纳米银敷料 + 水胶体敷料覆盖
二次移植后第 6 天	0.2×0.2	1	0.02	37	重组牛碱性成纤维细胞生长因子凝胶 + 金霉素 + 水胶体敷料
二次移植后第 10 天	愈合	0	0.02	36.9	重组牛碱性成纤维细胞生长因子凝胶 + 金霉素 + 水胶体敷料

（四）讨论

噬血细胞性淋巴组织细胞增生症（又叫噬血细胞综合征）是一种危及生命的高炎症综合征，以持续性发热、肝大、脾大、全血细胞减少、脏器功能损害甚至衰竭为其临床特点，病死率高，70% 的患者死于继发感染、出血、弥散性血管内凝血或多脏器功能衰竭。近年来，越来越多的研究阐明，EBV 是与噬血细胞综合征相关的一个明确病因，细胞因子风暴、高炎症反应及组织脏器免疫损伤为本病的病理生理特点。异基因造血干细胞移植主要适用于持续 NK 细胞功能障碍、复发性或难治性噬血细胞综合征、中枢神经系统受累或证实有家族性或遗传性疾病患者，是唯一一种已经确定的治疗方式。国外数据表明，异基因造血干细胞移植对噬血细胞综合征患者的治愈率可达67%，可以逆转患者的超炎症状态，恢复患者对病原体正常的免疫反应。

本例患者NK细胞功能缺陷，为家族遗传性噬血细胞综合征，第一次造血干细胞移植植入失败，持续低细胞期，反复高热，易引起低血容量休克，高热期间做好患者生命体征、神志、尿量变化的随时关注，及时补液，预防患者低血容量休克的发生。持续低细胞期使患者严重口唇溃疡恢复困难，动态评估、精准清创换药护理、湿性愈合预防了细菌入血及感染性休克；二次移植时遵医嘱予金霉素软膏预防浅表皮肤感染，重组牛碱性成纤维细胞生长因子凝胶促进修复，水胶体敷料保护，预防性用药及保持口唇局部清洁湿润，使溃疡快速愈合，减轻了患者的痛苦，提高了患者的生活质量。

（金爱云）

第十一章

自体造血干细胞移植

案例 69 自体造血干细胞输注的不良反应处理

（一）病例介绍

患者，男性，61岁，因"确诊多发性骨髓瘤7月余，拟行自体造血干细胞移植"入院，给予BU/CY方案进行预处理后行自体造血干细胞回输，计划当日回输共480 ml，分装8袋进行，输注前予建立安全的回输通路，准备好急救物品，氧气3 L/min吸入，同步心电监护，测生命体征正常，尿pH > 8，盐酸异丙嗪25 mg口服，甲泼尼龙40 mg、奥美拉唑40 mg静脉推注，自体造血干细胞在专业人员复温后以患者能耐受的最大速度进行快速回输，予床边陪伴，安慰患者稳定情绪，输注至第5袋干细胞时，患者主诉闻到大蒜味，感头晕、头痛，胸闷、气促，恶心、呕吐一次，为胃内容物，腹痛，解黄色糊便2次，T 36.5 ℃，PR 86次/分，R 21次/分，SpO_2 95%，BP 140/92 mmHg。立即调慢输注滴速，遵医嘱予格雷司琼3 mg静脉推注，调节氧流量为5 L/min，呋塞米20 mg静脉推注，对症处理后缓解，并成功将剩余干细胞输注完毕，回输后患者解黄色尿液400 ml，急查尿常规，结果正常。

（二）护理策略

1. 护理评估 评估生命体征，尿pH；评估回输装置、急救器材和药物准备情况；评估健康宣教掌握情况，与细胞室工作人员做好沟通。

2. 干细胞回输的护理

（1）置入中心静脉导管，妥善固定，保证输液通路通畅，满足干细胞回输滴速要求。深低温保存的干细胞回输时需快速输注，以患者耐受的最快速度输注。

（2）与细胞室工作人员保持密切联系，将采集的外周血造血干细胞在38 ℃水浴箱快速融化复温后，用专用细胞回输盒送至病房并于30 min内回输，如执行过程中出现病情变化，影响后续干细胞复温输注情况，应立即通知细胞室工作人员暂停复温，输注干细胞，待患者恢复后再继续，防止过早复温干细胞，造成细胞损伤。

（3）回输中不良反应的护理

1）回输过程中，患者感觉到呼吸有大蒜味，可安慰患者，告知患者原因，嘱患者张口呼吸，放松心情，适当减慢干细胞输注速度，协助患者多饮水，一般无需特殊处理，可自行缓解。

2）呼吸困难、胸闷：抬高床头，氧气吸入，根据氧饱和度调节氧流量，保持患者呼吸道通畅，监测其生命体征，床边陪伴并安慰患者，缓解其紧张情绪，遵医嘱积极对症处理。

3）头痛、头晕、血压升高：密切观察患者的病情，严密监测血压，遵医嘱予硝苯地平 5 ~ 10 mg 舌下含服等降压处理，必要时予甘露醇降低颅压，缓解疼痛，提高舒适度，注意观察用药效果及不良反应。

4）恶心、呕吐：轻者无需特殊处理，指导患者深呼吸，缓解不适，反应较重的患者，注意呕吐时头偏向一侧，防止误吸，呕吐后协助患者漱口，保持口腔清洁，必要时遵医嘱予格雷司琼、甲氧氯普胺等止吐处理，注意观察用药效果。

5）腹痛、腹泻：协助患者取舒适的体位，腹部保暖，减轻疼痛，必要时遵医嘱予解痉、镇痛、止泻等药物治疗，并观察疗效，便后做好肛周护理。

3．用药护理

（1）异丙嗪

自体干细胞回输前，异丙嗪是临床常用的抗过敏药，有明显的中枢安定作用，能降低体温和镇吐。因此，临床上对各种原因引起的过敏症状或预防过敏反应均为首选常用药，其不良反应有嗜睡、头晕、过敏，其中老年患者用异丙嗪易发生头晕、呆滞、精神错乱和低血压。

护理方法：询问患者有无异丙嗪或吩噻嗪类药物过敏史，如有过敏者可改用其他药物替代，回输前 30 min 预先应用异丙嗪或地塞米松，预防发热反应，注意观察患者有无头晕、口干、心悸等不良反应。指导患者在床边大小便，以防由于头晕、嗜睡引起跌倒。

（2）利尿剂

防冻剂二甲基亚砜（DMSO）是引起自体造血干细胞输注不良反应的主要原因，利尿剂的使用可以促进 DMSO 的排出，使用中要注意有无低血压、低血钾等不良反应。

护理方法：按医嘱加强碱化、水化，注意多饮水，测尿 pH 为碱性后方可开始输注干细胞，根据患者病情遵医嘱适时予利尿剂静脉推注，关注用药后患者的尿量、尿色及电解质、尿常规结果。

4．心理护理　回输过程中要全程床边陪伴，多与患者沟通，给予患者勇气增强患者信心，鼓励患者的家属、亲友、同事通过探视窗、电话等加强与患者的沟通和交流，减少患者的孤独感，使患者树立与疾病作斗争的信心，积极配合治疗。

造血干细胞移植患者隔离期间在陌生、狭小的环境容易产生孤独、不安、焦虑甚至恐惧的心理，因此适时、有效的心理干预对于控制患者情绪、增强疗效、降低并发症具有积极意义。借助纠正不良认知、有效沟通、放松训练帮助患者达到生理 - 心理 - 社会层次的整体性满足，最大限度地帮助患者宣泄自己的不良情感，增强患者治疗的积极性。

5．健康指导 根据患者的性格、文化层次以及理解能力，讲解自体造血干细胞移植的相关知识，包括输注干细胞的流程、术中可能出现的不适以及配合要点，教会患者当输注干细胞过程中闻到大蒜或烂苹果等异味时张口呼吸的正确方法，告知患者若有腰酸、腰痛、解红色尿液时及时告诉医护人员积极配合处理，以缓解患者的焦虑情绪及取得患者的配合。

（三）护理效果评价及转归

患者自体造血干细胞回输后第 13 天血常规重建，顺利出仓继续康复治疗（造血功能重建的标准为：血小板植入，即连续 7 天脱离血小板输注，PLT ≥ 20×10^9/L；中性粒细胞植入，即连续 2 天 NEUT ≥ 0.5×10^9/L）。

（四）讨论

大剂量化疗联合自体造血干细胞移植能够显著提高淋巴瘤患者的疗效，延长其生存时间。干细胞输入体内的冷冻保护剂——DMSO 对人体有一定的毒性，DMSO 是细胞渗透性保护剂，有效降低细胞冰点、减少细胞内外冰晶的产生、有效降低自由基损伤细胞，从而改变细胞膜对电解质、有毒物质、代谢活动产物等的通透性。但是 DMSO 输入体内后可快速被血液稀释，然后大部分从肺呼出，在回输过程中，患者会感觉呼气中有难闻的大蒜或烂苹果异味，多数患者可出现恶心、呕吐、胸闷等症状，其发生率与 DMSO 输注量有关，输注剂量越大，发生率越高。输注快导致单位时间输入患者体内有核细胞数多且 DMSO 量大，而短时间内输入大量含 DMSO 且高渗的液体，会造成患者心脏负荷加重。输注过程中要密切关注患者的生命体征变化。保养液中的酚红指示剂很快由肾排出，尿色变红，一般不需特殊处理。冷冻后的造血干细胞中存在破碎的红细胞，可造成一过性的血红蛋白尿。裂解的干细胞被快速输入体内，有引起急性肾衰竭的危险。不过这些副作用大多是一过性的，有研究显示，副作用的发生率与其血细胞输注剂量成正比，特别是在输注冻存干细胞剂量较大时，要注意患者是否出现毒副作用。

低温保护剂中 DMSO 在脱离深低温环境时，会对干细胞造成极大的损伤，在 4 ℃条件下 5 min 后造血干细胞将损失 25%，放置 30 min 可造成 75% 造血干细胞损伤，造血干细胞解冻后应立即回输。因此输注过程中医、护、技团队的密切配合是患者顺利安全完成冻存干细胞输注的关键。

（葛永芹　朱霞明）

案例 70　自体造血干细胞移植后并发谵妄

（一）病例介绍

患者，男性，65 岁，因"确诊多发性骨髓瘤 10 个月，拟行自体干细胞移植"入院。患者有帕金森病 10 年余，入院后给予美法仑 320 mg 预处理方案。

自体干细胞回输后 2 h，患者出现阵发性语言不利，找词困难，四肢不自主活动，手舞足蹈，主诉憋气感。时间和人物的定向准确。急诊头颅 CT 平扫排除梗死病灶和脑出血。夜间患者症状无改善，彻夜未眠。

移植后第 1 天，患者精神亢奋，自言自语，话多不连贯，与空气交流，表情紧张，主诉憋气感；行为动作多，伴有摸索行为，称"床边有人"。夜间患者症状加重，间断拍门，大喊大叫，反复要求走出房间，有欲摔监护仪和热水壶行为，并伴幻视。

移植后第 2 天，患者能入睡，有摸索行为，回答基本正常。

移植后第 3 天，患者精神症状消失，交流正常。

（二）护理策略

1. 护理评估

（1）评估谵妄的危险因素

抑郁、高风险药物等。患者入层流病房时 PHQ-9 量表（patient health questionnaire-9，PHQ-9）评分 9 分，有轻度的抑郁情绪。患者有帕金森病史，需要长期服用司来吉兰片、多巴丝肼片等高危药物。移植过程中使用的多种药物都可诱导药物相关性精神障碍，如广谱抗真菌药伏立康唑、抗组胺药物盐酸异丙嗪。

（2）评估谵妄的诱发因素

环境、是否存在感染或受到精神刺激等。睡眠障碍是谵妄诱发因素之一，因层流病房内活动范围受限，患者易出现睡眠紊乱；该患者白天睡眠时间增多，而夜间睡眠指数评分（sleep quality scale，SQS）为 7 分，常常睡眠浅，多梦。

（3）选择适宜的评估工具

意识模糊评估法（confusion assessment method，CAM）简短量表、简易精神状态检查（mini-mental state examination，MMSE）。经过评估该患者 CAM 阳

性，MMSE 评分 25 分，提示轻度认知功能障碍。

中文版 CAM 简短量表应用于国内的内、外科病房的老年患者，具有满意的信度和效度，且简单易行，操作方便，可作为评估老年患者谵妄的一种有效工具。包括以下条目：①急性发病或病情波动性变化；②注意力不集中；③思维混乱；④意识水平的改变。诊断要求必须满足①和②这 2 条，并且至少满足③或者④其中的 1 条。

MMSE 旨在量性评估认知损伤严重程度，持续记录患者认知的变化。该量表包括时间定向力（5 分）、地点定向力（5 分）、即时记忆力（3 分）、注意力与计算力（5 分）、短期记忆力（3 分）、命名（2 分）、理解力（3 分）、跟读（1 分）、阅读（1 分）、书面表达（1 分）及画图（1 分），共 11 个条目，总分 30 分。其中 24 ～ 30 分为无认知功能障碍，18 ～ 23 分为中度认知功能障碍。

2．症状（体征）护理

（1）谵妄的护理

1）减轻谵妄危险因素的护理

①定向力方案：提供时钟、日历、可看到户外的窗户，用言语帮助患者重新定向，反复进行时间、地点等问答以增加感知。

②认知刺激：患者存在认知损害时，可让家属或朋友进行视频探望，必要时，在严格遵守无菌要求的情况下进入层流病房探望。同时应避免感觉过度刺激，如过热、过冷的水等，特别是在夜间。

③促进生理性睡眠：恢复正常的觉醒周期，确保患者睡眠。可以播放轻音乐等，减少患者白天睡眠时间，夜间集中进行护理和医疗操作。减少夜间噪音。

2）谵妄发生时的护理

①保证患者的安全，做好各类导管的固定。整理患者的床边物品，防止患者自伤和毁物。

②采取一对一护理，严密观察患者的精神症状和行为，及时发现隐患。

③频繁安慰、触摸及言语上引导患者可以减少患者的破坏性行为。对于患者的妄想和幻觉既不能赞同也不能质疑。

④必要时，根据医嘱给药。

（2）低氧血症的护理

给予 2 ～ 3 L/min 低流量吸氧，$SpO_2 > 95\%$。

3．用药护理

（1）喹硫平

本药通过结合对多巴胺 D_2 受体和 $5\text{-}HT_2$ 受体的拮抗作用而发挥其治疗精神分裂症以及双相障碍中抑郁和躁狂的情绪稳定作用。

护理方法：喹硫平片 0.05 g，每晚服用。

护理要点：整片吞服，不得掰开、压碎或咀嚼。老人使用该药物时，更易发生直立性低血压，护士应密切观察。

（2）奥氮平

本药可能通过对多巴胺受体和 5-HT$_2$ 受体的拮抗作用而发挥其治疗精神分裂症的作用。

护理方法：遵医嘱予奥氮平片 1.25 mg 每日一次口服给药。

护理要点：按时服药，可与或不与食物同服。

4. 休息与运动 减少环境及外在的刺激，保持安静，室内明亮，但禁止光线直射，避免引起患者烦躁。

5. 营养支持 维持水、电解质平衡，适当补充营养，了解患者进食、咀嚼、吞咽的能力。

6. 心理护理 患者出现烦躁不安时，护士不可大声制止，避免快速的言行，与其交流时慢慢地、清晰地、平静地说话，保持眼神的接触，使用简短的句子和普通的词汇询问，并给予明确的答案。护士采用共情、陪伴、焦点式提问等技术对患者进行支持性心理干预。

7. 健康指导

（1）指导患者按时服药，喹硫平片整片吞服，不得掰开、压碎或咀嚼。

（2）指导患者保持正常的作息时间。

（3）对患者进行造血干细胞移植流程和注意事项的介绍。

（三）护理效果评价及转归

通过药物治疗和行为干预，患者能随之放低音量，情绪慢慢缓和下来，简单表达一些想法和配合完成护理工作。通过睡眠调节措施，患者睡眠较前改善，睡眠评分为 4 分。通过安全管理，在谵妄期间无跌倒、非计划拔管等意外事件。

移植后第 3 天，患者精神症状消失，CAM 阴性，MMSE 评分 28 分，为正常状态。

（四）讨论

谵妄是以中枢神经系统急性功能障碍为主要特征的疾病，又称为急性脑综合征。以觉醒水平和认知功能的紊乱为主要特点，表现为意识清晰度下降，可伴记忆和定向障碍、思维睡眠紊乱，常伴有幻觉，症状有不稳定性。谵妄并不是一种疾病，而是由多种原因导致的临床综合征。接受造血干细胞移植的患者常有焦虑、情绪异常等精神并发症，其中谵妄是较常见的并发症。一项研究表明，约 50% 造血干细胞移植患者在预处理后 4 周内会发生谵妄。在接受自体造血干细胞移植的多发性骨髓瘤患者中，近一半的患者在诱导治疗后存在学习、记忆及执行能力的损害。而造血干细胞移植患者发生谵妄的治疗较复杂，因此，谵妄的早期识别及早期处理极其重要。

要善于发现并鉴别谵妄的前驱症状。谵妄的先兆表现有焦虑、睡眠障碍、记忆力减退、知觉障碍、注意力不集中、易激惹。儿童有退行性行为等。临床表现有注意力损害，晨轻暮重；记忆及时间、地点定向力障碍；思维语言障碍，思维奔逸、病理性赘述；日夜颠倒；情感障碍，如焦虑、恐惧、淡漠、悲伤；感知障碍，如错觉、幻觉。分躁动型（30%），淡漠型（24%）和混合型（46%）。

调整环境，确保患者睡眠充足，恢复正常的觉醒周期。白天保证病房内的采光，提供时钟、日历、可看到户外的窗户，播放轻音乐，减少患者白天的睡眠时间。夜间关灯，集中进行护理和医疗操作，包括给药，减少夜间噪音。用言语帮助患者重新定向，反复进行时间、地点等问答以增加感知。保证环境安全，患者有过激行为时，及时将房间中的仪器设备和危险物品移除至病房外，防止患者自伤和毁物。做好各类导管的固定工作，必要时减少输液，24小时陪护。

提供心理支持。医护人员除了要以简单易懂的语言向患者讲解造血干细胞移植后的注意事项及可能发生的并发症问题，还应采取心理干预措施。护士做好自我介绍，主动关心、耐心倾听，可采用共情、正常化、陪伴、焦点式提问等技术对患者进行支持性心理干预。护士也可向患者列举一些以往成功移植的案例，增强患者的信心。在患者出现幻觉时不要给予否定，陪伴患者，并询问患者希望护士能为他做什么，给予他怎样的帮助。不要参与共谋，也不要许下不能实现的诺言，避免争论，以免引起患者的攻击行为。

抗精神病药物通常用于谵妄患者出现激越行为、威胁到自身或他人安全及非药物治疗无效时。它可以减轻谵妄发作的严重程度并缩短持续时间。但对伴有帕金森综合征的患者应该避免使用氟哌啶醇，可优选非典型抗精神病药，如喹硫平、利培酮、奥氮平。护士应遵医嘱给药，认真检查其口腔，避免患者藏药或将藏匿的药物一次吞服，导致意外事件发生。

（钱　颖　钟洪波）

第十二章

脐血造血干细胞移植

案例 71 　脐血造血干细胞移植并发植入前综合征

（一）病例介绍

患儿，男性，7 岁，因"确诊重型再生障碍性贫血 1 年余，拟行脐血造血干细胞移植（cord blood stem cell transplantation，CBSCT）"入院，入院后行 FLU+CY+TBI 预处理，回输脐带血干细胞 37.3 ml，HLA 8/10，供 A⁺ 受 A⁺，供男受男，脐带血总有核细胞 $4.96 \times 10^{7}/kg$，CD34⁺ $4.01 \times 10^{5}/kg$，输注过程顺利，无不良反应发生。

移植后第 5 天，患者开始发热，最高体温 38.9 ℃，未见畏寒、寒战，全身出现密集的红色针尖样皮疹，突出于皮肤表面，颜面部、耳郭、颈部、躯干、双上肢及双下肢密集分布，颜色鲜红，伴有瘙痒，占体表面积的 85%。

移植后第 6 天，最高体温 39.6 ℃，全身皮疹面积扩大，波及双手掌大、小鱼际和大腿内侧，瘙痒明显，皮疹占体表面积的 95%。

移植后第 8 天，最高体温 39.2 ℃，躯干部皮疹颜色由鲜红色转为暗红色，其他部位皮疹仍呈鲜红色，皮疹占体表面积的 75%，无瘙痒。

移植后第 9 天，体温恢复正常，最高体温 36.7 ℃，躯干部皮疹颜色仍呈暗红色伴色素沉着，双上肢及双足皮疹颜色转为暗红色，颜面部、耳郭、双手掌、颈部皮疹仍呈鲜红色，占体表面积的 15%，无瘙痒。

移植后第 11 天，最高体温 36.5 ℃，全身皮疹消退，皮肤干燥，色素沉着，无瘙痒。患者近 1 周来，大便 1 ~ 2 天一次，性状为黄色成形便，无腹泻。

（二）护理策略

1. 护理评估 评估植入前综合征（pre-engraftment syndrome，PES）的发生时间，皮疹发生的部位、面积、颜色与瘙痒程度，体温，大便，护理效果等。

2. 症状（体征）护理

（1）皮疹的护理

1）观察皮疹的颜色和皮疹出现的时间、面积及伴随症状。

2）及时修剪患者指 / 趾甲，指导患者在皮肤局部瘙痒难忍时，勿直接用手抓挠皮肤，可使用一次性无菌棉签的棉签头轻轻划皮，以改善或减轻局部不适症状。

3）穿宽松、柔软的棉质衣裤，每日消毒湿巾湿扫床2次，每周更换无菌床单位，保持床单位的清洁、干燥、平整，避免摩擦皮肤。

4）每日擦浴后选用温和无刺激的润肤露涂抹全身，避免使用碱性的沐浴液和肥皂，避免使用刺激性强的化妆品涂抹皮肤。

5）更换PICC敷料及敷贴时，使用透气脱敏敷料预防皮肤过敏，使用粘胶祛除剂去除敷贴，撕除敷贴时动作轻柔，避免撕破皮肤。

（2）高热的护理

1）给予高热量、高蛋白质、高维生素的流质或半流质饮食，并协助患者多饮水，必要时静脉补充液体以防止水电解质紊乱。

2）遵医嘱应用物理降温或药物降温。

3）做好基础护理，加强口腔护理，预防口腔感染；加强皮肤护理，及时擦干汗液，勤换被服。

3．用药护理

（1）注射用甲泼尼龙琥珀酸钠

类固醇类药物是治疗PES的首选药物。注射用甲泼尼龙琥珀酸钠2 mg/（kg·d）q12h静脉滴注。注射用甲泼尼龙琥珀酸钠的不良反应较多，护士在治疗过程中要严密观察用药后的不良反应，如患者的血糖、血压，有无应激性溃疡，遵医嘱应用胃黏膜保护剂，警惕消化道出血的发生。每日护理时仔细检查患者的眼、耳、口腔、咽部、肛周等有无感染发生，严格无菌操作。

（2）维生素E软膏

维生素E外用具有抗氧化和润肤、止痒的作用。每日温水擦浴后，全身外涂维生素E软膏，避开皮肤破溃处，避免接触眼睛和其他黏膜。

（3）地奈德乳膏

地奈德乳膏为糖皮质激素类药物，具有抗炎、抗过敏、止痒及减少渗出的作用，适用于对皮质类固醇治疗有效的各种皮肤病，如湿疹等引起的皮肤炎症和皮肤瘙痒。瘙痒明显部位予地奈德软膏外涂，采用无菌棉签均匀涂抹于患处，每日2～4次。不应大面积长期使用，避免接触眼睛。

（4）芦荟胶

从一种天然草本植物"芦荟"中萃取而成，其具有消炎、杀菌、镇痛等功效，可用于治疗皮炎、湿疹等皮肤病。采用无菌棉签取适量芦荟胶涂抹于皮疹处，等渗透后再涂抹，每日3次。芦荟有一定的致敏率，使用前需做敏感测试，在耳后涂抹1小时后看有无敏感现象发生，无敏感现象可正常使用。

4．休息与活动 保证患者充足的休息、睡眠，高热时，嘱咐患者绝对卧床休息，加用床栏，防止跌倒、坠床。PLT > 20×10^9/L，Hb > 60 g/L时，鼓励患者在床边适当活动，加强巡视，保证护理安全。

5．营养支持 鼓励患者进瘦肉、鸡蛋、牛奶等食物，以补充营养，满足机体消耗，限制煎、炸油腻食物，葱、姜、蒜、辣椒等不宜进食，以免加重皮肤瘙痒程度。饮食制作过程需注意严格消毒，食物应新鲜洗净，勿食变质、变味的食物，严防肠道感染的发生。

6．心理护理 患者可能存在焦虑、烦躁等不良情绪，需要护理人员进行心理疏导，抽出时间多陪伴，耐心倾听患者感受，解释患者出现相关症状的原因、治疗过程及预后等，消除患者的恐惧心理，与家属沟通，取得其积极配合。

7．健康指导 PES发生时，患者皮肤常出现大面积皮疹，并伴有瘙痒，此时，血细胞仍较低，指导患者剪短指甲，勿搔抓皮肤，告知抓破皮肤诱发感染的危害。每日擦浴后外涂温和无刺激的润肤露，穿棉质透气的衣服。发热出汗时加强口腔护理，勤漱口，多饮水，注意卧床休息，减少体力消耗，注意护理安全。发生腹泻时，加强肛周护理，便后用湿巾纸擦拭肛周，外喷皮肤保护剂，避免失禁性皮炎的发生。

（三）护理效果评价及转归

患者PES症状变化及用药情况见表12-1。

表12-1　患者PES临床症状及治疗用药情况

移植后时间	最高体温（℃）	皮疹部位	范围（%）	颜色	有无瘙痒	治疗用药
第5天	38.9	颜面部、耳郭、颈部、躯干、双上肢及双下肢	85	鲜红	有	亚胺培南和阿米卡星静脉滴注，维生素E软膏+地奈德乳膏外涂
第6天	39.6	颜面部、耳郭、双手掌、颈部、躯干、双上肢及双下肢	95	鲜红	有	甲泼尼龙静脉滴注，维生素E软膏+芦荟胶外涂
第8天	39.2	颜面部、耳郭、双手掌、颈部、双上肢及双下肢	75	躯干部转为暗红	无	甲泼尼龙静脉滴注，维生素E软膏+芦荟胶外涂
第9天	36.7	颜面部、耳郭、双手掌、颈部	15	躯干部、双上肢及双下肢转为暗红	无	甲泼尼龙静脉滴注，维生素E软膏+芦荟胶外涂
第11天	36.5	/	0	皮疹消退，无色素沉着		甲泼尼龙静脉滴注，维生素E软膏外涂

(四)讨论

PES 是 CBSCT 特有的、常见的并发症，发生在中性粒细胞植入之前，以发热、皮疹、腹泻等为主要临床表现的一种免疫反应，一般而言，发生于中性粒细胞植入前 6 天或更早。PES 常与 GVHD 的发生密切相关，因此，早期诊断、早期处理至关重要。移植后患者首次发热，体温大于 37.5 ℃ 并有上升趋势时要同时由外周静脉和中心静脉导管留取血培养各 1 份，以排除感染性发热；但血培养结果不能实时获得，加之 PES 的发生时间段常在粒细胞缺乏期，经验性抗感染治疗必不可少。除了非感染性发热之外，皮疹是 PES 最常见的临床表现，患者在 CBSCT 后 5 天出现全身密集的红色针尖样皮疹，占体表面积的 85%，此时，遵医嘱应用一线治疗药物注射用甲泼尼龙琥珀酸钠。患者皮肤出现大面积皮疹，其皮肤屏障遭到破坏，且伴发高热、出汗多；另外，患者年龄小，自我控制能力差，皮肤瘙痒时极易抓挠皮肤，进而加重皮肤感染。皮疹发生后，每日给患者温水擦浴后全身外涂无刺激性维生素 E 软膏，保持皮肤的清洁湿润；瘙痒明显时予地奈德软膏外涂，均匀涂搽于患处，每日 2 ~ 4 次，但其为糖皮质激素类药物，不应大面积长期使用。基于上述药物疗效分析及患者皮疹面积的进展程度，我们采用从天然草本植物"芦荟"中萃取而成的芦荟胶治疗患者的皮疹，补充患者皮肤中损失的水分，恢复其胶原蛋白的功能；并在皮肤表面形成保护膜隔离污染环境，具有补水、消炎、杀菌、止痒等功效，促进了皮疹愈合的同时也达到了抗感染的目的。

(华　青)

案例 72　脐血造血干细胞移植治疗先天性角化不全

(一)病例介绍

患儿，男性，2 岁 7 个月，因"先天性角化不全合并先天性再生障碍性贫血 6 月余，拟行脐血造血干细胞移植"入院。入院时全血细胞分析示：WBC 2.35×10^9/L，Hb 44 g/L，PLT 6×10^9/L，口腔及全身皮肤黏膜完整，四肢指 / 趾甲软化，发育不良（图 12-1，见彩图 12-1）。入院后行 FLU+CY+ 螺旋体层放射治疗 - 全身照射（helical tomotherapy-total body irradiation，HT-TBI）预处理。在 HT-TBI 治疗前 30 min 给予患儿水合氯醛 7 ml 口服，并予地西泮 5 mg 静脉应用，在治疗过程中患儿安静平卧，未再使用镇静剂，在治疗结束后呕吐一次。口腔黏膜在移植后 5 天出现破溃，遵医嘱每日予患者紫外线照射，以及外用冻干重组人酸性成纤维细胞生长因子外喷破溃处每日 2 次。移植后第 8 天，破溃处出现明显触痛，疼痛评分（采用面部表情疼痛评分量表进行评估）为5分，患者拒绝饮食，遵医嘱予静脉应用盐酸曲马多50 mg后疼痛好转，移植后第10天，破溃处愈合。脐带血干细胞在移植后第16天获得中性粒细胞植入。

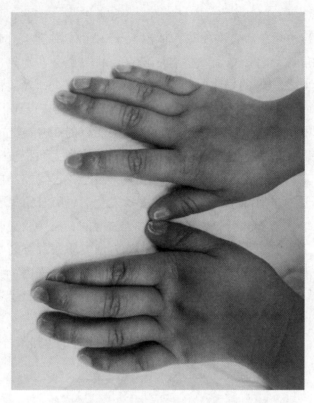

图 12-1 双手指甲软化、发育不良

（二）护理策略

1. 护理评估 评估患者年龄、全血细胞分析、四肢指/趾甲情况、口腔及全身皮肤黏膜完整程度、生命体征、配合程度，以及护理效果等。

2. 症状（体征）护理

（1）四肢指（趾）甲软化，发育不良：保持层流病房内适宜的温湿度，温度22～24 ℃，湿度50%～60%，患儿床单位用品采用高压灭菌消毒，每周更换一次。每日采用0.5%聚维酮碘擦浴一次，告知患儿及家属勿抓挠指（趾）甲及周围皮肤，预防指（趾）甲感染。患儿住院期间四肢指（趾）甲软化情况未恶化、未发生感染。

（2）呕吐：HT-TBI治疗前后严密观察患儿有无呕吐，当患儿发生呕吐时，应帮助患儿坐起或侧卧，头偏向一侧，以免误吸；呕吐后立即给予漱口，及时处理呕吐物。观察患儿呕吐的特点，记录呕吐的次数、呕吐物的性质、量、颜色和气味；指导患儿进餐后勿立即躺下，以免食物反流，诱发恶心、呕吐。

（3）口腔黏膜炎（oral mucositis，OM）：每天晨起、三餐后各刷牙 1 次，两餐之间、呕吐后、睡前及夜间起床厕入时协助患儿采用 2.5% 碳酸氢钠溶液、维生素 B_{12} 以及庆大霉素注射液交替漱口预防 OM 的发生。出现 OM 时，遵医嘱予紫外线照射治疗及外用冻干重组人酸性成纤维细胞生长因子外喷破溃处，并给予患儿进食低残渣、无刺激、易消化的半流质或流质食物，如米汤、面条、果汁等，以减少对口腔黏膜的刺激；在患者口腔疼痛拒绝进食期间，遵医嘱予静脉营养支持。

3．用药护理

（1）水合氯醛：在 HT-TBI 治疗前使用可起到镇静和解除焦虑的作用，使治疗过程比较安全平稳。因对它的敏感性个体差异较大，剂量上应注意个体化。另外，本药对胃黏膜有刺激，易引起恶心、呕吐，应在饭后服用；对肝、肾也有损害作用，因此，肝、肾、心脏功能严重障碍者禁用。

（2）地西泮：为长效苯二氮䓬类药，可引起中枢神经系统不同部位的抑制，临床表现可自轻度的镇静到催眠甚至昏迷不等。以静注为宜，常见的不良反应包括嗜睡、头晕、乏力等，大剂量可有共济失调、震颤。幼儿中枢神经系统对本药异常敏感，应谨慎给药，最大用量为 5 mg。

（3）盐酸曲马多：为中枢性止痛药。最常见的药物不良反应是恶心和眩晕，长期使用不能排除产生耐药性或药物依赖性的可能。与中枢神经系统抑制剂（如地西泮）合用时应适当减量。肝、肾功能不全者、有心脏疾患者应酌情减量或慎用。

（4）外用冻干重组人酸性成纤维细胞生长因子：是成纤维细胞生长因子（FGF）家族成员之一，是一种多功能细胞生长因子，用于创面，可促进创面愈合。部分使用者可能会出现瘙痒、皮疹、轻微发热和创面疼痛，此时，应停止使用并加抗过敏药物治疗。使用时，将本包装中所配制的 10 ml 溶媒倒入装有 FGF 冻干粉的瓶中，盖（卡）上包装中所配置的喷雾器头后，即可直接将药液喷于破溃处，注意溶解过程中应避免污染。

4．营养支持 在患儿入院行脐血造血干细胞移植后，所有食物需高压消毒后方可食用。饮食制作要求无菌，双手保证卫生；鼓励患儿进食高热量、高蛋白质、高维生素食物，如虾类、瘦肉、鸡蛋及牛奶等，以补充营养；必要时遵医嘱予静脉营养支持。

5．健康指导 先天性角化不良的特征性临床表现为皮肤色素沉着、指（趾）甲萎缩、口腔黏膜白斑，常可继发造血功能下降或衰竭。脐血造血干细胞移植期间，预防感染和出血至关重要，住院期间应严格执行无菌操作，做好保护性隔离措施。指导患儿勤漱口，预防 OM；加强饮食卫生，预防肠道感染；保持大便通畅，避免情绪激动、哭闹，预防出血；做好全身皮肤的观察和护理，预防皮肤感染和出血。

（三）护理效果评价及转归

患者 HT-TBI 治疗顺利，过程中未再使用镇静剂，仅在治疗结束后呕吐一次。移植过程中未出现发热，于移植后第 5 天出现口腔黏膜炎，移植后第 10 天愈合；移植后第 16 天脐带血干细胞获得中性粒细胞植入。

（四）讨论

先天性角化不良是一种遗传性骨髓衰竭综合征，与端粒维持相关基因缺陷导致的先天性中胚叶及外胚叶发育不良综合征有关，常累及多系统（以更新较快的组织为主），如黏膜、上皮及骨髓组织等。患者常具有典型的皮肤、黏膜异常三联征，表现为皮肤色素沉着、指（趾）甲萎缩、口腔黏膜白斑。造血干细胞移植是唯一的根治手段。

螺旋体层放射治疗是一种特殊的旋转调强放疗，在 CT 引导下可 360° 聚焦体层照射肿瘤，从而对恶性肿瘤患者进行高效、精准、安全的治疗，相比传统放疗更具优势。进行 TMI 精准照射前需进行体位融合配准，因此，照射过程中需要患者保持仰卧位。此患儿仅 2 岁，不能主动配合治疗，在 TMI 治疗前 30 min 予镇静药物应用，过程中给予悉心指导后安静平卧完成治疗。

患儿入院时三系血细胞减少，接受大剂量预处理后骨髓再次抑制，极易发生感染和出血，给予患儿全环境保护，护理人员严格无菌操作，每日了解患儿血细胞变化，严密监测患儿生命体征，观察患儿有无感染灶及出血倾向，经过悉心护理，患儿未出现严重的感染及出血，移植获得成功。

（黄　璐）

案例 73　脐血造血干细胞移植后并发周围神经病变

（一）病例介绍

患者，男性，48 岁，因"确诊急性淋巴细胞白血病（common-B）4 月余，拟行脐血造血干细胞移植"入院，既往行腰椎穿刺 + 鞘内注射 2 次，无中枢神经白细胞浸润，疾病处于完全缓解期。入院后行 FLU+BU+CY 预处理，CsA+MMF 预防 GVHD。HLA 配型 7/10 相合。脐带血输注过程顺利。

移植后第 1 天，开始静脉滴注阿昔洛韦和口服抗生素预防感染。

移植后第 8 天，患者首次发热，体温最高至 39.2 ℃，无明显畏寒，伴颜面、颈胸部发红，无明显皮疹，由外周和静脉导管同时留取血培养，结果阴性，由口服抗生素改为静脉滴注亚胺培南西司他丁钠和硫酸阿米卡星，最高体温降至 37.5 ℃。

移植后第 13 天，ANC 升至 1.65×10^7/L，脐血造血干细胞植入。

移植后第 14 天，体温再次升至 39.3 ℃，全身皮肤发红伴瘙痒，静脉滴注甲泼尼龙 2 mg/kg，体温控制正常，皮疹消退。

移植后第 17 天，患者主诉骶尾部和会阴部瘙痒难忍，烦躁不安，无法入睡。

移植后第 18 天，患者全身出大汗，可见明显汗珠，四肢持续不自主颤抖，全身电击样痛，大便失禁，检测外周血：CRP 12.5 mg/L，PCT 0.416 ng/ml。Torch（DNA）：阴性。G 试验及 GM 试验：阴性。FT3、FT4、TSH 正常。破碎红细胞：0.01%。IgG、IgA、IgM 均正常。给予丙种球蛋白大剂量冲击治疗和普瑞巴林＋米氮平＋氯硝西泮止痛、镇静治疗。

移植后第 21 天，患者出现尿少、小便不能自解，予保留导尿。肌电图检查显示：左右胫神经 H 波的潜伏期均延长，尺神经、左正中神经波幅减低，左、右尺神经、正中神经、胫神经及腓总神经的运动神经、感觉神经均减慢。输注血小板后腰椎穿刺脑脊液检测：压力正常，葡萄糖 5.3 mmol/L，氯化物 134 mmol/L。脑脊液人类疱疹病毒 6 型（HHV-6）：阳性。治疗加用膦甲酸钠抗病毒和复合维生素营养神经。

移植后第 28 天，患者偶有皮肤局部刺痛，出汗、震颤消失，小便能自解，拔除导尿管。

（二）护理策略

1．护理评估

（1）评估外周血、尿及脑脊液病毒检测结果。

（2）评估患者生命体征，监测电解质。

（3）评估大便情况、膀胱充盈情况及出入量是否平衡。

（4）评估周围神经病变引起的感觉、运动障碍及自主神经功能紊乱的临床表现。

（5）评估抗病毒及镇静药物应用效果。

2．症状（体征）护理

（1）高热的护理

1）给予物理和药物降温，用毛巾包裹冰块冷敷头部及大血管经过的浅表部位，每 30 分钟监测脉搏、呼吸、血压 1 次并检查冷敷部位皮肤，避免冻伤。降温措施后 30 分钟复测体温。

2）遵医嘱及时留取血标本行细菌培养和药敏试验，给予抗生素、退热剂，并观察、记录降温效果，必要时遵医嘱用冬眠合剂控制体温。

3）遵医嘱给患者吸氧、静脉补液。

4）鼓励患者多饮水，给予清淡、易消化的高热量、高蛋白质流质或半流质饮食，保持口腔清洁。

（2）疼痛的护理

1）协助患者满足生活需求。

2）评估患者是否需要止痛药或其他止痛措施。

3）对患者主诉疼痛立即给予反应，表示关心，立即采取相应措施，如适度按摩疼痛部位以缓解疼痛。

4）尽可能减少应激因素。

5）遵医嘱给止痛药，评价止痛效果并观察可能的副作用，疼痛不能缓解时报告医生。

6）留家属陪伴使其放松，分散注意力。

（3）皮疹和皮肤瘙痒护理

1）密切观察皮疹颜色、性状、部位、范围、伴随瘙痒的症状。

2）保持皮肤清洁，洗脸、擦浴后立即擦润肤霜保湿。

3）勤换无菌衣物，勤剪指甲，严格做好手卫生。

4）皮疹伴瘙痒时指导患者勿搔抓皮肤造成皮肤感染，可用软棉签外涂地奈德药膏每日 3 次止痒。

（4）尿潴留的护理

1）鼓励患者多饮水，提供隐蔽的排尿环境，尽量让患者坐着排尿。

2）按摩膀胱部位，以增加膀胱内压力，同时可以使尿道括约肌放松。

3）遵医嘱给拟交感神经药，注意观察药物的副作用。

4）遵医嘱给予留置导尿，观察尿管有无扭曲或受压，是否通畅，检测尿常规和尿培养，尿道口每日清洁护理。

5）评估患者对需要排尿的感知能力，制订膀胱训练计划。

6）应用维生素 C、酸性饮料，维持酸性环境，抑制细菌生长。

（5）大便失禁的护理

1）身体下铺垫柔软、洁净尿布，密切观察大便的颜色、性质、量，便后及时清除排泄物，清洗肛周皮肤，使用保护性软膏预防失禁性皮炎。

2）根据大便性状指导患者合理饮食，包括平衡膳食及液体入量。

3）连续留取大便标本送检，监测有无感染。

（6）睡眠形态紊乱的护理

1）安排有助于睡眠的环境，避免大声喧哗。保持室内温、湿度适宜，被子厚度合适，拉上窗帘，开壁灯。

2）缓解疼痛，给予舒适体位。

3）遵医嘱给予镇静药物，评价效果。

（7）躯体活动障碍的护理

1）完成生活照顾，满足患者生活需求。

2）移开环境中障碍物，床栏用床单及棉垫保护，避免碰伤。

3）鼓励并协助患者改变体位。

4）指导和协助患者肢体移动。

3．用药护理

（1）普瑞巴林

普瑞巴林主要用于治疗带状疱疹后神经痛和纤维肌痛。最常见的不良反应为头晕与嗜睡，应严防发生跌倒等不良事件。部分患者可出现停药戒断症状，建议至少用 1 周时间逐渐减停。

（2）氯硝西泮

氯硝西泮为苯二氮䓬类抗癫痫、抗惊厥药。用量应个体化，常见的不良反应有嗜睡、头晕、共济失调、行为紊乱、异常兴奋、神经过敏、激惹（反常反应）、肌力减退。与中枢抑制药合用可增加呼吸抑制作用。

（3）卡马西平

卡马西平是一种抗惊厥药和镇痛药。治疗初期，患者常会出现中枢神经系统不良反应（如头晕、头痛、共济失调、嗜睡、疲劳、复视）、胃肠道不适（如恶心、呕吐）以及皮肤过敏反应。治疗过程中也可引起认知功能障碍、激惹、不安、焦虑、精神错乱、房室传导阻滞或心动过缓，护士应密切观察患者的用药反应。

（4）米氮平

米氮平为抗抑郁药，有骨髓抑制的现象。常见的不良反应有食欲增大、体重增加、疲倦、镇静，通常发生在服药后 1 周内。

4．休息与运动 应专人床边看护，床栏用棉质床单围挡，避免身体撞碰受伤，护理操作集中进行，动作要轻柔，保持安静，避免强光及频繁刺激患者。给予气垫床，充气量适度，协助患者改变体位，避免局部受压时间长导致压力性损伤发生。

5．营养支持 监测电解质、营养状况并及时补充电解质和进行静脉营养支持，静脉补充大剂量 B 族维生素营养神经。指导患者进食高热量、高蛋白质、易消化的流质或半流质饮食。鼓励并协助患者食用含适量钠盐的米汤或蔬菜汤以补充出汗丢失的钠盐。记录 24 小时出入量，保证出入量平衡。

6．心理护理 患者存在焦虑、烦躁甚至绝望等不良情绪，要对患者有信心，避免使用约束、给患者增加心理压力。同时鼓励家属关心和陪伴患者，消除患者的恐惧心理，积极配合治疗护理。

7．健康指导 注意护理安全，避免跌倒、坠床。尽量减少对患者的刺激，减少体力消耗。加强皮肤护理，穿宽松衣物，解开衣服领口、袖口和腰带，用质地柔软的全棉毛巾垫于衣服内，紧贴皮肤，及时更换潮湿衣物，每日擦浴后外涂温和无刺激的润肤露保湿。便后及时清理大便，用湿巾擦拭肛周，外喷皮肤保护剂，避免失禁性皮炎发生。预防交叉感染，避免病毒在仓内的传播。给患者配戴医用口罩，并经常更换口罩。换下污染的口罩、衣物等放入黄色垃圾袋，封口存放和转运。尿壶和痰盂单独浸泡消毒。每日采用一次性消毒湿巾擦拭物体表面及地面2次。接近和接触患者进行治疗、护理时，工作人员需要穿隔离衣、戴口罩、手套，操作结束后将口罩、手套丢在仓内的黄色垃圾袋内。

（三）护理效果评价及转归

患者周围神经病变的临床表现及治疗用药见表12-2。

表12-2 患者周围神经病变的临床症状及治疗用药

移植后时间	感觉	运动	皮肤	大便	小便	治疗用药
第17天	骶尾部和会阴部瘙痒难忍	正常	正常	正常	正常	卡马西平、氯硝西泮
第18天	全身电击样疼痛	持续四肢不自主颤抖	苍白、全身大汗	失禁、腹泻	失禁	卡马西平、氯硝西泮、丙种球蛋白、阿昔洛韦
第20天	全身电击样疼痛	持续四肢不自主颤抖	苍白、全身大汗	腹泻	尿少、小便难解	普瑞巴林、米氮平、氯硝西泮、阿昔洛韦
第21天	阵发性局部电击样疼痛	间断性四肢局部不自主抖动	苍白、湿冷	腹泻	导尿	普瑞巴林、米氮平、氯硝西泮、膦甲酸钠、阿昔洛韦、复合维生素
第24天	阵发性局部电击样疼痛	间断性肢体局部不自主抖动	苍白湿冷	腹泻	导尿	普瑞巴林、米氮平、氯硝西泮、复合维生素、膦甲酸钠、
第28天	减退	偶发肢体局部不自主抖动	湿冷	正常	正常	米氮平、氯硝西泮、阿昔洛韦、膦甲酸钠减量、复合维生素
第31天	减退	正常	正常	正常	正常	米氮平、氯硝西泮、阿昔洛韦、膦甲酸钠、复合维生素

（四）讨论

人类疱疹病毒6型（HHV-6）属B疱疹病毒亚科成员，有两种不同的亚种：HHV-6A和HHV-6B。HHV-6是一种普遍存在的病原体。大多数人在3岁以内都有 1 次 HHV-6B 感染，原发感染通常无症状，也可表现为轻度和自限性发热，之后潜伏在淋巴结和口腔黏膜上皮中。接受清髓方案预处理的异基因造血干细胞移植患者在接受 MMF、糖皮质激素治疗后并发 GVHD 是 HHV-6B 再激活感染的高危因素。造血干细胞移植患者感染 HHV-6 多发生在移植后的 2～4 周，可通过飞沫传播，易侵袭神经系统，引起周围神经病变，临床常见短时记忆或意识障碍、癫痫发作，常伴低钠血症等脑炎表现和四肢及躯干感觉迟钝、针刺样疼痛和瘙痒、肢体颤动或自主神经功能障碍（如膀胱和直肠的功能紊乱或心动过速等脊髓炎表现）。因此，做好病毒在移植仓内传播的有效防范至关重要。

（吴　云）

案例 74　脐血造血干细胞输注不良反应

（一）病例介绍

患者，女性，8 岁，因"确诊急性髓系白血病 5 月余，拟行脐血造血干细胞移植"入院，给予 FLU+BU+CY 预处理方案。由耐高压双腔 Power PICC 输注脐带血干细胞。脐带血体积为 34 ml，HLA 8/10，供 A^+ 受 B^+，脐带血 TNC 4.37×10^7/kg，$CD34^+$ 4.24×10^5/kg，输注前测血压为 106/70 mmHg。

脐带血输注约 5 min 时，滴注速度明显缓慢，监测血压 130/89 mmHg，遵医嘱予吸氧，口服硝苯地平，指导张口呼吸等对症处理。在输血器末端与静脉导管始端安装"三通"装置，通过"三通"用 20 ml 注射器先经无菌生理盐水冲洗导管，然后抽取脐带血再缓慢推注，20 min 脐带血顺利输注完毕。

输毕 5 min 时，患者血压最高达 195/121 mmHg，伴剧烈头痛，疼痛评分（采用 NRS 进行评分）评为 8 分，予降压等对症处理。输毕 60 min 时，患者血压降至 114/71 mmHg，疼痛评分为 0 分。脐带血输毕后留取第一次尿标本检测，尿常规检查结果示：尿隐血 ++，尿蛋白 ++，尿白细胞 ++。共自解血红蛋白尿 3 次后，尿色转清。

取输血器过滤网涂片，肉眼可见大段凝块及显微镜下凝块堵塞数个过滤网网孔，凝块染色可见各类细胞。

（二）护理策略

1. 护理评估　评估患者输注当天的生命体征、全血细胞计数、心理状态、配合程度、移植前 1 天的出入量及有效循环血量、输血过敏史、静脉通路、输注时的不良反应等。

2．症状（体征）护理

（1）高血压的护理

1）嘱患者保持心情放松，避免紧张、激动的情绪变化。

2）创造良好、安静、轻松、舒适的病室环境。

3）嘱患者卧床休息。

4）遵医嘱给予降压药治疗，监测血压，评估高血压症状，监测电解质水平，评估患者有无心律失常。

5）注意低盐饮食，鼓励患者摄取含钙和钾多的水果、蔬菜。

（2）头痛的护理

1）指导患者头痛时及时报告。

2）解释头痛的原因。

3）指导缓解头痛的方法：遵医嘱应用降压药，指导患者深呼吸，快速呼出肺内的 DMSO，协助患者多饮水并通过快速输液及强迫利尿促进代谢物快速排出体外，可以有效缓解头痛。

4）使用 Wong-Baker 面部表情量表指导患者评价止痛措施的效果。

（3）血红蛋白尿的护理

1）告诉患者脐带血输注后小便颜色变红的原因，避免紧张。

2）告知患者充分饮水、及时排尿的重要性，一般每天需要饮水 2500～3000 ml。

3）遵医嘱给予患者碳酸氢钠静脉注射，以碱化尿液。

4）遵医嘱给予患者利尿剂。

5）评估排尿形态的改变。监测并详细记录出入量。监测尿量和尿比重、尿蛋白、尿潜血。

3．用药护理

（1）硝苯地平

可选择性抑制钙离子进入心肌细胞和平滑肌细胞的跨膜转运，降低血压。舌下含服后吸收迅速、完全，需监测血压。

（2）甘露醇

甘露醇静脉给药起到渗透利尿的作用。常见的不良反应为水和电解质紊乱。甘露醇遇冷易结晶，用前应仔细检查，如有结晶，可置于温水中待完全溶解后再使用。

（3）盐酸曲马多

本品为中枢性止痛药，最常见的药物不良反应是恶心和眩晕，注意与中枢神经系统抑制剂（如地西泮）合用时应适当减量。

4．休息与运动　嘱患者卧床休息，适当抬高床头，在更换体位之前，在床上做适当的活动，不要骤然变换体位，动作要轻柔，有助于预防在变换体位时发生低血压。

5．营养支持 脐带血回输前 1 天，遵医嘱给予患者静脉营养支持，输注及输注后及时静脉补液和饮水，补充预处理期间因胃肠道反应引起的营养和水分不足，改善循环血容量，增加利尿效果，保障肾功能。

6．心理护理 护士陪伴在患者身边，使其放松心情。指导患者深呼吸，密切关注患者的主诉、生命体征变化及是否出现不良反应。

7．健康指导 告知患者脐带血输注的方法与患者经历过的输血没有区别，缓解患者的紧张情绪。指导患者输注时配合深呼吸，加快 DMSO 排除，协助患者多饮水和及时排尿，减少脐带血输注的不良反应。

（三）护理效果评价及转归

患者在脐带血输注 5 min 时血压升高伴头痛，遵医嘱对症用药处理后，于脐带血输毕 60 min 头痛缓解，血压恢复正常。脐带血输注过程及治疗用药见表 12-3。

表12-3 患者脐带血输注过程及治疗用药

输注后时间（min）	血压（mmHg）	疼痛评分	治疗用药
0	106/70	0	
5	130/89	0	硝苯地平
10	125/87	0	
15	144/96	0	
20	164/130	8	20% 甘露醇
输注后			
5	195/121	8	地西泮
10	177/122	8	地西泮、盐酸曲马多
25	168/112	6	
40	137/104	3	硝苯地平、呋塞米
60	114/71	0	

（四）讨论

脐带血有效输注的重要性：脐血造血干细胞移植是治疗血液系统恶性及非恶性疾病的一种有效的方法，作为一种安全、可靠和有效的移植方式已经受到了广泛的认可，但脐带血含造血干 / 祖细胞数量有限，有核细胞数仅为骨髓移植有核细胞数量的 1/10 左右，因此，保证有限数量的脐带血干 / 祖细胞有效地输注到患者体内，对于保证植入至关重要。临床移植前，脐带血在 DMSO 保护下冻存在 –196

℃液氮中，而常温下 DMSO 对造血干细胞有毒性作用，这就要求移植时，脐带血要快速复温并及时输注给患者。研究表明，37 ℃恒温水复温后，脐带血的最佳输注时间为 20 min，既能保证干细胞的植入，又能减少输注的不良反应。

脐带血输注堵管原因：脐带血干细胞为人工采集，与机采的外周血干细胞相比，脐带血含有较多的纤维蛋白、白细胞、血小板等血液成分，经冻存、复温后部分有形细胞破裂成细胞碎片，在纤维蛋白作用下聚集成肉眼可见的凝块，被输血器过滤网拦截，易累积堵塞过滤网网孔，导致脐带血输注不畅甚至堵管，堵管与中心静脉导管的管径和材质关系不大，近 2 年国内脐带血采集和冻存技术也在不断改进和规范，经采集冻存的脐带血纯度更高、体积明显较前减小。该患儿的脐带血冻存年限较久、体积较大，输注的输血器过滤网可见明显凝块，经输血器输注，正确使用"三通"装置可避免发生堵管。

脐带血输注并发高血压：DMSO 毒性作用导致的高血压和头痛经对症处理均可在 2 ～ 6 h 内基本缓解，但也有部分患者的头痛症状持续 3 ～ 4 周才完全好转。临床上使用的输血器过滤网孔径为（200±20）μm，毛细血管的管径平均约为 6 ～ 9 μm，通过输血器过滤网的凝块很有可能造成脑部毛细血管堵塞或局部组织供血不足、缺氧、水肿，引起高血压和头痛，因此，进一步提高脐带血冻存技术是有效预防重度高血压发生的关键。

脐带血输注并发血红蛋白尿：冻存脐带血与外周干细胞相比因经历冻存、复温处理，输注的脐带血有部分红细胞破碎游离出血红蛋白，经小便排出，是形成血红蛋白尿的主要原因。血型不合在输注时可发生急性溶血反应导致血红蛋白尿。另外，脐带血输注后的尿检普遍存在尿蛋白改变现象，脐带血里的微聚物较多阻塞肾局部毛细血管造成组织损伤导致血红蛋白尿的现象有待进一步研究。经过输注前 24 小时静脉补液以维持足够的血循环容量，输注时缓慢、匀速，输注后及时碱化、强迫利尿加快代谢废物排出，血红蛋白尿均可好转。

（吴　云）

第十三章

造血干细胞采集及输注

案例 75 **骨髓干细胞采集**

（一）病例介绍

患者，男性，37 岁，因"确诊骨髓增生异常综合征伴骨髓纤维化 11 月余，化疗后拟行单倍体造血干细胞移植"入层流病房，行改良 BU/CY+ATG 预处理方案。拟行脐带血 + 骨髓血 + 外周干细胞输注。预处理结束，回输当天，采集患者同胞哥哥的骨髓血 300 ml。

供者，男性，39 岁，68 kg，既往体健，与其弟 HLA 配型 5/10 相合，供者检查无捐献禁忌。患者预处理第 4 天时供者办理入院，拟捐献骨髓及外周血造血干细胞。入院血常规示：WBC 5.27 $\times 10^9$/L，RBC 5.2$\times 10^{12}$/L，PLT 285$\times 10^9$/L。遵医嘱予动员剂重组人粒细胞集落刺激因子皮下注射，每日 2 次，早 300 μg，晚 200 μg，第 3 天供者诉腰背部酸疼，疼痛评分 2 分（采用 NRS 进行评分），血常规示：WBC 28.38$\times 10^9$/L。第 5 天 7：00，注射动员剂后，查血常规示：WBC 42.75$\times 10^9$/L，供者腰背部酸疼感增加，疼痛评分 3 分。第 5 天供者在局麻下行骨髓干细胞采集术。

（二）骨髓干细胞采集的护理策略

1. 采集前准备

（1）采集间准备

采集前一天常规清洁消毒房间，用 500 mg/L 含氯消毒剂擦拭物体表面、墙面及地面。

（2）物品准备

采集所用的物品须严格消毒灭菌，包括无菌储血袋、采髓器械包、无菌采髓敷料包。

（3）供者准备

护士向供者讲解骨髓采集的方法、注意事项以及术后护理等知识，消除其疑虑、恐惧等心理，术前保证充足的睡眠。进入采集室前，需排大小便，穿无菌患者服进入采集室。采集前 30 min 遵医嘱给予镇静剂，留置静脉留置针，建立静脉通路。

2. 骨髓血采集 由医护共同核对供者信息并确认供者采集量，采集人员协助供者取俯卧位，身体受压部位垫上体位垫。男性注意保护阴囊部位，女性注意保护胸部，保证供者体位舒适。护士提前 30 min 准备术中用物，配合医生消毒、铺巾，配制肝素稀释液 250 ml（50 U/ml），备 5 ml 注射器若干支，骨髓穿刺针、注射器使其充分肝素化，用 5 ml 注射器抽取肝素稀释液 0.4 ml，放置于治疗碗中，10 个为一组，做好计数。医生行局部麻醉下骨髓穿刺，护士负责骨髓血收集，注入无菌储血袋中，注入时动作需轻柔，不宜过快或过慢，防止机械性损伤干细胞或使血块形成。观察过滤情况以及保证每个注射器抽取的量准确，若有血块及时告知医生并清理。为避免骨髓血稀释，要求多部位、多方向、多层次抽取骨髓血，一般要求每个穿刺点抽取骨髓不得超过 30 ml，相邻穿刺点之间应间隔 1.0 ~ 1.5 cm。采集完毕后，混匀后抽取 1 ml 骨髓血留标本送检：CD34$^+$ 0.24%，有核细胞计数 80×10^9/L。

采髓完毕，穿刺部位严格消毒，用无菌纱布加压包扎，穿刺部位按压 10 min 以上，预防出血，协助供者平卧 0.5 ~ 1 h，放松休息。

（三）护理效果评价及转归

1. 护理评估 采集前进行全血细胞分析检查，监测生命体征，评估营养状况，了解饮食、大小便及心理情况。采集中及采集后观察供者的生命体征变化、面色、意识、疼痛以及肢体活动等情况。

2. 症状（体征）护理 根据 NRS 进行动态评估，介绍疼痛原因及应对措施，必要时遵医嘱应用止痛药物，及时评价效果。给予心理安慰及鼓励，引导其分散注意力，避免不良刺激。

3. 用药护理 遵医嘱应用重组人粒细胞集落刺激因子，观察有无不良反应，如类感冒症状（发热、肌肉酸痛、乏力、头疼、失眠及骨痛等），症状轻者可不予处理，症状较重者遵医嘱用药。

4. 休息与活动 采集前：保证充分休息，避免劳累，限制外出，谢绝有传染性疾病的家属探视。采集后：指导供者采髓后多休息，避免剧烈运动，48 ~ 72 h 内避免淋浴、勿抓挠皮肤，防止局部感染。

5. 营养支持 采集期间加强营养，多进食高蛋白质、高钙、高维生素饮食，采集前 24 小时禁食油腻食物，采集晨起禁食牛奶、鸡蛋。

6. 心理护理 采集前做好解释工作，告知患者药物的副作用，停药后会恢复正常状态，对健康无影响，消除患者顾虑，使患者做好思想准备；采集时会出现疼痛不适，告知供者疼痛是暂时的，不会对身体造成影响，操作时尽量分散供者的注意力，使其身心放松。

7. 健康指导 采集前应注意加强营养，保证充足的睡眠，做好充分的心理准备，预防感染及意外事件的发生，禁止服用影响凝血功能的药物如阿司匹林和非甾体抗炎药。采集后注意休息和营养，2～3天复查一次血常规，1～2周再复查一次。

供者采集骨髓血后第 1 天，生命体征平稳，穿刺有处轻微疼痛不适，疼痛评分 1 分。查血常规示：WBC 38.52×10^9/L，RBC 4.9×10^{12}/L，PLT 265×10^9/L。按治疗方案还需进行供者外周血干细胞采集，过程顺利。供者采集骨髓血后第 2 天，生命体征平稳，未诉穿刺处疼痛及不适，穿刺针眼处愈合良好，供者采集有核细胞数已满足患者所需。遵医嘱办理出院。

（四）讨论

在采集前要做好供者的心理护理及健康宣教，使供者了解采集过程和采集相关知识，消除供者的恐惧心理。护士在采集过程中要配合医生，密切观察供者的情况及生命体征。采集结束后做好相关健康指导，嘱供者采集后注意休息，做到劳逸结合。采集后 2～3 天复查一次血常规，1～2 周后再复查血常规、肝功能，直至恢复正常。采集后根据自身恢复情况开始正常工作。

（秦　莹）

案例 76　ABO 血型主要不合患者骨髓血回输发生急性溶血

（一）病例介绍

患者，女性，27 岁，确诊 T 淋巴细胞白血病 5 月余，拟行弟供姐异基因造血干细胞移植。患者血型 O 型，供者血型 A 型，为主要血型不合，移植前体格检查结果显示：心脏、肝、肾功能均正常，血型抗体效价为 1：128。入院后给予 FLU+Ara-c+TBI+CY+VP16 预处理方案。

骨髓血回输日，在局麻下采集供者骨髓血 435 ml，有核细胞数为 24.26×10^9/L，行去除红细胞处理后骨髓血为 80 ml，去红骨髓有核细胞数为 89.7×10^9/L，CD34$^+$ 细胞占有核细胞的 0.44%。受者当日 13：05 回输 80 ml 去红骨髓血。回输前半小时予地塞米松 2.5 mg 静脉推注，碳酸氢钠注射液 125 ml 同时静脉滴注。回输起始速度为 10 滴 / 分，5 min 后观察患者生命体征平稳，调节骨髓血回输速度为 60 滴 / 分。患者回输过程中出现急性溶血反应的变化过程及处理方案见表 13-1。

表13-1 患者出现急性溶血反应过程及处理方案

时间	生命体征	症状	实验室指标	处理
13：20	T：36.7 ℃ P：86 次 / 分 R：20 次 / 分 BP：110/71 mmHg SpO$_2$：90% CVP：5.5 cmH$_2$O	胸闷、干咳		减慢骨髓血回输速度、半坐卧位、低流量吸氧 3 L/min
13：25	T：38.9 ℃ P：132 次 / 分 R：30 次 / 分 BP：106/62 mmHg SpO$_2$：95%	寒战、面色苍白、腰背部疼痛、排酱油色尿、恐惧、紧张、焦虑	WBC：40.5×10^9/L RBC：6.1×10^9/L 尿蛋白：+++ 尿胆红素：++ 尿酮体：++	停止骨髓血回输、地塞米松 2.5 mg、呋塞米 20 mg 静脉注射、热敷双侧肾区、心理疏导
13：40	T：38.5 ℃ P：111 次 / 分 R：26 次 / 分 BP：102/67 mmHg SpO$_2$：97%	寒战停止、腰背疼痛、排酱油色尿液		碳酸氢钠 125 ml 静脉滴注、5% 葡萄糖氯化钠注射液静脉滴注、热敷双侧肾区
14：10	T：38.4 ℃ P：105 次 / 分 R：24 次 / 分 BP：109/67 mmHg SpO$_2$：98%	腰背疼痛较前减轻、紧张		予剩余骨髓血缓慢回输，调节速度为 10 滴 / 分、热敷双侧肾区、心理疏导
14：50	T：38.3 ℃ P：103 次 / 分 R：22 次 / 分 BP：107/70 mmHg SpO$_2$：98%	轻微腰背疼痛		骨髓血回输完毕、热敷双侧肾区
16：00	T：37.8 ℃ P：100 次 / 分 R：22 次 / 分 BP：110/65 mmHg SpO$_2$：99%	阵发性腰背部疼痛、排深黄色尿液		热敷双侧肾区
20：00	T：36.5 ℃ P：90 次 / 分 R：20 次 / 分 BP：108/66 mmHg SpO$_2$：99%	腰背部疼痛缓解、排深黄色尿液		
24：00	T：36.5 ℃ P：88 次 / 分 R：20 次 / 分 BP：106/67 mmHg SpO$_2$：100%	腰背部疼痛缓解、排淡黄色尿液	WBC：10.1×10^9/L RBC：5.5×10^9/L 尿蛋白：− 尿胆红素：− 尿酮体：−	

移植后第 1 天，查尿常规示：尿红细胞 $2 \times 10^9/L$，尿白细胞 $10 \times 10^9/L$，尿蛋白（-），尿胆红素（-），尿酮体（-）。患者予回输供者外周血干细胞，输注外周血干细胞前遵医嘱予 5 mg 地塞米松，静脉滴注碳酸氢钠，回输过程顺利，无不良反应。

移植后第 14 天，患者粒系重建，第 25 天巨核系重建医嘱予出院。

（二）护理策略

1. 护理评估 评估患者及供者的血型，患者血型抗体效价，生命体征，患者心、肺、肾功能，尿量、色的变化，腰背部疼痛的变化。

2. 症状（体征）护理

（1）预防急性溶血反应

骨髓来源的造血干细胞移植受者容易发生急性溶血反应。预防急性溶血的方法：①去除供者骨髓中的红细胞；②去除患者体内的 ABO 抗体。回输前遵医嘱给予抗过敏药，如氯雷他定、地塞米松等，静脉滴注 5% 碳酸氢钠，充分碱化、水化尿液。回输过程中，观察患者有无寒战、冷汗、面色苍白，有无排尿异常，如尿频、尿急、尿痛、血尿或酱油色尿及腰背部不适等表现。

（2）急性溶血反应的急救护理

临床上急性溶血反应主要见于 ABO 血型主要不合或主、次要均不合的供受者间的移植，严重者甚至会出现急性肾衰竭或休克。

1）严密观察患者的生命体征、尿量、尿色的变化。

2）迅速建立两条以上静脉通路，监测 CVP，根据患者心功能补充血容量，遵医嘱予静脉滴注碳酸氢钠碱化尿液，静脉注射呋塞米以强迫利尿。

3）低流量吸氧改善患者通气，并予绝对卧床休息，减轻机体耗氧量。

4）注意保护患者肾脏健康，腰背部疼痛可予毛巾热敷，减轻肾负担。

5）遵医嘱予及时留取血标本及尿标本，严密观察患者的血常规、尿血红蛋白、肌酐、尿素氮、电解质等。

3. 用药护理 遵医嘱碱化、水化、强迫利尿，注意根据 CVP 调节总体输液速度。在输注骨髓血前使用利尿剂，骨髓血输注过程中持续 5% 碳酸氢钠输注，骨髓血输注结束后再次使用利尿剂，并观察尿色、尿量及密切监测电解质的变化。若出现低血压的患者使用血管活性药物，如多巴胺、去甲肾上腺素，应注意观察药物疗效及患者的生命体征，特别是血压的变化，根据血压波动情况动态调整用药速度。

4. 休息与运动 急性溶血期患者应卧床休息，减少活动，腰背部疼痛时可采取侧身舒适卧位，落实相关安全护理措施，如拉起双侧床挡、床旁备坐便器等，协助患者生活护理，预防跌倒等不良事件的发生。

5．营养支持

（1）根据患者喜好选择清淡饮食，多摄入营养丰富及易消化饮食，如汤类食品，食物经充分消毒后再食用。

（2）溶血反应缓解后，可进食高热量、高蛋白质、易消化饮食，增强免疫力。

（3）指导患者少量多次饮水，每日饮水量 > 2000 ml。

6．心理护理 患者因回输骨髓血出现急性溶血反应，病情危急，出现了恐惧、焦虑、紧张的情绪，护士应给予安慰，倾听患者心声，并耐心向患者解释急性溶血反应出现的原因、治疗过程、护理措施，增强患者的治疗信心；待患者症状缓解，继续回输剩余骨髓血时，护士陪伴在患者身边，直至患者骨髓血输注结束。

7．健康指导 回输前充分告知患者 ABO 血型不合骨髓血回输期间可能发生的并发症及注意事项，指导患者在回输期间饮食的注意事项，安抚患者，增加患者信心。

（三）护理效果评价及转归

该例患者回输骨髓血 15 min 后即出现胸闷、干咳、寒战、高热、腰背部疼痛、排酱油色尿等急性溶血反应，应立即停止骨髓血回输，予低流量吸氧改善肺通气，遵医嘱予强迫利尿、使用抗组胺药物，水化、碱化尿液，同时热敷肾区以保护肾。50 min 后，患者急性溶血反应逐渐缓解，继续予骨髓血回输，同时控制回输速度为 30 ~ 40 滴 / 分，严密观察患者的生命体征变化，做到及时发现、及时汇报、及时处理。后复查实验室检查均正常，尿色正常。患者移植后第 14 天，粒系重建。移植后第 25 天，巨核系重建，予出院。

（四）讨论

造血干细胞表面不表达 ABO 血型，ABO 血型不合并不影响造血干细胞的植活。但是 ABO 血型不合的移植在输注干细胞采集物和血液制品时（由于含有不同血型的红细胞或凝集素）有发生溶血的可能。外周血来源的干细胞由血细胞分离机采集获得，采集物中红细胞残存量较少，引起急性溶血反应的概率相对较低。而直接抽取骨髓获得的干细胞采集物中红细胞含量相对较高，需要通过去除红细胞以降低溶血的发生率。

因此，在 ABO 血型不合患者间行造血干细胞输注时，为预防急性溶血性反应的发生，患者在移植前应行血型抗体效价检测。主要 ABO 血型不合者，供者骨髓血采集后行去除骨髓血中的红细胞，回输前充分评估患者，备好抢救物品，做好水化、碱化治疗，回输时严密观察患者的生命体征、神志、尿量、尿色等，做到及时发现、及时汇报、及时处理。

（柴燕燕 叶丽娟）

第十四章

儿童代谢性疾病

案例 77 肾上腺脑白质营养不良合并出血性膀胱炎

(一) 病例介绍

患儿,男性,13 岁,因"发现皮肤色素沉着 2 年余,反应迟钝,行动迟缓 1 年"入院,MRI 示:脑白质脱髓鞘病变。肾上腺皮质激素 (adrenocorticotropic hormone,ACTH)、皮质醇及脂肪酸检测异常。基因报告示:*Abcd-1* 基因突变,确诊 X- 连锁肾上腺脑白质营养不良 (X-linked adrenoleukodystrophy,X-ALD),予以氢化可的松片对症支持治疗。病程中,患儿无视力、听力下降,无抽搐、无瘫痪、无语言不清、无不自主运动、无手足麻木等。此次入院行不全相合 (HLA 配型 8/10 相合) 无关供体异基因造血干细胞移植。入院后行 BU/CY+ATG 预处理方案。

移植后第 42 天,患儿尿液呈红色,混有血凝块,伴尿频、尿急、尿痛,采用 VAS 进行疼痛评分,评分为 8 分,诊断为出血性膀胱炎 (hemorrhagic cystitis,HC),再次入院。全血细胞分析示:Hb 55 g/L,立即遵医嘱予以红细胞输注、大剂量水化、予患者自控镇痛 (patient-controlled analgesia,PCA),使用吗啡止痛,给予预防感染等措施。

移植后第 45 天,患儿尿液呈淡红色,尿频每隔 5 min 左右一次,每次量少,仍伴有尿痛 (VAS 评分 6 分),B 超示膀胱壁明显增厚伴强化。

移植后第 52 天,患儿尿色较前好转,尿频间隔时间为每隔 30 min 左右一次,尿痛 (VAS 评分 2 分)。

移植后第 60 天,患儿尿色正常,无尿频、尿痛,予出院。

(二) 护理策略

1. 护理评估 评估全血细胞分析结果、神经系统 MRI 检查结果、生命体征;评估认知功能、动作协调性、肌力等级、全身皮肤颜色;评估 ACTH、皮质醇、极长链脂肪酸水平;评估血糖、血压变化等提示皮质危象的症状;评估皮肤 GVHD 进展情况;观察及记录患儿尿液色、质、量及尿频、尿急、尿痛的情况;评估大剂量水化期间,出入量及电解质水平的变化情况。

2．症状（体征）护理

（1）膀胱刺激症状的护理

1）观察小便的量、颜色、频次及性质，严格记录出入量，发现出入量不平衡或症状加重时及时告知医生。

2）使用 VAS 评分工具评估患儿尿痛的程度。疼痛较轻时，可帮助患儿转移注意力，比如播放患儿喜欢的音乐、电视等。中度、重度疼痛时，遵医嘱给予止痛剂，如吗啡 PCA 持续镇痛，并指导患儿使用 PCA 时的方法及注意事项，以保证患儿的睡眠质量、补充体力。也可使用温毛巾敷于膀胱处并轻抚诱导排尿。

3）出现排尿困难时可使用留置导尿管并行膀胱冲洗，冲洗前应尽量排空膀胱，冲洗液每次不超过 200 ml，冲洗高度控制在 1 m 以内，以避免液体量过多或压力过大造成膀胱穿孔，操作过程中严格遵循无菌原则。保持会阴部清洁，以防止留置导尿引起感染。

（2）贫血的护理

患儿再次入院时由于血尿严重导致血红蛋白下降，需严密监测血细胞计数，当 Hb < 60 g/L 或者有严重出血倾向时，遵医嘱输入红细胞。输注血制品时需监测患儿的输血种类、输血量，以及即刻和迟发的输血反应。遵医嘱给予氧气吸入。出血性膀胱炎患儿有尿频、尿急症状，可以在床边备尿壶，方便患儿拿取。患儿需要起床时，指导家长在旁搀扶，慢慢从卧床到坐起，再到下床站起，防止患儿因贫血发生晕厥。

3．用药护理

（1）氢化可的松片

氢化可的松用于激素替代治疗，必须按时、按量服用，护士严格核对后给药，做到给药到口。并在用药的过程中观察药物的疗效及副作用，及时将用药情况反馈给医生。

（2）注射用甲泼尼龙琥珀酸钠

遵医嘱使用注射用甲泼尼龙琥珀酸钠静脉输注。在使用过程中注意预防感染的各项措施，同时观察有无类似库欣综合征、向心性肥胖、情绪不稳定、骨质疏松、消化性溃疡等副作用。

（3）盐酸吗啡注射液

遵医嘱使用 PCA 给予患儿持续吗啡输注；使用时护理人员严格执行三查七对并进行双人核对；使用过程中关注吗啡使用的作用及副作用，如：疼痛情况，有无呼吸抑制、便秘等；停药时采用逐渐减量直至停药的方法，询问及听取患儿减药过程中身体的反应，如有不适及时告知医生，及时处理。

4．休息与运动 造血干细胞移植期间，可根据患儿的身体状况制订休息与运动计划，创造安静舒适的环境，促进患儿良好的睡眠与休息。在骨髓抑制期，当

$PLT < 20 \times 10^9/L$，$Hb < 80$ g/L 时，患儿需卧床休息，但随着身体状况及血细胞逐渐恢复，在专业的评估、指导以及家长的陪伴下鼓励患儿进行力所能及的体力活动，体力活动强度可以根据患儿的心率及个体自我感受确定。患儿可以从在床上进行一些肢体活动（扩胸运动、四肢屈伸、深呼吸等）渐渐恢复到下床散步、骑功率自行车等运动。指导和督促患儿进行循序渐进的运动以促进身体功能的恢复。

5．营养支持 造血干细胞移植期间的 X-ALD 患儿应注意饮食卫生，进食低微生物饮食。选用新鲜无污染的蔬菜、水果、鱼、肉。鼓励患儿摄入高热量、高蛋白质、高维生素、煮熟、煮透、容易消化吸收的饮食，减少脂肪性食物的摄入，在胃肠道功能正常的情况下可选择的食物有煮熟的谷物（如米饭、面条等）、煮熟的蛋类、瘦肉、鱼虾，灭菌的牛奶，洗净煮熟的新鲜蔬菜。给予患儿饮食宣教和指导，讲解饮食营养的重要性，鼓励患儿积极配合。

6．心理护理 X-ALD 是以进行性脑功能障碍伴发肾上腺皮质功能不全为特点的遗传性脂质代谢性疾病，家庭对患儿的照顾压力极大，临床医护人员应多与患儿及其家长交流，在深入了解疾病、治疗、心理社会等情况下，予以支持及帮助。患儿在造血干细胞移植期间入住层流房间进行保护性隔离，容易产生孤独、情绪低落，在此期间，鼓励患儿分享其内心感受，使其感到被尊重、被关注。

7．健康指导 积极沟通，向患儿和家属介绍有关造血干细胞移植的相关知识、层流室内部环境以及全环境保护的目的，生活照护尤其是预防感染的各项照顾措施，以解除其焦虑、怀疑。指导患儿在饮食中限制极长链脂肪酸的摄入。此病例行动迟缓，告知家属耐心照顾患者饮食起居的重要性，并注意安全防护；在被诊断为 HC 期间，多与患儿聊天，鼓励患儿上网、看电视等，分散患儿的注意力以缓解疼痛。

（三）护理效果评价及转归

移植后第 7 天起，患儿先后出现发热，aGVHD 表现为皮疹，遵医嘱使用注射用头孢吡肟、注射用甲泼尼龙琥珀酸钠静脉输注治疗。移植后第 18 天，患儿皮疹明显好转，体温平稳，造血重建，转出仓外。移植后第 25 天，予以出院。移植后第 42 天，患儿尿液呈红色，混有血凝块，伴尿频、尿急、尿痛再次入院。予红细胞输注、大剂量水化、止痛、膀胱冲洗、预防感染等措施，于移植后第 60 天，HC 治愈后出院。

（四）讨论

1．X-ALD 与异基因造血干细胞移植 X-ALD 是最常见的过氧化物酶体病。在人群中的发病率约为 1∶17 000。由于患儿体内的极长链饱和脂肪酸不能进入过氧化物酶体进行 β- 氧化，从而过度蓄积，导致脑白质脱髓鞘改变及肾上腺皮质功能减退，主要表现为听力、视力、智力及运动障碍等中枢神经系统症状以及肾上腺皮质功能减退的症状。异基因造血干细胞移植是对此病有效的治疗方法之一，主要适用于影像学异常明显、神经系统症状轻度的患儿，可以重建酶活性，改善临床症状。此类患儿在造血干细胞移植过程中，除了关注移植相关的症状、体征及并发症外，不能忽视原发病的治疗及护理，尤其对于激素替代过程中正确用药的执行，防止皮质危象的发生。

2. 造血干细胞移植相关的 HC　HC 是造血干细胞移植后的常见并发症之一。早期 HC 主要与预处理药物的毒性有关。晚期 HC 常发生在造血重建后，主要与病毒感染有关。文献报道，早期 HC 发生率为 5% ~ 25%，晚期 HC 在减低预处理移植中为 7%，清髓性预处理为 17%，供者 BKV 阳性的单倍型移植或脐血造血干细胞移植发生率高达 58%。治疗措施包括：大剂量水化、膀胱冲洗、抗病毒治疗、血制品输注等支持治疗，出血严重时考虑双侧髂内动脉栓塞术，必要时行膀胱切除术。由于 HC 伴随的膀胱刺激征等不适症状，夜间频繁小便影响睡眠与休息，同时出院后再次入院对患儿的心理造成一定影响。为患儿提供各项支持性照顾非常必要，疼痛时可以在控制症状的同时使用非药物性的干预措施，如多与患儿沟通聊天，用讲故事、阅读、画画等方式分散患儿的注意力。疲乏时可创造安静舒适的环境，帮助患儿入睡和休息。

（张冰花）

案例 78　黏多糖贮积症患儿并发气道狭窄

（一）病例介绍

患儿，男性，2 岁，因"头围大，走路步态不稳，睡觉时打鼾明显，经溶酶体酶学分析报告显示：艾杜糖醛酸酯酶缺陷，确诊黏多糖贮积症（mucopolysaccharidosis，MPS）Ⅱ型，拟行骨髓库无关供体（HLA 配型 8/10 相合）异基因造血干细胞移植"入院，行 BU/CY+ATG 预处理方案。

入院时体格检查示：黏多糖特殊面容，双侧扁桃体Ⅱ度肿大，巨舌，颞下颌关节僵硬，颈部活动受限，心脏听诊可闻及（2/6）收缩期杂音。肺部听诊：双侧呼吸音粗。

移植后第 6 天，体温 38.2 ℃，偶有咳嗽，全血细胞分析示：WBC $0.1 \times 10^9/L$，Hb 92 g/L，PLT $2 \times 10^9/L$。遵医嘱予抽取血培养，使用注射用头孢吡肟抗感染治疗、血制品输注支持治疗。

移植后第 8 天，体温仍有波动，出现呼吸费力，三凹征，伴吸气性喉鸣，声音嘶哑，出现上呼吸道狭窄加重表现，遵医嘱使用注射用美罗培南、注射用盐酸万古霉素、注射用甲泼尼龙琥珀酸钠治疗，密切监测患儿血氧饱和度，防止窒息。

移植后第 9 天，体温 37.5 ℃，偶有咳嗽，时有吸气性呼吸困难，伴吸气性喉鸣，但总体较前好转，无烦躁、呻吟等不适。考虑上呼吸道狭窄与原发疾病相关，造血还未重建，因此遵医嘱停用注射用甲泼尼龙琥珀酸钠。

移植后第 10 天，患儿呼吸道症状加重，时有犬吠样咳嗽，伴有少量黏痰咳出，活动后吸气性喉鸣明显，伴有吸气性呼吸困难，偶有三凹征，遵医嘱再次予注射用甲泼尼龙琥珀酸钠治疗，全血细胞分析示：WBC 0.4×10^9/L，Hb 92 g/L，PLT 66×10^9/L，予生命体征监测、尤其是呼吸情况。

移植后第 11 天，患儿时有犬吠样咳嗽，伴有少量黏痰咳出，活动后吸气性喉鸣明显，伴有吸气性呼吸困难，全血细胞分析示：WBC 3.5×10^9/L，Hb 102 g/L，PLT 81×10^9/L，造血重建中。

移植后第 14 天，患儿偶有咳嗽，活动后吸气性喉鸣明显好转，偶有三凹征。

移植后第 17 天，偶有咳嗽，吸气性喉鸣基本好转，无三凹征，全血细胞分析示：WBC 6.8×10^9/L，Hb 121 g/L，PLT 320×10^9/L，造血已重建，患儿转入普通病房。

移植后第 23 天，患儿生命体征平稳，血常规稳定，予以出院。

（二）护理策略

1．护理评估 密切监测生命体征，观察患者是否存在声音嘶哑、咽喉部疼痛、咳嗽、咳痰、呼吸困难、三凹征、血氧饱和度降低等；及时评价护理效果。

2．症状（体征）护理

（1）呼吸道症状（咳嗽、咳痰、呼吸困难）的护理

1）体位：寻找合适的体位，保持呼吸道通畅。

2）气道护理：予氧气吸入；严重时遵医嘱给予吸入用布地奈德混悬液超声雾化；鼓励患儿轻轻将痰咳出，痰液黏稠无法咳出时予吸痰，吸痰期间密切观察病情变化（如心率、血压、血氧饱和度等）。备好急救用品。

3）严格控制病房湿度，保持在 60% ~ 70%，避免患儿咽喉干燥，进而加剧咳嗽、咳痰，诱发气道梗阻。

4）保证充足的睡眠及休息。

5）遵医嘱积极使用抗生素治疗呼吸道的炎症。

（2）发热的护理

1）严密监测患儿的生命体征的变化，每日 4 次，直至体温恢复正常。

2）观察发热的特点、规律及伴随症状，大量出汗时观察有无虚脱现象，遵医

嘱及时处理。

3）鼓励患儿进食高热量半流质或者流质饮食，确保足够的热量及水分摄入。

4）发热期间加强口腔及皮肤护理以减少患儿不适感，为患儿擦身更衣时注意保暖以防着凉。

（3）关节僵硬的护理

1）MPS患儿存在骨关节僵硬，给予专业的康复训练，有助于维持关节的功能。

2）由于骨关节僵硬影响运动功能，加上MPS患儿智力低下，容易发生意外，尤其在患儿走路时宜慢，护士或者家长予陪伴搀扶防止发生跌倒、碰撞等安全问题。

3．用药护理

（1）注射用甲泼尼龙琥珀酸钠

遵医嘱使用注射用甲泼尼龙琥珀酸钠2 mg/(kg·d) q12h，在使用过程加强感染预防，同时要注意类似库欣综合征、向心性肥胖、情绪不稳定、骨质疏松、消化性溃疡等副作用的发生。

（2）注射用盐酸头孢吡肟

遵医嘱使用注射用盐酸头孢吡肟100 mg/(kg·d)，q12h静脉输注，使用时注意有无皮疹、过敏、是否影响肝、肾功能等。

（3）注射用美罗培南

遵医嘱使用注射用美罗培南60 mg/(kg·d) q8h静脉输注，使用时注意有无腹泻、皮疹、过敏等现象，外周静脉使用时注意局部有无疼痛及静脉炎的发生。

（4）注射用盐酸万古霉素

遵医嘱使用盐酸万古霉素40 mg/(kg·d) q12h静脉输注，输注时间 > 60 min，使用时注意有无皮疹、过敏等现象，注意肝、肾毒性等副作用。

4．休息与运动　造血干细胞移植期间，可根据患儿的身体状况制订休息与运动计划，创造安静、舒适的环境，给予患儿适合的体位，保持其呼吸道通畅，促进患儿良好的睡眠与休息。在骨髓抑制期，当 PLT $< 20 \times 10^9$/L，Hb < 80 g/L 时患儿需卧床休息，但随着身体状况及血细胞逐渐恢复，在专业的评估、指导以及家长的陪伴下鼓励患儿进行力所能及的体力活动。可以协助患儿从在床上进行一些肢体的被动运动（协助扩胸运动、屈伸四肢等）渐渐恢复到下床由家长牵着手慢慢散步等运动。

5．营养支持　造血干细胞移植期间，患儿应注意饮食卫生，进食低微生物饮食。此例MPS患儿年龄小并伴有气道狭窄，宜选择柔软的半流质或者流质饮食，如煮烂的面条、蒸蛋、瘦肉糜、灭菌的牛奶；洗净、切碎、煮熟的新鲜蔬菜、水果汤等。指导家长缓慢喂养，患儿进食时勿与其讲话，以免呛咳。

6．心理护理　MPS是一种累积骨骼、心血管、呼吸、神经及视听觉等高度致残性的疾病，患儿及其家庭承受着病痛的折磨及巨大的心理压力，护理人员可通过了解患儿家庭对其住院及治疗的相关需求，给予支持及宽慰。

7．健康指导 此例MPS患儿年龄小，智力发育较同龄幼儿低，护理人员指导并帮助家属了解病情的同时要教会家长做好患儿的各项生活照顾；患儿具有气道狭窄，发声、呼吸异常，当呼吸困难时容易产生恐惧感，给予各种预防窒息措施的同时，要注意减少对患儿的刺激，告知家长可以寻找孩子的兴趣点，如用讲故事、看图画书等方式使其放松；指导关注患儿的睡眠状况，保持环境安静，提高患儿的睡眠质量，如果发生睡眠呼吸暂停综合征，要及时告知医护人员。

（三）护理效果评价及转归

移植后第6天起，患儿先后发热、咳嗽、咳痰、呼吸费力、有三凹征，伴吸气性喉鸣及全血细胞低下，遵医嘱抽取血培养，先后使用注射用头孢吡肟、注射用美罗培南及注射用盐酸万古霉素抗感染治疗、血制品输注支持治疗及注射用甲泼尼松龙琥珀酸钠减轻水肿对症治疗。移植后第17天，患儿偶有咳嗽，吸气性喉鸣好转，无三凹征，WBC 6.8×10^9/L，Hb 121 g/L，PLT320×10^9/L，造血重建，转入普通病房。移植后第23天，患儿生命体征平稳，血常规稳定，予出院。

（四）讨论

MPS并发气道狭窄的患儿表现为巨舌、腺体肥大、颞下颌关节僵硬、颈部活动受限等，容易导致气道狭窄引起呼吸困难，但经过异基因造血干细胞移植后，上呼吸道狭窄梗阻可以在数月后改善。结合本例患儿，在造血干细胞移植过程中评估呼吸道功能、预防呼吸道感染、注意喂养安全、保持气道湿润、积极使用抗生素及糖皮质激素、防止因气道狭窄而窒息、备好急救设备及物品、医护团队熟悉急救流程等是医疗护理的重点。在造血干细胞移植过程中需关注MPS患儿感染、窒息、安全、心理、健康教育等问题，积极采取针对性的护理措施有助于减少并发症及不良事件的发生。

（张冰花）

第三篇

血管通路相关并发症

第十五章

静 脉 炎

（一）病例介绍

患者，男性，44 岁，因"确诊急性 T 淋巴细胞白血病，拟行化疗"入院。患者前期有肺部感染，持续抗感染治疗，体温恢复正常。准备化疗，行 B 超引导下 PICC 置管术，术中顺利。

置管后第 8 天，患者主诉 PICC 穿刺点上 2 cm 处触痛；评分为 2 分（采用 NRS 疼痛评分工具进行评估），臂围较置管当日无变化。

置管后第 9 天，臂围增粗 2 cm，触痛范围延伸至穿刺点上 10 cm×3 cm 的范围，疼痛评分 3 分。

置管后第 10 天，触痛范围扩大至穿刺点上 13 cm×3 cm，臂围较置管当日增粗 2.5 cm 且皮温增高。疼痛评分 4 分。当日血管彩超报告：右侧腋静脉少许附壁血栓，右上肢 PICC 置管静脉（贵要静脉）血栓。

置管后第 11 天，触痛范围缩小至穿刺点上 10 cm×3 cm，臂围较置管当日增粗 2 cm 且皮温高，疼痛评分 2 分。

置管后第 13 天，臂围较置管当日增粗 1 cm 且皮温正常，疼痛评分 1 分，PICC 恢复使用。

置管后第 17 天，触痛完全消失，疼痛评分 0 分。

置管后第 18 天，血管彩超报告：右上肢 PICC 置管静脉（贵要静脉）内见等、低回声充填，内见多发高回声条索，显示血栓机化。

（二）护理策略

1. 护理评估
（1）每日评估患者有无胸痛、咳嗽、心悸、咯血等肺栓塞的临床表现。
（2）每日测量臂围，观察患者手臂肿胀的程度及皮温，进行疼痛评分。

2. 症状（体征）护理
（1）疼痛的护理
1）根据 NRS 评估疼痛，并观察护理后的效果。

2）应用 ZYY-8D 型紫外线治疗仪。

①使用依据：辐射光谱为 254 nm，具有良好的杀菌消炎作用。

②照射方法：照射距离是离穿刺点及周围皮肤 5 cm，起始照射时间为 30 s，以后逐日递增 5 s。连续照射 5 天为一个疗程。如果一个疗程未痊愈，休息 3 天后进入下一疗程。

（2）静脉炎的护理

薄型泡沫敷料具有自黏性、封闭性，可提供适宜湿润的愈合环境，刺激毛细血管生长。低氧时成纤维细胞生长最理想，能够促进受损血管壁的修复。此外，薄型泡沫薄片产生的微酸环境可使受损伤处血管处于理想的愈合状态。

PICC 穿刺部位应用薄型泡沫敷料覆盖，周围四边用无菌透明敷料加固。双层敷料错位粘贴法：薄型泡沫敷料直接贴在穿刺点处，再取另一块常规敷料粘贴在高于薄型泡沫敷料 0.5 cm 的位置即可。

3．用药护理

如意金黄散是一种具有消肿止痛、清热除湿、散淤化痰作用的中药制剂。

将如意金黄散粉剂倒入干净容器中，再用凉茶叶水缓慢倒入，不停地搅拌，稀稠度以压舌板挑起后有下坠感但不会马上滴落为宜。如意金黄散外敷方法：早、晚各一次。晨起先清洗局部，后进行紫外线照射，半小时后外敷；睡前先清洗局部，静置半小时后，予以外敷。外敷范围及方法：均匀涂抹除 PICC 无菌敷料覆盖部位，上至腋窝，下至无菌敷料边缘，两侧至臂缘的范围，外面包裹透明薄膜起保湿作用。

4．运动和休息

（1）穿刺侧手臂垫高 30°，有利于血液回流。

（2）穿刺侧上肢做松、握拳锻炼：责任护士每小时协助患者完成穿刺侧上肢握拳、松拳锻炼 1 min，＞ 12 min/d，逐步由被动锻炼 12 min/d，变成主动锻炼 20 min/d。

5．营养支持　应给予高蛋白质、高维生素、易消化、低脂饮食，如鱼、豆制品、瘦肉、蔬菜等，协助患者每日饮水 1500 ～ 2000 ml。

6．心理护理

（1）PICC 专科护士为患者仔细讲解血栓发生发展的原因、过程、结果以及持续时间。

（2）针对患者每日具体情况给予健康指导，增强患者的信心，减轻其焦虑程度。

7．健康指导

（1）保持置管处局部清洁干燥，不要擅自撕下贴膜。

（2）置管侧手臂避免提超过 5 kg 的物体。

（3）避免盆浴、泡澡，可以淋浴，淋浴前用塑料保鲜膜在肘弯处缠绕 2 ～ 3 圈，上、下边缘用胶布贴紧，淋浴后检查贴膜下有无进水，如有进水及时告知护士更换贴膜。

（4）禁止按摩及热敷，避免栓子脱落引起肺栓塞。

（三）护理效果评价及转归

置管后第 13 天，PICC 恢复使用。置管后第 18 天，血管彩超报告右上肢 PICC 置管静脉（贵要静脉）内见等、低回声充填，内见多发高回声条索，显示血栓机化。置管后 25 天，患者无不适主诉，导管功能正常。经过护士每日健康指导，患者焦虑感减轻，积极配合护理，成功保留导管。患者臂围变化及护理方法见表 15-1。

表15-1　患者臂围变化及护理方法

置管时间	臂围增粗（cm）	触痛范围（cm）	条索	按摩 / 卧位	手指屈伸训练	穿刺侧手臂垫高	如意金黄散外敷	紫外线照射时间（s）
第 8 天	无变化	穿刺点上 2 cm，长约 2 cm，宽约 3 cm	–	禁止按摩	–	–	–	–
第 9 天	2	长约 10 cm，宽约 3 cm	–	禁止按摩，健侧卧位	12 min/d	30°	q12h	30
第 10 天	2.5	长约 13 cm，宽约 3 cm	–	禁止按摩，健侧卧位	12 min/d	30°	q12h	35
第 11 天	2	长约 10 cm，宽约 3 cm	长约 10 cm，宽约 1 cm	禁止按摩，健侧卧位	12 min/d	30°	q12h	40
第 13 天	1	长约 10 cm，宽约 3 cm	长约 10 cm，宽约 1 cm	禁止按摩，健侧卧位	20 min/d	30°	q12h	50
第 15 天	0	长约 5 cm，宽约 2 cm	长约 10 cm，宽约 1 cm	禁止按摩，健侧卧位	20 min/d	30°	q12h	60
第 17 天	0	无	长约 10 cm，宽约 1 cm	禁止按摩，健侧卧位	20 min/d	自主体位		60
第 18 天	0	无	长约 10 cm，宽约 1 cm	禁止按摩，健侧卧位	20 min/d			60

（四）讨论

此例患者发生血栓性静脉炎时，正处于骨髓抑制期，为防止患者发生出血，不能进行抗凝治疗。现阶段患者需要继续大量补液及抗感染治疗，并且患者外周血管条件非常差，本人有强烈的保留导管的意愿。国内的文献中对于血栓性静脉炎的治疗方法为拔除 PICC 予低分子量肝素钙、华法林、丹参、疏血通等抗凝祛聚。而在 2008 年美国胸科医师协会的实践指南中指出：导管相关性静脉血栓可以在抗凝治疗的同时继续保留导管，不建议拔除功能良好且有使用需求的静脉导管。我们根据指南的建议，采取了有效的针对性的护理措施，PICC 最终得到了保留和使用。针对血栓性静脉炎的护理，为防止或及早发现肺栓塞，需要密切观察病情变化，严密监测生命体征，全员培训急性肺栓塞抢救流程，同时加强了心理护理。在进行物理治疗时，责任护士会每小时出现在患者的身旁，协助患者完成穿刺侧上肢锻炼，使患者感到安全，积极配合治疗。此例患者 PICC 的成功保留遵循了循证护理理念，在有理论的支持下，在临床工作中没有盲目地进行简单处理，患者获得了安全的治疗和护理。

（张 鹃 颜 霞）

案例 80 血小板显著低下伴凝血功能障碍患者置入 PICC

（一）病例介绍

患者，男性，29 岁，因"确诊为急性混合细胞白血病 9 月余，拟行单倍型异基因造血干细胞移植"入院。患者因反复高热，拔除中心静脉导管（central venous catheter，CVC）及 PICC，体温仍未下降。患者治疗迫切，但外周静脉条件差，且其血小板低、凝血功能差，评估不宜留置颈内静脉或锁骨下静脉导管。经沟通，再次行 PICC 置管术。

置管当天，PLT 5×10^9/L，PT 12.5s，APTT 46.8s。遵医嘱输注血小板后在床边 B 超引导下，经右上臂贵要静脉留置 4 Fr 单腔 PICC，过程顺利，导管尖端位于第 6 胸椎上缘水平。患者术中穿刺点出血约 5 ml，局部外用凝血酶冻干粉后，用藻酸钙敷料覆盖穿刺点，外贴无菌透明敷贴，局部冰敷，点状按压 1 h。

置管后第 2 天，更换敷料，PICC 穿刺点无明显渗血，仍使用藻酸钙敷料覆盖穿刺点，外贴无菌透明敷贴，局部冰敷，点状按压 1 h。

置管后第 4 天，PICC 穿刺点轻度渗血（图 15-1，见彩图 15-1），更换敷料，局部继续使用凝血酶冻干粉及藻酸钙敷料覆盖穿刺点，外贴无菌透明敷贴，点状按压 1 h。

第 5 天，患者 PICC 穿刺点已无渗血，更换无菌透明敷贴。

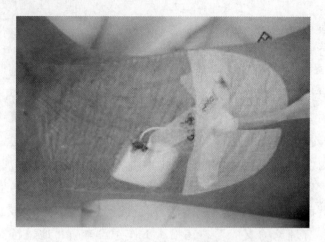

图 15-1 PICC 置管后第 4 天穿刺点渗血情况

（二）护理策略

1．护理评估 评估全血细胞计数，凝血指标；评估穿刺点渗血发生的时间、颜色、量及分度，该患者的穿刺点渗血分度为轻度；评估渗血面积，轻度约为 1 cm×1 cm，中度约为 2 cm×3 cm，重度 > 3 cm×3 cm；评估护理效果。

2．症状（体征）护理

（1）PICC 置管前申请血小板输注。

（2）置管后局部给予冰敷，点状按压穿刺点 1 h。

（3）PICC 置管后 24 小时内，嘱患者减少置管侧肢体活动。

（4）藻酸钙敷料与伤口渗液、渗血接触后可形成凝胶，保护创面，促进伤口愈合；并能快速大量吸收渗出液；敷料中钙离子的释放还能激活凝血原酶，加速止血过程。护理方法：使用 75% 酒精清洁皮肤后，用 2% 葡萄糖氯己定溶液消毒皮肤及导管，待干 15 s。戴无菌手套，将藻酸钙敷料折叠成方块状，将敷料覆盖于穿刺点，外贴无菌透明敷贴固定。目前，一般认为渗血量少且凝固，无活动性出血时，不需要每天更换敷料，可适当延长换药周期。

3．用药护理

凝血酶冻干粉是一种由凝血酶前体形成的蛋白质水解酶，催化纤维蛋白原变成纤维蛋白而促使血液凝固。护理方法：75% 酒精清洁皮肤后，使用 2% 葡萄糖氯己定溶液消毒皮肤及导管，待干 15 s 后，使用无菌棉签蘸取凝血酶冻干粉，点蘸式手法将其轻柔涂于穿刺点。对于有感染的创面，最好使用磷酸盐缓冲液配制，可增强止血疗效。

4．休息与运动

PLT < 20×10⁹/L 时应绝对卧床休息，置管后 24 h 内减少穿刺侧肢体活动，避免提重物和剧烈活动。

5．营养支持

应进食富含优质蛋白质及多维生素的饮食。

6．心理护理

置管前签署置管同意书并给予其心理疏导，出血时及时处理。

7．健康指导

（1）置管术后，穿刺点渗血，局部换药后，应点状按压 1 h。

（2）抬高患肢、减少活动；观察穿刺点渗血情况。

（3）勿长时间压迫置管侧手臂。

（4）穿衣时先穿置管侧手臂，再穿另一侧，脱衣时先脱未置管侧手臂，再脱另一侧，避免牵拉导管。

（三）护理效果评价及转归

患者 PICC 穿刺点渗血及治疗情况见表 15-2。

表15-2 患者PICC穿刺点渗血及治疗情况

时间	渗血量	PLT（×10⁹/L）	PT（s）	APTT（s）	TT（s）	治疗用药
第 1 天	轻度	5	12.5	46.8	15.8	凝血酶 + 藻酸钙 + 局部按压
第 2 天	无渗血	9	11.2	70	14.6	藻酸钙 + 局部按压
第 4 天	轻度	8	10.2	40.8	16.2	凝血酶 + 藻酸钙 + 局部按压
第 5 天	无渗血	15	10.8	45.2	13.9	透明敷贴

（四）讨论

PICC 置管后穿刺点渗血主要与患者的自身状况、护士的穿刺及维护技术等因素有关，其中患者自身状况包括患者的营养状况、血管条件、血小板计数及凝血功能等。置管后使用冰敷可使血流速度减慢、血管收缩、血管通透性降低，有效阻止穿刺点渗血。点状按压止血时受力集中，能够对穿刺点起到有效的止血作用。此例患者置管当日 PLT 5×10^9/L，为预防患者出血，置管前与医生沟通，先输注机采血小板 1 U，输注完立即进行床边置管。置管后点状按压、冰敷均可有效预防穿刺点渗血。

凝血功能障碍是指符合以下中的一项：PLT $\leqslant 50 \times 10^9$/L，APTT 较正常范围延长 10 s 以上，或 PT 较正常范围延长 3 s 以上。PT 与 PICC 穿刺点渗血量呈正相关，即 PT 越长，PICC 置管后渗血量越多。此例患者凝血功能障碍，为预防术后出血，使用凝血酶冻干粉及藻酸钙敷料覆盖穿刺点，因凝血酶作用于凝血机制的最后一个环节，可加速血液凝固，对于 PICC 穿刺点出血的止血效果明显。而藻酸钙敷料具有良好的透气性，且具有无毒、无刺激性和无抗原性的特征，可达到机械压迫止血效果和促进凝血的作用。凝血酶冻干粉联合藻酸钙敷料在防止 PICC 置管术后出血中的应用效果较好，尤其适合血小板显著低下及凝血功能异常的患者。

（向　丽　赵　洁）

案例 81　两性霉素 B 致血栓性静脉炎应用水凝胶伤口敷料

（一）病例介绍

患者，男性，51 岁，确诊急性髓系白血病，入院后经 PICC 顺利完成第一疗程化疗。PICC 置管后第 23 天，患者并发重症肺炎，反复高热，遵医嘱拔除 PICC，并于左前臂留置静脉留置针输注两性霉素 B。连续输注 3 天后拔除留置针。留置针拔除后第 2 天，穿刺点周围局部出现包块（图 15-2，见彩图 15-2），大小约 2 cm×2 cm，伴疼痛，皮肤颜色无改变。

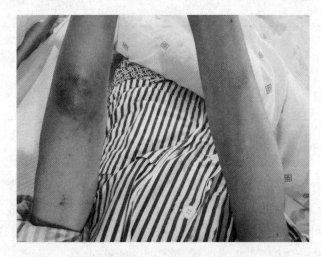

图 15-2　左前臂静脉炎

出现包块的第 2 天，包块面积扩大（图 15-3，见彩图 15-3），大小约 2 cm×3 cm，局部皮温高，伴疼痛，疼痛评分为 2 分（采用 NRS 进行疼痛评估），B 超检查结果示：左前臂皮下组织水肿；左前臂皮下见长条状弱回声，头静脉血栓形成伴周围组织炎性改变。患者化验检查结果示：CRP 126.15 mg/L，遵医嘱调整抗生素抗感染治疗。

出现包块的第 3 天，左前臂包块继续扩大，大小约 3 cm×4 cm，中央部位出现红斑伴有片状密集小水疱，左上肢肿胀，疼痛评分为 2 分。

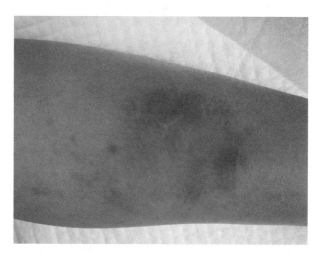

图 15-3　第 2 天血栓性静脉炎

出现包块的第 4 天，左前臂包块红斑面积大小约为 3 cm×5 cm，周围伴有散在瘀斑，水疱融合增大，左上肢肿胀加重，疼痛评分为 2 分。

出现包块的第 5 天，左前臂包块范围缩小，大小约 2 cm×2 cm，红斑颜色由鲜红转为暗红，水疱吸收，左上肢肿胀消退，疼痛评分为 0 分（图 15-4，见彩图15-4）。

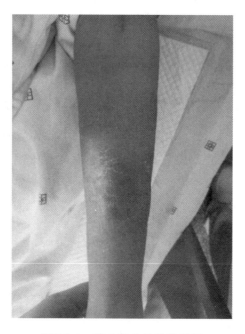

图 15-4　第 5 天血栓性静脉炎

（二）护理策略

1．护理评估 评估全血细胞计数、生命体征、外周静脉条件；评估血栓性静脉炎发生的时间、部位、面积、颜色，疼痛评分，以及护理效果。

2．症状（体征）护理

（1）皮肤红斑、水疱及肿胀的护理

1）密切观察局部皮肤变化，并做好记录。

2）水凝胶冷敷贴可使局部毛细血管收缩，减轻局部充血，防止炎症的化脓扩散。护理方法：使用前先用生理盐水清洁皮肤，将凝胶面贴在损伤部位。每天使用1～3片，每片可持续使用4～8 h，冷藏后使用效果更佳。

3）水凝胶伤口敷料是透明及具自粘作用的敷料，能为伤口提供一个湿润的环境，刺激及加速伤口的愈合能力。护理方法：使用前先用生理盐水清洁皮肤，选择敷料尺寸时要比伤口大1～2 cm，将敷料紧贴于伤口上，均匀按压并固定好，使用时间为5～7天。

（2）疼痛的护理

1）抬高患肢并制动。

2）保持局部干燥，利于炎性反应修复。

3．用药护理

（1）多磺酸黏多糖乳膏（喜疗妥）可阻止局部炎症的发展并加速血肿的吸收，促进正常结缔组织的再生，可抑制瘢痕的形成并软化疤痕。护理方法：外用，每日3次。生理盐水清洁皮肤后使用无菌棉签蘸取多磺酸黏多糖乳膏，沿血管走向外涂后使用无菌纱布覆盖。对于开放性伤口、破损皮肤或黏膜禁用，使用过程中如出现过敏反应，应立即停止使用。

（2）如意金黄散加蜂蜜湿敷以清热解毒，消肿止痛。两者具有协同作用，可促进血液循环，减少局部炎性渗出，消除水肿，解除血管痉挛。护理方法：每日湿敷。生理盐水清洁皮肤后，用蜂蜜调配如意金黄散成糊状，使用无菌棉签蘸取后外涂，用无菌纱布覆盖，抬高患肢。不适用于伤口破溃患者，用药后局部皮肤出现瘙痒、刺痛、皮疹时，应立即停用。

4．休息与运动

抬高患肢20°～30°，注意保暖。

5．营养支持

使用两性霉素B，易引起低血钾，指导患者日常进食高钾食物。

6．心理护理

护士主动与患者和家属交流，讲解疾病治疗的目的、方法及注意事项，取得患者和家属的配合。

7．健康指导

（1）多饮水，大于 2000 ml/d，降低血液黏稠度。

（2）抬高患肢，适当功能锻炼，不要进行过于剧烈的活动及按摩。

（三）护理效果评价及转归

患者静脉炎的变化及治疗过程见表 15-3。

表15-3　患者静脉炎的变化及治疗过程

置管时间	静脉炎部位	包块大小（cm）	皮疹颜色	疼痛评分	WBC（×10⁹/L）	体温（℃）	治疗用药
第 1 天	左前臂	2×2	无	1	2.13	37.8	多磺酸黏多糖乳膏
第 2 天	左前臂	2×3	鲜红	2	1.86	38.7	如意金黄散加蜂蜜
第 3 天	左前臂	3×4	鲜红	2	1.80	39.0	水凝胶冷敷贴
第 4 大	左前臂	3×5	鲜红	2	2.15	37.9	水凝胶伤口敷料
第 5 天	左前臂	2×2	暗红	0	2.88	36.7	水凝胶伤口敷料

（四）讨论

血栓性静脉炎是指静脉血管的急性无菌性炎症，多由静脉内血栓形成后造成血管内皮细胞损伤而致，其常见临床症状有输液部位发红，伴有疼痛和（或）水肿，有条索状物形成，可触及条索状静脉，甚至有脓液流出。浅静脉血栓性静脉炎的发生常与血管的选择、导管的留置时间、药物性质等因素有关，当导管留置部位出现红、肿、热、痛等表现时，才引起患者重视。为预防血栓性静脉炎，应选择粗直、弹性好、回流通畅的静脉，选择合适型号的静脉留置针，并避免反复穿刺，损伤血管内膜。

两性霉素 B 刺激性大，多次注射或渗漏易导致周围组织炎症、坏死。此例患者在化疗后并发重症肺炎，PICC 拔除后，使用外周静脉输注两性霉素 B。拔除静脉留置针后出现血栓性静脉炎，根据静脉炎的进展，联合应用多磺酸黏多糖乳膏、如意金黄散加蜂蜜与水凝胶冷敷贴，患者静脉炎均未取得明显好转。最后选择使用水凝胶伤口敷料，患者静脉炎迅速好转。

（陈　敏　赵　洁）

案例 82　**PICC 穿刺点感染的处理**

（一）病例介绍

患者，女性，70 岁，"确诊弥漫性大 B 细胞淋巴瘤半年，拟行巩固化疗"入院。

入院体格检查可见右上臂留置 4 Fr 单腔耐高压 PICC，外露 5 cm，穿刺点局部红、肿、热、痛，可见大量脓性分泌物（图 15-5，见彩图 15-5），可见一约 3 cm×4 cm 大小硬结，伴触痛，疼痛评分为 2 分（采用 NRS 进行疼痛评估）。左上肢臂围 28.5 cm，右上肢臂围 30 cm，拟拔除导管。血管 B 超示：右侧贵要静脉 PICC 导管管周血栓形成，右侧贵要静脉、腋静脉及锁骨下静脉部分节段弱回声物，不排除血栓形成。考虑拔管可能引起肺栓塞，暂缓拔管，口服利伐沙班抗凝治疗，并遵医嘱抽取外周及导管血培养送检。

入院第 2 天，穿刺点仍可见大量脓性分泌物，硬结大小无改变，触痛，疼痛评分为 3 分，左上肢臂围 28.5 cm，右上肢臂围 30.5 cm。

入院第 5 天，穿刺点红、肿、热、痛较前好转，疼痛评分为 1 分，脓性分泌物减少，局部皮肤发红、肿胀减轻，皮温稍高，硬结缩小为 1 cm×2 cm，左上肢臂围 28.5 cm，右上肢臂围 29.5 cm。分泌物培养：金黄色葡萄球菌感染，遵医嘱使用抗生素治疗。

入院第 8 天，穿刺点局部无红、肿、热、痛，疼痛评分为 0 分，无脓性分泌物，硬结消失（图 15-6，见彩图 15-6）。左上肢臂围 28.5 cm，右上肢臂围 29 cm。血培养结果显示为阴性。

入院第 14 天，血管超声检查，未见异常，遵医嘱拔管，过程顺利。

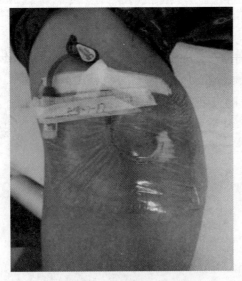

图 15-5　入院时穿刺点情况

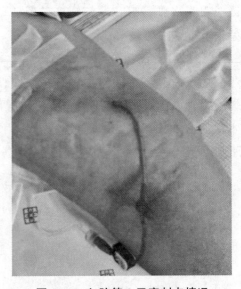

图 15-6　入院第 8 天穿刺点情况

（二）护理策略

1．护理评估 评估全血细胞计数、CRP、Pro-CT，外周血及静脉导管血培养结果，生命体征，外周静脉条件，置管时间、感染发生的时间，疼痛评分，以及护理效果。

2．症状（体征）护理

（1）感染的护理

1）穿刺点分泌物培养，抽取外周血及静脉导管血培养。

2）穿刺点周围使用无菌棉签从近心端向远心端压迫引流脓液。

3）使用短波紫外线治疗仪的护理：紫外线照射具有良好的消炎作用。每天行紫外线照射，一疗程5天。护士维护导管后，使用孔巾遮挡置管侧手臂，仅暴露患者穿刺点。照射部位距离灯管5 cm左右，起始照射量为5 s（一个生物剂量为1 s），之后每天增加1 s，5天为一疗程。紫外线照射完成后使用无菌透明敷贴固定导管，患者穿刺处如出现瘙痒、刺痛、灼热等及时告知医护人员，勿抓挠局部皮肤，避免造成感染加重。

4）照射后皮肤硬结处使用2～3 g鱼石脂软膏外敷（避开穿刺点）。

5）选择纱布敷料覆盖皮肤硬结处，用无菌透明敷贴固定导管，用弹力网套加强固定敷贴。

（2）疼痛的护理

1）指导患者分散注意力的方法。

2）必要时遵医嘱给予药物止痛。

3．用药护理

（1）2% 葡萄糖酸氯己定醇溶液

具有较强的广谱抑菌、杀菌作用，对革兰氏阳性菌及革兰氏阴性菌均有效。

护理方法：每日行导管维护。首先，用75% 酒精清洁皮肤，去除残胶；使用无菌棉签蘸取2% 葡萄糖酸氯己定醇溶液，以穿刺口为中心，顺时针消毒皮肤，在穿刺点处停留1 min，消毒范围超过10 cm×15 cm；以同样的方法逆时针消毒皮肤，范围同前；之后消毒导管正面及反面；最后再以穿刺点为中心，顺时针消毒皮肤。每消毒一个部位需更换棉签。

（2）鱼石脂软膏

具有抑制炎症介质释放，调节机体免疫功能，促进皮肤硬结愈合的作用。

护理方法：鱼石脂软膏每日外用。导管常规维护后首先使用无菌棉签蘸取生理盐水清洁硬结处皮肤，待干后用无菌棉签蘸取鱼石脂软膏，涂抹在硬结处皮肤，涂抹厚度约为1 cm，使用无菌纱布覆盖。涂抹鱼石脂软膏时避开穿刺点，不得用于皮肤破溃处，用药部位如有烧灼感、红肿等情况立即停药。

4．休息与运动 患肢抬高 15°～30°，加强握拳运动。可减轻局部组织肿胀及疼痛，并预防血栓形成。

5．营养支持 进食富含优质蛋白质及多种维生素的饮食。

6．心理护理 向患者讲解治疗的方法及效果，缓解患者的负性情绪。

7．健康指导

（1）注意个人卫生。

（2）留置中心静脉导管时，如有异常，及时门诊随访治疗。

（3）多饮水，大于 2000 ml/d，降低血液黏稠度。

（三）护理效果评价及转归

患者 PICC 穿刺点感染的变化情况及治疗见表 15-4。

表15-4 患者感染变化及治疗过程

入院时间	脓液量（ml）	硬结大小（cm）	疼痛评分	WBC（×10⁹/L）	CRP（mg/L）	体温（℃）	右上臂臂围（cm）	治疗用药
第 1 天	0.8	3×4	2	3.89	32.38	36.9	30	2% 葡萄糖酸氯己定醇＋鱼石脂软膏
第 2 天	1	3×4	3	4.01	39.03	37.4	30.5	2% 葡萄糖酸氯己定醇＋鱼石脂软膏＋紫外线照射
第 5 天	＜0.1	1×2	1	3.56	10.76	37.0	29.5	2% 葡萄糖酸氯己定醇＋鱼石脂软膏＋紫外线照射
第 8 天	0	0	0	3.23	9.86	36.6	29	2% 葡萄糖酸氯己定醇＋鱼石脂软膏
第 10 天	0	0	0	3.12	7.54	36.8	29	2% 葡萄糖酸氯己定醇

（四）讨论

PICC 穿刺点感染易发生于免疫力低下的血液肿瘤患者，其主要病原菌为革兰氏阳性球菌和革兰氏阴性球菌及真菌等需氧菌和厌氧菌。导管相关性血流感染和血栓形成可能同时发生，也可以互为因果，感染可能启动血栓形成机制，而已形成的血栓或纤维蛋白鞘又为微生物黏附提供了良好的平台和庇护所。此例患者同时发生了导管相关性血栓，所以暂缓拔管，联合抗凝及抗生素治疗，积极处理PICC 穿刺点感染。复查血管超声无异常则拔除导管。

（姚嘉丽 赵 洁）

案例 83　**PICC 穿刺点渗液的处理**

（一）病例介绍

患者，男性，34 岁，因"确诊急性髓系白血病，为行巩固化疗"入院，入院时带入三向瓣膜式 PICC，留置部位为左侧肘正中，留置时间为 5 天。患者顺利完成化疗，化疗结束后 PICC 穿刺点出现渗液。

化疗结束后第 1 天，穿刺点可见少量黄色渗液，无脓性分泌物。

化疗结束后第 5 天，穿刺点仍可见黄色渗液。

化疗结束后第 7 天，贴膜边缘皮肤可见少许散在红色皮疹，伴瘙痒，穿刺点仍有黄色渗液伴鲜红色血液，渗液量较前增加，无疼痛，皮温正常（图 15-7，见彩图 15-7）。

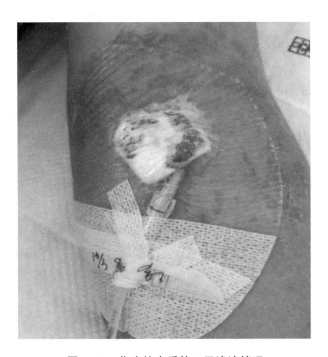

图 15-7　化疗结束后第 7 天渗液情况

化疗结束后第 8 天，患者全身皮肤出现密集红色皮疹，伴瘙痒，四肢尤为明显，穿刺点渗液明显减少。

化疗结束后第 10 天，穿刺点渗液较前减少，皮肤皮疹较前消退。

化疗结束后第 12 天，穿刺点已无渗液，皮肤皮疹消退。

（二）护理策略

1.护理评估 评估全血细胞计数、凝血功能、白蛋白、生命体征、营养状况；评估发生渗液的时间、颜色、性质、量，皮疹的程度及护理效果。

2.症状（体征）护理

（1）皮疹的护理

1）患者诉瘙痒时，嘱其勿用手抓挠，以防发生皮肤感染。

2）遵医嘱使用抗过敏、止痒药物治疗。

3）根据皮疹情况，使用无菌纱布敷料替代透明贴膜，加强固定。

（2）渗液的护理

1）3M自粘式弹力绷带具有良好的伸缩性，抗张力强，自身黏合紧密，不松散，可以保证按压部位正确和力度适当，可有效减少各种渗血、渗液。护理方法：首先沿穿刺肢体缠绕1圈，稍用力拉紧再缠绕1～3圈，按压绷带确认粘牢即可，应确保松紧合适，以能伸进1指为宜；加强局部观察，确保肢体血运正常。

2）藻酸钙敷料中钙离子的释放能激活凝血酶原，加速止血过程，促进凝血；不粘连伤口，保护神经末梢，减轻疼痛。护理方法：消毒皮肤后，将藻酸钙敷料对折2次（4层）放置于穿刺点，用无菌纱布或无菌透明敷贴覆盖，嘱患者用拇指点状按压穿刺点30 min以上；根据渗液量或渗血量，酌情更换，如藻酸钙敷料浸湿面积＜1/2，可隔天更换，如藻酸钙敷料浸湿面积＞2/3需立即更换。

3）创面敷料具有较佳的压迫固定效果。护理方法：以穿刺点为中心，粘贴时稍微拉长胶带，粘贴时间以2 h为限，使用中若有潮湿、污染，及时更换（图15-8，见彩图15-8）。

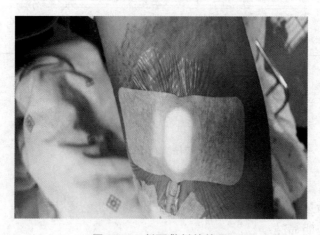

图15-8 创面敷料的使用

3.休息与运动 鼓励患者适当活动置管侧肢体，输液时抬高手臂以增加肢体血液循环，避免受压不畅。

4．营养支持　肿瘤患者应进食清洁、清淡、易消化软食，如新鲜的肉类、鸡蛋，新鲜蔬菜、水果等。

5．心理护理　护士告知患者渗液发生的原因及处理措施等，减轻其心理负担。

6．健康指导

（1）血液肿瘤患者应注意个人卫生。

（2）避免使用留置中心静脉导管侧肢体提过重的物体或持重锻炼，如有异常，及时门诊随访治疗。

（三）护理效果评价及转归

患者穿刺点渗液、皮肤皮疹变化及治疗见表15-5。

表15-5　患者穿刺点渗液、皮肤皮疹变化及治疗

时间	穿刺点渗液	皮疹面积	皮疹颜色	皮疹部位	瘙痒程度	WBC（×10⁹/L）	PLT（×10⁹/L）	治疗用药
第1天	量少	–	–	–	–	0.40	9	藻酸钙敷料
第5天	增多	–	–	–	–	0.26	22	藻酸钙敷料
第7天	较多伴渗血	20%	淡红	贴膜边缘皮肤	轻微	0.26	10	藻酸钙敷料、创面敷料
第8天	较少伴渗血	80%	鲜红	躯干四肢	轻微	0.53	31	藻酸钙敷料、无菌纱布、3M自粘式弹力绷带
第10天	量少无渗血	50%	暗红	躯干四肢	无	0.62	14	藻酸钙敷料、无菌纱布、3M自粘式弹力绷带
第12天	无	30%	淡红	躯干	无	0.88	72	–

（四）讨论

PICC穿刺点渗液是指从穿刺点渗出黄色或无色透明液体，其发生原因可能与患者淋巴管损伤、低蛋白血症、血小板计数异常、凝血功能异常、穿刺方法与技术、穿刺后局部炎症、纤维蛋白鞘形成等因素有关。此例患者未出现低蛋白血症，局部无红、肿、热、痛等感染表现，而纤维蛋白鞘渗液的特点为输液时渗液，停止输液后不出现渗液，但该患者为持续性渗液，考虑为淋巴管损伤导致的渗液。

目前，对于PICC穿刺点渗液的诊治及护理仍是难点，重在预防，因此，置管前应全面评估患者的病情，积极治疗原发病，置管过程中合理选择静脉，掌握穿刺及送管技巧，尽可能做到穿刺置管一次成功。置管后实施规范化维护，出现PICC穿刺点渗液时切忌盲目拔管，少量持续渗液但无局部不良反应者可继续使用导管。此例患者出现穿刺点渗液时使用藻酸钙压迫未见明显效果，选择创面敷料压迫在无菌透明敷贴上方，有效减少了患者穿刺点的渗液。

（穆 萍 赵 洁）

案例 84 凝血功能障碍引发 PICC 相关性血栓

（一）病例介绍

患者，男性，31 岁，诊断为急性淋巴细胞白血病，为行化疗，在 B 超下行右上臂 PICC 置入术，置管后 2 月余，出现凝血功能障碍，反复输注血浆纠正。置管后第 70 天，患者右上臂 PICC 置管侧肢体有酸胀感，血管彩超结果示：右锁骨下静脉血栓形成。

血栓形成第 1 天，使用低分子量肝素治疗。

血栓形成第 2 天，APTT 51.9 s，停用低分子量肝素，继续输注血浆。

血栓形成第 14 天，凝血功能恢复正常，血管彩超对比血栓无变化，遵医嘱拔除 PICC 出院。

血栓形成第 17 天，患者因诊断急性胰腺炎再次入院，APTT 51.9 s，彩超示：右上肢血栓增多。

血栓形成第 25 天，患者开始口服利伐沙班片 5 mg/d。

血栓形成第 35 天，患者出现皮肤瘀斑，PLT 17×10^9/L，APTT 49.4 s，停利伐沙班，对比血管彩超结果示：血栓减少。

血栓形成第 48 天，患者再次化疗，但外周血管条件差，遵医嘱在介入下行左侧锁骨下输液港置入术。

（二）护理策略

1. 护理评估　评估血小板计数、凝血功能、血清淀粉酶、肝功能、肾功能、生命体征、外周静脉条件；血栓发生的时间、部位、面积，以及护理效果。

2. 症状（体征）护理

（1）PICC 置管时避免反复穿刺。

（2）置管后第 2 天、第 7 天、第 14 天进行置管侧血管血栓筛查，每日监测患者臂围。

（3）置管侧肢体进行早期活动及适当的肢体锻炼。

（4）患者诉右上臂 PICC 置管侧肢体酸胀感，立即行血管彩超检查。

（5）确诊血栓后局部避免热敷、按摩，遵医嘱使用抗凝药物。

3．用药护理

（1）低分子量肝素

低分子量肝素具有抗血栓形成和抗凝作用，由普通肝素解聚而成，可抗凝血因子 X a 活性，抑制凝血酶生成，抗血栓作用强，使患者出血减少。

护理方法：选择皮下脂肪较多的部位，注射时避开皮下结节、瘀斑或有其他皮肤病或损伤的地方，且尽量避免在同一部位反复注射。注射完毕后，针头在皮下继续停留 10 s 左右。严密观察患者是否有瘀血、瘀斑、皮下硬结等迹象。

（2）利伐沙班

利伐沙班是一种新型的抑制凝血酶产生和血栓形成的药物，具有生物利用度高、服用方便、剂量固定、起效迅速、患者依从性强等特点。

护理方法：每日口服给药。观察患者是否有出血倾向，监测患者凝血功能结果。

4．休息与运动　置管后加强肢体的功能锻炼，避免长时间压迫穿刺侧肢体。发生血栓后，可抬高患肢 30°，告知患者勿剧烈活动，可适当进行功能锻炼，如置管侧手臂的松、握拳锻炼。

5．营养支持　鼓励患者进食高蛋白质、高维生素饮食，多饮水（＞2000 ml/d）。

6．心理护理　与患者及家属及时、有效沟通，解除其焦虑，帮助患者树立信心。

7．健康指导

（1）指导患者对穿刺侧肢体进行自我观察，如有异常及时就诊。

（2）患侧肢体抬高，禁止按摩及热敷，避免剧烈活动和撞击。

（3）指导患者了解常用抗凝药物的作用和副作用，掌握药物不良反应的观察要点及处理措施。

（4）抗凝治疗后，每 2 周复查血常规、凝血功能及血管超声。

（三）护理效果评价及转归

患者血栓的变化及治疗情况见表 15-6。

表15-6　患者血栓变化及治疗用药过程

时间	PLT（×10⁹/L）	APTT（s）	INR	血栓变化	治疗用药
第 1 天	33	46.7	1.05	右锁骨下静脉血栓形成	低分子量肝素
第 2 天	25	51.9	1.09		停用低分子量肝素，反复输注血浆
第 14 天	35	30.1	1.02		拔除 PICC

续表

时间	PLT （×10⁹/L）	APTT （s）	INR	血栓变化	治疗用药
第 17 天	31	51.9	1.13	右上肢血栓增多	反复输注血浆
第 25 天	78	35.7	1.42		口服利伐沙班 5 mg/d
第 35 天	17	49.4	1.58	血栓减少	停利伐沙班
第 48 天	69	46.7	1.17	血栓消失	输液港置入术

（四）讨论

血栓形成的原因主要与血管内膜损伤、血液高凝及血流淤滞有关，而此例患者血栓形成的主要原因考虑与培门冬酶导致凝血功能障碍，反复输注血浆、纤维蛋白原，全身低凝，局部高凝状态有关。对于已经确认的导管相关血栓，不论有无症状，均应当积极处理，以防现有症状加重，或潜在的危及生命的栓塞事件发生。因抗凝药物存在出血风险，所以平衡抗凝及出血的关系尤为重要。

国际血栓与止血学会提出，目前对于 PICC 发生血栓后拔管的最佳时机尚无统一标准。此例患者因考虑长效化疗药物导致凝血功能障碍，引发了 PICC 血栓，而抗凝治疗之后出血风险加大，待凝血功能恢复正常，血管彩超对比血栓无变化，且患者短期内不需要接受治疗时，遵医嘱拔除了 PICC。患者再次化疗时考虑再次置入 PICC 发生血栓的风险增加，最终选择在左锁骨下静脉行输液港置入术，保证患者治疗的延续。

（钟慧群　赵　洁）

案例 85　行静脉切开术拔除 PICC

（一）病例介绍

患者，男性，19 岁，诊断为急性淋巴细胞白血病，异基因造血干细胞移植后 3 个月，PICC 留置时间达 1 年，拟拔除。拔管前行血管彩超检查，结果示：右侧腋静脉及锁骨下静脉管径变细，右侧腋静脉段血栓形成。口服利伐沙班治疗 1 个月后复查血管彩超，结果示：右侧锁骨下、腋静脉、肱静脉未见明显血栓。遵医嘱拔管，拔出约 5 cm 时出现拔管困难。

尝试拔管第 1 天，置管侧手臂外展 90°，导管外拔至 10 cm 处遇到阻力，患者主诉置管侧手臂疼痛，停止拔管，使用 5000 IU/ml 尿激酶溶液进行溶管处理。

尝试拔管第 2 天，导管仍然难以拔出，请血管外科会诊后，转至血管外科进行处理。

尝试拔管第 3 天，在导管内放入支撑导丝进行拔管，导管外拔出 10 cm 时再次出现拔管困难，此时导管共拔出 20 cm，患者诉置管侧手臂疼痛难忍，停止拔管，行血管彩超检查，发现上臂贵要静脉段无血流信号，考虑导管周围有较严重的纤维蛋白鞘组织粘连，拟择期手术拔管。

尝试拔管第 6 天，在手术室进行贵要静脉切开术将导管取出，取出的导管中段外周有约 10 cm 长的纤维蛋白组织粘连（图 15-9，见彩图 15-9）。

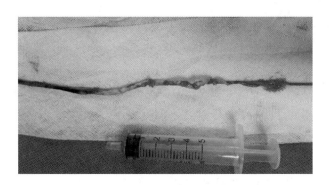

图 15-9 导管周围纤维蛋白组织粘连

（二）护理策略

1. 护理评估 评估导管留置的时间、导管末端的位置、血管彩超结果、拔管困难发生的原因、纤维蛋白鞘发生部位，以及护理效果。

2. 症状（体征）护理（静脉血栓）

（1）暂停拔管，使用 5000 IU/ml 尿激酶进行溶栓处理，24 h 后再次进行拔管。

（2）支撑导丝拔管：在数字减影血管造影（digital subtraction angiography，DSA）引导下，将无菌导丝放入 PICC 内，将导丝连同导管一起缓慢向外拔出。

（3）静脉切开拔管：患者术前签署手术知情同意书，在局部麻醉下行静脉切开术。导管取出后检查导管的完整性及术后患者伤口有无肿胀、渗血及其他导管引起的并发症。

3. 用药护理

尿激酶直接作用于内源性纤维蛋白溶解系统，能催化裂解纤溶酶原成纤溶酶，不仅能降解纤维蛋白血凝块，还能降解血液循环中的纤维蛋白原，从而发挥溶栓作用。

护理方法：将尿激酶配制为 5000 IU/ml 溶液，取 2 ml 注入导管内，24 h 后再进行拔管。用药期间密切观察患者反应，如生命体征、出血倾向等，并监测其凝血运功能。

4．休息与运动 置管后加强肢体的功能锻炼，避免长时间压迫穿刺侧肢体。发生血栓后，可抬高患肢 30°，进行适当的功能锻炼。

5．营养支持 嘱患者多饮水（> 2000 ml/d），可进食高蛋白质、高维生素饮食。

6．心理护理

（1）患者反复出现拔管困难，及时对患者进行心理疏导。

（2）拔管时，嘱患者深呼吸，分散其注意力，安慰及鼓励患者积极配合拔管。

7．健康指导

（1）拔管后告知患者注意观察伤口的愈合情况。

（2）鼓励患者尽早进行手臂功能锻炼。

（三）护理效果评价及转归

患者 PICC 拔管的具体过程及相应处理见表 15-7。

表15-7 患者PICC拔管过程及处理方案

尝试拔管时间	导管拔出长度	处理
第 1 天	10 cm	5000 IU/ml 尿激酶溶管
第 2 天	0 cm	血管外科会诊
第 3 天	10 cm	支撑导丝拔管
第 6 天	全部	行静脉切开术拔管

（四）讨论

拔管困难是指由于各种因素的作用导致在拔管过程中出现牵拉感或弹性回缩，致使拔管过程不畅，无法拔出。拔管处理不当可引起导管断裂、肺栓塞、血管组织损伤。

此例患者出现拔管困难的原因是导管周围出现了纤维蛋白鞘包裹。主要表现为往导管内推注液体相对容易，但回抽液体则比较困难。目前纤维蛋白鞘主要通过血管造影术和彩色多普勒超声确诊。纤维蛋白鞘的形成机制可能与血栓密切相关，而血栓的形成与置管时不同程度的血管内膜损伤、导管占用血管大部分容积造成血流缓慢、肿瘤细胞的过度增殖和肿瘤因子释放有关。此例患者留置耐高压导管约 1 年 1 个月，拔管前行血管彩超检查，置管腋静脉段有血栓形成，为无症状血栓，该部位为患者活动较多的部位，长期的手臂和肩关节活动导致血管内膜与导管摩擦，为血栓形成的主要原因。而纤维蛋白鞘形成部位为导管中段，虽然进行抗凝治疗后复查血栓消失，但该段导管周围已形成纤维蛋白且与血管发生粘连，导致该患者拔管时出现拔管困难。

纤维蛋白鞘拔管困难的预防及处理：置管时在满足治疗前提下应尽可能选择小型号导管，导管横截面积占血管的 45% 及以下，且应避免反复送管损伤血管内膜。置管后应正确冲、封管，并每日评估导管留置的必要性，及时拔除。当发生纤维蛋白鞘拔管困难时，首先应暂停拔管，行 X 线胸片检查排除导管打折的可能，行血管彩超检查评估纤维蛋白鞘发生的部位。然后判断导管是否通畅，进行溶栓处理，24 h 后再次拔管。如导管仍无法拔出，需请相关科室会诊处理。

（姚晶晶　赵　洁）

第十六章

血管通路相关并发症

案例86　气胸

（一）病例介绍

患者，男性，31岁，确诊急性淋巴细胞白血病1年余，行多周期化疗后，拟行单倍体造血干细胞移植。

入层流病房当天，行左侧锁骨下双腔中心静脉导管置管术。置管后胸部正位片示：左侧胸腔少量气体伴少量积液。考虑行锁骨下中心静脉置管时损伤所致。入层流病房第3天，复查胸部正位片示：左侧液气胸，左肺压缩约1/3，未诉胸闷，停止化疗。入层流病房第4天，体格检查气胸范围较前扩大，行留置闭式胸腔引流管。入层流病房第7天，复查胸部正位片示：胸腔气、液较前吸收，肺部已基本恢复，拔除胸腔引流管。重新行预处理方案。

（二）护理策略

1. 护理评估　评估患者的生命体征，疼痛的部位、性质及程度，有无胸闷、气促、呼吸困难。

2. 症状（体征）护理

（1）胸腔闭式引流术的护理

1）防止导管滑脱：采用双固定法。常规消毒后使皮肤充分待干，导管固定器将导管呈"C"型固定在皮肤上，再用无菌透明敷贴无张力粘贴法进行导管固定。向患者发放宣教图卡，告知患者翻身时的注意事项，避免导管滑脱。

2）引流管护理：①引流管保持通畅，严密观察水封瓶内气体或液体排出情况、水柱的波动高度及气泡逸出情况并记录。如果患者轻咳后仍无气泡逸出或说话时水柱无波动，可能插管部位阻塞或肺已复张。如果有持续不断的气泡逸出，说明有持续性漏气，要避免夹管造成张力性气胸。②观察患者有无皮下气肿发生。③引流瓶和生理盐水每日更换，保持管道装置密闭和无菌。引流瓶放置在低处，液面应低于引流管胸腔出口水平60 cm。④每2～3天更换敷贴，有渗血、渗液或污染时立即更换，并严格执行无菌操作原则，对穿刺点及周围皮肤进行消毒。⑤鼓励患者有效咳嗽，指导患者进行深呼吸运动，促进肺复张。

3）拔管指征：置管 48 ～ 72 h 后，当水柱波动而无气体逸出或引流量明显减少，24 h 引流液 < 50 ml、脓液 < 10 ml，患者无胸闷及气促，提示肺已复张，复查胸片确认后拔除引流管。

4）做好拔管后护理：拔管后要密切观察有无胸闷、呼吸困难、切口漏气、渗液、出血、皮下气肿等发生。

（2）疼痛的护理

使用疼痛评估量表，密切观察并评估患者疼痛的情况，必要时使用药物止痛。

3．休息与活动 取半坐卧位，给予吸氧，避免用力和屏气以免胸腔压力增高引起胸膜破裂，加重气胸。

4．健康指导 向患者及家属讲解相关知识，保持良好心态，促进康复。讲解胸腔引流管的重要性和目的。嘱患者活动、翻身时保持引流装置的密闭和无菌。加强营养，保持大便通畅，避免剧烈咳嗽，进行呼吸功能锻炼，减少活动，静卧休息。

（三）护理效果评价及转归

患者无意外拔管、皮下气肿、感染等并发症发生。

（四）讨论

本病例患者行左侧锁骨下中心静脉导管穿刺术后，胸部正位片检查示：导管尖端位于上腔静脉走行区内，左侧少量气胸及和少量胸腔积液，留置胸腔闭式引流管后，肺组织基本复张。胸腔闭式引流时按胸腔引流护理常规，保持引流管通畅，预防气体进入胸腔，加强病情观察，保障造血干细胞移植顺利进行。

（秦　莹）

第十七章

药物外渗

（一）病例介绍

患者，男性，53 岁，诊断为急性淋巴细胞白血病，入科行第三疗程化疗，方案为 CVTLP（环磷酰胺＋长春地辛＋吡柔比星＋培门冬酶＋泼尼松）。患者拒绝 PICC 置管，予以留置针穿刺。

化疗第 1 天，输液前查看患者留置针固定良好，无红肿、渗出，回血好，予吡柔比星输注，输注过程中患者诉穿刺点周围疼痛，疼痛评分为 3 分（采用 NRS 进行疼痛评分）。体格检查示：穿刺点周围皮肤轻微红肿，约 1 cm×1 cm 大小，皮温正常，留置针有少量回血，立即予以停止输液。查看渗出液量约 5 ml 时，立即通知医生并启动化疗药物外渗应急预案。化疗后第 4 天，患者外渗部位疼痛评分为 2 分，肿胀已消退，仍可见轻微发红，皮温正常。化疗后第 5 天，患者外渗部位疼痛评分为 0 分，外渗处轻微发红已消退，无硬结。

（二）护理策略

1．护理评估   评估蒽环类化疗药物外渗时间、部位、面积、外渗量，外渗区域的皮肤颜色、温度、感觉，关节活动和外渗远端组织的血运情况，疼痛评分，以及护理效果。

2．症状（体征）护理

（1）化疗药物外渗的应急处置

近年来，国内外文献对化疗药物外渗后的拔针时机观点一致，即发生化疗药物外渗后应立即停止输液，保留针头，通过针头尽可能多地回抽药液，减少外渗部位药液残留。如果需要使用化疗药物解毒剂，可在回抽药液后通过针头静脉输入解毒剂，之后拔出针头，轻按针眼，抬高外渗侧肢体。

护理方法：蒽环类化疗药物发生外渗时应立即停止输液，保留针头；用 10 ml 注射器连接针头，尽可能多地回抽药液，对于回血良好的患者最多抽取 5 ml 回血；向医生报告外渗的化疗药物种类，根据医嘱使用解毒剂；用记号笔标记外渗范围，然后局部皮肤拍照作为原始资料；拔针后轻按针眼，避免局部组织受压；平放或抬高外渗侧肢体；做好护理文书的记录和交接班。

（2）外渗后的冷热敷疗法

国外指南采用局部冷敷疗法用于蒽环类化疗药物外渗，作用机制为促进化疗药物的局限，降低化疗药物的活性。

护理方法：本案例采用国外指南推荐的局部冷敷疗法方案，即外渗拔针后即开始使用单层干毛巾包裹冰袋冷敷渗漏部位，冷敷范围大于渗漏范围，每次 20 min，4 次 / 天，持续 2 天。冷敷采用干敷，以保持局部皮肤干燥。

3．用药护理

（1）外渗后的解毒剂应用

右丙亚胺是唯一得到欧洲委员会及美国食品和药品管理局许可的蒽环类化疗药物外渗解毒剂治疗。当蒽环类化疗药物外渗时，推荐每日静脉内输注右丙亚胺，连续输注 3 天。输液应在外渗 6 h 内开始，并远离外渗肢体，通过对侧肢体输注。开始输注前 15 min 应移除冰袋。

护理方法：外渗 1 h 后在对侧肢体穿刺留置针，遵医嘱予右丙亚胺 1000 mg + 5% 葡萄糖液 200 ml 维持 1 h 输注，第 2 次输注与第 1 天同等剂量的药物，第 3 天遵医嘱予以右丙亚胺 500 mg+5% 葡萄糖液 200 ml 维持 1 h 输注。输注前 15 min 停止使用冰袋冰敷。

（2）外渗后的局部涂药疗法

99%DMSO 溶液应用于发泡性化疗药物外渗后的局部治疗。作用机制是可以渗透至皮下清除皮下发疱性化疗药物的自由基成分，但是禁止和糖皮质激素（如地塞米松）同时使用。

护理方法：在冷敷疗法结束后，用棉签蘸取 99%DMSO 溶液均匀地涂在外渗局部皮肤上，涂抹范围大于渗漏范围，自然风干，q8h，持续 1 周。

4．休息与运动 患者处于化疗期，注意卧床休息。指导患者外渗肢体做适当的抓握训练，以减轻患侧肢体的肿胀。

5．营养支持 指导患者多样化安全饮食，予高蛋白质、高热量、清淡、易消化饮食，以促进伤口的修复、愈合。

6．心理护理 化疗药物外渗，患者紧张、焦虑，担心组织坏死，告知患者及时、有效处理，预后较好，缓解患者的焦虑情绪。

7．健康指导 使用外周静脉导管输注化疗药物时，告知患者识别药物外渗的方法，一旦出现不适，应立即报告护士，以便早发现、早处理。

（三）护理效果评价与转归

本案例发生的药物外渗，根据临床表现分期（表 17-1）分为轻度炎性改变，药物外渗分级（表 17-2）为 I 度，因发现及时，处理及时，第 2 天疼痛明显减轻，第 3 天疼痛完全缓解，经过 5 天的护理，外渗部位无硬结、无色素沉着，患者轻度炎性改变完全缓解，药物外渗分级为 0 度，预后好。

表17-1　药物外渗临床表现分期

临床分期	症状表现
轻度炎性改变	局部组织出现大片红肿，沿血管出现条索状的红线，局部肿痛
重度反应期	局部皮肤苍白继而出现水疱
组织坏死期	严重者出现紫黑色，如不及时处理，皮下组织坏死，形成溃疡，甚至累及深层组织

表17-2　药物外渗分级评估标准

外渗分级	症状表现
0 度	无任何临床症状
Ⅰ 度	皮肤苍白，水肿范围的最大处直径 < 2.5 cm，皮肤发凉，伴或不伴疼痛
Ⅱ 度	皮肤苍白，水肿范围的最大处直径为 2.5 ~ 15 cm，皮肤发凉，伴或不伴疼痛
Ⅲ 度	皮肤发白，半透明状，水肿范围的最大处直径 > 15 cm，皮肤发凉，轻至中度疼痛
Ⅳ 度	皮肤发白，半透明状，皮肤紧绷，有渗漏，皮肤变色，有瘀斑、肿胀，有较深的凹陷性水肿，水肿范围最大直径 > 15 cm，循环障碍，中至重度疼痛

（四）讨论

药物外渗是指静脉输液过程中，腐蚀性药液进入静脉管腔以外的周围组织。外渗后处置不及时或不当，可引起渗漏部位红、肿、热、痛，周围组织坏死，严重者可造成肌腱坏死、肢体功能丧失，增加患者痛苦，延误治疗。

吡柔比星属于蒽环类化疗药物，是一种发泡剂，渗出后嵌在 DNA 链，引起慢性的、严重的组织反应、坏死。因为存在正常细胞吞噬坏死细胞的链反应，所以愈合很慢。因此，一旦发现发泡剂外渗时，应及早处理，可有效减少化疗药物外渗对组织的损害，减轻患者的痛苦。

右丙亚胺对蒽环类化疗药物渗漏性损伤的防治效果与首次给药时间密切相关，护士能否在第一时间做出判断，能否在外渗早期（外渗 6 h 内）选择最佳给药方式，是影响对蒽环类化疗药物渗漏性损伤防治效果的关键所在。

蒽环类药物外渗，推荐使用冷敷疗法，一方面可使外渗的化疗药物局限，另一方面可以有效减轻疼痛。

（吴芳芳　孙爱华）

案例 88 输注氯化钾致药物外渗的处理

（一）病例介绍

患者，男性，39 岁，因"发现全血细胞减少 5 个月，确诊急性髓系白血病 4 个月"入院，入院后给予 MA 方案巩固化疗。

化疗后第 7 天，PICC 侧及对侧上肢静脉血培养结果均显示：铜绿假单胞菌阳性，遵医嘱拔除 PICC 并做导管尖端培养。

化疗后第 9 天，化验检查示：WBC 0.63×10^9/L，Hb 78 g/L，PLT 15×10^9/L。K^+ 2.93 mmol/L。遵医嘱输注 5% 葡萄糖氯化钠 2000 ml+10% 氯化钾 6 g，患者主诉右手前臂留置针处疼痛，予拔除留置针，10 min 后局部渗液明显，为淡黄色清亮液体，予消毒穿刺点，并给予藻酸盐敷料及透明贴膜覆盖。

（二）护理策略

1．护理评估

（1）每日监测患者生命体征并掌握全血细胞分析结果。

（2）每日观察外渗伤口面积、颜色、疼痛评分及护理效果。

2．症状（体征）护理

（1）渗液的护理

1）以 0.5% 聚维酮碘棉球进行皮肤消毒，从外渗伤口中心开始顺时针绕圈消毒 3 遍。

2）用 0.9% 氯化钠棉球将聚维酮碘消毒剂擦拭掉，利于后期肉芽生长。

3）用无菌剪刀剔除白色腐肉，使肉芽组织生长。

（2）皮肤破溃的护理

1）藻酸盐敷料

藻酸盐是一种高分子材料，可吸收相当于自身重量 20 倍的渗液量，吸收后的藻酸钠凝胶使伤口与外界隔绝，加速新生微血管增生，维持创面湿性环境，提高表皮细胞的再生能力，加速表皮细胞移动，促进创面愈合。

护理方法：给予患者藻酸盐敷料覆盖伤口，滴入几滴 0.9% 氯化钠，创造湿性环境。

2）软聚硅酮敷料

软聚硅酮敷料是一种高分子有机化合物，可以保持局部低氧张力，促进毛细血管形成；改善缺血、缺氧的症状，加快渗液的吸收，加速局部炎症、毒物的代谢和吸收，具有良好的弹性、顺应性、黏性。

护理方法：清洁伤口后直接给予患者软聚硅酮敷料覆盖。

3．用药护理

（1）0.5%聚维酮碘作为一种水溶液消毒剂，可作用于皮肤，杀灭细菌、芽孢等病原体，性质温和，对皮肤、黏膜的刺激性比较小。

（2）0.9%氯化钠为等渗溶液，利于伤口愈合和肉芽生长。

（3）清创胶为主要含水和不溶于水的聚合物，可以填充腔隙，分解坏死组织，创造湿性环境，利于肉芽生长。

4．休息和运动

（1）患者在出现药物外渗时，正处于粒细胞缺乏期，血小板 $\leqslant 20 \times 10^9/L$，遵医嘱予患者绝对卧床，以休息为主。

（2）患者在外渗第 7 天，全血细胞已逐渐恢复，鼓励患者根据个人体力下床活动，以散步为主。

5．营养支持

告知患者以高热量、高蛋白质、高维生素饮食为主，如鱼、豆制品、瘦肉、新鲜蔬菜和水果，加强营养补充，增强机体抵抗力。

6．心理护理

（1）告知患者出现药物外渗的原因及积极处理的护理方法。

（2）每日由静疗专科护士进行评估及护理，增加患者对医务人员的信任，有效舒缓患者的焦虑情绪。

7．健康指导

（1）告知患者外渗伤口避免接触水，保持创面外敷料干燥，防止感染。

（2）向患者介绍所采取措施的意义及重要性，使患者能够积极配合护理工作。

（三）护理效果评价及转归

患者穿刺处外渗的变化及治疗见表 17-3。

表17-3 患者穿刺处外渗变化及治疗

化疗后时间	外渗面积（cm×cm）	外渗皮肤颜色	疼痛评分	WBC（×10⁹/L）	血钾（mmol/L）	体温（℃）	治疗
第 2 天	2×3	鲜红（图 17-1，见彩图 17-1）	2	0.63	2.93	38.4	0.5% 聚维酮碘 + 藻酸盐 + 软聚硅酮敷料
第 4 天	2×4	鲜红伴白色溃疡	2	0.98	3.15	37.8	0.5% 聚维酮碘 + 藻酸盐 + 软聚硅酮敷料

续表

化疗后时间	外渗面积 （cm×cm）	外渗皮肤颜色	疼痛 评分	WBC （×10⁹/L）	血钾 （mmol/L）	体温 （℃）	治疗
第 7 天	3×6	鲜红伴白色溃疡	2	3.16	3.64	37.2	0.5% 聚维酮碘 + 软聚硅酮敷料
第 10 天	4×6	鲜红伴白色溃疡及黑色焦痂（图17-2，见彩图17-2）	1	4.2	3.72	36.6	0.5% 聚维酮碘 + 软聚硅酮敷料
第 11~21 天	5×6	新鲜肉芽形成伴白色腐肉	1	4.0~4.6	3.23~4.2	36.2~36.8	0.9% 氯化钠 + 软聚硅酮敷料
第 22 天	5×5	新鲜肉芽形成伴白色腐肉	1	4.2	3.64	36.7	清创 +0.9% 氯化钠 + 软聚硅酮敷料
第 30 天	4×4	新鲜肉芽伴暗红色结痂	0	4.73	4.2	36.6	0.9% 氯化钠 + 软聚硅酮敷料
第 45 天	3×4	粉红色伴新鲜肉芽（图17-3，见彩图17-3）	0	4.62	4.5	36.4	0.9% 氯化钠 + 软聚硅酮敷料
第 50 天	1×2	粉红色伴新鲜肉芽	0	4.33	4.2	36.2	0.9% 氯化钠 + 软聚硅酮敷料
第 90 天	愈合	瘢痕（图17-4，见彩图17-4）	0	–	–	–	–

（四）讨论

外渗指发疱剂或刺激性药物渗漏至皮下组织，可能引起疼痛、溃疡或组织坏

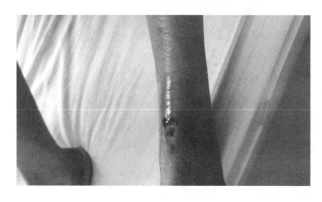

图 17-1　化疗后第 2 天右侧前臂

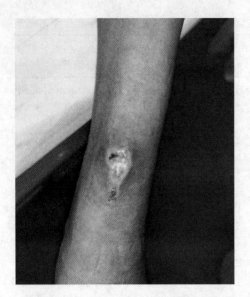

图 17-2　化疗后第 10 天右侧前臂

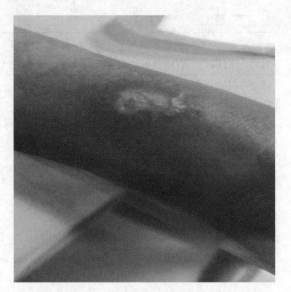

图 17-3　化疗后第 45 天右侧前臂

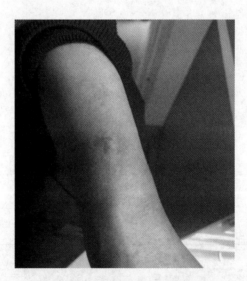

图 17-4　化疗后第 90 天右侧前臂

死。本案例为急性白血病患者出现低钾血症，在治疗时要考虑患者的血管条件、药物的性质，勤观察患者穿刺点周围的情况，并询问患者主诉，一旦出现外渗情况，应立即停止输液并抽取留置针内的药液，再拔出留置针，遵医嘱封闭并用硫酸镁湿敷。

临床上根据溃疡的表现可将溃疡分为 4 类，分别是坏死期、腐肉期、肉芽生成期与上皮形成期。对溃疡创面的评估应该是一个动态的过程，个体化选择不同作用的敷料。此次我们选用的是保湿性敷料，其中就包括藻酸盐敷料和泡沫敷料。保湿性敷料对于腐肉期、肉芽生成期和上皮形成期都具有很好的吸收渗液、保持湿性愈合环境的作用，从而加速创面肉芽形成、上皮爬行，促进溃疡愈合。

（陈 楠 颜 霞）

第十八章

导管堵塞

PICC 堵塞处理

（一）病例介绍

患者，女性，61 岁，糖尿病 10 年，高血压 10 年，因急性淋巴细胞白血病入院，予 PICC 置管，置管后 PICC 使用情况良好。该患者采用 VDCP 治疗方案：长春地辛、伊达比星、环磷酰胺、泼尼松。以上药物均经 PICC 输入，未发生 PICC 堵管问题。在患者骨髓抑制期，血常规示：WBC 3.48×10^9/L，Hb 80 g/L，PLT 13×10^9/L。凝血功能示：D- 二聚体 990 g/L，FIB 0.9 g/L。当日通过 PICC 输注了人纤维蛋白原 1.0 g（每瓶 0.5 g），每瓶用注射用水 25 ml 配置，用输血器输注，输注前后予以生理盐水冲洗管路，输注结束封管时发现 PICC 推注、回抽困难。

（二）护理策略

1．护理评估

（1）年龄与性别

患者为老年女性，血管较细，血管壁薄脆，机械性静脉炎发生率较高，因而血栓性堵管发生的概率明显增高。

（2）疾病特点

患者为血液肿瘤患者，血液处于高凝状态，从而导致血栓形成。化疗后乏力导致置管侧肢体随意性自主活动受限制，使血流缓慢，红细胞、血小板易发生凝集形成血栓，引起导管血栓性堵塞。患者为糖尿病患者，胰岛素分泌绝对或相对不足，造成高血糖及高脂血症，可使纤溶蛋白酶系统活性降低，使血栓更易形成。

（3）其他

高浓度人纤维蛋白原的快速滴注，引起局部药物浓度过高，与血液接触引发血液高凝状态，引发血栓性堵管。

综合上述分析，此患者的发生 PICC 堵管的最根本原因可归结为老年女性血液肿瘤合并糖尿病患者，血管、血液条件差，高浓度人纤维蛋白原与血液接触。

制订疏通导管方案时，医护人员认为该导管血栓性堵塞有再次被疏通的可能性，其中尿激酶溶栓效果显著。

2．疏通过程 去除导管肝素帽后连接注满 0.9% 氯化钠的三通接头，三通的两侧臂一端接 20 ml 空注射器，另一端接装入含有 25 万单位尿激酶（5000 单位 / 毫升）溶液的注射器，实施以下步骤：

步骤 1：打开三通接空注射器的侧壁，回抽 20 ml 空注射器使导管内形成足够负压，确保负压状态下关闭该侧壁后打开连接尿激酶溶液注射器的一侧，以便尿激酶溶液被吸入导管。

步骤 2：5 min 后再打开三通接空注射器侧壁，回抽 20 ml 空注射器。

步骤 3：观察导管回抽及推注生理盐水是否顺畅，如已畅通则停止操作并记录有关数据，如导管仍未畅通则重复步骤 2～3。注意每次回抽空注射器后均要保证导管处于负压状态，以使尿激酶溶液被吸入导管。持续操作，直至导管被完全疏通。

3．健康指导

（1）告知患者 PICC 置管侧肢体疏通期间制动，以免三通、注射器与 PICC 接口间脱开，PICC 牵拉滑脱及栓子脱落。

（2）避免将无菌治疗巾移除，勿对着清洁区域说话、打喷嚏等。

（3）指导患者 PICC 置管侧手臂做握拳、松拳运动，增加血液循环，一天 5 遍，每遍 20 次。

（4）指导患者学会自我观察，如有黏膜（包括牙龈）、伤口等部位出血，呕血、黑便、头痛、头晕、视物模糊等出血症状，以及呼吸困难，发绀、肢体肿胀等栓塞征象时，及时告知医护人员。

（三）护理效果评价及转归

护理人员对患者的 PICC 进行了回抽，阻力过大，用 25 万单位尿激酶溶液进行疏通，经过持续操作，发现每次回抽阻力减小。16 h 后，发现回抽液中出现了一丝血液，证明疏通效果较好；32 h 后，发现有大量血液回流，疏通成功。患者导管疏通情况见表 18-1。

表18-1 患者导管疏通情况

溶栓时间	回抽阻力	回抽血量
8 小时	大	无
12 小时	大	无
16 小时	大	0.2 ml
20 小时	稍大	2.8 ml
24 小时	小	1.2 ml
32 小时	无	2 ml

（四）讨论

血栓性堵管的诱发因素众多，往往并非单一因素引起，根据原因分析，PICC血栓性堵管重在预防。血栓性堵管的预防包括：

（1）加强专业技术培训，成立专业维护小组，培训专业知识，有必要建立一个专业的护理网络，保证每位接触PICC的护士都受到过系统性培训。

（2）选择合适的导管：输液护理协会建议在满足治疗处方的前提下，选择管径最小、长度最短、通道连接最少且创伤性最小的导管。

（3）冲管、封管时机及手法正确，适时冲管、封管可以预防血栓性堵管的发生，正压脉冲式冲管，正压式封管，遵守SASH原则（输注顺序：S——生理盐水、A——药物、S——生理盐水、H——肝素盐水），如果是三向瓣膜PICC封管则应遵循SAS原则，在输注液体或药品前，必须先回抽检查有无回血，并进行冲洗。输液护理协会推荐的封管液的使用量应为导管容积的2倍加辅助延长管的容积。

（4）提高患者的自我护理意识：①学会观察导管体外部分，如有回血，立即请护士处理。②嘱患者避免活动、生气或大幅度动作，否则易改变胸腔压力，导致导管内回血。③治疗间歇期可以从事一般性日常工作、家务劳动及体育锻炼，但应避免使用置管侧手臂提重物；禁止置管侧手臂作引体向上等持重锻炼；避免重力撞击置管部位，置管侧肢体避免过度运动。④睡眠时避免长时间压迫置管侧手臂，以免因静脉内压力增大而造成血液反流，导致导管堵塞。

（5）加强随访：建立PICC维护登记本，对每位置管患者做好个案全程跟踪和记录。

本例患者通过25万单位尿激酶每隔4小时反复局封、回抽、冲管，经过8次重复操作后，最终PICC回血好，无阻力。

（金卫群　陈　洁）

案例 90　异基因造血干细胞移植患者双腔 PICC 导管堵塞的处理

（一）病例介绍

患者，男性，42岁，因"确诊再生障碍性贫血4月余，行单倍体造血干细胞移植"入院，予BU+FLU+CTX+ATG预处理方案。

环孢素稀释液泵入持续1个月，冲管方法为用10 ml无菌生理盐水脉冲式正压冲洗管路，每6小时一次，输血制品前后，再次用上述方法冲洗PICC管路。存在液体输注速度缓慢现象。移植后第132天，输注红细胞悬液过程中发生堵管，予生理盐水冲管，推不动，回抽不动。予 50 ml 生理盐水 +25 万单位尿激酶溶解双侧导管内血栓，2 小时后溶栓成功，双腔 PICC 管路通畅，可抽出回血，液体滴速 ＞ 60 滴 / 分。

（二）护理策略

1．护理评估

（1）评估输入药物的性质，是否存在配伍禁忌，输注持续时间，输液前检查导管是否通畅。

（2）评估输液时重力滴速是否正常。

（3）评估经中心血管通路装置输液，输液是否通畅。

（4）评估输液泵或电子设备是否有提示报警。

（5）评估输液部位是否出现渗出或肿胀。

（6）PICC 管路近血管端是否有打折。

2．分析导管堵塞的原因

（1）外部机械原因，如导管部位缝合过紧、导管扭曲 / 夹闭、过滤器或无菌接头堵塞。

（2）根据药物或溶液的类型，观察导管或输液装置中是否有肉眼可见的沉淀物。

（3）根据导管或附加装置中是否有肉眼可见的血液、无法抽血、滴速缓慢等现象，判断是否出现血栓性堵塞。

3．导管堵塞的护理

（1）为避免导管堵塞，应正确实施冲、封管：导管堵塞与导管留置时间无相关性，与输入液体成分是否为大分子物质、封管间隔时间具有相关性。因此输注黏滞性液体及肠外营养液过程中每 4 小时用 10 ml 生理盐水进行脉冲式冲管，通过增加冲管次数达到更好的冲洗管腔内药液、降低附壁药物积聚的目的。

（2）配制好的营养液在输注前应检查有无悬浮物或沉淀，并注明开始输注的日期及时间，输注脂肪乳剂时，应严格遵照药品说明书，在输注中不应添加任何药物，并且使用精密过滤输液器。

（3）检查输液系统（从给药装置到敷料）后，对外部机械原因进行处理。

（4）怀疑造成堵塞的原因是血栓时，可以使用溶栓剂。

（5）在冲管前抽出并冲洗分解产物。如果以上措施仍未使导管恢复通畅，可考虑拔除导管。

（6）注意对患者进行健康宣教，如果导管受压、打折后患者没有第一时间告之责任护士，会导致处理后复通效果不显著。

4．用药护理 注射用尿激酶是用于血栓栓塞性疾病的治疗用药。使用方法为

50 ml 生理盐水 +25 万单位尿激酶溶解双侧导管内血栓，使其在中心血管通路装置内腔中静置 30 ~ 120 min，如有需要，可以重复一次。

5．休息与运动 留置 PICC 的患者保持正常作息，置管侧手臂拎重物不超过 5 kg，切忌进行大幅度或剧烈摆臂运动。

6．心理护理 PICC 堵塞后，患者易出现紧张、焦虑的情绪，担心治疗受到影响。护理人员应及时给予心理疏导，向患者讲解管路堵塞的原因及应对方法，缓解患者的不良情绪，使其积极配合护理人员进行管路疏通操作。如导管疏通失败，护理人员应耐心向患者解释失败的原因，安抚患者情绪，并及时拔除已堵塞的导管，重新留置 PICC，避免耽误患者治疗。

7．健康指导

（1）指导留置 PICC 患者出院后，每周定期去医院进行导管维护。

（2）指导患者观察 PICC 有无回血，如发现导管内有回血，应及时到医院进行导管维护，防止堵管。

（三）护理效果评价及转归

经过溶栓处理，患者双腔 PICC 管路通畅。通过对该患者采用每 4 小时予生理盐水脉冲式冲管一次，并应用稀释肝素液（浓度为 10 ~ 100 U/ml）进行封管；及时巡视，观察管路装置液体输注情况；以及定期监测患者血小板数值，至患者结束治疗，拔除管路，患者双腔 PICC 管路仍保持通畅。

（四）讨论

堵管导致 PICC 留置时间缩短，既增加了患者反复穿刺的痛苦，也增加了患者的经济负担，为了保证患者顺利移植，保证药物及时给入和机体能量供应，加强护理人员的专业素质，培训医护人员正确掌握 PICC 的使用和维护十分重要，采取有针对性的护理干预能明显降低 PICC 堵管的发生率，有效延长导管留置时间，减轻患者的痛苦和经济负担，提高护理质量。

（王 静 赵若辛）

第十九章

导管异位

（一）病例介绍

患者，男性，19 岁，因"确诊重型再生障碍性贫血 2 年余，拟行非血缘全相合异基因造血干细胞移植"入院，入层流室前行 B 超引导下 PICC 置管术。

患者行 X 线正位片确认导管位置，X 线显示导管头端位于对侧颈内静脉，此案例发生了 PICC 置管原发性导管异位。

遵照 PICC 置管标准流程，进行管路调整，导管头端到达肩部时嘱患者取侧卧位，下颌贴近术侧肩部，缓慢、匀速推进导管，推进过程顺利。再次行 X 线片检查，确定导管尖端位于同侧上腔静脉内。

（二）护理策略

1．护理评估

（1）行 PICC 置入前的常规评估，包括体外测量、置管静脉、患者体位、血管变异、血管畸形等。

（2）原发性导管异位的分类：①血管内异位：导管尖端异位到主动脉、对侧无名静脉、锁骨下静脉、同侧或对侧颈内静脉和分支、奇静脉、右侧或左侧胸廓内静脉、乳内静脉、右心房、右心室和上腔静脉的小分支等；②血管外异位：导管尖端位置在纵隔内、胸膜内、心包膜内、腹膜内。

2．症状（体征）护理

（1）基础预防

选右上肢贵要静脉，贵要静脉管腔由下至上逐渐变粗，静脉瓣较少；置入时动作轻柔、匀速、缓慢，遇阻力时勿强行送管，送管太快导致导管在血管内还未盘直就被推行，易折返。

（2）体位

置管时患者常规取平卧位，穿刺侧上肢外展 45°～90°，能有效减少血管弯曲，预防导管异位；根据此患者发生对侧血管移位的情况，选择合适的体位以避免再次置管移位。判断该患者宜选择侧卧位，利用导管的重力和血管的阻力，有效防止再次对侧移位。

（3）测量方法

使用卷尺测量从预穿刺点沿静脉走向横过肩膀至胸骨上切迹右缘，再向下反折至第三肋间隙的长度。

（4）使用超声技术置管

置管过程中使用超声有助于减少置入动脉的风险并可排除导管异位入颈内静脉。

（5）结合重力和阻力方法

当导管到达肩部时，嘱患者头转向穿刺侧手臂，下颌靠近肩部，以减小颈内静脉和锁骨下静脉的夹角，便于导管顺利进入上腔静脉。当导管送入至约锁骨下静脉长度时，将导丝退回数厘米，使导管头端更柔软，利用导管自身重力，可使导管顺应锁骨下静脉或颈静脉血流被下推至上腔静脉。

（6）处理

常规消毒皮肤和外露的导管，重新建立无菌区域，向体外牵拉导管，在无菌操作下重新递送导管，导管头端到达肩部时，由另一位护士辅助患者，协助患者采取侧卧位，穿刺侧在下，异位侧在上，充分利用血流重力与阻力，再次送管。

3．休息与运动

（1）合理休息与活动，携带 PICC 患者置管侧肢体可以进行弯曲、伸展等活动，并从事一般性日常工作、家务劳动、体育锻炼，但需避免使用这一侧手臂提过重的物体，不用这一侧手臂做引体向上、托举哑铃等持重锻炼并避免游泳等会浸泡到无菌区的活动。

（2）睡眠时注意选择合适的卧位，避免长时间压迫置管侧肢体。

4．营养支持

（1）平衡膳食，提供足够的能量和蛋白质。

（2）饭菜注意色、香、味、易消化，增进食欲。

5．心理护理

（1）置管过程中询问患者感受，及时安慰、关心患者，缓解患者紧张的心情。

（2）发生导管异位时，耐心向患者解释原因，消除患者疑虑，更好地配合置管术顺利进行。

6．健康指导

（1）选择合适的穿刺部位、适当的体位，指导患者配合。

（2）进行个体化健康教育，必要时以身示范，提高患者的依从性，确保健康教育内容的落实。

（3）避免肢体频繁活动，体位改变，或肢体活动超出置管要求。

（4）按时做好导管维护，提高预防意识。

（三）护理效果评价及转归

本例患者导管异位到对侧颈内静脉，X 线检查后立即返回置管室，进行管路调整，调管后重新行 X 线拍片，确定导管尖端位于同侧上腔静脉内。

（四）讨论

PICC 减少了患者反复外周静脉穿刺的痛苦，避免了化学药物对外周血管的刺激，减少了局部组织坏死等不良反应，在血液病患者化疗和行造血干细胞移植时有重要作用。PICC 的位置准确，可以保证治疗顺利进行，减少并发症，是置管的基本。在置管过程中，选择合适的置入静脉及穿刺点、准确测量置入长度、提前判断血管及置管侧有无外伤史、提高护士的穿刺技术、置管过程患者和术者的配合都是 PICC 置管过程中减少原发性导管异位的重要内容。

PICC 置入发生异位时，针对异位情况，通过调整患者穿刺侧手臂与身体的角度，有效压迫颈内静脉近心端以进行调管。

关注 PICC 后期维护。PICC 常规 7 天维护一次，消毒、更换无菌薄膜敷贴；给予导管冲封管；如出汗较多，穿刺处皮肤感染、过敏，出现皮疹，油性皮肤或淋浴后，敷贴松脱、污染、破损等，都应及时进行维护；加强健康教育，增强防范意识。护士应对患者及家属做好 PICC 日常维护及各种注意事项等知识的宣教，尤其是对穿刺侧肢体日常活动的指导，防止发生导管移位。

（王建虹）

案例 92 PICC 异位入颈内静脉

（一）病例介绍

患者，女性，53 岁，诊断淋巴瘤，需 6 ~ 8 个疗程化疗，患者体温正常，Hb 111 g/L，PLT 321×10^9/L，WBC 6.45×10^9/L，NEUT 7.06×10^9/L，D- 二聚体 0.8 mg/L。经患者和家属同意 PICC 置管并签字，选择右侧贵要静脉穿刺，实施 B 超引导下 PICC 置管术，当导管送至 27 cm 时，送管有阻力，将患者上肢逐渐向头部方向移动，使置管侧上臂与头颈部形成 30° ~ 40° 夹角时送导管至测量长度 39 cm，此时 B 超探查颈静脉发现颈静脉管腔内有强回声，经采用阻断颈静脉法、呼吸配合法等方法，导管送至测量长度，抽回血好，B 超探查颈静脉管腔内无强回声，心电提示导管到达上腔静脉，胸部摄片提示 PICC 调整至上腔静脉。

（二）护理策略

1．护理评估 评估导管尖端位置、颈静脉内有无强回声、心电图 P 波变化、有无颈部冰凉感或耳后"咕噜"声、颈椎疾病，患者合作程度和情绪。

2．症状（体征）护理（异位颈内静脉）

（1）患者取半坐卧位，在超声引导下将导管撤出 12 cm，重新一边送导管一边推生理盐水，同时在 B 超引导下探查颈静脉，当送入 31 cm 时发现颈静脉管腔内有强回声，提示导管异位入颈静脉。

（2）再次将导管撤出 12 cm，患者取半坐卧位，撤导丝 3～4 cm，采用 B 超探头压迫阻断颈内静脉的方法（让患者头偏向对侧，助手用 B 超探头贴近锁骨上缘，下压同侧颈内静脉入口），观察确定颈内静脉已处于压迫、阻断状态，采用呼吸配合法（当患者胸腹部明显抬起时即开始匀速送管，当胸腹部下降时立即停止送管），一个呼吸周期即为一个送管周期；若患者咳嗽或打喷嚏，则立即停止送管，待咳嗽停止后重新建立送管周期，在重新送管过程中经 B 超及时查看颈内静脉有无导管影，从而判断导管是否再次异位入颈内静脉。经过若干次送管周期后，将导管送至测量长度，B 超探查颈静脉管腔内无强回声，抽回血好，心电图提示导管到达上腔静脉，胸部摄片提示 PICC 调整至上腔静脉。

3．休息与运动 置管后可以做适量运动，如跑步、快速走等运动。为促进血液循环，置管侧手臂可以做握拳、伸展等柔和的运动，但严禁游泳、打球（羽毛球、网球、棒球）等运动，置管侧手臂也不能负重超过 5 kg（如进行单、双杠运动等）。

4．心理护理 患者因导管异位入颈静脉，心理紧张、担心、害怕，担心再次静脉穿刺失败。护理人员应立即告知患者暂不进行静脉穿刺，但需要调整导管至上腔静脉。其次讲解异位的原因、调整方法及效果，同时告知以往成功调整到位的经验。最后可以嘱患者休息 10 min 或喝一点热水，并安慰、鼓励患者，让患者积极配合，使其消除紧张情绪。

5．健康指导

（1）教育方法

根据患者特点采用多种途径（如口头解释、示教和回复、书面说明、视频等）传播和提供 PICC 的健康教育内容，方便患者及家属获取健康教育知识。

（2）教育内容

为留置导管，向患者提供导管维护的相关知识，包括以下内容：

1）告知患者若穿刺点无渗血、渗液等异常情况，周围皮肤无发红、肿胀、疼痛、分泌物，应 7 天维护一次。

2）每天观察穿刺点有无渗血渗液等异常情况，周围皮肤有无发红、肿胀、疼痛、分泌物；观察全身不适状况、有无发热等不适；观察导管外露长度的变化，是否有打折、破损。观察贴膜有无潮湿、脱落、卷边情况。如有异常及时就诊。

3）置管侧手臂可以进行适宜运动，如握拳、松拳，避免做肩关节大幅度甩手或向上伸展的动作。

4）禁止盆浴及游泳，可以淋浴，淋浴时使用防水套或保护膜包裹置管部位，避免置管部位潮湿。

5）穿、脱衣服时应注意保护导管，防止导管脱出，衣服的袖口不宜过紧。

6）置管侧肢体不应提举超过 5 kg 重物；置管侧肢体不应测血压；不应长期压迫置管侧肢体（如压着置管侧手臂睡觉）。

（三）护理效果评价及转归

患者的 PICC 发生异位入颈静脉后，采用阻断法和呼吸配合等方法，成功将 PICC 调整至上腔静脉。

（四）讨论

PICC 置管术具有操作安全、简便的特点，是目前最安全的中心静脉输液工具之一。导管异位是其常见的并发症之一，发生率为 3.7% ~ 40%。导管异位可增加液体渗漏的风险，导致肢体肿胀、静脉炎、血栓，也可引起患者出现疼痛、头颈部不适等症状。这些并发症和不适可致患者不能及时治疗，甚至治疗中断。

上腔静脉收集的血液范围包括头颈、上肢、胸部（心脏除外）、脐以上腹前外侧壁的静脉血，其由左、右头臂静脉汇流。PICC 穿刺部位无论是贵要静脉、肘正中静脉还是头静脉，都将经锁骨下静脉入头臂静脉。颈外静脉在锁骨中段汇入锁骨下静脉（部分汇入颈内静脉或静脉角），颈内静脉则在胸锁关节后方与锁骨下静脉一起汇入头臂静脉（部分颈内静脉在近胸锁关节处直接汇入锁骨下静脉），左右头臂静脉向下汇合形成上腔静脉。在 PICC 进入头臂静脉前需要在盲插的情况下经过多个静脉汇合的开口，由于存在个体解剖学上的差异，故导管异位入颈静脉的发生率高，难以绝对避免。

综合干预措施能有效调整导管到达上腔静脉，由于静脉的解剖特点及患者个体的差异性，导管异位是不可避免的，以颈静脉导管异位最常见。异位颈静脉可导致后颅神经损伤、静脉炎、导管堵塞、静脉血栓等并发症。颈静脉异位除疾病、解剖因素外，绝大部分是因体位不当或不能有效弯曲颈部，颈内静脉得不到有效阻断引起的。本例患者因有颈椎疾病，无法有效弯曲颈部，因此出现了置管异位。本案例采用 B 超探头压迫阻断颈内静脉，同时呼吸配合推注生理盐水的方法，成功将异位入颈静脉的导管调整到上腔静脉。B 超探头压迫阻断颈内静脉及呼吸配合是利用快速回流的血液对导管的冲击作用，而半坐卧位则更有利于上腔静脉的回流。深呼吸是利用吸气时胸廓内负压增大，使静脉回流加快，上腔静脉扩张，利于导管进入上腔静脉，同时撤出 PICC 前端导丝可增加导管前段的随意性和韧性，更易使导管随血流冲击进入上腔静脉。

（何　华）

案例 93　PICC 异位入腋静脉

（一）病例介绍

患者，女性，55 岁，病理诊断为霍奇金淋巴瘤，需 8 个疗程化疗，患者体温正常，Hb 128 g/L，PLT 221×10^9/L/，WBC 7.45×10^9/L，NEUT 7.56×10^9/L，D-二聚体 0.6 mg/L。与患者和家属充分沟通，同意 PICC 置管并签字，术前用免洗洗手消毒液（爱护佳）清洁局部皮肤，经系统化评估后，选择左侧头静脉盲穿置管，静脉穿刺成功后，当导管送至 30 cm 时，送管稍有阻力，将患者上肢逐渐向头部方向移动，使置管侧上臂与身体夹角 > 120°，撤导管 2 cm 再送至测量长度，抽回血慢，B 超探查颈静脉内无强回声，胸部摄片提示 PICC 异位入腋静脉（图 19-1，见彩图 19-1）。

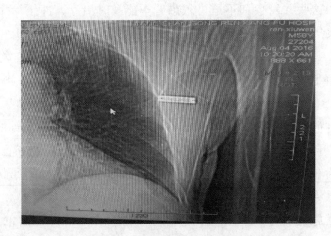

图 19-1　导管尖端处于腋静脉内

（二）护理策略

1. 护理评估　评估导管尖端位置、颈静脉内回声强弱、胸部冰凉感、抽回血情况、锁骨下静脉和上腔静脉是否有包块压迫或者血管畸形、患者合作程度和心理情况。

2. 导管异位入腋静脉的处理　置管侧上肢常规消毒，铺无菌单，置管侧上肢外展，使上肢与头颈部形成 20° ~ 30°，胸部摄片示：撤回 PICC 15 cm 约至肩部。

抽回血好，一边送导管一边推注生理盐水，送至测量长度，抽回血好，B 超探查显示颈静脉内无强回声，胸部摄片示：PICC 调整至上腔静脉（图 19-2，见彩图 19-2）。

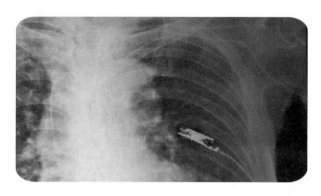

图 19-2　导管尖端位于 T7（上腔静脉）

（三）护理效果评价及转归

采用上肢外展、推注生理盐水等综合干预方法，导管送至测量长度，抽回血好，B 超探查颈静脉内无强回声，胸部摄片提示：PICC 调整至上腔静脉。

（四）讨论

经头静脉穿刺最常见的异位血管是腋静脉，其发生率仅次于颈内静脉。腋静脉异位往往是由头静脉或正中静脉穿刺引起的，由于头静脉进入腋静脉处形成的角度较大，血管变异多，容易发生导管返折，而本例则选择左侧头静脉穿刺。由于早期未开展 B 超下塞丁格技术，患者双侧贵要静脉血管情况均差，不得已选择头静脉盲穿置管，当送管有阻力，抽回血慢时，考虑有异位腋静脉可能，所以在定位前没有撤导丝，为成功调整到上腔静脉奠定了基础。本案例导管调整的方法是采用未撤导丝，联合上肢外展、推注生理盐水的方法。因为上肢外展后，使头静脉进入腋静脉处形成的夹角变小，降低导管返折进入腋静脉的概率。当上肢与头颈部成角为 20°～ 30°时，腋静脉高于锁骨下静脉，送管同时推注生理盐水，导管尖端在重力作用下进一步降低了返折进入腋静脉的概率，确保了导管直接经锁骨下静脉进入上腔静脉。

预防异位入腋静脉的方法是选择头静脉置管时送管 20 cm 后一边送导管一边推注生理盐水，有效降低异位入腋静脉的发生率。术前评估首选贵要静脉，采用 B 超下赛丁格技术，可以降低异位入腋静脉的风险。若导管送到预测量长度时，抽回血差或无，送管困难者应考虑导管异位可能。

（张爱华　何　华）

案例 94　　PICC 异位入心脏

（一）病例介绍

患者，男性，31 岁，病理诊断非霍奇金淋巴瘤，选择右侧贵要静脉在 B 超引导下采用塞丁格技术置入 PICC，送管顺利，导管送至预测量长度 47 cm，抽回血好，B 超探查颈静脉管腔内无强回声，心电图显示 P 波倒置，出现双向 P 波，提示导管异位入心脏（图 19-3，见彩图 19-3）。患者自述胸闷，经调整到 44 cm 后，心电图显示 P 波是 QRS 波的 50% ~ 80%（图 19-4，见彩图 19-4），提示 PICC 到达上腔静脉，患者自述无胸闷、心悸等不适，胸部摄片提示 PICC 调整至上腔静脉。

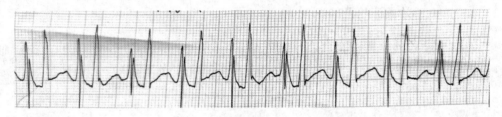

图 19-3　P 波倒置、双向 P 波

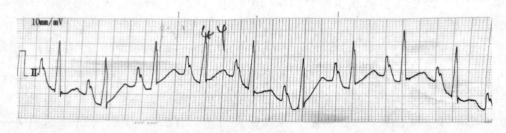

图 19-4　P 波是 QRS 波的 50% ~ 80%

（二）护理策略

1. 护理评估　评估导管尖端位置、颈静脉内有无强回声、心律、P 波变化，有无胸闷、心悸，有无心房颤动史。

2. 导管异位入心脏的处理　本例患者无心房颤动史，所以采用心电定位判断导管位置，当发现导管异位入心脏时，患者自述胸闷，立即撤出导管 2 cm，观察腔内心电图 P 波的振幅较高，患者自述胸闷缓解，再次撤出导管 1 cm，即导管长 44 cm，观察腔内心电图 P 波的振幅，心电图显示 P 波是 QRS 波的 50% ~ 80%，提示 PICC 到达上腔静脉与右心房交界处，胸部摄片证实这一结论。

（三）护理效果评价及转归

导管异位入心脏时，立即撤出导管 2 cm，腔内心电图 P 波的振幅较高，胸闷缓解，再次撤出导管 1 cm，心电图显示 P 波是 QRS 波的 50% ~ 80%，提示 PICC 到达上腔静脉与右心房交界处，胸部摄片证实这一结论。

（四）讨论

导管异位是 PICC 置管中最常见的问题，心律失常是导管异位最严重的并发症之一。中华人民共和国国家卫生健康委员会《静脉治疗护理技术操作规范标准》中提到 PICC 尖端位置应位于上腔静脉或下腔静脉。导管异位可造成患者疼痛不适、输液困难，失去导管应用价值；若导管置入过深，尖端进入右心房或心室，还可引起心律失常、心肌损伤，甚至心脏穿孔。应用心房内心电图技术辅助 PICC 尖端定位的原理是利用静脉腔内、心内心电图 P 波振幅的变化，以 PICC 导丝作为探测电极导出腔内心电图，使操作者在置管过程中通过观察腔内心电图 P 波的振幅同步判断导管尖端的位置，减少 PICC 异位至心脏的概率。当出现异位时，可即时调整导管位置。心房内心电图更适合不宜搬动、无法行胸部摄片定位的特殊患者。

本例患者正是采用心电定位方法，发现心电图 P 波倒置，出现双向 P 波时，立即判断为 PICC 异位入心房，立即撤出 3 cm，腔内心电图 P 波提示导管到达上腔静脉，胸部摄片则证实这一结论。

（何　华）

第二十章

导管损坏与修复

案例 95　**导管损坏与修复**

（一）病例介绍

患儿，男性，4 岁，因"诊断急性髓系白血病 4 月余，拟行父供子单倍体异基因造血干细胞移植"入院。行经右上臂贵要静脉至上腔中心静脉导管 PICC 置管术，穿刺方法为塞丁格穿刺法，导管型号为 3 Fr，置入长度 23 cm，外露 2 cm。置管后经 X 线定位：导管尖端位于上腔静脉。安全留置 28 天后，行导管常规冲管时，发现导管与导管柄连接处砂眼样漏液，和家属沟通并经其同意后进行导管修剪，导管修复成功，安全使用，未出现导管相关感染。

（二）原因分析

1. 导管因素　PICC 为硅胶材质，有很好的组织相容性，但是尾端需不锈钢材质的连接器连接，过度或反复弯折导管与连接器结合部位容易牵拉柔软的导管形成折曲，磨损导管，导致导管破裂。

2. 患者因素　患儿家属自我护理意识不强，小儿活动频繁、自控能力差，致过度牵拉导管，再加上出汗等原因，造成敷贴卷曲、松动，导管固定不牢，造成导管磨损破裂。

（三）护理效果评价及转归

1. 护理评估　评估导管的长度及连接器有无松动等。

2. 导管修复

（1）物品准备

3 Fr PICC 连接器 1 个，导管固定器 1 个，一次性正压接头 1 个，一次性换药包 1 个，20 ml 注射器 1 支、10 ml 注射器 2 支、生理盐水及肝素盐水各 1 袋。

（2）导管修复操作方法

患儿平卧位，保持其情绪稳定，右上臂外展 90°，戴手套，铺治疗巾于患儿右手臂下，揭去原有贴膜，打开换药包，更换手套，以穿刺点为中心，用氯己定棉棒消毒皮肤及导管 3 遍，范围大于 10 cm × 10 cm。再次更换手套，铺无菌洞巾，用 20 ml 注射器推注生理盐水查找导管破裂点，将导管拔出体外 1 cm 后，用无菌剪刀垂直剪去破损导管，将连接器与导管相连接，不能刺破和扭曲导管，保持导管平整。用 10 ml 注射器测试导管回血良好，再用 10 ml 生理盐水脉冲式冲管，接上正压接头，肝素盐水正压封管。使用导管固定器、贴膜妥善固定，贴膜外导管部分用胶布适当固定。

3．心理护理　告知患儿及家属导管修复成功，消除其紧张、焦虑情绪。

4．健康指导

（1）每日观察修补处有无漏液，导管及连接器处有无松动，贴膜及胶布有无卷曲及脱落，如有异常及时处理。

（2）嘱患儿右手臂肘部尽量不要反复弯曲，勿玩弄导管，增加导管磨损和打折发生概率，引发导管破损。

（四）讨论

《输液治疗护理实践指南与实施细则》指出，导管破损后首选修复导管，其次考虑拔管。

导管为 2 件组套，末端连接器针柄以锁扣形式与导管相连，连接紧密不宜滑脱，安全可靠。修复后的导管尖端仍位于上腔静脉内，对输入药物性质不受限。修复后 PICC 使用不应超过原来的使用期限。

对患儿的 PICC 体外破裂部分进行修复的方法减轻了患儿再次穿刺的痛苦，保证了干细胞移植顺利进行，且未发生导管相关性感染。

（秦　莹　李利华）

第二十一章

导管相关性血流感染

案例 96 导管相关性血流感染抗生素锁应用

（一）病例介绍

患者，女性，22 岁，因"确诊急性髓系白血病 5 月余，拟行父供女 5/10 相合异基因造血干细胞移植"入院，予置入双腔耐高压 PICC，置入长度 41 cm，穿刺 3 次后成功，给予 BU/CY+ATG 预处理方案。

预处理最后 1 天 19：00，患者诉寒战，测体温为 37 ℃，血压正常，遵医嘱予急查血细菌培养：分别从外周血和导管处抽取 3 套血培养。患者 PICC 置管切口处未见明显异常。

移植当天，体温升至 39 ℃，对症处理后体温降至正常。

移植后第 1 天，体温波动在 37.4 ~ 38.4 ℃。

移植后第 2 天，患者 3 套血培养标本均培养出表皮葡萄球菌，药敏试验为对万古霉素敏感。CRP 升高，诊断为：导管相关性血流感染。

（二）护理策略

1．护理评估 患者虽有发热，但生命体征平稳，无切口感染，并培养出具体的菌株，药敏试验显示菌株对万古霉素敏感，由于患者外周静脉条件差，后期需要 24 h 输注抗排异药物（他克莫司），患者胃肠道反应大，需静脉补充营养，因此，经评估，决定保留 PICC，加用抗生素锁封（万古霉素）继续治疗。

2．症状（体征）护理

（1）发热的护理

1）严密监测患者的生命体征，重点观察体温及血压的变化。当患者出现大量出汗及血压下降、脉搏细速、四肢冰冷等虚脱或休克表现时，应立即配合医生进行抢救。

2）应用物理降温，必要时遵医嘱进行药物降温，降温时应注意：

①冷敷时，避免持续长时间敷在同一部位，以防局部冻伤。

②注意周围循环情况，如脉搏细速、面色苍白、四肢厥冷的患者，禁用冷敷和酒精擦浴。

③药物降温时，注意不可在短时间内将体温降得过低，以免大汗导致虚脱。

3）做好基础护理，加强皮肤护理，及时擦干汗液，勤换衣服和被套；加强口腔护理，避免口腔感染。

（2）导管相关血流感染的护理

1）穿刺点的维护及导管的固定：采用75%的酒精消毒周围皮肤3遍，不包含穿刺点。再用0.2%的聚维酮碘消毒皮肤3遍，待干后，使用皮肤保护剂和无菌透明敷料固定，每周更换1次。出汗较多、高热、有渗液的患者，使用无菌纱布固定，每天换药2次。CVC置管采用缝线固定；PICC置管患者采用导管固定装置固定。

2）无针输液接头的消毒与更换：在每次连接通路前，使用酒精棉片用力摩擦消毒，摩擦时间应大于15 s。无针输液接头每周更换1次。输液过程中及输液完毕后使用无菌纱布包裹输液接头。

3）冲管与封管：输液之前及输注血液制品、脂肪乳、PN及一些特殊药物之后冲管。在输液结束后，采用0～10 U/ml肝素液或生理盐水对血管通路装置进行封管。

3．用药护理（抗生素锁封的应用方法）

抗生素锁封治疗是用大于抗生素最小抑菌浓度的药物溶液注入导管腔内，保留一定时间，达到破坏细菌生物膜结构、预防和治疗导管感染目的的一种新方法。应根据药敏试验结果来选用抗生素。

护理方法：抗生素锁封技术即高浓度的抗生素封闭导管以杀灭感染菌的技术。根据血培养结果，选用敏感抗生素万古霉素0.4 g溶于0.9%氯化钠注射液200 ml（2 mg/ml），每12小时对中心静脉导管滴注1次，输液结束后用预留的万古霉素溶液10 ml（2 mg/ml）正压封管，10 h后将封管液抽出，用0.9%氯化钠注射液脉冲式冲管后再次输注万古霉素。

4．休息与运动 患者发热时，应卧床休息，以减少能量消耗。

5．营养支持 患者应给予高热量、高蛋白质、高维生素、易消化的流质或半流质饮食，鼓励患者少量多餐，多饮水，必要时静脉输液。

6．心理护理 患者感染时，容易产生焦虑、恐惧心理，护士应征得患者同意后，保留PICC，获得患者信任，加强心理护理，消除患者的焦虑，帮助患者积极对待治疗。

7．健康指导 加强对患者的宣教，注意个人卫生，每天早晚使用0.05%的醋酸氯己定药液进行擦浴。PICC留置期间，应指导患者注意观察敷料及伤口情况，如发现敷料卷边及潮湿，应立即更换。应指导患者穿着衣袖口不宜过紧的衣服，严禁提5 kg以上重物，置管侧可做握拳、伸展等运动。在输液期间，如发现导管接口有松动及渗液等情况，应立即查找原因，更换输液装置。

（三）护理效果评价及转归

移植后第 4 天，患者体温降至正常，遵医嘱予以继续输注抗生素及应用抗生素锁。第 7 天，再次抽取导管及外周血培养送检。第 10 天，患者血培养结果示：阴性，予以重新使用 PICC 进行静脉输液。

（四）讨论

留置 PICC 属于有创操作，为细菌入侵打开了门户，对于造血干细胞移植患者，长期输注血制品、营养液及大量液体等，也为细菌生长提供了环境。所以导管相关性血流感染重在预防，应选择置管经验丰富的护士进行穿刺，避免反复穿刺增加感染的机会，导管置入和维护需严格执行无菌操作。导管发生感染后，充分评估，积极治疗，效果不佳时应立即拔管。导管拔出后，立即对导管进行微生物培养，根据药敏结果，选用抗生素积极治疗。总之，针对引起导管感染的相关因素，采取有效的预防护理措施来预防导管相关性血流感染的发生以及在导管感染发生后及时采取措施是护理的重点。

（陶　俊　孙爱华）

第四篇

药物相关并发症

第二十二章

免疫抑制剂

案例 97　静脉滴注环孢素致速发型过敏性休克

（一）病例介绍

患者，男性，21岁，确诊再生障碍性贫血（极重型），因 ATG 和口服环孢素治疗效果不佳，故拟行同胞全相合异基因造血干细胞移植。患者无药物、食物等过敏史。行 FLU+CTX+ATG 预处理方案。

移植前第 5 天，遵医嘱首次使用 0.9% 氯化钠注射液 250 ml+ 环孢素注射液 75 mg 静脉滴注，滴速 20 滴 / 分，静脉滴注 2 min 后患者突然出现烦躁、心慌、气短、面色苍白、大汗淋漓，HR 110 次 / 分，R 35 次 / 分，BP 68/38 mmHg，SpO_2 76%，立即遵医嘱停止环孢素输入，更换液体及输液器，吸氧，同时报告医生。遵医嘱予地塞米松 5 mg 静推，抬高床头。10 min 后症状好转，HR 90 次 / 分，R 26 次 / 分，BP 92/58 mmHg，SpO_2 92%，但左眼及口唇肿胀，遵医嘱地塞米松 5 mg 静推，盐酸异丙嗪注射液 25 mg 肌内注射。1 h 后，HR 82 次 / 分，R 20 次 / 分，BP 110/70 mmHg，SpO_2 100%，左眼及口唇肿胀明显减轻。2 h 后患者左眼及口唇肿胀消退。

移植前第 4 天，患者治疗药物同入院第 1 天（除环孢素注射液外），患者无皮疹、心慌、气短等过敏反应。考虑为环孢素注射液引起的速发型过敏性休克，遵医嘱改为口服环孢素胶囊治疗 22 天，经观察患者未再出现皮疹、心慌、气短等过敏反应。

（二）护理策略

1．护理评估　评估用药期间的生命体征；观察患者有无皮疹、心慌、气短、冷汗、面色苍白、四肢湿冷、烦躁不安等过敏反应。

2．症状（体征）护理

（1）过敏性休克的急救护理

1）及时发现，为抢救赢得时间：由于静脉滴注环孢素注射液后需常规调慢滴速，观察 5 ～ 10 min，患者发生速发型过敏性休克时，护士正在床旁观察生命体征，并及时发现了患者的烦躁、心慌、气短、面色苍白、大汗淋漓、心率快、血压下降、血氧饱和度下降，为抢救赢得了时间。

2）发生过敏性休克后，护士立即停用环孢素注射液，更换输液导管，防止输液器管道内残余药液继续引起反应。患者取半坐卧位，头偏向一侧防止窒息，保持呼吸道通畅，吸氧，同时通知医生和其他医护人员，立即予抗过敏、抗休克等治疗，密切监测生命体征，观察面色、神志的改变，积极备好抢救药品和物品（处于完好备用状态），按医嘱及时、准确用药，为抢救成功奠定基础。

3）医护默契合作是抢救成功关键：由于过敏反应发生迅速，立即启动过敏性休克抢救预案，严密观察患者的神志、尿量以及各项生命体征变化，及时、详细、准确地记录各项指标以供医生参考，配合好医生的抢救工作。

（2）建立环孢素输注并发过敏性休克的应急处理流程

1）用药前全面评估患者，对有环孢素注射液过敏史的患者严禁使用环孢素。

2）首次使用的患者，在医生开具医嘱后，由责任护士在液体瓶签上用红笔醒目标注，班班交接，重点提醒。

3）静脉输注药物时予心电监护，用药前后用生理盐水进行冲管，开始速度为20滴/分，专人床旁看护30 min后无不良反应可调节液体滴速至30滴/分。

4）输液过程中加强巡视，如有胸闷、气短等症状，立即停止输注；如患者症状缓解，调节输注速度为10滴/分；若症状加重，立即停止输注，遵医嘱改为口服环孢素胶囊。

5）首次口服环孢素胶囊时做到送药入口，观察有无过敏症状。

6）环孢素过敏的患者，在护理记录、床头卡、腕带处进行标识，并告知患者及家属，在以后的治疗中严禁使用环孢素注射液或含有聚氧乙烯蓖麻油成分的药物。

3．用药护理

（1）静脉滴注环孢素注射液

环孢素输注的时间为2～6 h；输注前用生理盐水冲管后，开始以5～10滴/分的速度输注，专人守护，心电监护；30 min后若无不适，可调节至30滴/分缓慢输注，间隔12 h再次给药，输注过程中密切监测患者的生命体征变化，询问患者有无皮疹、心慌、气短、出冷汗等过敏反应。

（2）口服环孢素胶囊

饭前半小时服用，按时整粒服药，以保证药物的有效浓度。

4．休息与活动 患者症状缓解后，可根据患者的血常规结果及体力情况进行适宜的活动。PLT < 10×10^9/L 或 Hb < 20 g/L 时，嘱患者绝对卧床休息，在床上大小便，做好生活护理；PLT < 20×10^9/L 和（或）Hb < 60 g/L 时，给予患者生活上的协助，患者可在床上进行锻炼，如深呼吸及床上伸展、屈膝等运动，以不疲劳为宜；当 PLT > 20×10^9/L 或 Hb > 60 g/L 时，患者可在床边原地踏步，或在床边扶床挡活动，需遵从"三步起床法"。第一步，醒后双眼睁开静卧60 s，待眼肌完全放松；第二步，坐起后将身体挪向床边停留60 s；第三步，起床后在床边停留60 s再进行活动。

5．营养支持 给予患者高蛋白质、高维生素饮食，如新鲜鱼类、瘦肉、鸡蛋、蔬菜、水果及牛奶等，少量多餐，禁食辛辣、刺激性食物。

6．心理护理 患者突然病情变化，危急凶险，表现为恐惧、濒死感、异常紧张，此时医护人员陪伴并安慰、疏导患者，缓解患者的紧张情绪，减轻其恐惧心理。

7．健康指导

（1）患者病情稳定后，向患者解释发生过敏性休克的原因、目前的治疗方法及效果，安慰患者，消除其紧张情绪。

（2）告知患者和家属对环孢素注射液过敏，以后勿使用该药物或含有聚氧乙烯蓖麻油成分的药物。

（三）护理效果评价及转归

发生过敏性休克后立即更换液体，给予抗过敏等治疗，2 h后左眼及口唇肿胀消退。此后改为口服环孢素胶囊，之后没有再发生过敏反应。

（四）讨论

环孢素注射液是一种淡黄色至棕黄色澄明油状液体，含有氨基酸环多肽的真菌提取物，能够产生免疫抑制作用；不良反应呈剂量依赖性，主要包括高血压、高血脂、感染、恶性肿瘤、肾毒性、肝毒性、齿龈增生、多毛、中枢神经系统损害，骨髓抑制等，过敏反应少见。据文献报道，约有1/1000的患者在使用环孢素注射液后会发生过敏反应，极少数患者会出现过敏性休克，速发型过敏性休克则少见，多发生在用药后5 min内，本例患者既往口服环孢素，但没有过敏反应临床表现，这可能是环孢素注射液中的辅料成分聚氧乙烯蓖麻油引起过敏性休克，过敏性休克一旦发生，若不及时处理，会导致严重的后果，甚至危及生命。

（李 帆 何 华）

第二十三章

抗肿瘤药物

案例 98　化疗药物所致药疹

（一）病例介绍

患者，女性，62 岁，因"原发性淀粉样变性 1 月余"入院，入院后予以硼替佐米联合环磷酰胺及地塞米松于入院第 1 天、第 8 天、第 15 天、第 22 天治疗，期间予以充分水化、碱化治疗。

患者于入院第 10 天，患者全身间断出现散在皮疹，伴瘙痒，无溃烂，口腔可见若干白色疱疹、溃烂。

入院第 12 天，患者出现全身散在红疹伴痒感，请皮肤科会诊。患者全身可见密集分布的粟粒大小红色丘疹，疹间可见正常皮肤，咽部轻度充血，咽喉壁可见白色附着物，患者自诉咽痛难忍，体格检查见患者唇、颊、颚部黏膜及舌背部黏膜白色病变，病损部位湿软，可擦拭，自诉剧痛，行咽拭子培养示革兰氏阳性杆菌感染。予依巴斯汀 10 mg qd 口服，氯己定 100 ml+0.9% 氯化钠注射液 400 ml 漱口 3 次 / 天，炉甘石洗剂外用于全身皮肤损处 3 次 / 天，阿昔洛韦抗病毒，伊曲康唑抗真菌，口服奥硝唑、罗红霉素治疗。

入院第 14 天，患者全身皮疹较前加重，主要密集分布于面颊及口唇部，颜色较前加深，面积增大，躯干及四肢皮疹散在分布，考虑为口服奥硝唑及罗红霉素后再次出现过敏引起的过敏性皮疹加重，暂停奥硝唑及罗红霉素。

入院第 15 天，患者自诉咽痛，吞咽困难，偶有咳嗽、咳痰，痰中带血，口腔可见白色疱疹，口腔、颚及咽喉壁黏膜溃烂，患者为长期化疗导致的原发性淀粉样变性，免疫力低下，易感染，同时患者为过敏体质，现患者全身新出皮疹，口腔溃烂严重，考虑为上呼吸道真菌感染，予以卡泊芬净抗真菌治疗。请皮肤科会诊。患者躯干、四肢可见散在分布的粟粒大小红色丘疹，压之褪色，口唇糜烂。皮肤科印象：重症多形红斑。会诊建议：停用可疑致敏药物，如环磷酰胺、罗红霉素、奥硝唑等，给予甲泼尼龙 80 mg/d 静脉点滴，制霉菌素 1 瓶，0.9% 氯化钠注射液 500 ml+ 食用甘油 100 ml 混合漱口 3 次 / 天，0.9% 氯化钠注射液 500 ml+ 盐酸利多卡因注射液 6 支混合餐前 5 分钟漱口，氯雷他定 8.8 mg 1 次 / 天口服，炉甘石洗剂适量外用于躯干、四肢皮损处。

入院第 16 天，患者口腔溃烂严重，咳黄色黏痰，考虑为真菌感染所致。

入院第 18 天，患者颜面部皮疹无明显消退，现融合成片，咽部较前无明显好转，自诉疼痛难忍；口腔黏膜糜烂，有白色伪膜。诊断为药疹。予以泼尼松 30 mg 1 次 / 天口服，重组牛碱性成纤维细胞生长因子凝胶（贝复新凝胶）外用于口腔黏膜处 2 次 / 天。

入院第 19 天，患者口腔黏膜真菌镜检阴性，卡泊芬净已使用 5 天，故停用卡泊芬净。

入院第 21 天，患者自诉下唇疼痛，咽痛较前有所缓解。

入院第 23 天，患者自诉口腔疼痛较前有所好转，口腔内可见白色疱疹，口腔、颚及咽喉壁黏膜溃烂，醋酸氯己定漱口。

入院第 31 天，患者自诉口腔疼痛较前明显好转，现药疹较前明显好转，行第 3 次硼替佐米化疗，考虑患者发生药物性皮炎，故硼替佐米及环磷酰胺先后分开使用。

入院第 38 天，患者自诉一般情况可，全身皮肤可见散在红色丘疹，无溃烂，口腔内可见白色疱疹，行第 4 次硼替佐米化疗。

入院第 52 天，患者出院。后随访，面部红疹逐渐消退，药疹消退。

（二）护理策略

1. 护理评估 评估患者的生命体征，药疹发生的时间、部位、面积、颜色与瘙痒程度，疼痛评分，以及护理效果。

2. 症状（体征）护理

（1）药疹的护理

1）患者发生药疹伴瘙痒，嘱患者切勿用手搔抓，避免抓破皮肤致感染。

2）患者药疹伴瘙痒，疼痛评分（采用表情疼痛评估量表进行疼痛评估）为 5 分，予依巴斯汀 10 mg qd 口服，氯己定 100 ml + 0.9% 氯化钠注射液 400 ml 漱口 3 次 / 天，炉甘石洗剂使用前充分摇匀，外用于全身皮肤损处 3 次 / 天，用无菌棉签均匀蘸取药液并均匀涂抹于皮疹处，每日 3 ~ 4 次。予阿昔洛韦抗病毒，伊曲康唑抗真菌治疗。

3）保持床单位清洁干燥。

4）衣物需宽松，穿棉质衣物保护皮肤。

5）紫外线消毒病房，2 次 / 天，每次 30 min。

（2）口腔溃疡的护理

1）保持规律的进餐习惯，避免口腔的局部刺激因素，保证良好的睡眠质量，保持乐观，避免焦虑、紧张等负面情绪。注意口腔卫生，避免损伤口腔黏膜。

2）患者口腔糜烂伴疼痛，遵医嘱给予制霉菌素 20 片（每片 500 000 U）+

0.9% 氯化钠注射液 500 ml+ 食用甘油 100 ml 混合漱口 3 次 / 天，0.9% 氯化钠注射液 500 ml+ 盐酸利多卡因注射液 6 支混合餐前漱口 5 min。贝复新凝胶外用口腔黏膜处 2 次 / 天。氯己定 100 ml+0.9% 氯化钠注射液 400 ml 漱口 3 次 / 天。醋酸氯己定漱口液以 1 ∶ 4 比例兑水，漱口 3 次 / 天。

3．用药护理

（1）依巴斯汀：服用依巴斯汀会有偶见口干和胃部不适，有时引起困倦或偶有头痛、头晕，服用后多饮水，且应在饭后或睡前服用，避免影响患者精神状态和休息。口服依巴斯汀应该忌食糖和脂肪丰富的食物，如肝脏、肉类、洋葱等酸性食物，此外，也要忌油煎、油炸食物，避免难以消化，加重皮疹。

（2）炉甘石洗剂：使用药物前先清洁皮肤，使用无菌棉签将药液均匀涂抹在皮肤表面，皮疹严重的部位可以多涂几遍，自然待干，使用药物后，局部有红肿或灼伤感，应停止使用，同时应该尽快用清水洗净涂抹药物的皮肤表面，及时更换清洁衣物，避免加重皮疹。

（3）贝复新凝胶：在使用完贝复新凝胶之后，需要将盖子拧紧，不要把膏体暴露在空气中，避免污染膏体，使用前用生理盐水冲洗需要涂抹药物的皮肤表面。

4．休息与运动

（1）患者全身散在皮疹，为避免皮肤黏膜组织受损，可使用海绵垫降低骨隆突处皮肤所受的压力，使患者感到舒适，避免摩擦。

（2）患者应避免长时间站立、久坐或固定一个姿势，以促进肢体血液循环，由家属 24 h 陪护以防止跌倒、坠床，加强床旁护理，保持舒适体位。

5．营养支持　避免食用过硬、尖锐、过烫食物，防止对口腔黏膜造成损伤。给予患者高热量、高维生素、高钙、高蛋白质、低钠饮食，同时增加摄水量，保证每日尿量在 1000～2500 ml，保持排便通畅，预防便秘。

6．心理护理

（1）患者在治疗期间出现过敏性药疹，不仅增加了经济负担，而且全身皮肤完整性受损，自我形象紊乱，且发生药疹后病情反复，病程较长，从而会产生焦虑、恐惧心理，应及时掌握患者的思想动向，耐心向患者讲解该病的基本知识，加强心理疏导，激发患者战胜疾病的信心和勇气，以良好的心态接受治疗。

（2）患者发生药疹伴皮肤瘙痒，且咽喉疼痛，吞咽困难，协助家属适当转移患者注意力。

7．健康指导

（1）饮食指导，患者自诉咽痛难忍，应该进食无渣半流质饮食，疼痛加重时予流质饮食，避免使用鱼、虾和辛辣、刺激性食物。

（2）指导患者根据自身情况适当的锻炼身体，增强体质，避免过度劳累、精神紧张，要保证充足的睡眠时间。

（3）向患者讲述药疹的发病原因、发展趋势及预后，增强患者对药物过敏的认识，向患者解释和介绍治疗效果，消除患者的恐惧和顾虑，使患者树立信心，及时配合治疗。

（三）护理效果评价及转归

入院第 14 天，患者全身皮疹加重，全身散在皮疹，面颊部较重，无破溃，伴瘙痒。

入院第 15 天，患者出现口腔、颚及咽喉壁黏膜溃烂。

入院第 16 天，口腔溃烂为最严重，疼痛评分为 5 分，吞咽困难，偶有咳嗽、咳痰，痰中带血，口腔可见白色疱疹，严重影响患者进食。

入院第 19 天，患者自诉下唇疼痛，咽痛较前有所缓解，疼痛评分为 3 分，用醋酸氯己定漱口。

入院第 21 天，患者能进温凉流食。

入院第 29 天，患者自诉口腔疼痛较前明显好转，现药疹较前明显好转，疼痛评分为 1 分。

入院第 23 天，进温凉软食。

入院第 38 天，正常进食。

入院第 36 天，患者全身皮肤可见散在红色丘疹，无溃烂，口腔内可见白色疱疹，疼痛评分为 0 分。

入院第 52 天，出院。后随访，患者面部红疹逐渐消退，药疹消退。

（四）讨论

药疹也叫作药物性皮炎，药物进入人体引发黏膜、皮肤等发生炎症反应。患者长期化疗免疫力低下，易感染，同时患者为过敏体质，要加强护理措施，保持良好的环境，室内温度设置为 22 ～ 24 ℃，湿度为 50% ～ 60%，每天用紫外线照射消毒 1 ～ 2 次，开窗通风。严格控制家属探视，尽量减少人员流动。

口腔护理方面，因患者口腔溃烂严重，要加强口腔护理，督促患者漱口，用户利多卡因漱口液可减轻患者口腔疼痛，可在餐前漱口。

注重对患者和家属的心理护理，详细传授和讲解疾病知识，让患者对疾病形成正确的认识，并对疾病治疗建立信心，积极主动配合护理。

（徐　娟）

第二十四章

激素类药物

（一）病例介绍

患者，男性，45 岁，因"确诊急性非淋巴细胞白血病 7 个月余，拟行单倍体异基因造血干细胞移植"入院。既往无高血压、糖尿病、冠心病、甲状腺功能亢进及药物不良反应史，血钾 3.93 mmol/L，予氟达拉滨 + 白消安 + 阿糖胞苷 +ATG 预处理方案（移植前 2 ～ 天，静脉滴注 ATG 150 mg），ATG 输注前 30 min 予甲泼尼龙琥珀酸钠 40 mg+ 生理盐水 100 ml 静脉滴注。

移植前第 5 天、第 4 天、第 3 天均无不良反应，患者食欲尚可，胃肠道反应为 I 级，无呕吐、腹泻，自述无乏力、四肢发麻。

移植前第 2 天 11：00，予甲泼尼龙琥珀酸钠 40 mg+ 生理盐水 100 ml 静脉滴注，11：40 输注完毕。12：00 患者自述双下肢瘫软，无法活动，肌力为 1 级，HR 76 次 / 分，BP 125/79 mmHg。心电图示：ST 段下降，T 波低平，血糖 4.2 mmol/L，考虑为低钾血症，立即遵医嘱予 10% 氯化钾 30 ml 口服，急查电解质：血清钾 1.43 mmol/L，诊断为"低钾性麻痹"，立即遵医嘱予生理盐水 250 ml +10% 氯化钾 30 ml 静脉滴注 4 h。15：00 双下肢肌力为 2 级，17：00 双下肢肌力为 4 级，症状减轻，复查血清钾 3.48 mmol/L，再次遵医嘱予 10% 氯化钾 30 ml 口服，21：00 双下肢肌力恢复，血清钾 4.29 mmol/L，HR 60 次 / 分，BP 110/77 mmHg，心电图正常。

移植后第 20 天，患者皮肤 GVHD Ⅱ级，表现为四肢及腰背部散在皮疹伴瘙痒，再次遵医嘱予甲泼尼龙琥珀酸钠 20 mg+ 生理盐水 100 ml bid 静脉滴注，常规补钾，监测血钾变化，观察有无乏力等低钾临床表现。

移植后第 24 天，皮疹明显消退，遵医嘱予甲泼尼龙琥珀酸钠减量至 10 mg bid 静脉滴注。

移植后第 26 天，皮疹消退，停用甲泼尼龙琥珀酸钠，此期间密切监测血钾，未发生低钾血症。

移植后第 30 天，患者出院。

（二）护理策略

1．护理评估 用药期间监测生命体征和电解质，观察有无乏力、肌无力、四肢麻木等低钾症状。

2．症状（体征）护理

（1）低钾血症的护理

1）严密监测生命体征，观察呼吸频率及节律有无心率减慢，心电图有无心律失常等改变。

2）补钾过程中注意询问患者有无四肢和口周麻木、疲乏无力、心律异常等高血钾症状。监测电解质，根据血清钾浓度及时调整补钾量及速度。

3）严格记录尿量。

（2）预防跌倒和坠床。

3．用药护理

（1）口服补钾

氯化钾溶液可协助患者用果汁、牛奶或温开水稀释后分次送服。

（2）静脉补钾

使用输液泵进行补钾，严格掌握补钾速度。推荐使用中心静脉通路补钾。

4．休息与运动

（1）低钾期间嘱患者绝对卧床休息，给予生活协助。

（2）血清钾恢复后，应根据患者血常规结果为患者制订合适的运动方案。

5．营养支持 鼓励患者进食含钾丰富的食物，如马铃薯、山药、菠菜、豆类、玉米、橙子、香蕉等，胃肠道反应重、进食差的患者可给予肠内营养粉剂分次口服。

6．心理护理 患者因突然无力、软瘫、不能活动，极度恐慌，担心影响移植效果及预后，护理人员及时告知患者原因、治疗方法及效果，安慰鼓励患者，做好生活护理，使患者消除紧张情绪，积极配合治疗。

7．健康指导

（1）用药期间告知患者药物的作用、注意事项以及可能出现的不良反应，有助于帮助患者及时发现异常反应。

（2）静脉补钾时告知患者勿自行调节滴速。

（3）均衡饮食，出现下肢无力，嘱患者卧床休息，下床时请他人协助，穿合适的衣裤及防滑拖鞋。

（4）大量出汗时，适量饮用果汁或淡盐水，防止血钾丢失。

（三）护理效果评价及转归

患者补钾后 3 h，肌力由 1 级恢复至 2 级，5 h 后双下肢肌力恢复至 4 级，血清钾为 3.48 mmol/L。遵医嘱再次补钾，21：00 患者双下肢肌力恢复，血清钾为 4.29 mmol/L。之后未再发生低钾反应。

（四）讨论

王江华等学者报道了大剂量甲泼尼龙琥珀酸钠致低钾性麻痹的 3 例个案分析，兴彩等则报道了应用常规剂量甲泼尼龙琥珀酸钠导致低钾血症的案例。本例患者在使用甲泼尼龙琥珀酸钠常规剂量第 4 天后出现严重低钾性麻痹极为少见。低钾性麻痹起病急，发展迅速，数小时内瘫痪达到高峰，严重时会引起全身软瘫、呼吸肌麻痹，甚至因低钾性心脏骤停而死亡。该患者在治疗期间依据其预处理方案，在移植前第 5 天、第 4 天、第 3 天、第 2 天连续使用 ATG，在 ATG 输注前 30 min 给予甲泼尼龙琥珀酸钠 40 mg 静脉滴注预防不良反应。移植前第 2 天，甲泼尼龙琥珀酸钠 40 mg 静脉滴注结束后出现双下肢瘫软、无法活动等低钾症状及心电图改变，立即遵医嘱口服补钾并急查电解质，结果提示低钾血症，遵医嘱静脉补钾，及时纠正了低钾血症，根据病史、临床表现、检查结果考虑与使用甲泼尼龙琥珀酸钠有关。

该患者用药时我们持续给予心电监护，护士及时发现低钾症状，医生迅速正确判断，制订正确的治疗方案，为治疗争取了宝贵的时间。补钾过程中，细致的病情观察及详细的护理记录为医生补钾提供了可靠的依据，没有发生反跳性高钾血症。低钾性麻痹期间，护士应加强巡视，生活护理落实到位，避免跌倒、坠床等护理不良事件的发生。及时有效的沟通减轻了患者的恐惧心理，为有效的成功救治提供了保证，也为我们今后处理类似情况积累了宝贵的护理经验。

甲泼尼龙琥珀酸钠预防低钾性麻痹的防治策略：

（1）用药前进行全面评估，血清钾 < 3.5 mmol/L 时先补钾再用药，血钾在 3.5 ~ 4 mmol/L 或出现呕吐、腹泻、进食差时，遵医嘱预防性补钾。

（2）用药过程中给予心电监护，观察心率、呼吸及心电图变化，如有心率减慢、ST 段改变时应及时通知医生。

（3）用药期间每 2 ~ 3 天查血清钾，频繁呕吐、严重腹泻不能进食者每天监测血钾，及时调整补钾量。

（4）重视患者主诉，及时询问有无乏力、四肢麻木等低钾症状，一旦发现低钾血症先兆，应立即报告医生，急查电解质，根据血钾情况进行补钾治疗。

（5）进食差伴有呕吐、腹泻的患者给予及时的营养支持和补钾治疗。做到早发现、早诊断、早干预、早治疗，从而降低药物不良反应的发生。

（刘 丹 何 华）

推 荐 阅 读

[1] 曹丹，费文雷，杨大卫，等. 异基因骨髓造血干细胞移植手术后巨细胞病毒视网膜炎一例. 中华眼底病杂志，2017，33（2）：195.

[2] 曹晓欣，侯香传，关伟丽，等. 肿瘤化疗患者 PICC 置管的并发症原因分析及护理对策. 护士进修杂志，2014，29（2）：169-171.

[3] 常青，王欢，张亚平. 不同心理弹性淋巴瘤患者化疗周期恶心呕吐的趋势观察. 护士进修杂志，2017，32（6）：489-491.

[4] 陈二玲. 非血缘脐血移植后发生植入前综合征效应细胞的探索. 安徽医科大学附属省立医院，2017.

[5] 陈杰. 托拉塞米与呋塞米治疗心力衰竭患者的效果比较. 临床合理用药杂志，2018，11（8）：42-43.

[6] 陈荣秀，赵岳，林梅，等. 内科常见疾病护理常规. 5 版. 北京：人民卫生出版社，2017.

[7] 陈瑞平，武华军，赵倩茹. 分化综合征合并急性呼吸窘迫综合征患者的护理. 护理学杂志，2016，31（9）：43-44.

[8] 陈赛，陈世宏，俞杨，等. 小剂量普通肝素治疗中低危急性早幼粒细胞白血病并发凝血功能障碍的临床观察. 中华血液学杂志，2014，35（5）：459-460.

[9] 陈苏宁. 真性红细胞增多症诊治进展. 中国实用内科杂志，2018，38（2）：104-106.

[10] 陈雄林，曹小明，江和，等. 临床敷料在皮肤创伤中的应用. 实用临床医学，2017，18（10）：98-102.

[11] 陈艳，王文忠，马士釜. 鼻内镜下双极电凝治疗难治性鼻出血的临床分析. 中华全科学，2018，16（8）：1286-1289.

[12] 陈志华. 造血干细胞移植患者肛周感染的预防护理. 世界最新医学信息文摘，2019，19（4）：257-267.

[13] 程斯，方云，曹兰艳. 三种方式防止 PICC 患者穿刺点出血的效果研究. 中国实用护理杂志，2016，32（21）：1639-1641.

[14] 邓红艳，郭春兰，周欣，等. 两种银离子敷料对慢性伤口愈合及渗液酸碱度影响的比较. 护理学杂志，2017，32（6）：39-41.

[15] 邓家栋. 临床血液病学. 上海：上海科学技术出版社，1985：841.

[16] 邓兰兰，周敦华. 造血干细胞移植术后出血性膀胱炎的研究进展. 国际输血及血液学杂志，2015，38（6）：522-525.

[17] 董丽，侯云英，陈娟等. 吸氧对急性心肌梗死患者预后的 Meta 分析. 解放军护理杂志，2019，36（2）：26-31.

[18] 董元鸽，汪洋. 化疗致恶心呕吐的临床护理实践方案解析. 解放军护理杂志，2019，36（7）：50-53.

[19] 杜峰，薛胜利. 蛇毒巴曲酶治疗异基因造血干细胞移植后重度出血性膀胱炎效果观察. 白血病淋巴瘤，2016，25（2）：106-116.

[20] 段明辉. 原发性血小板增多症诊治进展. 中国实用内科杂志，2018，38（2）：98-101.

[21] 方晓，郑美珍，姜香琴，等. 化疗期弥漫性大 B 细胞淋巴瘤患者皮肤损伤感染干预措施的研究. 中华医院感染学杂志，2016，26（3）：605-607.

[22] 冯莉霞，沈傲梅，贺瑾. 化疗相关恶心呕吐的护理进展. 护士进修杂志，2016，31（10）：884-886.

[23] 冯书贤，程坚. 造血干细胞移植后的神经系统并发症及诊治进展. 东南大学学报（医学版），2015，34（2）：285-290.

[24] 付荣凤，李慧媛，薛峰. 修订版国际血栓预测模型（IPSET）在 746 例中国成人原发性血小板增多症患者中的应用评价. 中华血液学杂志，2017，38（2）：92-96.

[25] 付莹. 心理干预对造血干细胞移植患者隔离期间身心状态的影响. 护理实践与研究，2016，13（12）：141-142.

[26] 高浪丽，冯冬梅，王荣海，等. 意识模糊评估法简短量表的汉化及用于老年谵妄的信度和效度研究. 实用老年学，2019，33（2）：133-136.

[27] 高玉红，刘会玲，王波，等. 1 例白血病合并多处皮肤软组织感染并发败血症患者的护理. 中华护理杂志，2018，53（6）：749-752.

[28] 葛军波，徐永健，王辰. 内科学. 9 版. 北京：人民卫生出版社，2015.

[29] 郭光华，谢闪亮. 进一步重视老年压力性损伤的综合防治. 中华损伤与修复杂志，2018，13（1）：9.

[30] 韩德民. 耳鼻咽喉头颈外科学. 北京：北京大学医学出版社，2018.

[31] 韩红霞，董霜，颜霞，等. 造血干细胞移植患者合并癫痫的护理现状. 全科护理，2019，17（11）：1330-1332.

[32] 韩婷婷. 许兰平. 造血干细胞移植后植入综合征研究进展. 中华移植杂志，2012，6（3）：207-208.

[33] 胡丰阳，何虹. 复方黄柏液联合维生素 B_{12} 防治急性放射性皮炎的临床疗效

研究. 护理研究，2018，32（20）：3284-3286.

[34] 侯彩妍，王国权. 造血干细胞移植护理手册. 北京：军事医学科学出版社，2010.

[35] 黄传玉，栾松华，杨金铃，等. 造血干细胞移植预处理期消化道出血的护理. 中国妇幼健康研究，2017，28（1）：254-255.

[36] 黄先豹，卢玮，纪德香. 急性白血病患者化疗后医院感染危险因素分析. 中华医院感染学杂志，2014，24（7）：1702-1704.

[37] 黄晓军. 实用造血干细胞移植. 北京：人民卫生出版社，2014：246.

[38] 黄晓军，吴德沛，刘代红. 实用造血干细胞移. 北京：人民卫生出版社，2016.

[39] 黄晓军，吴德沛. 内科学血液内科分册. 北京：人民卫生出版社，2015：215-230.

[40] 黄晓军. 实用造血干细胞移植. 北京：人民卫生出版社，2014：382-385.

[41] 黄玉葵，韦艳红，雷静. 深低温保存自体外周造血干细胞回输的观察及护理. 医药前沿，2019，9（25）：164-165.

[42] 贾灵芝，卢莹，王凤然，等. 口腔黏膜炎健康教育在急性白血病化疗患者中的应用. 循证护理，2018，4（8）：696-700.

[43] 江飞，王锦. 利妥昔单抗联合输血治疗自身免疫性溶血性贫血的临床效果及安全性. 中外医学研究，2020，18（17）：46-47.

[44] 江影，陆培荣，许瑶，等. 白血病患者巨细胞病毒性视网膜炎的临床特点和疗效观察. 中华眼底病杂志，2018，34（1）：43.

[45] 金洁，杜欣，周道斌，等. JAK 抑制剂芦可替尼治疗中国骨髓纤维化患者的疗效和安全性：A2202 随访一年结果. 中华血液学杂志，2016，37（10）：858-863.

[46] 雷倩. 87 例患者深静脉置管术并发症的观察及护理对策. 世界最新医学信息文摘，2016，16（69）：346.

[47] 李慧，申徐良，李琦. 芦可替尼治疗骨髓纤维化患者的有效性和安全性的 Meta 分析. 中国新药与临床杂志，2018，37（10）：591-600.

[48] 李兰花. 造血干细胞移植术后并发植入综合征患者的护理. 护士进修杂志，2014，29（4）：339-340.

[49] 李乐之，路潜. 外科护理学第六版. 北京：人民卫生出版社，2017：688.

[50] 李巧艺，汪锦芳. 住院癌症病人自杀风险评估与防范. 全科护理，2015，13（26）：2574-2577.

[51] 李威，谢晓恬. 中国儿童先天性角化不良的诊断与治疗. 中华实用儿科临床杂志，2017，32（8）：591-594.

[52] 李玉佳，窦晨浩，李昊儒．骨科下肢深静脉血栓患者预防肺栓塞的护理．护士进修杂志，2019，34（2）：159-161.

[53] 刘晓帆，黄月婷，刘葳，等．重组人血小板生成素治疗92例成人重型原发免疫性血小板减少症的临床观察．中华血液学杂志，2015，36（4）：312-315.

[54] 刘扬，郭晓东，韩婷婷，等．巨细胞病毒肠炎对重度肠道移植物抗宿主病患者预后的影响．中华血液学杂志，2016，37（7）：597-601.

[55] 龙剑海，孙亚威，邱泽武．影响抗凝血杀鼠剂中毒患者维生素 K_1 维持剂量的多因素分析．中华危重症医学杂志，2016，9（2）：87-90.

[56] 陆道培．白血病治疗学．2版．北京：北京科技出版社，1992：340.

[57] 陆莉芳，封佳滢．康复新液联合利多卡因辅助氧疗对鼻咽癌患者放疗后口腔溃疡的疗效观察．中国生化药物杂志，2017，37（10）：109-111.

[58] 罗伟，冀林华，耿惠，等．兔抗人胸腺细胞免疫球蛋白联合环孢素 A 治疗重型再生障碍性贫血的疗效观察．中国实验血液学杂志，2016，24（6）：1824-1827.

[59] 苗恒，侯靖．异基因造血干细胞移植术后巨细胞病毒视网膜炎治疗过程的影响因素分析．中华眼科杂志，2017，53（10）：740.

[60] 缪丽萍．巨幼细胞贫血49例实验室检查结果分析．临床合理用药，2019，12（2A）：138-139.

[61] 莫晗，陈琳琳，龙吉芳，等．正念减压疗法对癌症患者心理状态影响的研究进展．护士进修杂志，2018，33（20）：3.

[62] 裴华，张来华，丁建红，等．举臂联合指压法预防 PICC 置管导管异位．护理学杂志，2018，33（9）：59-60.

[63] 覃春捷，刘练金．造血干细胞移植后肝静脉闭塞病的临床分析．中华内科杂志，2018，57（7）：483-486.

[64] 钱之玉．药理学．北京：中国医药科技出版社，2000.

[65] 乔爱珍．PICC 典型疑难病例分析．2版．北京：科学出版社，2018.

[66] 秦萌萌，马天花，刘珊珊，等．心包填塞复苏成功1例临床护理．齐鲁护理杂志，2015（23）：100-101.

[67] 秦晓萌，贾灵芝，王蒙蒙．中国人群癌症放化疗并发口腔黏膜炎危险因素 Meta 分析．中华肿瘤防治杂志，2018，23（14）：1035-1041.

[68] 秦秀丽，曾铁英，徐晶，等．蒽环类化疗药物外渗处置的循证护理实践．护理学杂志，2016，31（13）：36-39.

[69] 饶志坚，常芸，王世强．运动强度和时间对左右心室影响的比较研究．中国运动医学杂志，2017，36（2）：111-121.

[70] 任晓敏，张萍，李丽，等．改进型心电定位系统用于 PICC 尖端定位的研究．护理学杂志，2016，31（14）：1-4.

[71] 阮海涛，罗丹，徐丽．风险管理在继发性噬血细胞性淋巴组织细胞增生症患者中的应用研究．护理管理杂志，2017，17（11）：828-830.

[72] 阮霞．静脉注射胺碘酮治疗顽固性室性心动过速的观察与护理．临床合理用药，2013，9（6）：143-144.

[73] 单丽明，沈国英，滕玉琴，等．聚维酮联合湿润烧伤膏对血液科老年患者肛周感染的预防效果研究．中华医院感染学杂志，2016，26（2）：374-376.

[74] 邵长玲．肝硬化腹水患者的护理干预与分析．中国继续医学教育，2016，8（8）：220-221.

[75] 邵乐文，胡晓蓉，金爱云，等．113 例肿瘤患者 PICC 置管过程中导管异位的识别与复位．中华护理杂志，2018，53（4）：454-455.

[76] 邵满芬，袁惠萍，邹丽芳，等．综合护理干预在糖尿病伴高血压性鼻出血患者中的效果分析．护士进修杂志，2018，33（11）：1034-1036.

[77] 邵翔，甄凯元，雷洁萍．2018 版中国《肺血栓栓塞症诊治与预防指南》解读之六：静脉血栓栓塞症预防策略．中国实用内科杂志，2018，38（11）：1027-1029.

[78] 沈克峰，江千里，刘启发，等．慢性髓系白血病患者移植早期急性心衰事件的危险因素及临床分析．中国实验血液学杂志，2015，23（1）：178-182.

[79] 史雪，崔中光，候峰，等．急性淋巴细胞白血病合并坏疽性脓皮病一例报告并文献复习．中华血液学杂志，2017，38（4）：333-336.

[80] 宋娟，蒋琪霞，王雪妹．不同护理措施预防重症患者失禁相关性皮炎的对比研究．中华护理杂志，2016，51（1）：62-65.

[81] 宋亚亚，朱霞明，陆茵，等．肠道急性移植物抗宿主病患者营养支持的研究进展．护理学杂志，2020，35（10）：110-113.

[82] 隋文婕，高华．慢性移植物抗宿主病眼部损害的诊断和治疗共识．中华移植杂志（电子版），2012，6（2）：160.

[83] 孙红，王蕾，聂圣肖，等．心电图引导 PICC 尖端定位的多中心研究．中华护理杂志，2017，52（8）：916-920.

[84] 王坚敏，陈静．异基因造血干细胞移植治疗黏多糖贮积症儿科专家共识．中国小儿血液与肿瘤杂志，2017，22（5）：227-230.

[85] 王建荣．输液治疗护理实践指南与实施细则．北京：人民军医出版社，2011：22.

[86] 王姣杰，李建斌，单泓．两种红细胞制品治疗自身免疫性溶血性贫血的效果比较．中国输血杂志，2015，28（5）：555-556.

[87] 王静，吴天勤，沈红石，等．利妥昔单抗治疗特发性血栓性血小板减少性紫癜的临床研究．中华血液学杂志，2015，36（4）：316-320.

[88] 王男男，彭映，高峰，等．1例同胞全合骨髓移植后急性上消化道出血患者的个案护理．内蒙古中医药，2016，35（6）：146.

[89] 王蕊．一件式造口袋用于大便失禁患者肛周管理的应用分析．中国医药指南，2019，17（24）：1.

[90] 王晓乐，彭镜．女性杂合子X连锁肾上腺脑白质营养不良诊断及治疗的进展．中华实用临床儿科杂志，2018，33（8）：638-640.

[91] 王昱，许兰平，黄晓军．异基因造血干细胞移植后毛细血管渗漏综合征一例．中华血液学杂志，2007，28（2）：1.

[92] 魏琴，周贵香，范萍．中药足浴联合足部按摩对糖尿病周围神经病变的效果观察．护士进修杂志，2018，33（5）：433-435.

[93] 闻曲，成芳，鲍爱琴，等．血液高凝恶性肿瘤患者PICC同步抗凝效果探讨．护理学杂志，2010，25（19）：7-9.

[94] 吴倩，刘明红，朱霞明．单倍体造血干细胞移植并发癫痫的护理研究．中国现代医生，2016，54（16）：74-76.

[95] 吴云，宋瑰琦，涂美娟，等．冻存脐血复温后输注时间对脐血移植患者输注不良反应及植入效果的影响．安徽医学，2014，35（4）：416-419.

[96] 伍艳兰，刘利，黄斯勇，等．自体造血干细胞移植治疗B细胞淋巴瘤的临床研究．国际输血及血液学杂志，2017，40（6）：468-475.

[97] 解飞，周霖，蔡斌，等．儿童自身免疫性溶血性贫血29例临床特点和治疗分析．临床儿科杂志，2016，34（12）：930-932.

[98] 解文君，张帅，刘毅，等．领悟社会支持及应对方式在恶性血液病行造血干细胞移植患者心理弹性与创伤后成长间的中介效应．护理学报，2019，26（3）：73-78.

[99] 肖文武．甲钴胺口服与维生素B_{12}肌注治疗巨幼红细胞性贫血的临床疗效对比．世界最新医学信息文摘，2019，19（7）：120-128.

[100] 徐波，陆宇晗．肿瘤专科护理．北京：人民卫生出版社，2017.

[101] 徐焕铭，樊华．血栓性血小板减少性紫癜诊治现状及展望．中国实用内科杂志，2017（2）：16-20.

[102] 徐静，陈广华，陈峰，等．血凝酶对异基因造血干细胞移植术后并发症出血性膀胱炎的止血作用研究．国际输血及血液学杂志，2016，39（1）：9-17.

[103] 徐晓东，曹艳超，刘晓琳，等．1例噬血细胞综合征患者行单倍体造血干细胞移植术并发皮肤损害的护理．中华护理杂志，2017，52（5）：586-588.

[104] 许兰平，郭乃榄．异基因造血干细胞移植后巨细胞病毒肠炎的临床分析．

中华内科杂志，2001，40（8）：546-549.

[105] 颜霞，孙慧，徐晓东，等．120 例 HLA 单倍体造血干细胞移植后急性移植物抗宿主病患者的护理．中华护理杂志，2007，42（8）：701-703.

[106] 颜霞，檀敏，王芳，等．骨髓移植患者肛周感染的预防护理．中华护理杂志，1994，29（8）：456-458.

[107] 杨丽聪，王俊杰．化疗药物致呕吐的护理干预．按摩与康复医学，2019，（19）：92-93.

[108] 杨书环．赛肤润联合聚维酮碘在预防白血病化疗患者肛周感染中的应用．齐鲁护理杂志，2016，22（13）：92-94.

[109] 杨艳霞．有效咳嗽结合体位排痰法对 COPD 患者排痰的效果观察．内蒙古中医药，2010，29（16）：172.

[110] 尤黎明，吴瑛．内科护理学．7 版．北京：人民卫生出版社，2017.

[111] 曾雁玲，林哲耀．22 例分化综合征的临床分析．中国医药科学，2017，7（20）：215-217.

[112] 张冰花，何梦雪，沈南平．造血干细胞移植期间患儿运动锻炼的临床实践．中国护理管理，2018，18（11），1540-1543.

[113] 张慧敏，王敏．白血病患儿 PICC 导管破损的回顾性分析．护士进修杂志，2016，31（23）：2195-2196.

[114] 张颖．老年眼病自助手册．北京：人民卫生出版社，2018：47-49.

[115] 张月梅，施香君，陈娟．改进针头过滤法在骨髓采集术中的应用与效果评价．中华现代护理杂志，2018，24（30）：3667-3670.

[116] 赵林芳，曹秀珠，陈春华，等．心内心电图特异性 P 波形态变化在瓣膜式 PICC 头端定位中的应用研究．中华护理杂志，2015，50（11）：1374-1378.

[117] 赵小倩，李洪艳．一例去铁胺治疗骨髓增生异常综合征患者输血依赖性铁过载的护理．护士进修杂志，2016，31（20）：1915-1916.

[118] 赵妍，孔超，蔡晓美．TIPS 术治疗肝窦阻塞综合征患者的术后护理进展．当代护士（中旬刊），2020，27（1）：14-16.

[119] 赵宇星，朱惠娟，童安莉，等．布鲁氏菌感染引起抗利尿不适当分泌综合征临床特点分析．中国医学科学院学报，2019，41（6）：787-792.

[120] 郑晓燕，曹秀艳．单倍体造血干细胞移植骨髓采集术供者的心理护理和健康教育．护士进修杂志，2016，31（17）：1579-1581.

[121] 中国急性心力衰竭急诊临床实践指南（2017）．中华急诊医学杂志，2017，26（12）：1347-1357.

[122] 中国临床合理补充叶酸多学科专家共识．中国医学前沿杂志（电子版），

2020，12（11）：19-37.

[123] 中国医师协会皮肤科医师分会带状疱疹专家共识工作组．带状疱疹中国专家共识．中华皮肤科杂志，2018，51（6）：403.

[124] 中华耳鼻咽喉头颈外科杂志编辑委员会鼻科组，中华医学会耳鼻咽喉头颈外科学分会鼻科学组．鼻出血诊断及治疗指南（草案）．中华耳鼻喉头颈外科杂志，2015，50（4）：265-267.

[125] 中华医学会烧伤外科学分会．皮肤创面外用生长因子的临床指南．中华烧伤杂志，2017，33（12）：721-726.

[126] 中华医学会血液学分会，吴德沛，肖志坚，黄晓军．骨髓增生异常综合征中国诊断与治疗指南（2019年版）．中华血液学杂志，2019，40（2）：89-97.

[127] 中华医学会血液学分会白血病淋巴瘤学组．原发性骨髓纤维化诊断与治疗中国专家共识（2015年版）．中华血液学杂志，2015，36（9）：721-725.

[128] 中华医学会血液学分会红细胞疾病（贫血）学组．铁缺乏症和缺铁性贫血诊治和预防多学科专家共识．中华医学杂志，2018，98（28）：2233-2237.

[129] 中华医学会血液学分会血栓与止血学组．血栓性血小板减少性紫癜诊断与治疗中国专家共识（2012年版）．中华血液学杂志，2012，33（11）：983-984.

[130] 中华医学会血液学分会止血与血栓学组．成人原发免疫性血小板减少症诊断与治疗中国专家共识（2016年版）．中华血液学杂志，2016，37（2）：89-93.

[131] 钟慧群，柴燕燕，周春兰，等．造血干细胞移植后患者肠外营养管理的证据总结．护理学杂志，2020，35（3）：84-86.

[132] 周兰月，李静，邵琰．65例异基因造血干细胞移植并发急性移植物抗宿主病患者的护理．护理学报，2014，21（4）：32-33.

[133] 周琴．6例重型再生障碍性贫血合并弥散性血管内凝血患者的护理．中华护理杂志，2017，52（1）：90-92.

[134] 朱搏宇，张晓辉，张志芳，等．造血干细胞移植术后出血性膀胱炎的分级护理．现代临床护理，2019，18（7）：6-10.

[135] 朱晓琼，黄健．芦可替尼治疗骨髓纤维化的剂量优化及进展．临床血液学杂志，2018，31（11）：828-832.

[136] BASTOS F Z, FCM B, SANTI T F, et al. Collection, processing and freezing of equine bone marrow cells.Cryobiology，2017，78：95-100.

[137] ELGASH M, DLOVA N, OGUNLEYE T, et al.Seborrheic dermatitis in skin of color：clinical considerations.J Drugs Dermatol，2019，18（1）：24-27.

[138] HE H, FU W, DU J, et al.Successful treatment of newly diagnosed POEMS syndrome with reduced-dose bortezomib based regimen.Br J Haematol, 2018, 181 (1): 126-128.

[139] JEDDI R, GHÉDIRA H, MNIF S, et al.High body mass index is an independent predictor of differentiation syndrome in patients with acute promyelocytic leukemia.Leuk Res, 2010, 34 (4): 545-547.

[140] LEE H J, SHIN K H, SONG D, et al. Increasing use of therapeutic apheresis as a liver-saving modality. Transfus Apher Sci, 2017, 56 (3): 385-388.

[141] MESSINA C, ZECCA M, FAGIOLI F, et al. Outcomes of children with hemophagocytic lymphohistiocytosis given allogeneic hematopoietic stem cell transplantation in Italy. Biol Blood Marrow TR, 2018, 24 (6): 1223-1331.

[142] MIYASHITA N, ENDO T, ONOZAWA M, et al. Risk factors of human herpesvirus 6 encephalitis/myelitis after allogeneic hematopoietic stem cell transplantation.Transpl Infect Dis, 2017, 19 (3): 1-10.

[143] MU S D, AI L S, QIN Y, et al.Subcutaneous versus intravenous bortezomib administration for multiple myeloma patients: A meta-analysis. Curr Med Sci, 2018, 38 (1): 43-50.

[144] RAYMOND G V, AUBOURG P, PAKER A, et al. Survival and functional outcomes in boys with cerebral adrenoleukodystrophy with and without hematopoietic stem cell transplantation. Biol Blood Marrow Transplant, 2019, 25 (3): 538-548.

[145] SARRADIN V, SIMON L, HUYNH A, et al. Total body irradiation using Helical Tomotherapy®: Treatment technique, dosimetric results and initial clinical experience.Cancer Radiother, 2018, 22 (1): 17-24.

[146] WANG J M, LUAN Z, JIANG H, et al. Allogeneic hematopoietic stem cell transplantation in thirty-four pediatric cases of mucopolysaccharidosis-a ten-year report from the China Children Transplant Group. Biology of Blood and Marrow Transplantation, 2016, 22 (11): 2104-2108.

彩　图

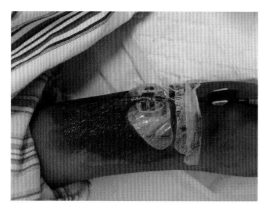

彩图 3-1　PICC 穿刺处
（入院第 3 天，无渗血浸透）

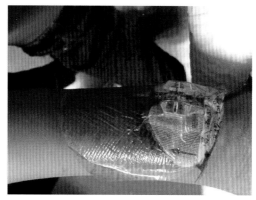

彩图 3-2　PICC 穿刺处无渗血，穿刺处皮肤
瘀斑颜色变浅

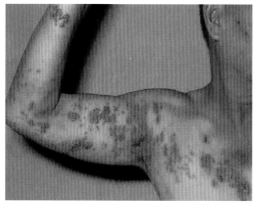

彩图 5-1　前胸、腋下、上肢的粟粒大小的丘疹

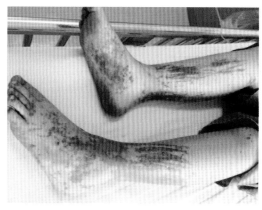

彩图 8-1　入院当天下肢皮疹及抓痕

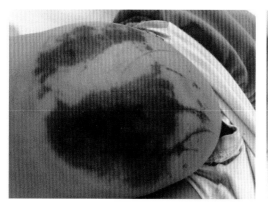

彩图 8-2　入院当天臀部皮疹

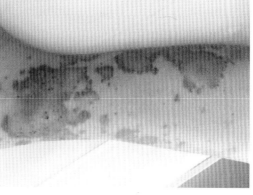

彩图 8-3　入院第 5 天下肢皮疹较少、抓痕消失

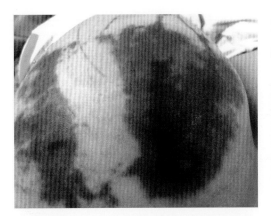

彩图 8-4　入院第 5 天臀部水疱干燥结痂

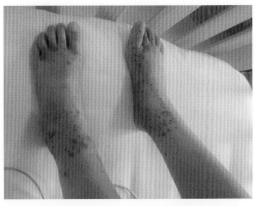

彩图 8-5　入院第 9 天下肢皮疹减少

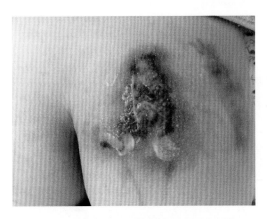

彩图 8-6　入院第 9 天臀部皮疹破溃基本恢复

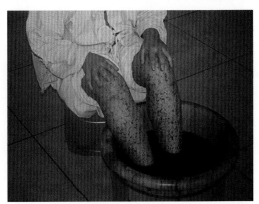

彩图 8-7　中药泡洗治疗

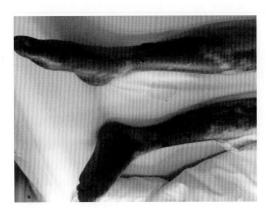

彩图 8-8　双下肢瘀斑伴右下肢散在水疱

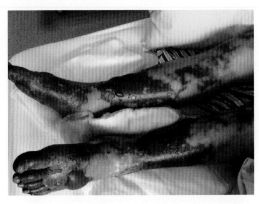

彩图 8-9　入院第 8 天，患者双下肢肿胀伴
多发水疱

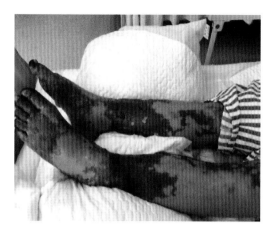

彩图 8-10 入院第 13 天，患者双下肢肿胀、
紫癜颜色、水疱较前好转

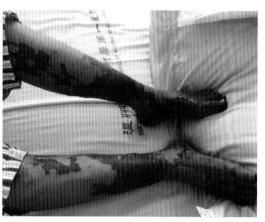

彩图 8-11 双下肢肿胀较前明显消退

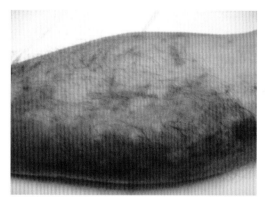

彩图 9-2 化疗第 3 天，皮肤出现大片
瘀点、瘀斑

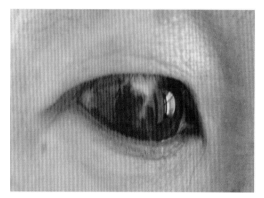

彩图 9-3 化疗第 3 天，结膜出血

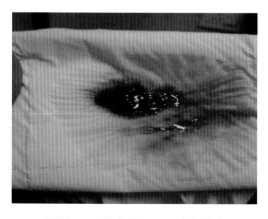

彩图 9-4 化疗第 3 天，咳血性痰

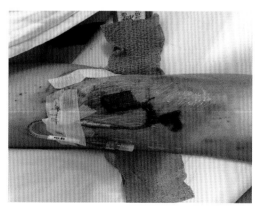

彩图 9-5 化疗第 3 天，PICC 穿刺处渗血

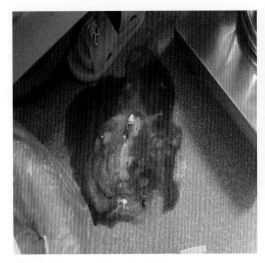

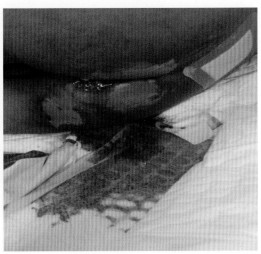

彩图 10-1　移植后第 16 天的呕吐物　　　　彩图 10-2　移植后第 18 天，患者排鲜红色血便

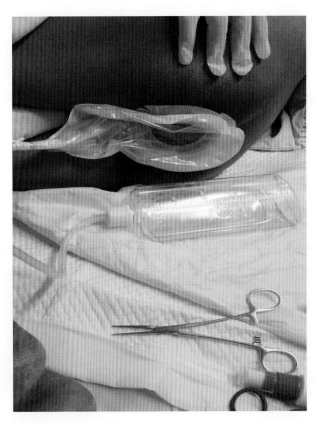

彩图 10-3　粘贴造口袋

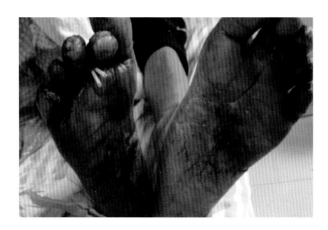

彩图 **10-4**　移植后第 672 天，
患者双足溃疡

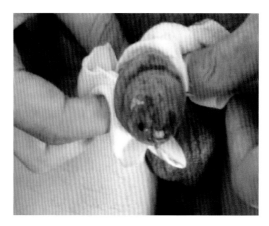

彩图 **10-5**　移植后第 676 天，患者龟头
皮肤破溃

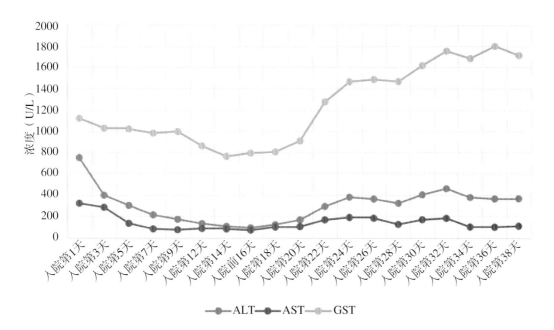

彩图 **10-6**　肝功能指标变化趋势。**ALT**，丙氨酸转氨酶；**AST**，天冬氨酸转氨酶；**GGT**，γ- 谷氨酰
转移酶

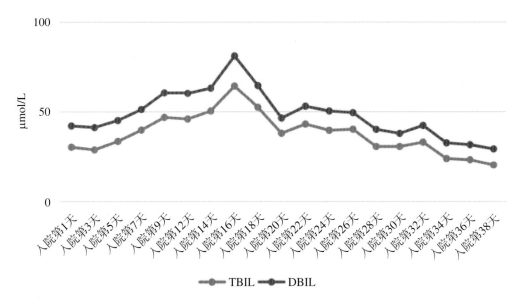

彩图 10-7　肝功能指标变化趋势。TBIL，总胆红素；DBIL，直接胆红素

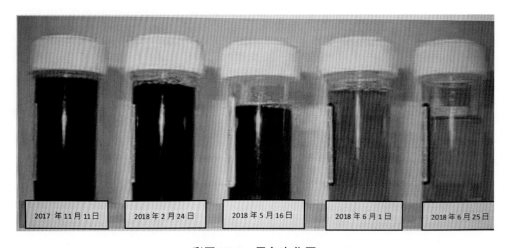

彩图 10-8　尿色变化图

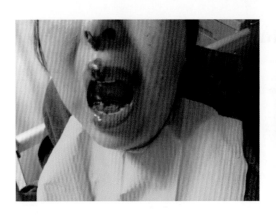

彩图 10-9　口腔内可见黄色黏稠分泌物

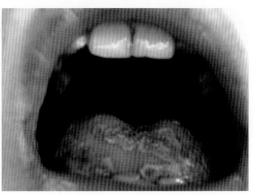

彩图 10-10　Ⅳ级口腔黏膜炎

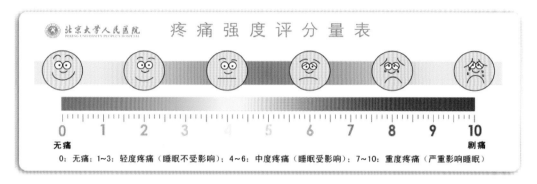

彩图 10-11　疼痛强度评分量表

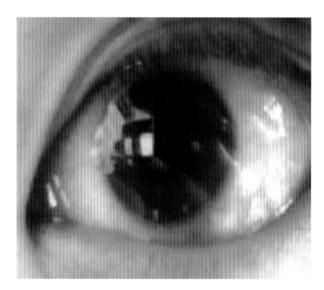

彩图 10-12　眼睑缘出现明显瘙痒、胀痛感

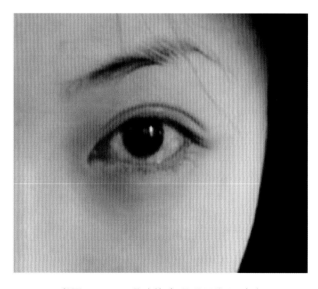

彩图 10-13　眼睑缘出现明显潮红肿胀

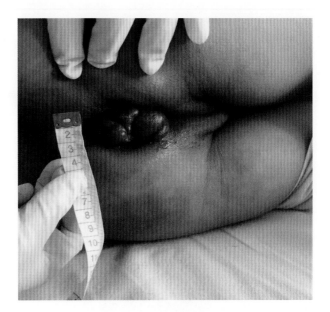

彩图 10-14　移植后第 10 天痔疮

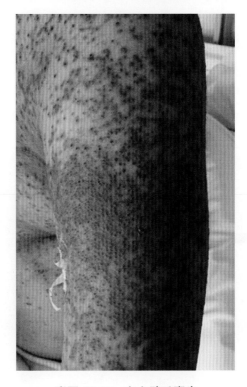

彩图 10-15　左上臂毛囊炎

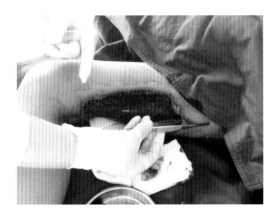

彩图 **10-16**　右大腿部位创面

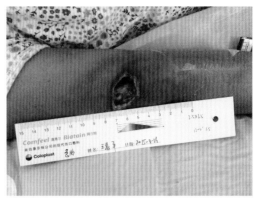

彩图 **10-17**　右上肢创面

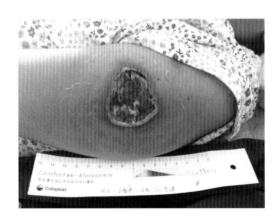

彩图 **10-18**　左肩创面

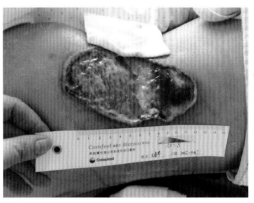

彩图 **10-19**　左腰创面

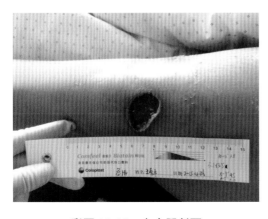

彩图 **10-20**　左大腿创面

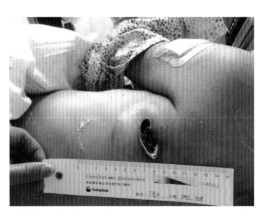

彩图 **10-21**　左肩胛下创面

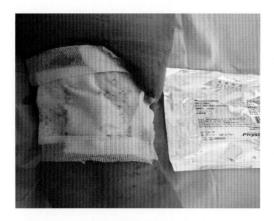

彩图 10-22　右大腿部位银离子藻酸盐敷料敷盖

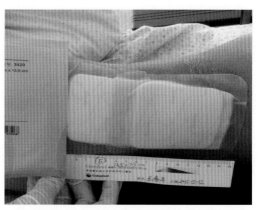

彩图 10-23　左腰部位创面泡沫敷料保护

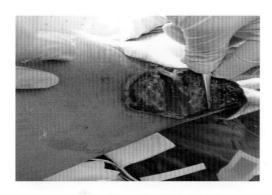

彩图 10-24　左腰部位创面清除脓性分泌物

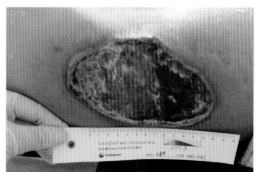

彩图 10-25　左腰部位创面（初诊）

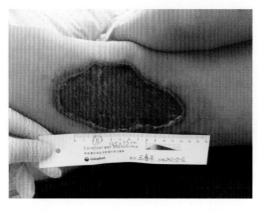

彩图 10-26　左腰部位创面（1 个月）

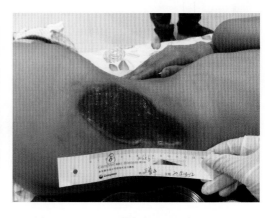

彩图 10-27　左腰部位创面（2 个月）

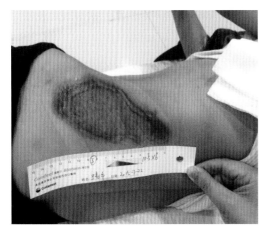

彩图 **10-28**　左腰部位创面（3 个月）

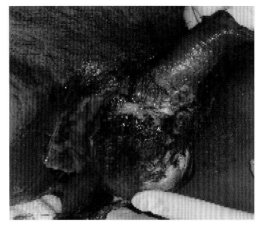

彩图 **10-29**　阴囊坏死

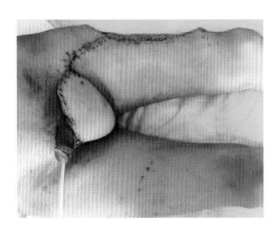

彩图 **10-30**　阴囊植皮后

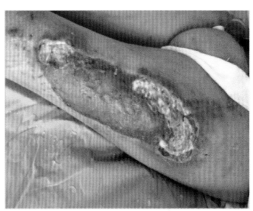

彩图 **10-31**　左侧大腿植皮创面（清创前）

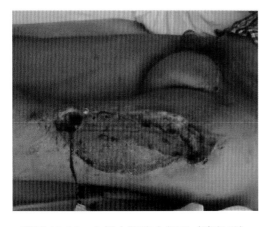

彩图 **10-32**　左侧大腿植皮创面（清创后）

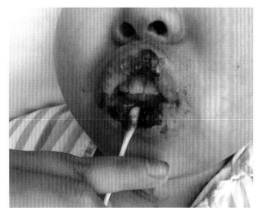

彩图 **10-33**　口唇溃疡出血渗液、痂体反复增厚

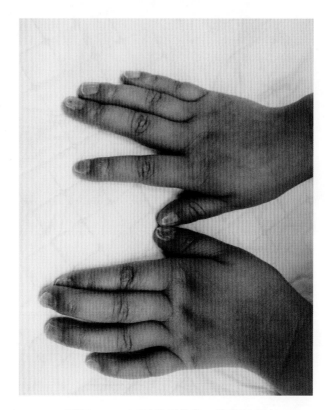

彩图 12-1　双手指甲软化、发育不良

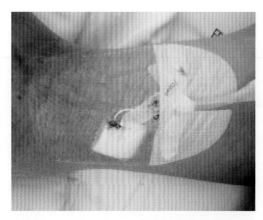

彩图 15-1　PICC 置管后第 4 天穿刺点渗血情况

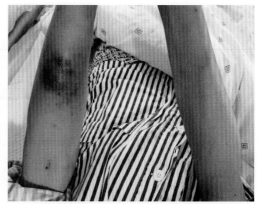

彩图 15-2　左前臂静脉炎

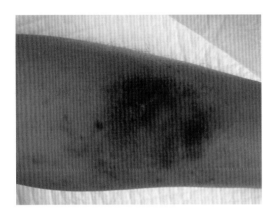

彩图 15-3　第 2 天血栓性静脉炎

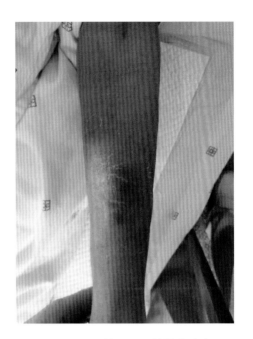

彩图 15-4　第 5 天血栓性静脉炎

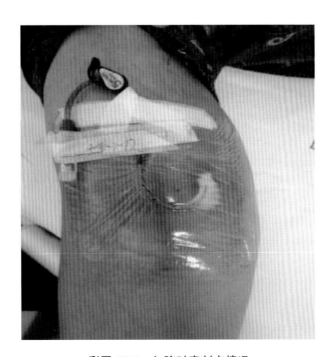

彩图 15-5　入院时穿刺点情况

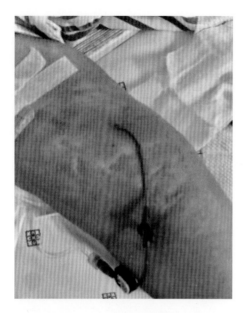

彩图 15-6　入院第 8 天穿刺点情况

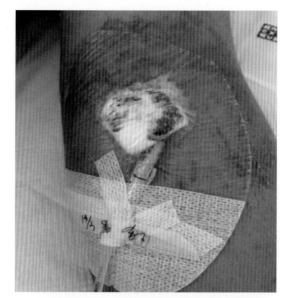

彩图 15-7　化疗结束后第 7 天渗液情况

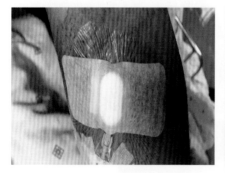

彩图 15-8　创面敷料的使用

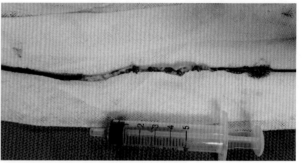

彩图 15-9　导管周围纤维蛋白组织粘连

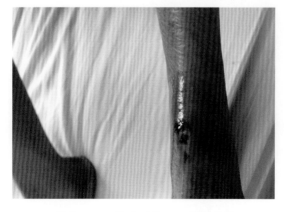

彩图 17-1　化疗后第 2 天右侧前臂

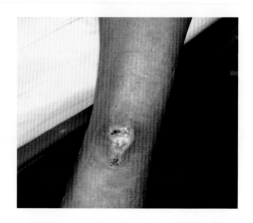

彩图 17-2　化疗后第 10 天右侧前臂

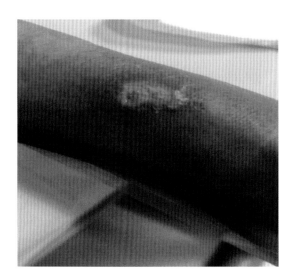

彩图 **17-3** 化疗后第 **45** 天右侧前臂

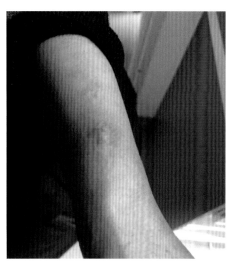

彩图 **17-4** 化疗后第 **90** 天右侧前臂

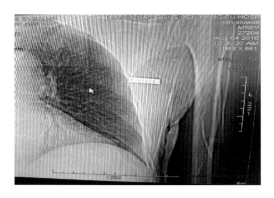

彩图 **19-1** 导管尖端处于腋静脉内

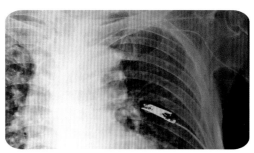

彩图 **19-2** 导管尖端位于 T7（上腔静脉）

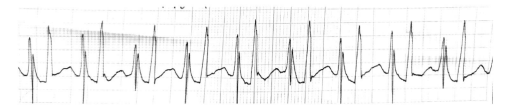

彩图 **19-3** P 波倒置、双向 P 波

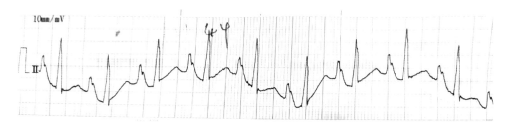

彩图 **19-4** P 波是 QRS 波的 **50%** ～ **80%**